HZ Books

华 章 图 书

一本打开的书，一扇开启的门，
通向科学殿堂的阶梯，托起一流人才的基石。

U0253191

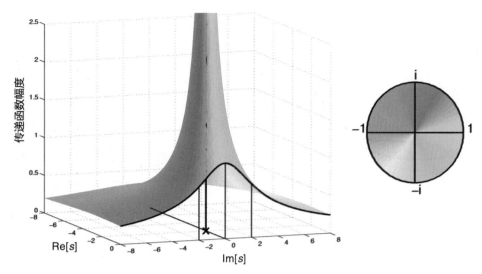

图 6-4　图 6-1 中 RC 滤波器的传递函数。$H(s)$ 的幅度为复数 s 平面上方的表面高度，$H(s)$ 的相位由表面颜色的色调确定（参照右侧的相位 – 色调图例）。对于 $\tau=0.5$ 的示例滤波器，传递函数在 $s=-2+i0$ 处（交叉线与粗垂直线处）有奇点。沿虚设 s 轴切割表面，可显示频率响应。图中用垂线标记了频率 $\omega=0$（直流）、$\omega=\pm2$（3dB 点）的位置

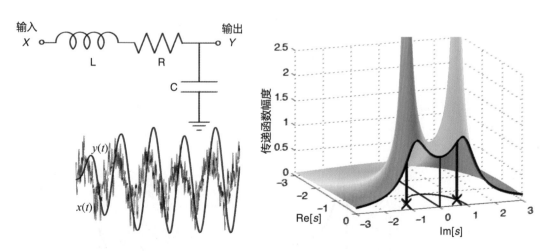

图 6-9　滤波器 A，一个二阶谐振低通滤波器，（左）图中展示的是带噪输入波形及相应的输出波形，该波形是平滑的，而其频率接近于谐振频率的输入分量的幅度增大了。滤波器 A 的传递函数（右）与图 6-4 类似，类似于一个帐篷覆盖在两个复极点（即奇点）位置（交叉线点与粗垂直线处）上的一对"帐篷杆"上

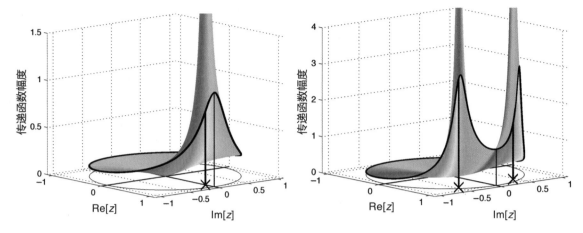

图 7-2　单极点（平滑）、双极点（谐振器）滤波器的复数传递函数，在 z 平面单位圆内进行
　　　　估算。频率响应是绕单位圆所估算的传递函数，由圆形切割出的深色曲线表示。与
　　　　图 6-4 一致，相位被映射成色调，每个极点周围存在一个色调变化周期

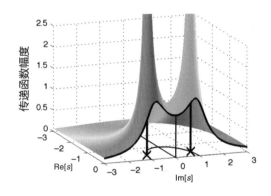

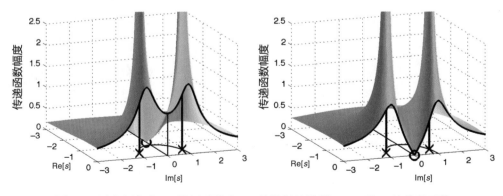

图 8-5　固有频率为 1、阻尼系数为 0.4 的谐振滤波器 A、B 及 C 的传递函数

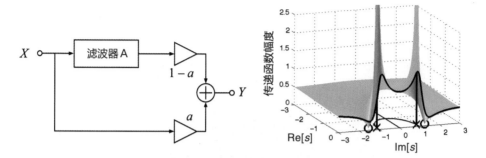

图 8-12　滤波器 D：非对称谐振器的原理图及其复传递函数。对滤波器 A 的双极点谐振器并联增加一条直通路径，会在频率响应中引发强烈的非对称峰值，除了从滤波器 A 继承的极点以外，还会引入复零点对。零点的位置由路径增益的比值决定。直流增益是各路径直流增益的总和，如图所示，净直流增益为 1。图中所示传递函数是 $a=0.5$ 和 $\zeta=0.2$ 的情形，其极点阻尼是图 8-5 所示的一半，因为阻尼较高时，临近极点的零点将造成频率响应过于平坦

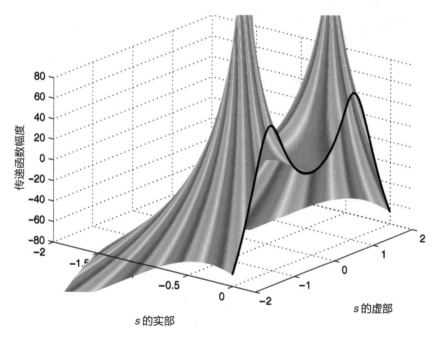

图 9-13　Kim 等人的滤波器的复传递函数。s 平面虚轴上切割线显示的是对数 – 幅度传递函数，零点频率位于中心。相位围绕每簇中的 10 个极点循环 10 次

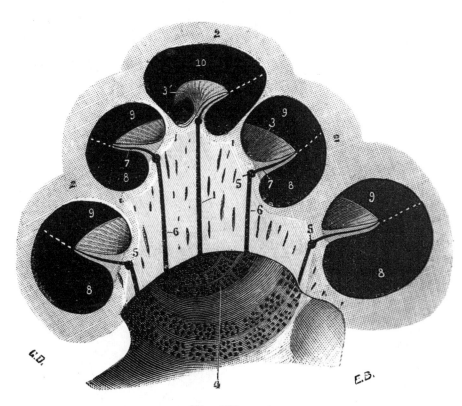

Fig. 890.

Coupe transversale du limaçon osseux : l'un des segments, vu par sa surface de coupe
(demi-schématique).

图　耳蜗，"骨蜗牛"的半示意性横切面图，由 Leo Testut（1897）绘制并发表

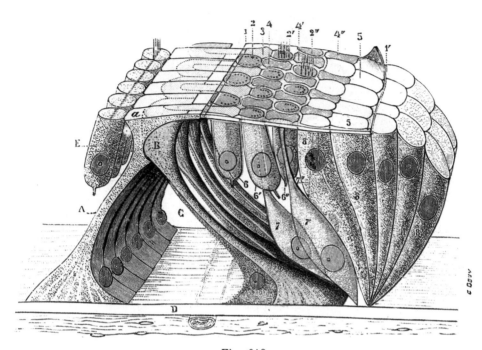

Fig. 918.

La même membrane, avec les cellules qui lui servent de substratum et dont l'empreinte lui donne son aspect réticulé (*schématique*).

图 14-2　三排外毛细胞（蓝色）以及一排内毛细胞（E）的上端和毛束通过网状层暴露于中阶的内淋巴液中，但其他部分则由柱细胞（A 和 B）、指细胞（7）和 Corti 器的其他细胞组成的密封屏障包围。这幅漂亮的彩色图像发表于 115 年前（Testut，1897）

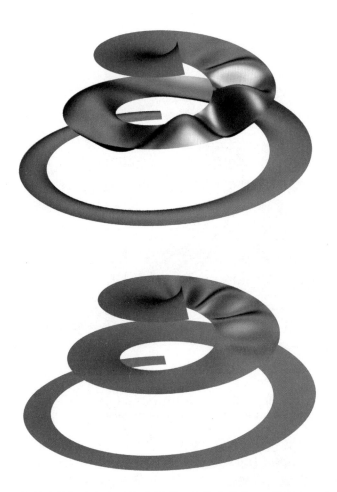

图 14-4　图 14-3 中所示的行波在这里被映射到一个基底膜的 3D 模型上，这个模型被极大地放大，并利用彩色进行着色处理。对于衰减 30dB 的输入信号，在主动耳蜗呈现 20dB 增益（下图）补偿，也就是在相同尺度下，系统对于输入功率衰减 1000倍对应的响应，相当于实施了立方根压缩（输入信号变化 30dB 时，输出信号变化10dB）

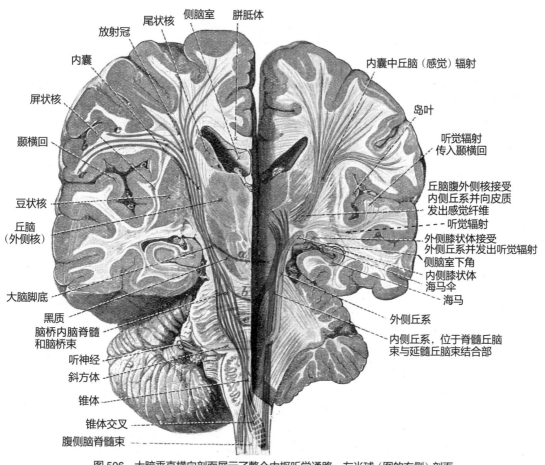

放射冠　尾状核　侧脑室　胼胝体
内囊
屏状核
颞横回
豆状核
丘脑
（外侧核）
大脑脚底
黑质
脑桥内脑脊髓
和脑桥束
听神经
斜方体
锥体
锥体交叉
腹侧脑脊髓束

内囊中丘脑（感觉）辐射
岛叶
听觉辐射
传入颞横回
丘脑腹外侧核接受
内侧丘系并向皮质
发出感觉纤维
听觉辐射
外侧膝状体接受
外侧丘系并发出听觉辐射
侧脑室下角
内侧膝状体
海马伞
海马
外侧丘系
内侧丘系，位于脊髓丘脑
束与延髓丘脑束结合部

图 506　大脑垂直横向剖面展示了整个中枢听觉通路。左半球（图的右侧）剖面
较右半球剖面稍后。运动纤维呈红色，感觉纤维呈蓝色，听觉纤维呈黄色。

图　早在一百年前，听神经系统示意图就已绘制得非常漂亮，正如《 Cunningham 解剖学教
　　程》中的这张插图所示（Cunningham and Robinson，1918）。此处的听觉纤维呈深灰色，
　　而在彩图中则呈黄色

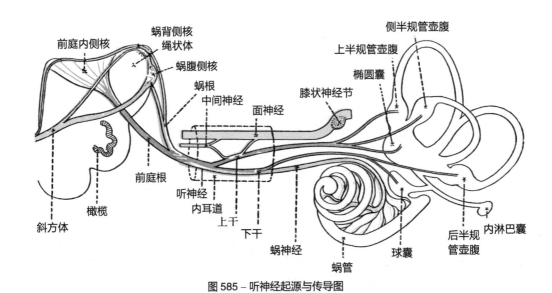

前庭内侧核 **蜗背侧核** **侧半规管壶腹**
绳状体 **上半规管壶腹**
蜗腹侧核 **椭圆囊**
蜗根
中间神经 **面神经** **膝状神经节**
前庭根
听神经
橄榄 **内耳道**
斜方体 **上干**
下干 **后半规** **内淋巴囊**
管壶腹
蜗神经 **球囊**
蜗管

图 585 – 听神经起源与传导图

图 20-1　如 Cunningham and Robinson（1918）的插图所示，听神经或第八脑神经包括为听
　　　　觉服务的蜗区（蓝色）和为平衡功能服务的前庭区（红色）。在抵达蜗核的背侧和
　　　　腹侧区后，听觉通路分支进入三个听纹，其中一条为腹侧听纹（此处为下面一条），
　　　　穿过斜方体，然后通向两侧的上橄榄。面神经（黄色）通过膝状神经节将传出信号
　　　　带回内耳镫骨肌，可提供保护性听觉反射

智能科学与技术丛书

Human and Machine Hearing

Extracting Meaning from Sound

人与机器听觉

听见声音的意义

[美] 理查德·F. 里昂（Richard F. Lyon）◎ 著

朱维彬 高莹莹 ◎ 译

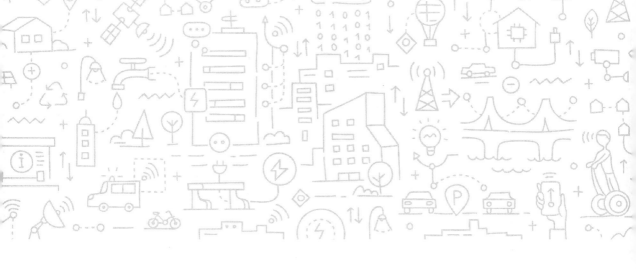

机械工业出版社
China Machine Press

图书在版编目（CIP）数据

人与机器听觉：听见声音的意义 /（美）理查德·F. 里昂（Richard F. Lyon）著；朱维彬，
高莹莹译 . -- 北京：机械工业出版社，2021.6
（智能科学与技术丛书）
书名原文：Human and Machine Hearing: Extracting Meaning from Sound
ISBN 978-7-111-68453-4

I.①人… II.①理… ②朱… ③高… III.①听觉 - 研究 IV.①R339.16

中国版本图书馆 CIP 数据核字（2021）第 115431 号

本书版权登记号：图字 01-2019-0733

本书由谷歌首席科学家 Lyon 撰写，是一部关于听觉研究的系统性学术著作。书中提出利用
CARFAC 模型模拟耳蜗对声音信号的分析，利用带有精细时序结构的 SAI 表征听觉神经模式，明确反
对将耳蜗视作傅里叶频率分析器的做法。本书内容系统且全面，涵盖人类听觉原理、机器听觉理论、精
密听觉模型建模和机器听觉应用实例，还包括对听觉研究史上的标志性人物及事例的介绍。本书对数学
原理的阐释脉络清晰，并配有算法源码，适合相关领域的技术人员和研究人员参考，也适合作为高等院
校相关研究生课程的教材。

出版发行：机械工业出版社（北京市西城区百万庄大街 22 号 邮政编码：100037）

责任编辑：朱秀英　　　　　　　　　　　　　　　责任校对：殷　虹
印　　刷：北京诚信伟业印刷有限公司　　　　　版　　次：2021 年 8 月第 1 版第 1 次印刷
开　　本：185mm×260mm　1/16　　　　　　　　印　　张：27.5（含 0.5 印张彩插）
书　　号：ISBN 978-7-111-68453-4　　　　　　　定　　价：169.00 元

客服电话：(010) 88361066　88379833　68326294　　　投稿热线：(010) 88379604
华章网站：www.hzbook.com　　　　　　　　　　　　　读者信箱：hzjsj@hzbook.com

人类的听觉系统奇妙而又精密，几乎每时每刻都在运行，使我们感知周边发声的事物，获悉与人交谈的言语内容，或沉浸于令人愉悦的音乐旋律，对此我们习以为常，因为这似乎是我们与生俱来的能力。那么，听觉功能究竟是如何实现的？在好奇心的驱使下，200 年前人们借助生理解剖就绘制出了堪称精美的耳蜗与螺旋神经节生理结构图，由此开启了波澜壮阔而又坎坷曲折的现代听觉理论与技术探索的征程。时至今日，带有听觉功能的各类机器越来越多地出现在我们的身边。为使机器具备与人类接近乃至超出人类的听觉能力，我们需要对人类如何感知声音有足够的了解。而这也正是本书作者 Richard F. Lyon 所极力推崇且一直实践的方法：通过模拟人的听觉过程，利用计算模型实现机器听觉。

纵览全书，本书在内容组织上有以下几个特点：

- 内容翔实，系统全面。本书涉及听觉研究的众多领域，包括：听觉感知与生理理论，以及刻画声波传导的声学理论；针对耳蜗建模所需的线性 / 非线性系统分析理论，以及耳蜗分布式滤波模型（CARFAC 模型）；还有用以表征听觉神经传递模式的稳定听觉图像（SAI），以及两个以此为输入特征并利用机器学习方法构建的机器听觉应用实例。书中不仅有对听觉研究问题的全面梳理，还有对听觉研究史上标志性人物及其学术建树的介绍——这部分内容对于国内读者尤其难得。

- 见解深刻，观点鲜明。通过对听觉现象内在机制的解析，创造性地提出 CARFAC 模型以模拟耳蜗对声音信号的分析，以及带有精细时序结构的 SAI 以表征听觉神经模式，二者的结合完成了听觉信息处理前端的大部分任务，形成了书中听觉模型的两大亮点。作者对听觉建模问题进行了深入剖析，给出的结论有力且明确，并旗帜鲜明地对将耳蜗视作傅里叶频率分析器的做法表示批评，一再强调要将听觉模型引入机器听觉应用中，强调精细时序结构对听觉建模的重要性。

- 说理通透，实操性强。作者从事听觉研究近 40 年，对于听觉的本质有着敏锐的判断，对听觉问题的诠释由表及里，直达要点。为构建听觉计算模型，书中介绍了相关的数学表述及推导过程，由于已有具体概念作为铺垫，原理阐述特别清晰又不失严谨性。比如针对在 CARFAC 模型中发挥重要作用的可调参零极点滤波器的介绍，整个环节丝丝相扣，脉络清晰明了，不需要信号与系统以及复变函数的知识背景，顺着书中章节就能轻松掌握。书中所涉及的听觉处理算法皆通过编程验证，且相应的代码都已开源，方便读者学习使用。

近期，由于深度学习技术浪潮的涌起，各类利用深度神经网络进行听觉建模的应用实例层出不穷，而且有大量不同专业背景的研发人员参与其中，因而，迫切需要一部有关听觉计算的全面性参考著作。而在声音信号与信息处理的中文学术专著或教材中，有关听觉分析与建模的内容相对薄弱，要么过于简化，要么不够全面。因此，对于国内读者，本书可谓是应急之需，应景之作。本书的作用远非局限于作为参考文献或研究生专业教材，还可以为听觉计算与听觉研究提供直接的技术支持，并为应用与研究的拓展提供新的思路与方法。通过掌握 Lyon 所构建的这一整套听觉理论架构，读者可以更有信心去解决以下几个方面的问题：

- 听觉理论研究的技术支持与模型验证。目前，关于大脑机制的研究计划很多，而听觉大脑研究是其重要组成部分。Lyon 将听觉系统划分为四层：第一层，利用 CARFAC 模型模拟最初层级的耳蜗动力学过程；第二层，耳蜗至脑干的神经传输模式由 SAI 来表征；第三层，初级听觉图像经由丘脑投射到皮层听觉区域，此阶段的信息处理与实现功能有关，对应于特定稀疏形式的特征转换；第四层，对应于新皮层中语音、音乐等信息处理并形成决策。前两层模型对于听觉过程的模拟非常逼真，并在相当程度上得到了生理实验数据的支持，以此为基础，可更为坚实地开展对第三、四层中信息处理机制的探索并验证理论模型的合理性与有效性。

- 言语技术应用落地及推广过程中所遇到的问题。这些问题往往涉及深层次的听觉处理机制，而利用听觉模型找出解决方案是更为有效的方法。比如语音识别系统应用过程中依旧存留的几个困难问题——跨信道及远近场的统一模型、声源分离、鸡尾酒会等，就可参照书中所介绍的听觉多层处理机制，利用听觉模型所提供的区分性特征，选择合适的深度网络结构模拟大脑皮层中的信息处理模式，解决复杂噪声背景下目标语音的跟踪、识别与理解。

- 听觉的意义在于"听见声音的意义"，听觉模型尤其是携有丰富信息的各类 SAI 可启发多种新的应用。听觉模型提供的特征具有更为显著的区分性，因而可用于提高声音事件检测的鲁棒性，又由于含有精细的时序结构，还可用于实现事件的空间定位并检测事件的其他属性。可以想见，通过与具体应用模型相结合，对于计算听觉场景分析（CASA）技术的落地，如多源空间辨识与跟踪等，听觉模型将发挥关键性作用。

综上所述，本书是一部有关听觉研究的系统性学术著作，不仅适合作为研究生专业课程教材，还可作为相关领域工程技术人员、理论研究人员的工作参考手册。

本书翻译工作是我与中国移动研究院高莹莹博士合作完成的，由于学术素养有限，缺陷与错误在所难免，敬请读者批评指正。

朱维彬

2021 年 5 月

于北京交通大学信息所

本书将为读者解答以下几方面的问题：听觉系统及大脑如何处理声音；如何将众多听觉知识封装到计算机算法中；以及如何在机器中将算法组合起来，用以模拟听觉在某些日常生活场景中所发挥的作用，比如在一家喧闹的餐厅里倾听歌曲或与朋友交谈。这便是 Dick Lyon 所意指的"机器听觉"。这些典型应用还涉及日常环境中的声源分离及辨识，而在这些场景中，其环境声场常常充斥着各种干扰声源及背景噪声。我们有理由相信：采用听觉形式进行声音分析及特征提取，与传统的傅里叶幅度谱及 mel 频域倒谱系数（MFCC）组合相比，将会更加高效、鲁棒。构建听觉机器并将其投入实际应用是一项艰巨的任务。本书后半部分详细讲解精密听觉模型是如何构建的，以及如何与机器学习算法相融合，用以建造两台听觉机器——听觉搜索引擎及听觉旋律匹配器。而本书前半部分描述用以支撑机器听觉的基础知识，阐述构建运行稳定、计算高效的系统所涉及的问题，以及依次解决这些问题的方法。因此，对于机器听觉来说，本书是一部全面的参考指南，包含对一系列已研究问题的梳理，最后是两个令人印象深刻的机器听觉应用演示及其他可能应用方向的总结。这种结合使得本书成为机器听觉领域专家以及面向研究生的机器听觉课程的理想参考手册。

在 Lyon 的观念中，机器听觉系统分为四"层"。前两层用以模拟耳蜗中的听觉频率分析及脑干中听觉图像的构建。两者结合形成听觉模型，旨在模拟所有动力学及神经处理，用于产生声音初始听觉图像，即声音的内部听觉表征，其构成了感知、流、听觉场景及所有后续处理的基础。第三层从听觉图像中提取与应用有关的特征，并对特征进行大幅度精减，直至构成稀疏形式并输送给第四层。在第四层利用机器学习技术提取声音的意义。将第三、四层组合起来的听觉模型，可用于针对特定听力任务设计的专用听觉机器。

书中对听觉生理学、听觉感知、声学、听觉滤波及听觉信号处理的数学基础进行了精练的诠释，包括对事实本质及其功能的阐述，同时还附加了针对听觉研究史上标志性人物及实验的概述——作为机器听觉参考指南，这部分内容轻松、可读性强。Lyon 在此领域耕耘数十载，他的独特经历与学识赋予各章内容以切实的权威性。本书中间部分描述了 Lyon 所推崇的听觉模型，该模型分为两个不同的阶段：第一阶段模拟耳蜗的运行；第二阶段模拟发生在耳蜗与听觉皮层之间神经中枢内的转换，即将耳蜗输出转换成声音初始听觉图像。耳蜗处理单元是传输线滤波器组，采用"非对称谐振器级联"（CAR）模拟基底膜位移。调谐器增益由分布式自动增益控制（AGC）网络连续调节，该网络通过各级外毛细胞组件分别调整每级 CAR。最终，该模型系统展现出听觉处理"速动压缩"（FAC）的特性，以及中脑输出的长时自适应调整特性。这种刺激适应性调整旨在使机器听觉在应对干扰时具备如同人类听觉所具备的鲁棒性。速动压缩非对称谐振器级联（CARFAC）模型在整个听觉动态范围内提供了准确、稳定的耳蜗仿真，是一项巨大的工程成就。这些章节还穿插了一些精美的插图，用于阐明随着声音强度及内容的变化，AGC 网络如何针对整套 CARFAC 频率响应调整滤波器增益及形状。

听觉模型的神经处理部分相对简单，它将"频闪"时序积分（STI）分别应用于从耳蜗模块流出的每个信息通道。STI 自动固定神经活动重复的部分，就像示波器触发机制使得行进中的时域波形产生稳定图像一样。一整套耳蜗通道的输出结果被称为稳定听觉图像（SAI）——一系列二维实数值数据帧，实时呈现时就形成了"SAI 电影"。各帧中，竖轴由耳蜗通道号构成，横轴由"频闪相对滞后时间"构成（可查看第 21 章插图中的众多示例）。动物发声（包括语音）含有周期性音段，据此可在自然界中将动物声源与环境噪声区分开来；对于每个重复的神经模式，只要它在声音中持续存在，SAI 就会显示出细节清晰且稳定的影像。利用这种方法，借助 STI 与 SAI 可实现日常听力任务中的特征提取与声源分离——而在日常环境里，信号（语音、音乐、动物呼叫）通常与干扰噪声混合在一起。

CARFAC 耳蜗模型与 SAI 一起，囊括了我们现在关于听觉处理已知内容（及假设）的大部分，而且着重解决了日常听力中声音特征与区分性的表征。

接下来就是对听觉大脑进行数字化，构建用于听觉机器的听觉模型。这是本书剩余章节的主题。Lyon 对听觉场景分析（ASA）及计算听觉场景分析（CASA）的实现算法进行了总结，结论是这些算法还没有能力模拟听觉大脑，主要原因是我们还未理解听觉大脑背后的皮层处理机制。类似地，对于普遍应用于机器学习的神经网络，利用训练数据中输入模式与对应输出的大量样本，可训练出非线性映射。他的结论是，这类神经网络不太可能成为成功的听觉大脑模型的基础，此外，由于帧的大小及帧速的原因，也不太可能将 SAI 帧作为其输入模式。对于用于实现机器听觉任务的机器学习系统，必须应用某种形式的听觉特征提取以浓缩 SAI 帧中的听觉信息，并减少分类问题的规模。Lyon 还认为，精细定时信息在基础层级参与了人类听觉特征的构建，所以听觉机器也必须以某种形式引入精细的时序结构。

这种考虑引出了将特征工程与机器听觉工程相结合这一有趣的想法，即一方面利用听觉知识，另一方面利用机器学习知识，通过映射设计将高维声音听觉表征转化为适用于机器学习系统的形式。在可能的情况下，由工程人员辨识人类所使用的听觉特征，并设计算法从 SAI 流中提取这些特征。然而，Lyon 认为，机器听觉的发展并不一定取决于能否成功地辨识人类用来解决听力问题的听觉特征。相反，工程人员只需基于对听觉及机器学习系统的了解，在两者之间建立良好的接口，就有可能完成听觉任务。事实上，有人甚至认为，所设计的映射不应删除机器听觉任务运行所必需之外的信息。机器学习算法可能会发现某些非直观的特征，其实际表现比特征工程设计用以模拟人类所提取的特征表现更好。最终，Lyon 的结论是，我们需要小心谨慎地处理未来可能面临的问题。我们对听觉大脑的了解还不够，还无法模拟它。为了使机器听觉成为现实，我们需要通过智能映射过程，将非常精致的 CARFAC-SAI 模型与有效的学习机器相连接，而在这一过程中提取特征的方式不一定要与人类相同。有关机器听觉工程目前所面临的选择的讨论也很有意义，而对于后续工作如何开展，他给出的结论也非常具有说服力。

Lyon 是名优秀的教师，他对机器听觉的科学与艺术有着非凡且深刻的见解。无论是通读全书还是随手翻阅，相信读者一定会从中受益匪浅。

Roy D. Patterson

2016 年于英国剑桥

假如我们对于人自身如何听见声音有更深入的了解，那么从通过声音分析并从中提取有用且有意义的信息这个角度上来讲，我们可以让机器拥有更好的听觉。至少，这是我的观点。我已工作数十年，但近些年有更多的事实愈发强化了我的这个观点，愈发有意愿帮助工程人员、研究人员去理解这些知识片段是如何联结成一体的，进而与大家共同推动这门学科的进步。这样就有很多事要做，本书就是一个尝试，我想帮助大家将精力集中于更有效的方向：使新加入的同行对各种观念的演化有足够的了解，使他们能够直接获得新的研发与实验所需的理论，或直接找到能够解决他们有关声音理解问题的现有技术。

本书的写作过程充满了乐趣，得到了来自家庭、朋友以及同事的支持。然而，他们总是一个劲儿地问两个让人烦恼的问题："书写好了吗？"以及"书写给谁看？"第一个问题的最终答案不言而喻，但关于第二个问题我还想多说几句。我发现有许多人对声音及听觉感兴趣，他们来自不同的学科，学术背景各不相同，所使用的术语与概念有时也互不相通。我希望他们都能成为我的读者，我想向大家传授一个由各种学术观点综合而成的更加全面的学术架构，该框架囊括了处理机器听觉问题所需的一切。他们的专业背景可能会是电子工程、计算机科学、物理学、生理学、听力学、音乐、心理学等，但都可以是我的读者。还有学生、教师、科研人员、产品经理、研发人员及黑客，也可以是我的读者。

本书对于听觉及工程等方面内容的处理对某些人可能太深，而对另一些人可能又太浅；很多人会发现有些他们所知道的内容没有涉及，但我希望所有人都会发现有些内容是有用的——然而他们以前却不知道。尤其是第二部分中所讲授的系统理论，其目的是使不同学术背景的读者对数学、物理、工程及信号处理原理建立共同的理解，而这部分内容对于后面将要讲授的设计、分析以及对于听觉模型及应用的理解，都是必需的。本书后续部分的许多内容可直接阅读，而不必预先掌握第二部分中的系统理论，但我仍然建议通读这部分内容以便熟悉术语，而且以后如果需要深入了解某个特定的知识点，也知道到哪儿查找参考。

对于所有生物系统，在线性与非线性结合方面，听觉可能是最为深入而又精致的。读者将从中了解到，为什么对于听觉来说，这些线性系统概念如此重要但还不足以解释听觉。而理解非线性系统一直是个挑战，为了解决这个问题，我们采用的方式是，将听觉中重要的非线性拆分为若干定义明确的简单机制，且每个理解起来都不会有难度。我们先是基于连续时间系统构建听觉模型，然后利用离散时间系统实现模型在计算机上的高效运行；再次强调，对于非线性的拆分非常重要。

书中的听觉模型有两个鲜明特点，也是多年来我与许多合作者一直在践行的理想：其一，采用嵌入式非线性滤波级联结构来构建耳蜗模型；其二，利用稳定听觉图像或听觉相关谱图来捕获并显示耳蜗发送给大脑信号中的精细时序结构。这里所涉及的对象分别位于听神经的两端，也与我所采用的"倚重听神经"策略相符。从听觉生理学家那里，我们了解了许多有关声音在听神经中的表征特性，但建立的模型与系统却既不产生也不利用耳蜗神经中与声音有关的丰富信息，这种做法似乎是站不住脚的。本书展示了在利用这些信息时我们所采用的一些富有成效的方法。

本书第三、四部分的听觉模型附带开源代码，这样读者在开始构建机器听觉系统时便容易得多。第五部分对一些热门应用的开放性前景进行了探讨，同时也表达了我对读者的期盼，希望大家一起推动这一领域的发展及应用。

在多数情形下，书中的写作主体"我们"所指代的不仅仅是我自己，还包括所有对这些观念做出了贡献的人，其中也包括我们的读者。在少数情形下，若是单纯的个人评述，我会切换用"我"。

对于朋友和同事指出的缺陷及提出的建议，一经采纳，我会支付一美元的谢礼，尽管如此，我亏欠他们的远非致谢所能表达。通过他们的努力，这本书得到了极大的改进。我希望其他人也能够继续提出建议以改进下一版本，同时也会得到几美元的致谢。可以肯定，书中一定还有些遗漏的错误有待大家发掘。

关于历史及关联内容的专栏

由于针对史实以及其他领域相关概念的评述遍及许多章节，我将其中部分内容纳入专栏中，一则使之突出，同时也不占据行文主线。这样做的目的是，向所引用内容的本源致以敬意，同时通过对关联内容的简要说明来提升文字的可读性。我提到了一些老旧技术，是想传递一个理念并相信其能够被大家所认可：这些真空管（阀）放大器、Helmholtz谐振器以及火焰感压计（flame manometer）等，会作为线索将我们导向由一代代学术巨擘所创造的宝贵遗产，无论是在人类听觉还是机器听觉领域，我们都是站立在这些巨人的肩膀上。

我个人的 EE 专业训练是在晶体管及早期集成电路时代完成的，那时的课程如"电路、信号与系统"都还在讲授连续时间模拟技术。而在当代，信号与系统是从离散时间概念开始教授的，且理由很充分，一是教学内容的改变，二是必须运用通过数字计算机实施的现代媒体教学手段。当代工程人员可能认为将声音视为离散时间采样数据并利用计算机进行处理是很自然的，但在本书中，我仍然选择将连续时间作为主要概念，这是因为声音与耳朵确确实实存在于连续时间域。我希望读者不会将连续时间域视为过时的东西——现实世界就是如此。

在线资源

查找勘误表、代码链接及其他资源，可访问网址 machinehearing.org。

致谢

有许多人关心这本著作，花费精力给予我帮助和鼓励。首先要感谢的是 Roy Patterson，没有他的鼓励，这项工作甚至还未启动；也是他，在进展缓慢的过程中不断激励着我。

在所有向我提出有效反馈意见的读者中，Rif（Ryan Rifkin）无疑是最为突出的一位，他从书中发现的 bug 比其他人合起来还要多。其他给出建设性意见的读者，或是仔细阅读了本书内容，或是反馈了关于本书的整体印象，他们是：Jont Allen，Peggy Asprey，Fred Bertsch，Alex Brandmeyer，Peter Cariani，Wan-Teh Chang，Sourish Chaudhuri，Brian Clark，Lynn Conway，Achal Dave，Bertrand Delgutte，Dick Duda，Diek Duifhuis，Dan Ellis，Doug Eck，Dylan Freedman，Jarret Gaddy，Daniel Galvez，Dan Geisler，Pascal Getreuer，Chet Gnegy，Alex Gutkin，Yuan Hao，Thad Hughes，Aren Jansen，James Kates，Nelson Kiang，Ross Koningstein，Harry Levitt，Carver Mead，Ray Meddis，Harold Mills，Channing Moore，Stephen Neely，Eric Nichols，Fritz Obermeyer，Ratheet Pandya，Brian Patton，Justin Paul，Manoj Plakal，Jay Ponte，Rocky Rhodes，David Ross，Mario Ruggero，R. J. Ryan，Bryan Seybold，Shihab Shamma，Phaedon Sinis，Jan Skoglund，Malcolm Slaney，Daisy Stanton，Rich Stern，John L. Stewart，Ian Sturdy，Jeremy Thorpe，George Tzanetakis，Marcel van der Heijden，Tom Walters，Yuxuan Wang，W. Bruce Warr，Lloyd Watts，Ron Weiss，Kevin Wilson，Kevin Woods，Ying Xiao，Bill Yost，Tao Zhang，等等。或许还是有人被遗漏了，但总而言之，非常感谢大家！

我要将此书献给我的家人：我的妻子 Peggy Asprey，她是如此美丽、聪慧、开朗、富有成就、充满活力，她说起话来嗓音是那么的甜美；还有我的两个可爱的孩子 Susan 和 Erik，她们是我生命中的挚爱，是我的宝贵财富。虽然有时我把更多的注意力放在了这本书上，但对于我的写作，她们却是以各种方式全力支持。她们是我最美好的风景，最甜蜜的音乐，是她们支撑着我。

最后，由衷感谢我的编辑，来自剑桥大学出版社的 Lauren Cowles，感谢她多年来的耐心，帮助我完成了这本书。

  Richard F. Lyon 是著名的工程师及科学家，他的工作包括用于声音分析及可视化的耳蜗模型和听觉相关谱图，以及这些模型的模拟及数字 VLSI 实现。这些工作发轫于施乐公司 Palo Alto 研究中心、斯伦贝谢公司 Palo Alto 研究中心以及苹果公司 Advanced Technology Group 研究中心。其中有 10 年时间他在 Foveon 公司从事数字相机及图像传感器研发，然后重新回归听觉研究，现在谷歌公司领导机器听觉研究及应用开发。在谷歌，目前他所领导的团队研发了用于街景项目的相机系统。Lyon 获得了加州理工学院的工程与应用科学学士学位，以及斯坦福大学的电子工程硕士学位。他是 IEEE Fellow，ACM Fellow，位列 Wikipedia 编者世界前 500 名。他在 IEEE 工程类期刊、《美国声学学会期刊》及学术专著上发表了大量论文，内容涉及众多领域，包括 VLSI 设计、信号处理、语音识别、计算机体系结构、摄影技术、手写体识别、计算机图形学以及计算尺。他还获得了 58 项美国发明专利授权，包括光电鼠标。虽然 Lyon 没有获得过博士学位，但他在 6 所顶级大学（包括加州理工学院、斯坦福大学及加州大学伯克利分校）担任博士生共同导师及博士学术委员会成员。

⊖ 参考文献为在线资源，请访问华章网站 www.hzbook.com 下载。——编辑注

Human and Machine Hearing: Extracting Meaning from Sound

声音分析与表征概述

第一部分致敬：John Pierce

谨以此献给并纪念 John Robinson Pierce（1910—2002）。John 是我的导师及挚友，当我还在加州理工学院读本科时，便开始了我们多年的交往，是他给了我一个暑期实习的机会，我先是在实验室做电子乐器研发，然后又转向数字解码器研究并以此发表了我的第一篇期刊论文。要知道，他在贝尔实验室的同事曾因"一些重要课程低于 A"拒绝过我之前的实习申请，正是他说服了他们。而我的数字信号处理知识则要归功于从这些贝尔实验室早期研究人员及参与者那里受到的启蒙。Pierce 与 George Zweig 及 Richard Lipes 合作的成果——波分析（Zweig，Lipes，and Pierce，1976），是在我离开加州理工学院之后发表的，但却深刻地影响了我对听觉的思考，且是最为重要的影响之一，并由此启发了我采用滤波器级联方法来模拟耳蜗。

Pierce 更多是因听觉以外的工作而广为人知：从早期行波管方面的工作到在贝尔实验室研究通信卫星；他创造了晶体管（transistor）这个词；他在喷气推进实验室担任首席技术专家；他以笔名 J. J. Coupling 创作科幻小说；从贝尔实验室开始，到 20 世纪 80 及 90 年代在斯坦福音乐与声学计算机研究中心（Center for Computer Research in Music and Acoustics，CCRMA），他对计算机音乐产生了巨大影响。Pierce 定期出席 CCRMA 每周的听觉研讨会，为听觉领域中的许多同行提供了巨大帮助。甚至 80 多岁时，他仍在斯坦福大学进行听觉研究并发表文章，例如，对有关音高感知的一些重要问题做出澄清（Pierce，1991）。

在第一部分，我们将探讨机器听觉领域这一概念的界定，以及如何将这一概念与传统声学声音处理方法及一系列听觉理论联系起来。从传统的心理声学与生理学视角，我们对人类听觉进行了简要概述，还包括一些依据心理声学与生理学数据建立的模型。

　　贯穿全书，尤其是在第一部分，在阐述我的概念框架及模型与其他新旧概念间的关系时，我会极力让自己的观点更加鲜明。其中的部分原因是，这样可以加深对一些旧概念的认识；要知道，这些概念仍在"徘徊"着，并不时引起不必要的纷争与困扰。同样重要的原因是，希望这样可以提醒大家，对于某些仍需进行更深入研究与探索的观念要保持警惕，需要通过专门设计的实验测试其可靠性。我希望通过这种方式，针对书中所汇集的研究内容，帮助人们从中发现在一些可以扩展或挑战的方向。

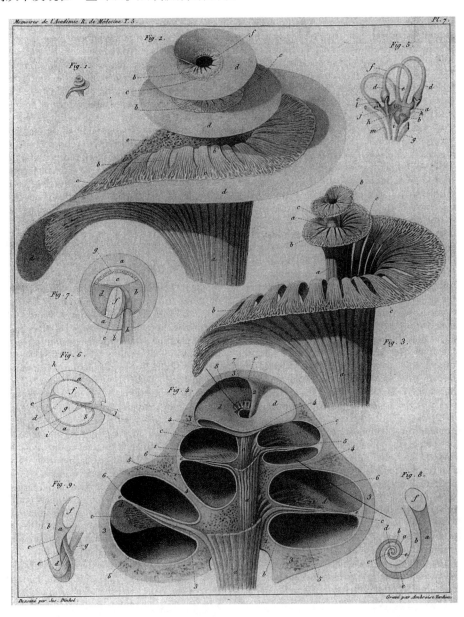

　　图　耳蜗与螺旋神经节结构雕版画，由 Gilbert Breschet（1836）绘制，时间上早于 Alfonso Giacomo Gaspare Corti 在 1851 年发现并描述的位于耳蜗导管交界面处的 Corti 器这一显微器官

引　言

　　……原本沉寂的万物开始涌动，仿佛灵魂附体，只因听见，附着着魔法的数字，难以抗拒的声音。

——《悼亡的新娘》，William Congreve（1697）

　　耳朵是极为复杂、优雅的器官，是我们所熟知的最完美的声学听觉仪器，只是，为了模拟它，人类所付出的所有聪明才智终将一无所获。

——《自然类教本：宇宙、自然三界及人体形态结构综合教程》，John Frost（1838）

　　我们所有模拟耳朵的努力都将是白费的，果真会是这样？在 19 世纪这或许是真的，但时至今日，我们有了数字"魔法"。模拟耳朵的机器已为我们提供了众多服务：回答问询，告知在播音乐的信息，定位枪声，等等。通过对耳朵更加精准地模拟，我们可让机器具有更佳的听觉。本书的主旨就是向读者传授如何做到这点。

　　理解人类如何感知声音，是机器听觉设计时所采取的首要策略。如同视觉研究，人类听觉研究也有着漫长的历史，而且在近几个世纪里取得了令人瞩目的进展。让机器能够看和听，这类想法可追溯到一个世纪前，但直到近几十年，凭借强大的计算能力，才把这样的机器构建起来。如今在计算机行业，他们会说这是一个简单的编程问题。但是，事情并非完全如此，要强化对耳朵分析声音的理解，还有许多工作要做，而想要理解大脑所具有的超凡能力，必须要做的工作则更多。对这些理解进行概括总结，可更好地支撑机器听觉方面的工作。既然如此，让我们行动起来吧。

　　人类对听觉的利用已习以为常且视为理所应当。我们凭借从声音中提取的信息，便可洞察周边所发生的一切，但却无法说清我们是如何做到的。在通过声音与外界进行交互时，我们也能让机器做得和我们一样好吗？当然可以，只是我们要充分利用人类处理声音的科学知识。

　　能够产生与分析声波，是更好地理解听觉的先决条件。在早期，该领域的进展是在分析仪器的帮助下取得的，如 Helmholtz 谐振器及记录设备、图 1-1 所示的波形绘制设备，以及可控发声仪器（如图 1-2 所示的 Seebeck 汽笛警报器）。自电话发明以来，用电信号表征声波则成为常规操作。如今，我们已有大量机器，可帮助我们产生、压缩、通信、存储、复制及调整声音信号，用多种方式将其调整到能够让我们听见。然而，对于大多数应用来说，这些机器仍是"聋子"，它们对所处理声音中所蕴含的意义知之甚少。

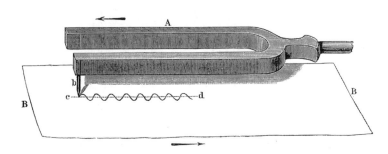

图 1-1　Helmholtz 基于这张示意图阐述了音叉声音波形的概念。在移动的纸片上，音叉所附带的触针画出了声音的振动

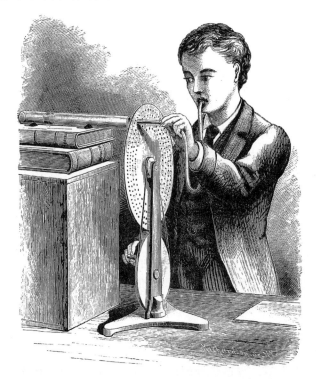

图 1-2　一台自制声音警报器，由 Alfred M. Mayer（1878）发表，与 August Seebeck 的警报器很像。旋转的圆盘由曲柄通过绳子和滑轮进行驱动，截断来自管子的气流，产生声压波动，形成了我们听到的音调。把管子挪到另一排洞孔，或换上另一洞孔模式的圆盘，就会产生不同的音调。August Seebeck 与 Hermann von Helmholtz 都是 19世纪的科学家，在实验中，他们借助这类装备将音乐音调的物理及感知特性与人类听觉机制联系起来，虽然他们的理论在某些方面相互对立

　　假如在家里有一台设备，随时监听所发生的事情，那会是怎样的情形？它会告诉你外出期间家中所发生的趣事吗？它会告诉你从声音听起来冰箱像是要坏了吗？如果你问它问题，它能够明白吗？如果你讲述了自己现在的情绪，它会找来一些音乐播给你听吗？它能否通过倾听你说话，自动检测出你的情绪？它能根据听到的老鼠跑动声说出老鼠大致藏在什么地方吗？它能否区分夜深人静时正常的家庭声音与异常声响？它能作为你的智能问答机，基于所听到的噪音，告诉你谁打过电话、为何事打电话吗？针对以上所有问题，答案是：当然可以。

那么，由谁来制造这样一台机器？他们会赋予这样一台既能听见声音还能理解意义的机器怎样疯狂的功能？有关听觉的理论有很多，已交织成复杂的网络，我们是否已从中找到那条最佳路径？针对某些任务进行相应调整，我们是否可以做得更好？在尝试着将理论应用于实践时，针对人类听觉的研究会有怎样的发现与进展？数十年来，关于声音与听觉的这类想法与问题总是在我的脑海中徘徊，而就在近期，我们开始收获一些答案。我一直致力于音乐与游戏空间效果方面的工作，还包括利用机器合成/识别语音与音乐，以及和声音有关的其他一些有趣的项目。多数人是通过各种常规或特定方法处理声音的，而我的办法总是回归人耳是如何做的，而这种方法已被证明非常有效。

我们对于耳朵与听觉如何工作已有足够的了解，而且已认真地将这些知识付诸实践。从解剖开始，我们构建了耳朵及听感神经系统的结构与功能模型；运用生理与心理物理技术，我们查明了大脑从耳朵得到了什么，以及如何处理这些信息进而执行有意义的任务。基于这些知识，我们通过对计算机器编程进行模拟。在本质上，我们是在进行生物学模拟。

今天，我们已拥有大量的声音数据，可用于分析、组织、索引并从中学习。YouTube 视频声道附带着亿万小时的声音，但到目前为止，我们的计算机对这些声道试图传达的意义基本上一无所知。可以设想一下：如果让机器倾听并能够理解这些声音，其价值会有多大。语音、音乐、孩童的欢笑，以及所关注事件、活动、地点及人物的声响——所有这些都有待发掘、归类、索引、汇总、记载及检索。

纵观机器听觉全局，人们将意识到：让机器听懂各类声音属相对简单的一类事情，我们还可赋予这类机器更具想象力的任务。大象次声听觉、蝙蝠超声听觉及回声定位提示我们，其他哺乳动物已将同样的基本策略应用于许多目的。我们还可能纳入其他声学应用，如医学成像，其利用声波但不是依靠声音感知。20 世纪 80 年代，在 Schlumberger 研究中心，我们试验过将听觉技术应用于地下声波的分析。所有从远次声到超声的应用，都可利用听觉技术并从中受益，也都会纳入本书所教授的内容范畴。

随着越来越多的人从事机器听觉研究，将会有更多好的想法和更多可做的事情。机器听觉研究潜力巨大，范围广阔。

1.1　David Marr 论视觉与听觉

视觉领域的先驱 David Marr 对我的听觉建模方法影响很大。1979 年我到 MIT 拜访他，向他展示了我正在做的工作，他对我的建模方法给予了极大鼓励。下面我将套用他的文字，并将视觉替换为听觉，用以说明他的思想如何影响着我：

> 什么是听觉？一般人（以及亚里士多德）的回答会是，通过聆听获知"什么事物在何处"。换而言之，听觉就是从声音中发现现实世界中存在"什么"事物及存在于"何处"的过程。
>
> 因此，听觉首要的任务就是信息处理，但我们不能仅把它看成是一个过程。因为假如我们能够知道世界上什么事情在何处发生了，我们的大脑一定会通过某种方式表征出这些信息，包括丰富的色彩、形状、美、运动和细节。
>
> ——改写自《视觉》，David Marr（1982）

　　我很荣幸地引用了 Marr 对他创世之作的介绍，只是把其中部分文字做了替换：看（see）变为听（hear）、注视（look）变为聆听（listening）、视觉（vision）变为听觉（hearing）、图像（image）变为声音（sound）。只有最后一句留下来没做改动，因为我确信，描述大脑对声音的提取及表征时，采用"色彩、形状、美、运动和细节"远比常用的、过于平淡的"响度、音高和音色"等声音特性更为恰当。

　　Marr 的视觉计算及表征方法帮助我们完成了对计算机视觉这一活跃领域的界定，而这在 30 年前也被称为机器视觉。很自然的，在听觉领域沿着这条路线也需要做一些类似的工作，我的书正是由这种感觉所触发的。只是想要比肩 David Marr，即使我已多花数十年时间进行了准备，也无异于近乎让人绝望的挑战。但无论如何，是时候试一试了。

　　与其他哺乳动物相比，人类已将视觉应用于某些非常特殊的场景，如阅读书面语言，而与之可类比的是将听觉应用于语音及音乐。然而，针对视觉、听觉的研究不应仅由这些顶层应用来推动，或许只有在充分了解底层的预备性知识，且对更一般的应用更有把握后，很多问题才能得到彻底解决。因此，我们会聚焦于这些更一般与更低层的方面，以及更为广泛的听觉应用，如同 Marr 所关注的更一般方面的视觉。最后，我们再转回来考虑语音与音乐应用。

　　David Mellinger（1991）的博士论文对这一方法无疑是一种推动。他指出"机器视觉的进步长期以来源于生理学方法，研究者受到 Marr 计算理论的深刻影响。或许同样的学术成果转化将会更多地发生在机器听觉中。"但是这种转化还不完整，所以需要我们进一步推动。

　　Martin Cooke（1993）对 Marr 的视觉方法及其对语音听觉工作的影响所做的评论极为精辟。Marr 将理解感觉系统划分为功能（function）、过程（process）和机制（mechanism）三个层面，也称为计算（computation）、算法（algorithm）和实现（implementation），这确实帮助我们组织了对听觉的研究。很有意思的是，Peter Dallos（1973）在 Marr 的工作之前采用了相似的划分，包括功能、操作模式和听觉外围的解剖学这样的表述，只是表达文字不同。他的这套体系还在用着，在现代听觉专著（Yost，2007）中还可以看到，如图 1-3 所示。

　　Cooke 回顾了 Marr 的三个层面及原理在语音处理中的几个应用，但与听觉的关联相对较少。Green 与 Wood（1986）将 Marr 的原始概略图（primal sketch）的概念调整为语音概略图（speech sketch），并指出了其中的一个脱节：Marr 没有采用原始图像直接表征阅读，我们也不应该采用原始声音直接表征语音；而原始应该意味着更低的层面。概略图是图像的"稀疏"版本，作为特征提取策略的一部分可将该图用作学习系统的输入，如 25.7 节所述。

　　在视觉上，对物体和图像的分析常需要采用多种尺度（scale）。Andy Witkin（1983）提到 Marr 时说："尺度问题一直是某些困难的根本性来源，因为我们所感知进而试图理解的事件，无论是在规模上和还是在范围上，差异都很大。问题不在于要消除细微尺度下的噪声，而在于需将由不同物理过程产生的不同尺度事件分开。"在听觉上，我们遇到了同样问题，尤其是在时间维度，声音在所有时间尺度上都有其周期性及结构。

　　Neil Todd（1994）引入了"听觉原始概略图"的概念，作为一种表征音乐、语音节奏和时序结构的方法。我也发表了一个有关多尺度时间分析的概念，作为语音识别的一部分（Lyon，1987）。这两种方法都是基于 Witkin 尺度 - 空间滤波，且是从 Marr 继承而来的。虽然远比机器听觉所用的复杂框架简单，但由此启发了一些表征方法，可应用于我们正在着手解决的问题。

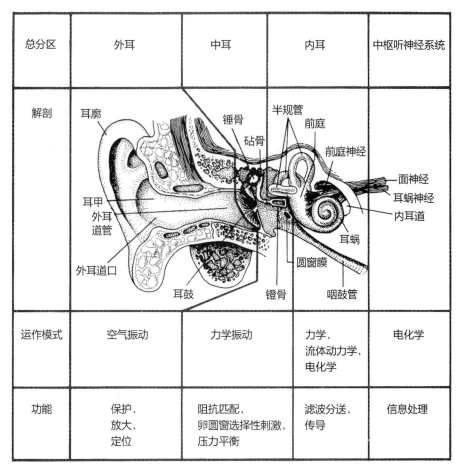

总分区	外耳	中耳	内耳	中枢听神经系统
解剖	耳廓／耳甲／外耳道管／外耳道口	锤骨／砧骨／耳鼓／镫骨	半规管／前庭／前庭神经／耳蜗／圆窗膜／咽鼓管	面神经／耳蜗神经／内耳道
运作模式	空气振动	力学振动	力学，流体动力学，电化学	电化学
功能	保护，放大，定位	阻抗匹配，卵圆窗选择性刺激，压力平衡	滤波分送，传导	信息处理

图 1-3　Yost（2007）所做的人耳图解。尽管解剖结构和操作模式很重要，但我们最感兴趣的还是模拟最后一行所描述的功能。实施信息处理的中枢神经系统，即提取意义的区位，依旧是开放的、有待探索与推测的区域［图 6-1（Yost，2007）获 Wiliam A. Yost 复制授权］

　　Albert Bregman（1990）在他的著作《听觉场景分析：声音的感知组织》中，从进化论的角度讨论了听觉各方面的作用，进而又是如何形成某些超出视觉的优势的。听觉系统的进化是在这样一种背景下进行的，即从听觉场景中能够更好地理解声音的意义，也就是要更好地回答"是什么"与"在何处"的问题，从而带来更多的生存机会。当我提到"人类听觉"时，我的意思里包括了大脑皮层级的处理系统，这些系统已经进化到可以处理语音、音乐及其他大脑功能；但我不是要降低存在于耳朵、脑干和中脑中的较低级别听觉处理的重要性，它们也是构成人类宠物（及害虫）精致的听觉能力的基础，并且是构成声音鲁棒性表征的基础，借此可从声音中提取有效信息。即使通常不使用语音的动物也能够学会可靠地识别自己的名字，并区别于其他说话的声音；例如，Shepherd（1911）教会了 4 只浣熊识别它们的名字，分别是 Jack、Jim、Tom 与 Dolly。

对于 Marr 执意要创建并采用符号化表征或描述（Hacker，1991），我们可以表示质疑。在某些机器听觉系统中，利用且仅利用抽象的、无命名的表征进行系统训练并获得了成功，中间步骤被封装在学习系统内，直至最终才输出有意义的信息。另有一些方法则使用明确的、被命名的概念，如对象、事件、乐器、音符、说话人等，人工智能系统可以用这些概念进行推理。我们已有的、不同的思维理论或计算框架会对我们的机器听觉应用产生某种倾向性影响。但我们还没有达到这个阶段，即能够说清楚哪种方式对哪个特定区域更有成效，所以我们希望能够在所有方向上进行探索。

关于听觉与视觉类比的评论并不鲜见。例如，在 1797 年，Perrole 就观察到了听觉掩蔽对灵敏度的影响，并在他的《哲学回忆录》中关于声音传播的"注释"里，将其与视觉掩蔽效应进行了比较（Perrole，1797）：

> 在夜里，声音似乎比白天更为敏感，听得要更远……而产生这种差异的原因，是否可能是由于空气状态不同？或器官灵敏度更高？或没那么多白天通常会出现的噪声？这是一个相当重要的问题，并且具有实际意义。我仔细地倾听着黑夜里钟表的摆动，注意着没有其他噪声与听到有马车经过时的差别，似乎很清楚，这种差别仅与寂静程度不同有关，而且当另有一种噪声作用于器官时，都无法使得邻近的声音听起来更清晰，不管如何尝试或集中注意力都于事无补。在这种情况下，耳朵几乎与眼睛的状态一样——眼睛既感知不到白日里的星星，也无法感知蜡烛后面的物体。

在他的回忆录中，Perrole 还介绍了法语中的音色（timbre）一词，用以解释英语中音调（tone）的含义："在水中音调（音色）发生了惊人的变化。"这个"全能"术语正如人们所称的，描述了关于声音"听起来像什么"的一切，除了音高和响度——视觉上类似于纹理（texture），它囊括了形状、大小和亮度之外的几乎一切特征。我们机器听觉系统的任务就是将音色（伴随音高、响度、方向及其随着时间的演变和节奏）映射成声音所表征的有用信息，用于判明该声音是语音、音乐还是环境噪声，或是作为判断寻常或特殊事件的证据。

1.2　自上而下与自下而上分析

自上而下处理是指评估感知证据以支持假设的解释（意义），而自下而上处理是指将感知输入转换为更高层次的表征进而用于解释。实际系统不一定两者都需要，但进行区分还是必需的。

术语命名：此种情形如何命名

计算机视觉（computer vision）与机器视觉（machine vision）这两个术语被广泛使用，但并不可以完全互换，前者具有更多的计算机科学内涵，而后者具有更多的工业或应用内涵。像计算机听觉（computer hearing）、计算听觉（computation hearing）和计算机听感（computer listening）这样的术语对我来说似乎有些尴尬，尤其是因为我花了很多年构建模拟电子听觉的模型，可能没有资格称之为计算机。与 vision 相类比，listening 或 audition

哪个更好些？这些术语中的一些词具有多重含义：我们可以召集听证会（hearing），或者进行试镜（audition）表演，或者放置监听装置（listening device）。有时也用术语机器听感（machine listening），但主要与音乐监听及表演有关。

术语机器听觉（machine hearing）的使用在斯坦福音乐与声学计算机研究中心（CCRMA）计算机音乐实验室已有很长的历史。在他们的 1992 年度进展报告中，Bernard Mont-Reynaud（1992）专门用了一个章节来阐明机器听觉："这项研究旨在设计一个机器听觉模型，完成一个计算机程序集，使之具备人类听觉的各项基本特性，包括声源构成和选择性关注某一声源（鸡尾酒会问题），且避免将模型与特定领域绑定过于紧密，比如语音、音乐或其他声音理解领域。"

我们希望追随 Mont-Reynaud，将计算机应用中声音分析这一领域命名为机器听觉。我们可以利用这一好的名称与好的方向，围绕好的架构建设好这一领域，如同 Marr 所命名的机器视觉那样。

针对一般到特定（或粗略到细致）的立体匹配方法，Marr（1982）是这样说的：

这类方法属典型的所谓自上而下思想流派，在 20 世纪 60 年代和 70 年代早期，在机器视觉领域很流行，而我们目前的方法主要是为应对这类方法发展起来的。我们的基本观点是，虽然有时需要并使用某些自上而下信息，但在视觉前期处理中仍只是次要的。

以上说法我们完全同意。自上而下的信息及预期在人类听觉中发挥着重要作用（Slaney，1998；Huron，2006），面对强有力的证据我只能表示尊重。然而，尽管在听神经系统的各个层级都有明显的"下行"通道（Schofield，2010），我的理解是在中枢神经系统皮层这一层级内部存在着更为普遍与复杂的反馈。类比前期视觉，最好将前期听觉设想为一组模块，主要是些前馈的、自下而上的处理模块。反馈肯定存在，但正如 Marr 所说，它的作用通常可作为次要因素处理。在一些层级上，反馈可以用来进行参数学习及优化；从皮层到脑丘，自上而下的投射可能与注意力有关。Marr 强调，一些"前期"层级（但还不是起始部位）非常重要。

在哺乳动物的大脑中，这些前期听觉模块包括外周（耳）以及脑干与中脑内的听觉结构，甚至还可能包括皮层处理的一些级，如初级听觉皮层。在更大的主导语音及音乐的新大脑皮层（neocortex）进化出来之前，这些层级作为子系统一直都是成功且稳定的。"近似可分解性"条件（Simon，1981）使得复杂系统得以进化。这就是为什么我们如此依赖那些实验数据，通过自下而上的动物实验帮助我们理解人类听觉；人类惊人的能力是在这些哺乳动物稳定的子系统之上进化形成的，这些子系统自身与爬行类、鸟类甚至鱼类的听觉系统没有什么不同，我们也需接受这样的事实。

在声音处理系统中，和 Marr 一样，我们也在一定程度上反对对自上而下信息的过度依赖。例如，多年来，依靠更大的、更复杂的语言模型及可刻画复杂先验分布的统计模型，自动语音识别（ASR）系统逐渐得到改进；而它们的前端处理仍然相对停滞，受限于时频域方法，对噪声及干扰处理的鲁棒性一直没有提高，皆因该方法无法更为有效地刻画声音，从而无法帮助听觉系统将混杂在一起的声音梳理分离开来。这类问题要求我们更好地理解听觉，且必须构建能够一次性听见并理解多源声音的系统；此外，若是在一个喧闹的会场，还能期待语音识别器帮我们做会议记录吗？当然可以，自上而下信息的有效的先验分布也将继续发挥其重要作用。

听觉系统复杂吗？ Herb Simon（1981）是这样描述复杂系统的：

> 在这个系统中，其整体远非各部分的集合，这并不是终极的、形而上意义上的，而是非常实用主义意义上的判断；对于各部分的特性及其间相互作用的规律，不能依靠单纯地堆砌进而推断整体的特性。

我认为同样需将听觉系统作为整体来看待，当皮层被包括进来时，尤其在活的生物体中，听觉系统与视觉、运动及其他系统相互作用，具有强烈的自上而下效应及反馈作用。但对于系统中各种自下而上的低层级听觉处理模块，或许只是单纯的复杂化，而不是复杂到我们已无法从机制上描述其功能与过程的程度。我认为 Marr 所说的前期视觉也是这样的。否则，对于是否有可能组装调试出一台可胜任此类工作的机器，我们很难保持乐观态度。

1.3　神经模拟方法

机器听觉方法的一个核心要素是注重声音在听神经上的表征，这是由极度非线性内耳提取的，既包括按频率次序排列的音调拓扑组构（tonotopic organization），也包括精细的时序结构。在这个层级上，这种方法可以说是神经模拟（neuromimetic）（Jutten et al.，1988），或是神经形态学（neuromorphic）（Mead，1990）方法；也就是说，我们可能正在构建一个复杂神经系统的副本，模拟它的功能；如果不能完整描述它的功能，我们就模拟它的结构。对于神经形态学方法，则是复制神经系统结构，期望该结构具有恰当的偶发行为能力，因而会具有有效的信息处理功能。这里偶发的意思是，其行为不是有意明确设计的，而是由一些较简单行为形成，这些行为由相互连接的较低层级元素间结构化模式偶发输出（Bar-Yam，1997）。

这种神经模拟方式与 Marr 的方法有些区别，但有时是有益的补充。以这种方式构建的系统具有偶发行为，当被发现具备有效功能时，可能会进行深入分析，其功能的重要部分会被抽象、描述，并重新设计以提高效率。我相信这是神经模拟听觉前端处理过程的一部分。例如，在耳蜗层级上，我们已了解其大部分功能，但其功能描述仍是基于结构进行的。对于功能、过程与机制，我们确实未能如 Marr 所建议的那样将它们清晰地分离开来，但我们可依据结构理解其功能。

除了耳蜗，我们还有一张混合结构与功能的示意图，尽管其中有推测成分；在 Bill Yost 的这张示意图（图 1-3）中，关于"功能是什么"被摆在了右下角小小的"信息处理"框中，这是我们最终提取意义的地方。正是因为脑干形成的听觉图像生理数据，让我们有了很好的思路。我们使用的主要是神经形态学上的听觉图像：一种具有两个空间维度的神经通道，如同来自视网膜的视神经，将时变模式投射到二维皮层组织（初级听觉皮层）上，以备进一步处理。

神经模拟或仿生机器听觉系统的早期倡导者是 John L. Stewart（1963），他在 20 世纪 60

年代和 70 年代发表了大量的报告、论文、专利和专题著作，对这种方法背后的道理进行了解释（Stewart，1979）：

> 模型可作为替代现实的中介……我相信，若要有效地解释生物活体特性，必须构建与之相对应的模型，这些模型和活体母本有着相同的行为模式。因为除此之外，没有别的方法可在受控条件下进行研究，进而产生有效的整体理论！

Stewart（1979）预见了许多我们目前所采用的方法，包括具有非线性的耳蜗传输线模拟、接耳蜗后的"类神经分析器"级（Stewart，1966），以及通过耦合频率相关的增益控制实现针对环境进行传出（反馈）自适应的思路（Stewart，1967）。

1.4　听觉图像

在听觉研究中，我们引入了听觉图像（auditory image）这一概念：在听神经系统皮层下部分（耳蜗、脑干和中脑）中所形成的，继而投射到初级听觉皮层（与视网膜图像投射到初级视觉皮层方式相同）的推测性表征。这种方法将 Marr 的策略与 Jeffress（1948）声定位位置理论中的二维神经回路以及 Licklider（1951）音高感知双重理论结合了起来。

频谱图（spectrogram）是声音在时频面上的图像。但这个二维图像并非我们所称的听觉图像，而且它的维度太少，无法比拟由眼睛发送到皮层的图像。在频谱图中，时间为一个轴，然后就只剩下另一个轴了（频率，与生理上的空间位置匹配）。为制作听觉图像，我们多设置了一个维度，以匹配与频率轴正交的空间轴，从而产生类似于电影的表现形式，即随时间变化的图像。在类似于 Jeffress 的双耳听觉图像中，这个添加的空间维度可用于刻画方向（声音抵达时的侧向或方位角），或像是在 Licklider 的二重图像中，用于刻画基音周期和其他时序纹理特征。但这些只是示例，实际上对于听觉图像的设置没有限定。

下一个（皮层处理）可能的步骤是将听觉图像缩减为概略图或线条图，就像 Marr 所做的那样，但这也不是唯一的选择。

在我们的听觉研究中，为获得听觉图像，必然会涉及许多功能、过程与机制，主要对应于初级听觉皮层以下层级。这种复杂的结构与视觉的情况有所不同，视觉信息是从视网膜上产生二维响应图像的光学图像开始的，进一步的处理主要是在皮层中进行。即便是在听觉和视觉皮层的第二及更后的层级，大多数哺乳动物的大脑处理的是"是什么"与"在何处"，只有人类拥有高度进化的大面积大脑皮层，才能支持语言与音乐，实现更高水平的处理（Rijntjes et al.，2012）。

Marr 与发展中的视觉心理学及视觉神经生理学有着非常密切的接触，这对他的研究方法产生了影响，特别是在视觉皮层内多尺度边缘分析的层级上，他以视觉皮层的多尺度边缘分析为基础建立了原始概略图模型。同样，在听觉心理学与生理学领域，我们对听觉的许多层级已有非常多的了解，从而构成了机器听觉的研究基础，而且在过去几十年里，我很幸运地结识了这么多伟大的科学家，并与他们进行交流。本书写作的部分目的就是对这些领域予以回馈，在书中给出的概念性框架的相应位置，可以查看这些知识的许多细节，并从信号处理、信息提取和声音理解等视角进行了更为细致的诠释。

这里所引用的生理数据来源于动物研究，包括哺乳类、鸟类、爬行类及其他类别。在哺乳动物从爬行动物中分离出来之前，大多数听觉脑干及中脑已经稳固下来，因此在众多动物体上的研究有助于理解人类的听觉，并纳入了我们的研究视野。例如，从双耳信号中提取听觉图像作为物体空间表征的概念，在对仓鸮的研究中得到了应用与发展，很好地表述了仓鸮听神经系统的功能和组织（Konishi，1995）。我们人类或许没有能力在黑暗中俯冲并抓住老鼠，但在我们的大脑中也有一套听觉空间感觉系统，与仓鸮的没有太大差别，使用的是极为相似的结构。

1.5　耳朵是频率分析器吗

在描述的功能层级，很难说明白耳朵在做什么。传统观念认为内耳中的耳蜗充当的是傅里叶分析器或频率分析器（Gold and Pumphrey，1948；Plomp，1964）。我们确信，作为顶层功能的描述，这种说法经常带来误导。本书的目标之一，就是要准确描述耳朵传送给大脑的信息，用以取代这种观点。

在 19 世纪后期，人们发现诸如"耳蜗的功能是决定声音的音高"（Draper，1883）或"耳蜗的功能是接收和鉴别音乐音高"（Murché，1884）这类说法屡见不鲜。耳蜗一般被解释为频率分析器。一些解释稍微宽泛些，如"耳蜗的功能是鉴别声音的音质（qualities）"（Bale，1879）。

这种简单的频率观主要源自 Helmholtz（1863），尽管在他有关这一主题的著作中的表述较这些简化版要深思熟虑得多。他也的确正面解释了耳朵的功能，但他的书是有关音乐听觉的，所以他不可避免地要描述耳朵功能与音乐音调的联系：

> 因而，如同眼睛无法区分不同的振动曲线，耳朵也无法区分出其中不同的波形。可以肯定地说，耳朵是按照固定的规律把每一个波形分解成更简单的元素，然后从每个简单的元素中感受每个对应的和谐音调的感觉。通过注意力训练，耳朵可以将这些简单的音调一个一个地分辨出来。耳朵所区分出音调的不同音质，只是这些简单感觉的组合不同。

这种无视相位的频率分析听觉观点最初是由欧姆（Georg Ohm，1843）提出的，其灵感来自傅里叶（Joseph Fourier）1822 年的发现，即周期函数可被描述为正弦的累积。虽然这个想法作为听觉模型确实有可取之处，但也很容易发现很多与实验不符之处，因此常常被视为半真半假，有时甚至更糟，正如 W. Dixon Ward（1970）所述：

> 多年来，音乐家一直被告知，耳朵能够将任意复杂信号分离成一系列正弦信号，就像一台傅里叶分析器。这个被称为欧姆其他定律的谎言，增加了感知音乐家对研究人员的不信任，因为对他们来说这是显而易见的，即耳朵只有在非常有限的条件下才以这种方式运作。

欧姆与 Helmholtz 将听觉视为傅里叶分析的观点，以及将频率与音高混淆，即便没有占据主导地位，却也一直传播到了 21 世纪早期，并始终影响着人们对听觉的思考，尽管所带来的问题反复出现，而且一直有反驳的论文发表并持续了一个半世纪。

August Seebeck（1841）利用声学警报器进行实验，其中一些演示效果很难用欧姆模型来解释。事实上，为回应 Seebeck 在 1841 年发表的第一篇论文，欧姆发表了他的定理，他们在刊物上来回争论了若干年。后来 Helmholtz 站到了欧姆一边，并通过其著作（Helmholtz，1863）试图解释 Seebeck 的结果，以此重新树立欧姆的观点。这些争端经常被提起（Scripture，1902；Jungnickel and McCormmach，1986；Cahan，1993；Beyer，1999），所以这里我们不需要再做详细说明。Heller（2013）针对傅里叶数学对 Seebeck、欧姆与 Helmholtz 的思想演变进行了讨论，非常有说服力（这是一本针对本科生层次介绍声音与听觉的好书）。

许多现代文章与著作回避对功能层面的描述，而标题为"耳蜗的功能"的章节通常描述的是很多现象、过程和机制，但在功能概念上着墨很少。有时也会涉及对功能的阐述，但论述普遍中庸和保守，比如，"耳蜗的主要功能是听觉"（Van De Water and Staecker，2006），"耳蜗的功能是将声音振动转换成听神经中的神经脉冲"（Cook，2001），还有"耳蜗的基本功能从概念上可理解为转导的过程"（Phillips，2001）。一些人则援引了传统傅里叶分析器的概念，如"它的主要作用是在产生空间频率映射图时对声信号进行实时频谱分解"（Dallos，1992）。

在极少数情况下，我们才能看到一些关于捕捉声音音质及时序特性的描述，如"耳蜗的主要功能是将听觉事件转换成精确反映声音刺激时序与性质的神经脉冲模式"（Probst et al.，2006）。这个概念比较好，尤其是与声音更普遍的特性相联系，而不是与基于频率的较狭隘的音乐特性相联系。如果要处理来自真实世界的任意声音，我们需要这种更普遍的功能性思维；需要强调的是，在音乐与语言出现很久以前，听觉就进化得能够处理这类声音了。

耳蜗还有一项重要功能在功能刻画中常被忽略，最近它被归为头等之列：响度压缩。Jont Allen（2001）在文章中写道：

> 耳蜗的两个主要功能是：将输入声学信号分解到相互重叠的频带中，并将巨大的声强范围压缩至内毛细胞内极小的力与电的动态范围。

Allen 的功能概念是一个非常好的起点，并解释了为什么非线性在听觉中如此重要。适当地关注功能将是机器听觉发展的关键。为支持"将输入声学信号分解到相互重叠的频带"的功能，我们会讨论技术发展的历程——从傅里叶分析，到短时傅里叶分析，再到线性带通滤波器组。为支持"压缩巨大的声强范围"功能，我们将讨论非线性压缩滤波器组。我们还会进一步将滤波器组转换为滤波器级联结构，以使滤波功能与底层机制之间的关系更加"逼真"。本书第二部分将对系统理论进行必要的展开，在第三部分中将应用这些概念，以建立更为有效的耳蜗功能计算模型。

1.6 第三音

将非线性融入听觉功能及过程，其重要性尚未被人们普遍接受与理解。在最早引起研究人员关注此问题的相关现象中，包括第三音（third sound），是由 Sorge（1745）（den dritten Klang）与 Tartini（1754）（un terzo suono）观测到的。比如，由两支圆号发出两个音调并保持

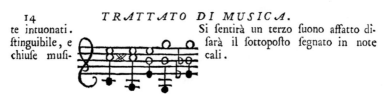

连续，会听到另一个低音高音调，这就是第三音。这些第三音调的音高如图 1-4 所示，通常等于第一、二音调间或第一、二音调某次谐波间的音高差分，有时我们也称之为组合音调（combination tone）、差分音调（difference tone）或畸变音（distortion product）。

图 1-4　Tartini 于 1754 年发表了他所观察到的第三音（un terzo suono），用以标记小提琴或圆号演奏前两种声音时多出的填充音符，这是最早被识别出来的非线性听觉效应之一。在 Tartini 的插画中，音符音高所显示的比例分别为 4∶5∶2、5∶6∶2、3∶4∶2、5∶8∶2 和 3∶5∶2（f_1∶f_2∶f_3，其中 f_1 是所演奏的音调较低的声音的音高，f_2 是所演奏的音调较高的声音的音高，f_3 是低的第三音调）。第三音调音高对应于二次互调积（f_2-f_1），或三次互调积（$2f_1-f_2$），或是其中之一的高八度。Helmholtz（1863）对这些观察现象做出评论：“对于最著名的音乐家和声学家，相差一个八度这类错误也是非常容易犯的。即便是 Tartini 这样家喻户晓的著名小提琴家和理论音乐家，这里所估算的组合音调全都高了一个八度。”1745 年 Sorge 观察到音调 c″ 与 a″ 混合产生了一个音调为 f 的第三音（den dritten Klang），它们之间的比例为 3∶5∶1，是一个三阶（三次）畸变音（$2f_1-f_2$）

我们将看到，在听觉中存在若干种类型的非线性，因此，在机器听觉系统中对它们进行建模是有充分理由的。但是在处理非线性问题之前，我们必须了解什么是线性系统，以及这些系统是如何产生正弦分析的。我们将在第二部分讨论线性与非线性系统理论，并应用于本书的后续部分。

1.7　声音理解与意义提取

从概念上，我们将机器听觉研究范畴定位为声音理解（sound understanding）、信息提取（information extraction）或意义提取（extraction of meaning）。这里理解的意思是有效信息的提取，就像语音理解（speech understanding）系统中含有的意义，与语音识别（speech recognition）系统中的意义有差别。这也就意味着，如果是从声音中提取有用信息以用于某些实际应用，那么就属于声音理解。

不仅人类与机器可以理解声音，我的狗也很擅长处理声音。如果它的“实际应用”是在前门迎接某人，它可以从敲门声或门铃声中得到所需要的信息。对于何时吃东西这个“应用”，它可以通过声音识别出餐盘被放下来了。它很聪明，能够从声音线索中知道什么时候会被带去散步，以及其他它所关心的事情。它理解声音吗？当然，在相同的意义上，人类是这样做的，机器听觉系统是这样做的：从声音中，我的狗同样获取了它自己所需要知道的信息。

如果我们能够让机器听觉做到我的狗一半那么好，那都将是进步。人类之所以需要参与进来，是因为我们想要复制人类提取信息的能力——从语音、音乐、视频声道以及人类日常生活环境中提取信息。人类提供了丰富的心理物理学实验数据，可应用于机器听觉系统的设计。

小熊维尼反省过声音意义的提取（Milne，1926）：

> "嗡嗡声意味着什么事儿。如果你听不到那样闹哄哄的嗡嗡声，只是闹哄哄，就不会有嗡嗡声所意味的事儿。如果听到嗡嗡声，就会有什么人在制造嗡嗡声，而且我知道制造嗡嗡声的唯一原因，就是你是一只蜜蜂……而且我知道有一只蜜蜂的唯一原因，就是制造蜂蜜……而且制造蜂蜜的唯一原因，就是我可以吃蜂蜜了。"

小熊维尼是如何解释"嗡嗡声"标示着有蜂蜜的？我们解释这个问题主要基于两个方面：首先，通过声音分析及表征将"嗡嗡声"从其他声音中辨识出来；其次，基于声音模式，构建并学习一到两个决策函数以回答何时、何地会有食物的问题。从"嗡嗡声"到食物的连接关系，可能是大脑中或听觉机器中一个相当不透明的习得决策函数的输出结果；小熊维尼的半逻辑推理链或许应该被看作决策后合理化分析，而不是解释如何做出决策。似乎在这个抽象层面上，人类与其他哺乳动物实现这些功能的方法，可能与这个 Milne 虚构的拟人化角色的实现方法是相同的。

当决策已经做出且是有用的，我们就可以说意义或信息已从声音中提取出来了。有时，意义可能不那么直接，如言外之意——在言语声音中，除了词语所承载的语言内容，还可从中推断出其他意义。在语音识别中，当识别出的词序列被进一步用于完成某项任务时，我们才可以说意义被提取出来了。

1.8　机器视觉与机器学习技术的利用

在机器听觉的应用端，存在许多与其他领域重叠的问题与技术。因此，我们会有很多机会利用这些领域所开发的技术。特别是机器视觉与机器学习，尤其是同时涉及图像与声音场景下的问题，无论是现场还是录音，都为我们提供了成套的应用工具。当我们努力推动机器听觉领域向前迈进时，这些更大领域成果的利用便成了我们研究策略中的关键环节。

机器视觉领域为我们提供了可用于特征提取的一系列成功方法，以及可训练的系统结构，其中有一部分可很好地迁移到听觉问题上。在诸如视频分析或监控系统中，视觉与听觉可结合应用。在意义提取过程中，我们有机会融合来自不同感官的信息。仅是简单地将声音特征拼接到图像特征上，就已证明可提高视频分类系统的性能（Gargi and Yagnik，2008）；它们可能仍然是半盲与"耳背"的，但它们不再是全聋的。

1.9　本书的内容安排

在第一部分，我们将考察一系列传统与新近的声音分析及表征技术。之后，在第二部分，我们将回顾线性系统理论，该理论解释了为什么将声音分析成频率或频带重叠是合理的；此外也解释了非线性概念的重要性，比如压缩就需要集成到这个概念中。

在第三部分，我们进一步将这些概念应用于其他表述层级，最终构建了一耳蜗模型，以此作为机器算法，可有效地将声音处理成我们所知的信号在听神经上的表征。

在第四部分，我们试图将这些概念同样应用于之后的处理层级——听觉系统较低层级的部分，提供功能概念、高效的流程和机制，用于提取高层级听觉所需的"听觉图像"声音表征，并与声音理解应用所需的信息关联起来。

在第五部分，我们进入应用环节，这些应用与人类从声音中提取信息并加以利用是"平行的"。对于新皮层的功能，我们可能了解的不够，还无法真正利用这些知识构建智能机器。因此在应用层面上，我们主要转向更为了解的技术，即机器学习领域。我们使用各种方法，将第一部分与第三部分中子系统的声音表征转换成便于机器学习系统使用的各种特征，并训练转换器以提取我们想要的信息。这些都与频率分析无关，所以我们应当小心，不要让那样的概念支配我们对耳朵的思考。

我们提出并发展了由 4 个模块或层级组成机器听觉系统的观念，如图 1-5 所示，自上而下的详细说明如下：

1. 耳蜗或听觉外周模型，如第三部分所述，由非线性滤波器级联构成；

2. 听觉脑干模型，提取在第四部分中提出的听觉图像，且与所处理的声音及任务范围相匹配；

3. 特征提取层，用于将听觉图像转换为某种形式——更适于特定应用且适用于所选机器学习系统的形式，如第五部分所述；

4. 机器学习系统，用于训练系统提取目标应用所需的决策或意义，如第五部分所述。

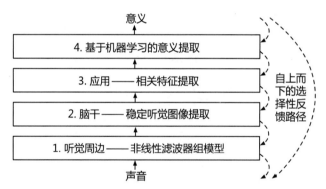

图 1-5 本书提出的机器听觉系统是一个涵盖了从声音到意义的 4 层模型，有时会另有反向通道。从意义到声音的大反馈环路是用于能够发声并听到自己发声的系统的，例如语音会话系统

这样的层次划分将使我们集中于已知有效的且已划分好的结构上，以可能的人类听觉为基础，而非局限于特定的、高层级的语音及音乐属性，其开放性足以允许扩展到其他任意应用。从众多应用（比如语音识别）的角度来看，大部分操作都处在顶部（在第 4 层），而下面 3 层只构成了黑盒前端。如此带来的挑战将确保第 3 层输出的特征是识别器所需要的。

我们的机器听觉系统在前两个模块层具有几个特殊的特征：非线性级联滤波器组结构，以及听觉图像方法。因此，在本书的相应章节，我们将重点阐述这些以听觉为基础的概念及相关的历史范例，以帮助读者加以理解。

这些特殊的特征并非新的或颠覆性的，但在听觉系统中还没有被足够广泛地接纳和应用。二者在 20 世纪中期都有讨论。Licklider（1956）提出了一个概念，即用级联的替代更通用的并联的谐振器滤波器组作为耳蜗滤波的模型。他还在"音高感知的双重理论"中采用了我们现在所称的听觉图像，并将这种方法与 Jeffress 的"声音定位位置理论"相结合，形成了音高感知"三元理论"（Licklider，1956）：

> ……它概括了一种机制，解释了声刺激可以产生主观音高的三种方式，同时将其他众多的听觉经验事实相互联系起来……如果研究目的是理解感知过程，那么我们的探索必须延伸到大脑高层中枢。在目前这一阶段，这肯定会引发各种有待证实的推测。或许我们还缺乏解剖学和生理学方面的事实，但心理物理方面的事实却是非常丰富的。

人们花费了数十年时间，才逐渐理解听神经系统与耳蜗中的非线性。听神经系统中的听觉图像映射图现在已被熟知并得到了积极探索（Knudsen，1982；Sullivan and Konishi，1986；Schreiner，1991；Langner et al.，1997；Velenovsky et al.，2003），如第四部分所讨论的。一旦了解了非线性的不同类型，并将适当的非线性融入级联滤波器组，其结果将直接反映在听觉图像中，如第三部分所强调的。

不同类型意义的提取涉及不同类型的处理方法，针对这一事实，Pierce 与 David（1958）进行了评述：

> 毫无疑问，神经系统在处理一系列听觉刺激时使用了多种方法。感知元音的方法与感知枪声的不同。能够在功能上模拟神经系统的机器毫无疑问将是一台智能机器。我们能有足够的认知去制造这样的机器吗？针对这类认知所涉及的问题以及人类在解决这些问题时所采用的方式，在科学能够做出明确答复之前，必须直接或间接地进行更具前瞻性的探索。

这些差异现在更多是从心理声学和神经系统研究中获取的，将反映在与应用有关的特征提取层中，在这一层中，我们提取不同的特征用于定位枪声而不是对元音进行分类，可训练的决策系统则放在最后一层。

在展望建造这类机器的前景时，Pierce 与 David（1958）知道这将是一条漫长而艰难的道路：

> 为制造能够响应并正确领会语音的机器，我们已经迈出了最初跟踉的几步。通过加倍努力的工作，确实有可能制造出对人类语言做出响应和答复的装置，甚至有可能制造出能用的语音打字机，也许以后还可以造出科幻小说中的产品——把一种语言口语翻译成另一种语言的口语的装置。这些机器是否真的要建造将取决于它们所需的复杂程度，以及更为本质的——人类愿意花费多少时间、精力和金钱来模拟人类自身的功能。

但这已是半个多世纪以前的事了。现在大家都知道建造这类系统的价值，在很多应用领域都远超其建造成本。当着手建造更多这类机器时，除了还存在着的困难，我们更要充分利用这些年来在各个维度上的进步。

在建造这类机器的过程中，我们将更多地利用听觉方面的知识。我希望这一章已经对大家有所触动：声音不仅仅是不同频率音调的总和，耳朵也不仅仅是频率分析器。

听 觉 理 论

关于听觉理论，我认为我们所需的是更少的理论，更多的理论化。过于关注某些新的发现并想方设法让所有听觉事实与新的原理相符，这样的理论我们见得太多了。

——"针对强度、音量和定位的听觉理论"，Edwin G. Boring（1926）

多样化原则表明，听觉过程的简单描述是不可能的，因为听觉过程不可能简单。一些理论最初被考虑用于替代旧理论，但实际上它们更可能是相互补充的。

——"听觉频率分析的位置机制"，William H. Huggins and Licklider（1951）

有许多理论和模型影响了人们对这一领域的思考。我们将对其中的某些理论进行重新审视，包括构建机器听觉系统所依据的现代理论。

2.1 一种"新"的听觉理论

题为"一种新的听觉理论"或某种类似名称的书籍与论文，一度近乎司空见惯（Rutherford，1887；Hurst，1895；Ewald，1899；Meyer，1899；Békésy，1928；Fletcher，1930；Wever and Bray，1930b；Wever，1949）。与前几代人的许多想法一样，有些理论以我们现代观点看起来有点古朴。但在许多情况下，他们的确代表了那个时代最有洞察力的科学思想和最新的实验观察。我们将重新审视其中的一些想法，重点关注那些对思考听觉如何工作这一问题有所影响并留下持久印记的想法。

Hermann von Helmholtz 的音调感知（Tonempfindungen）是第一个有重要影响力的听觉理论（Helmholtz，1863）。他的理论认为耳蜗是一种谐振结构，每个位置会与各自窄带内的频率产生谐振，刺激特定的神经，这一理论构成了耳朵作为频率分析器这一概念持续存在的基础。耳蜗内的神经排列与单个可辨别的音调频率有关，采用 Müller（1838）的特定神经能量学说并应用傅里叶的发现，即任何周期信号都等于以谐波频率振荡的正弦波之和（Fourier，1822）。神经信号可用来表示每个正弦波分解分量的强度，却无法表示它们的相对相位，但是对于 Helmholtz 来说这没有问题，因为欧姆已经阐述了他的规律，即音调的声音只取决于分量振幅（也称为音量）的大小，无须考虑相位（Ohm，1843）。

本质上这个理论是说，感知到的音高对应于最大谐振响应的位置，且对于音调的音质及更复杂的复合声音的所有其他方面都可从频谱中获取。这种理论被称为谐振理论（resonance theory），或称位置理论（place theory）。

但有许多人不喜欢 Helmholtz 的观念，也不忌惮直接表达出来（Perrett，1919）：

> 我曾预言 Helmholtz 和他的著作将面临重大挫败，直到 1918 年 Thomas Wrightson 爵士的《内耳分析机制研究》一书的出版，对于预言能否快速应验我多少还有些疑虑。现在情况发生了变化。如同在荒野中，之前我只能独自向芦苇低声诉说那令人压抑的秘密，"——有——耳朵"，突然间周围到处是人。这种改变源自工程界无形的长期规划所带来的突破，一点也不逊色于解剖权威 Arthur Keith 教授发布声明称 Helmholtz 的听觉理论是简陋的和不可行的……本章重申这一声明，并附上语言学上的证据，证明内耳不可能有任何谐振器像"傅里叶定理实体"那样运行。物理学家（其中某些人）一定不要那么迷信。

为了更好地解释耳朵如何分析并表征声音，在 Perrett 所引用的研究（Wrightson，1918）中，发展了一套基于波形沿耳蜗隔膜反射 / 符合的详尽理论，如今难得有人能够想起来，但却是众多尝试中的一次。

音高是声音的一个方面，自古以来就在某个层级上被广泛地使用和理解，其在音乐中的作用包括旋律、协和与不协和以及乐器的构造。到了 19 世纪进行听觉理论化时，音高早已与振动速率联系起来，不仅仅是比率，甚至被校准为每秒的振动次数。Marin Mersenne 在 17 世纪早期估计了风琴管的音速和相应的音乐音高频率，而 Joseph Sauveur 在 18 世纪早期对其估计进行了改进（Beyer，1999）。集中于音高探索听觉是很自然的。

许多人难以相信，耳蜗可拥有成千上万个谐振器，用于区分所有可分辨的音调，苏格兰生理学家 William Rutherford 就是其中的一员，他提出了基于电话工作原理的听觉新理论，这在当时是一种最新的技术（Rutherford，1887）：

> 我提出的原理可命名为听力感觉的电话理论。该理论认为耳蜗不是按照谐振原理运行的，而是所有听觉细胞纤毛都像耳鼓一样会在每个音调上振动；也就是在耳蜗内部或耳朵周边结构的其他地方都没有针对复合振动进行分析；是纤毛细胞将声音振动转化为神经振动，其频率及幅度与声音振动一样；神经分子中单一及复合振动抵达大脑感知细胞，自然不再是声音，而是声音的感知，感知的本质并不取决于所刺激的感知细胞的不同，而是取决于传导进细胞的振动频率、振幅和形式，还可能是通过听神经所有纤维传导的。据该理论，和声及失调的物理因素被导入大脑，而针对声音的数学分析则经由某一入口进入仍不明晰的意识区域，并在此进行处理。

不知何故，Rutherford 的电话理论（telephone theory）后来被称为听觉的频率理论（frequency theory），这对于不包含频率分析的理论来讲似乎有些奇怪。据我所知最早这样改名的例子，是在关于"音调的音量与音高"的讨论中涉及"音量"的感知维度，用以区分音高和响度（Dunlap，1916）。术语频率理论也已被另作他意，与周期理论（periodicity theory）对比使用，替代谐振或位置理论这样的名称，而周期理论则是借助时间模式来刻画音高感知的（Rossing，2007；O'Callaghan，2007）。有些学者则把周期理论和频率理论当作 Rutherford 电话理论的同义词（Gelfand，1990；Schiffman，1990）。

对于其中的混乱部分，Peter Cariani（1994）做了解释：

> "频率"有两种含义，一种与事件的速率有关，另一种与事件的特定周期有关。频率编码意味着前者。

最近，为避免这种混淆，有关 Rutherford 电话理论的理论有时被称为时序理论（temporal theory）（Moore，2003；Gelfand，2004）。

另有一类混淆，某些听觉理论实质上是有关音高的理论，或是感知音高频率编码的理论；若将依据 Helmholtz 理论实施的位置音高编码与利用神经放电的频率或周期性时间模式实施的音高编码相比较，虽同称听觉理论，但所指截然不同。Georg von Békésy（1956）对耳蜗基底膜的声音诱发振动进行了研究，并谈到了这种情况：

> "听觉理论"说法的使用通常会带来误导。我们对听神经的功能知之甚少，对听觉皮层的了解更是少之又少，而且大多数听觉理论对它们的功能没有做任何表述。这些听觉理论通常只关注一个问题——耳朵是如何辨析音高的？但我们必须了解沿基底膜长度方向声音产生的振动是如何分布的，才能理解音高是如何辨析的，因此，在根本上，听觉理论是关于基底膜及其附属感觉器官振动模式的理论。

很长一段时期，在听觉科学中，音高（pitch）感知经常被混淆或引发混淆。根本问题在于：本来，根据定义，一个正弦波的音高等于其频率；但即便声音的傅里叶分解中没有这个频率成分，却仍有可能听到该音高。与傅里叶分解相比，将音高视作时域上的重复通常能得到更好的结果；但想要获得正确的音高，理论上必须要将耳蜗中的频率分析考虑进来，而非仅仅考虑原始声音波形的周期性分析。这些旧的"新"理论都没有做到这点。

2.2　更新的听觉理论

Békésy（1928，1960）针对基底膜上行波的观察，大大加深了对基底膜基于频率分解声音机制的理解，但本质上还是保留了 Helmholtz 谐振或位置原理的功能观点。在他的著作《听觉理论》中，耳朵，在本质上仍然被看作傅里叶分析器。

Harvey Fletcher（1930）将频率理论称为"时间模式理论"，如此便带有了更多的含义，并认为需要将这些理论与 Helmholtz 式的谐振或"空间模式"理论结合起来，以解释更多内容而非仅限于音高：

> 有两种常见的听觉理论类型经常地被反复提及并解释其效果。一种可称为空间模式理论，而另一种则可称为时间模式理论。在第一种理论中，假设空气中声波波动的时间模式被转换成了内耳的空间模式，通过对被刺激神经的定位，到达大脑的神经脉冲向我们传递了含有波动时间模式的信息。在第二种理论中，假设时间序列直接传递给大脑。我个人认为，这两种效果都是在帮助人们解释所听到的声音。因此，术语"听觉时空模式理论"是对这种概念最好的解释。

除了他给出的结论"术语'听觉时空模式理论'是对这种概念最好的解释"之外，诸如声音是由听神经上的神经放电模式编码的，负载着重要的空间与时间信息，对于这些论述，当代的研究人员都是认同的。但 Fletcher 所用的术语似乎已经过时了。在 Fletcher 的文章发表的同一年，Wever 和 Bray（1930b）将他的概念命名为谐振 – 逆发理论（resonance-volley theory）。这一逆发概念，即关于神经如何传递时间模式，现仍在使用，且这一理论常被称为位置 – 逆发理论（Freeman，1948）。关于大脑如何处理，以及如何称呼这些模式，目前还没有广泛的共识。如果我们将空间这一维认定为耳蜗位置，则 Fletcher 的"时空模式"仍是一个可用的术语。而一维时间和二维空间模式，如 2.5 节中介绍的"听觉图像"，这些耳蜗外现象的相关理论，对于我们也很重要。

时间模式理论需要阐明神经是如何负载带宽超过 1000Hz 波形的信息，而每条神经只有有限的放电速率——最高只能达到几百赫兹。听神经通过集体行动做到了这一点，将时间模式的负载能力扩展到几千赫兹。哈佛心理学家 Leonard Troland（1929，1930）提出了这样一个观点：

> 如果单个听神经纤维在生理上无法承载更高范围的频率，而这会导致音高变化，我们还可以假设，这样的频率可由一组纤维相互协作实现传递。

普林斯顿的 Wever and Bray（1930b）援引术语逆发原理和逆发理论并断言："在行动缓慢的纤维中，通过逆发传递方式建立高速率是可能的。"根据针对猫的观察实验报告，这种神经元群发出的高计时精度的高速率放电，可传递声音信息的频率上限至少可达 4500Hz，而且这些信息可利用所拾取的神经电信号进行重构。

> 传输过程是一高保真过程。在猫耳朵中听到的音调在神经响应中得到表征，因此接收器中听到的效果与直接听到的刺激音调在音高上是相同的且无法区分。复合声音（包括语音）的传递非常容易。

"高保真"的概念或许太过夸张，因为精确再现音高或语音清晰度不需要这么保真。

逆发观点被进一步用来解释下面这个问题：在静默状态下，神经元显然是在随机放电，其时序是如何被弱信号调节的？这些信号太弱，以至于放电速率无显著提高（Rose et al.，1967，1971；Greenberg，1980；Davis，1983）。以放电逆发这种方式，即便是速率 – 位置表征显示为空白的波形也可以表征。Rose 等人（1967）报告了在 10~25dB 声压级（Sound Pressure Level，SPL）范围内松鼠猴听神经纤维的同步性，而其速率阈值（rate threshold）为 25dB SPL。猫的速率阈值据报告是在 6~24dB SPL 范围内（Greenberg et al.，1986），其行为阈值（behavioral threshold）则是在 −20~−10dB SPL 范围内（Sokolovski，1974）。猫与猴子（及我们）能够检测到比听神经元放电速率阈值低约 20dB 的音调，这些现象可以被理解为逆发或时序效应。

2.3 主动与非线性听觉理论

Thomas Gold（1948）提出了"主动"听觉理论，其中耳蜗行为很像再生式无线电接收器，利用正反馈放大弱信号。这个想法花费了几十年也没被接受，直至诱发耳声发射（"Kemp 回声"）和自发耳声发射被观察到之后（Kemp，1978；Zurek，1981），主动耳蜗的观点才最终变得流行起来。又花费了几年时间，才完成了与行波模型的结合（Neely and Kim，1983）。只是主动机制的概念与 Helmholtz 的位置模型相比较，未能提供并实现更多的功能；因此，尚不能算是针对耳蜗传递给大脑内容或大脑如何进行解释的重大反思。

Gold 原理结合了耳蜗力学强非线性振幅响应的各种观测结果，引出了主动行波（active traveling-wave）理论和耳蜗功能模型（Johnstone et al.，1986），现在还不断有新的研究并有新的进展。但在此之前，还另有一条路线在探索第二滤波理论（second-filter theory）。还有些尝试是试图解除某些不协调——被动行波模型的频率调谐相对不够锐利，而通过耳蜗神经电生理学实验看到的明显是更清晰的频率分辨率（Evans and Wilson，1973）。到 20 世纪 80 年代，进行实验比较考察时，结果令人信服地表明：在健康的耳蜗中，力学调谐与神经调谐一样锐利，于是第二滤波理论就被顺便摒弃了。Cooper 等人（2008）对此进行了总结：

> 在听觉外围设"第二滤波器"的最初想法，最终被证实只是节外生枝，但还是用了十多年的时间才被我们目前的"耳蜗放大器"概念所取代。

有一个基于外周听觉功能听觉理论的重大进展在两个理论中得到体现，这两个理论明确地引入了中枢神经处理。Jeffress（1948）的声音定位的位置理论和 Licklider（1951）的音高感知的双重理论开辟了新的领域，但这都已是早期的事例了，现在我们称之为听觉图像理论。双重理论将在 4.6 节中讨论，更多的内容放在第 21 章，但在集中讨论之前，让我们看看 Licklider 还说了些什么。

2.4 听觉三元理论

在其章节"听觉三元理论"中，Licklider（1959）描述了已定稿的分区听觉理论的部分内容，这是因为完整版的理论"如果存在，也只是存在于少数人的头脑中，处于比口头版还要低的阶段"。这部分内容非常值得一读。

三元理论涉及信号检测、语音清晰度及音高感知。他说：

> 不存在系统性的、全面的听觉理论。自 Helmholtz 之后，再没人尝试利用一个架构解决所有已知问题。现存的几种听觉理论中，每种都仅处理有限的某类问题。

然而他的意思并非认同 Helmholtz。Helmholtz 理论的主要观点是，耳蜗是一个由相互独立的谐振器构成的阵列，相位则被忽略了。Licklider 点评道：

> Helmholtz 有关听觉频率分析及音高感知的谐振 – 位置理论长期主导着听觉领域。它的两个主要部分在很大程度上是错误的，但这一事实并没有削弱它的影响力。Békésy 对处于激活状态的内耳进行了直接观察，从而改变了整个听觉领域的格局。

不幸的是，这种格局的改变是不完整的，而且有点短暂，原因是太多的研究人员和大多数非专业人士仍将 Helmholtz 频率 – 位置基本观点视作耳蜗向大脑传递的模型，却忽略了事实，即听神经将波形细节发送给大脑，实际上采用的是神经放电时序形式，即动作电位（action potential）。虽然所有人都认同这些离散动作事件的时空模式被用来表示和计算大脑中的信号，但在概念上这种模式通常仅被视作每个神经上的局部平均动作电位速率，但却忽略了神经纤维内及之间的精细时序模式所携带的信息。这种缺陷就像傅里叶分量幅度与相位间的关系，幅度参与编码而相位被忽略。

三元理论中的音高感知部分就是 Licklider 自己的双重理论，被用于阐述"三元"理论，其中涉及某些双耳效应。基于对音调感知及其在神经系统中地位的认识，他对傅里叶分析方法给出了评述：

> 在音高感知理论中，频率分析是基础。我们所应用的最为重要的基础性操作源自物理学家、数学家傅里叶，就是将波分析为最基本的正弦分量，还可将正弦分量合成为波。傅里叶的观点被及时引入听觉领域，影响着 Helmholtz。频率分析已经是并还将是处理听觉过程中力学部分的基本和必要手段。但我认为傅里叶变换的应用已经超出了其适用范围。在我看来，傅里叶变换的影响力及线性假设的可操作性（不适用于过程的后期）使得听觉研究长期且不幸地落入了以纯音作为听觉刺激的陷阱。

Békésy（1974）对本质上的同一件事也进行了点评，言语更加强烈，他将傅里叶分析与"脱水猫"共同列为影响听觉研究取得进展的主要障碍。

对我们来说，将 Licklider 的三元理论与其他理论结合并形成统一的架构，难道时机还未成熟吗？信号检测、语音清晰度以及音高感知，都应该采用由外周经听神经输出的相同信号进行表征，而在后续几个层级上也有可能采用共同的表征进行表达。双重理论就是一个很好的起点，我们称之为听觉图像。

2.5　听觉图像理论

我们并没有提出另一种新的听觉理论，而是提出了一个架构，名为听觉图像理论（auditory image theory），在此架构内现代方法得以统一并概念化。

现代理论必须超越仅能解释音高这一层次。这种方法的理念，就是通过听觉皮层处理，对理论、知识和实验数据进行整合，这种二维的灰度图看起来更适用于图像处理。但我们并不一定要停留在初级听觉皮层，而是根据听觉皮层与视觉皮层的类比，还要将次级及后续区域包括进来，并由此引发这一想法——投射到皮层的表征是"图像"或"映射图"，还包括"概略图"。视觉、听觉连同触觉，可能还有其他感觉，都把感知维度投射到二维皮质层上，其时间分辨率较低，甚至跟不上很低的音调的时间模式。听觉大脑下部的工作是"解调"耳蜗神经上出现的精细的时间结构，从而将其投射到皮层并进行空间配置。

这种方法并不局限于那些低层级上的理论，如耳蜗通过听神经传递到大脑较低层级的有关理论。无论是采用某个早期的仅从概念上刻画耳蜗的简单理论，还是通过基于丰富且精准的现代知识和模型来表征耳蜗的功能，我们都可以在这些层级上利用大脑中间级的模型进行建模。这种模型产生一个或多个类图像的表征，可投射到皮层上。从这些表征我们可进一步产生派生的表征，供听觉使用。

最早利用皮层片状结构提供第二维度的理论可能是上面提到的 Jeffress 与 Licklider 的理论，如图 2-1 所示，所实现的活动映射图不仅限于声音音高和声源方向的刻画。

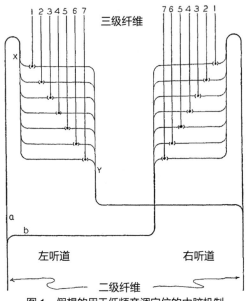

图1　假想的用于低频音调定位的中脑机制

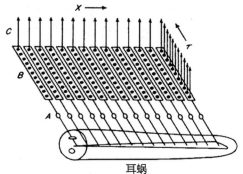

耳蜗

图2　分析器整体原理图。底部是展开的耳蜗。其纵向维度及与其上面神经组织相对应的维度被指定为 x 维。耳蜗对刺激时间函数进行粗略频率分析，且将不同频带分布在不同 x 位置。在刺激听觉神经元的过程中，耳蜗滤波器的输出经历了整流和平滑。所产生的信号由一组神经元 A 传送到自相关器 B，其延迟或 τ 维与 x 正交。自相关器的输出通过通道 C 的矩阵（通过的横截面称为 (x, τ) 平面）传送至高层中枢（输出箭头可来自所有点；图中做了省略以避免混淆）。(x, τ) 平面上激活的时变分布提供了对声刺激的渐进分析，先是频率，然后是周期性。

图 2-1　Jeffress（左）和 Licklider（右）绘制的由听觉图像中的神经组成的双耳和音高模型图（Jeffress，1948；Licklider，1951）。在不同延迟的神经事件之间或在 Licklider 延迟及非延迟事件之间进行符合检测，生成映射的时差维度。Jeffress 没有给出音调拓扑轴，但是他的方案通常被解释为类似于 Licklider 方案的二维结构中的一个频率切片（Lyon，1983；Shackleton et al.，1992；Hartung and Trahiotis，2001）。Jeffress 猜测，这种结构可能会位于上橄榄复合体。多年后，正是在上橄榄复合体中发现了双耳延迟的映射［复制（Jeffress，1948）获得美国心理学会许可，（Licklider，1951）获得 Springer 许可］

正如 Licklider（1959）所释，他的双重理论本质上融合了 Fletcher 时空模式理论精髓中的不同观点：

> 这种双重理论调和了位置理论与频率理论，因为两者都显得部分正确。同时这也表明想通过证明一个来反驳另一个是徒劳的。

相似的想法在 20 世纪 60 年代被用于研发电子波形分析器，这也是最早的机器听觉系统。由 John L. Stewart 及其同事研发这些系统展现了其学术思想的演化，即从耳蜗位置模型（Caldwell，Glaesser，and Stewart，1962）转向类似于 Licklider 模型的二维"听觉图像"模型，每个位置通道上附有一个"神经分析器"（参见图 2-2），所增加的维度用以产生类似图像的输出（Stewart，1966）。

最近，许多听神经生理学家一直在试图找出第二维中可能映射的信号属性，在大脑结构中，第一维通常是音调拓扑，与频率或与耳蜗的位置维度单调对应（Schreiner，1991；Cariani，1994；Langner et al.，1997）。至 1980 年，在恒河猴的听觉皮层中已经识别出至少有 6 种不同的这类二维映射图（Merzenich and Kaas，1980；Cook，1986）；这些听觉图像的编码仍未能完全解开，且仍在积极研究中（Schulze et al.，2002；Langner，2005）。

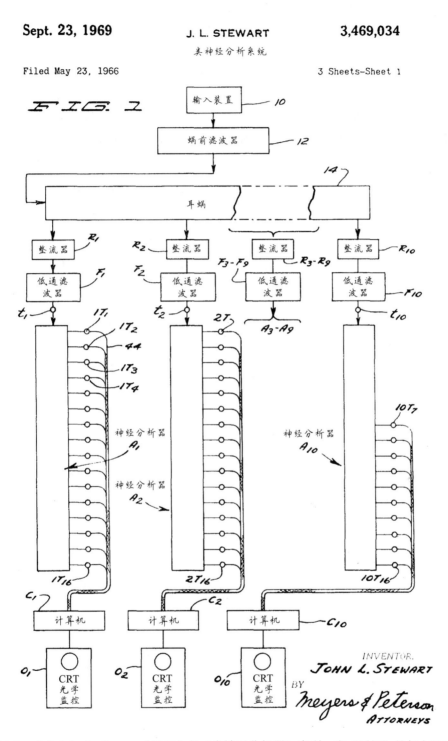

图 2-2 来自 John L. Stewart（1966）的"类神经分析器"专利。在"耳蜗"的每个整流输出处的"神经分析器"级产生第二维，将耳蜗的时空模式映射为空空模式，类似图像映射，这与 Jeffress 和 Licklider 的理论非常相似

Jeffress 与 LickLider 模型所表征的听觉图像，其计算低于皮层层级。Jeffress 耳间时差（ITD）映射图在脑干的内侧上橄榄（MSO）中计算（Joris et al., 1998），Licklider

周期性图，或大致相当的图像，很可能是在下丘中心核（ICC）中完成计算的（Ehret and Merzenich，1985；Langner et al.，2002）。对于回声定位蝙蝠，通过 Licklider 模型中的相关器形成的回声延迟映射图突显在其皮层中（Knudsen et al.，1987）。关于什么图像通过怎样的大脑结构计算，以及它们在通往听觉皮层及不同皮层区域途中所经历的转换，目前还有很多未知。听觉图像框架旨在涵盖所有这些层级，为我们提供一种方法，对重要声音属性实施概念化与可视化的丰富表征，而这里神经系统所计算和处理的是双路听神经时空模式。

对数及幂律听觉

要将已坚守百年之久的最小可觉差（just-noticeable difference，jnd）以及其后备受青睐的对数函数从科学实验台上清理干净，要求其替代品必须具有超强的清洁能力。对此，我曾在其他场合表示过乐观，但这里我想强烈推荐的是感知强度与刺激强度呈幂律相关这一观点，如果我显得有些过于热情，那也只是因为在我看来幂律展示了某些非常理想的特质。

——"敬重 Fechner 但需否定其定律：更适用于描述感觉系统运作特性的是幂函数而非对数函数"，Stevens（1961）

对数、指数及幂律在信号分析中经常出现，尤其是在涉及听觉的技术中。但重要的是，要理解使用的原因，并能够辨识何时不再适用，以及如何调整这些映射关系使之更为实用且鲁棒。

3.1 对数与幂律

工程上人们喜欢以对数单位表述信号、频谱及其处理系统。在听觉响度及音高（或频率）维度上，有时也采用对数加以表述。对此，我们需要理解这意味着什么，对数有哪些效力和用处，以及作为概念模型应用于听觉响度与音高感知，对数有哪些局限性。

《大英百科全书》（1797）的解释有些晦涩，对数是"数与数比率的度量；使等差数列中的一系列数与等比数列中的数一一对应；与其他运算相比，借助对数可更容易、迅速地实施等差计算"。也就是说，在对数被意识到是数学函数之前，其发明提供一种方法，将乘法难度降低至不超过加法。对数函数作为指数函数的逆也非常重要，我们将在后一节中的讨论。

另一方面，幂律是通过幂或求幂，诸如平方或平方根的重新映射。幂律也有函数 / 逆函数对：一般是平方与平方根、立方与立方根或第 N 次幂与第 N 次根（$1/N$ 次幂）这样的函数对。在描述感觉系统时，这种关系至少和指数与对数关系一样有用。指数与对数函数可视为幂律中 N 远离 1 的极限，如图 3-1 所示。

对数与幂律的数学

由对数的代数定义可导出以下关系。给定值 x 及底 b，则以 b 为底值为 x 的对数值 y 满足方程：

$$x = b^y$$

本质上，对数函数是指数函数的逆。利用对数函数，我们将上述方程的"解"写作：

$$y = \log_b(x)$$

也就是，指数函数将 y 映射为 x，对数函数将 x 映射为 y，且它们使用相同的底 b。除去 1 之外，b 可以取任意正数值，某些特殊值，如：2 构成二进制对数，e 构成自然对数，而 10 称为常用对数，均是经常使用的底。数 e 具有特定值（约 2.718 28），因此指数曲线 e^x 在 $x=0$ 处有单位斜率（更一般的，$\dfrac{d}{dx} e^x = e^x$，仅对数 e 成立）。

对数和不同底的性质很容易从指数性质导出。

幂律看起来类似，但其变量不在指数上。这里，我们将公式建立在指数参数 α 上，通常介于 0 和 1 之间，而不是前面提到的整数幂 N 及其倒数 $1/N$。

$$y = x^\alpha$$
$$x = y^{1/\alpha}$$

当 α 趋近于 1 时，x 与 y 趋近于恒等。另一极端，当 α 趋近于 0 时，情况较为特别，我们需要改写关系式，使幂律函数映射一致收敛到有限区间内。通过对 x、y 缩放和平移，将使函数在点（1，1）附近收敛于恒等函数，这样，将使所有函数通过点（1，1）时斜率皆为 1，同时使得 $x=0$ 处斜率保持无穷大：

$$y = (x^\alpha - 1)/\alpha + 1$$
$$x = (\alpha y - \alpha + 1)^{1/\alpha}$$

将 α 限定于较小值区间，这些修正的幂律函数接近于指数 / 对数关系，且类似地，经移位后在点（1，1）处与恒等函数相切，如图 3-1 所示。

$$y = \log_e(x) + 1$$
$$x = \exp(y - 1)$$

从这个意义上，在很多方面幂律函数都是很好的中庸型映射——不是线性的，但又不像对数与指数那么极端。

3.2　对数频率

钢琴 88 个键沿键盘几近等间距排列，且其产生的音高从一个音符到下一音符之间的比率近乎相等。我们将相邻音符间的音高比率称为一个半音（semitone），在一些调谐乐器中该比率是一个常数，但另一些乐器从一个音符转到下一音符时，音高比率可能略微有些变化。假定半音是一个常数，键盘编号就是其音高的对数。由于键盘编号（1，2，3，…，87，88）是等差数列，这些相邻数值间的差为常数，而与这些数值相对应的音高（27.5，29.1，30.9，…，3951，4186Hz）是等比数列，即相邻音高值之间的比率为常数。

八度值也是对数性的。键盘上相差一个八度（octave）的键所发出的音符音高比率为 1∶2。音符名 A0，A1，…，A7 对应于连续倍频 27.5，55，110，220，440，880，1760，3520Hz。可用公式 $f/27.5 = 2^m$ 计算相差 m 个八度音符 Am 的音高与起始音高的比率。这里，我们说该对数的底是 2，是因为由该对数所确定的幂是针对 2 进行幂扩展运算的。也就是，对于给定的音高，该对数可告诉我们底为 2 时所需的幂，或更确切地，是针对起始音高，本例中为 27.5Hz 的比率。

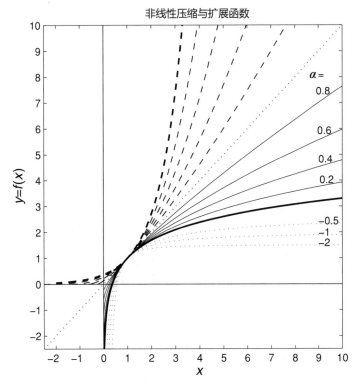

图 3-1 某些非线性压缩（实曲线）和非线性扩展（虚曲线）是互逆的（压缩是指"递减返回"，即斜率随着输入的增加而减小，扩展则相反）。粗实线是对数压缩，而粗虚线则是指数扩展；细实曲线基于幂律关系，其指数 $0<\alpha<1$（见标识）。如正文所释，所有函数经调整后皆在点（1，1）处与恒等函数（点线）相切；对于 $x>0$，调整指数 α 可得压缩函数在对数与线性函数间的插值。图中还绘制了甚压缩函数（点曲线），这些函数由负指数产生——是倒数平方根、倒数和倒数平方的线性变换。对数可作为正、负指数曲线间的自然界限，Tukey（1957）对此进行了讨论

一个半音对应于一个八度的 1/12，或者说频率比率为 $2^{1/12}=1.059$，即 2 的 12 次根，这样 1.059 就是键盘编号隐含的对应音高的对数底。

音乐家知道确定的音高比率具有确定的声音特性。比率 3∶2 是精准的五度音程，而 4∶3 则是精准的四度音程，不管位于哪个音高范围。这些音程分别对应于右移 7 个或 5 个键，或者 7 个或 5 个半音。这些不同的对数值——7 和 5，所表达的比率近似于 3∶2 和 4∶3，且看起来和我们对音高的感知有着某种重要关系。所以人们常说人类是以对数尺度感知音高的。乐器则是依照对数尺度演奏音符的。

以钢琴音高为例，式 $x=b^y$ 中的 x 为相对于起始音高的音高比率，起始音高对应于对数值 0，在八度情形下，相对于钢琴最低音符 A0 的音高，$x=\text{PitchRatio}=f/27.5$，并且

$$\text{OctaveNumber}=\log_2(\text{PitchRatio})$$

尽管在音乐中存在着这些纯粹的对数关系，但人类对频率的感知尺度的标定，与音程仅取决于频率比率这一现实所形成的看法并非完全一致。在几百赫兹以下，对于正弦波的感知音高间隔与赫兹数值很接近，而非等比率，如图 3-2 所示，图中我们将钢琴键盘做了扭曲调整。Pierce 与 David（1958）在《人的声音世界》一书中将感知音高尺度，即旋律的 mel

尺度，与对数音乐尺度进行了对比，并做出解释：

> 对于正弦波，我们只能得出如下结论，至少音程上的"相等"并不代表客观音高的等间隔……这令我非常困惑，以至于我差点把 mel 尺度从这本书中删掉。然而，它代表着真实的心理声学数据。此外，还与其他重要的心理声学数据有关。音高中的阈值或最小可觉差在 mel 尺度上近似相等……现在我倾向于认定 mel 尺度反映了耳朵中的"位置"机制……而音乐音高尺度则与另一个因素——时间比对现象有关。

音乐音高在不同方面存在显著差别，作为一个复杂因素，就像在心理物理学中一样，也经常在机器听觉和音乐分析中出现。基于最小可觉差（也称为差异阈值）形成的相互关系，就无法用于预测距离较远的音高间的关系。

mel 尺度

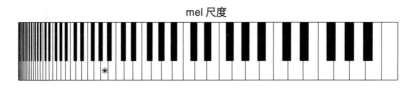

Greenwood 映射图

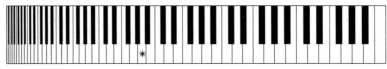

图 3-2   普通钢琴键盘符合频率到位置的对数映射，但图中扭曲的键盘更符合听觉映射。上图中的键盘基于 mel 尺度（详见 5.6 节），在低频段压缩很严重。下图中的键盘基于 Greenwood 映射，更准确地反映了听觉生理学与心理物理学上的观察。在两支键盘中，键坐标 x 为对应音符频率的固定对数，取不同的固定偏移量。也就是说，扭曲键盘的琴键位置是公式 $\log(f + f_{break})$ 的线性函数，其中固定偏移量 f_{break} 称为拐点频率，对应于低频线性区域与高频对数区域间的拐点。标记"*"的琴键是 A440，音高为 440Hz，位于拐点频率为 700Hz 的 mel 尺度的线性侧，但对于 Greenwood 映射，其拐点频率为 165Hz，则位于对数侧

3.3   对数功率

人们常说我们是以对数尺度感知响度的。在工程上，声波功率（或强度）加倍被称为增加了 3 分贝（dB）。等间距 dB 值，如 0, 3, 6, 9, …对应于起始功率及后续的加倍，分别是 1, 2, 4, 8, …，所以 dB 值是声功率的对数。或许有人会说，功率每次加倍，我们听到的声音在响度上更像是多出了一个固定的增量而不是乘上一个固定的因子，然而这种说法离事实相去甚远。

作为计量单位，分贝的正式定义所带来的麻烦似乎比能提供的帮助还要多，所以我们重回工程上的非正式定义。根据分贝尺度的定义，每增加 10dB 对应于功率放大比率为 10，或振幅（例如峰值电压或压力）放大比率为 $\sqrt{10}$。1dB 的增加表示这些放大比率再开 10 次根；这样，dB 数值就等于以 1.259 为底对功率比率求对数，或以 1.122 为底对振幅比率求对数。但我们从来没这样想过 dB，因为这些数字太难记住和使用了。所以我们换了个说法，dB 所

表示的是功率比率的常用对数的 10 倍，或是振幅比率的常用对数的 20 倍，这里的常用意味着以 10 为底。

$$A_{dB}=10\log_{10}(PowerRatio)=\log_{1.259}(PowerRatio)$$

$$A_{dB}=20\log_{10}(AmplitudeRatio)=\log_{1.122}(AmplitudeRatio)$$

这里的两个定义所反映的事实是功率与振幅平方成正比（在线性系统条件下）。前者因子加倍与后者比率求平方具有相同的效果，因此，至少在线性系统中，这些定义是等价的。

振幅比率$\sqrt{2}$，或功率比率 2，对应于 $10\log_{10}(2)=3.0103$dB，因为工程上通常不需要这么高的精度，通常将该比率称为 3dB。3dB 所表示的实际功率比率是 $10^{3/10}=1.995$，离 2 倍相差不到百分之一。

3.4　Bode 图

在工程上，人们喜欢将对数频率与对数功率结合起来，将线性系统描述称为 Bode 图或 Bode 示意图（Siebert，1986），以其原创者美国工程师 Hendrik Wade Bode（1945）命名。这些曲线图中，幅度响应（输入输出比）以 dB 为单位（有时还有相移）作为纵坐标（垂直坐标），对应的频率变换为对数作为横坐标（水平坐标）。

将幅度（功率或振幅）和频率映射到对数有好几个理由。在工程上有两个重要考虑：首先，在对数压缩后可更容易描述宽动态范围的强度与频率，这样就不会丢失低值区间的细节；其次，在 log-log 域中，系统分析过程中有许多函数关系，呈现为直线或直线渐近线，使得系统特征图更易于使用和描述。这就是采用 Bode 图的原因，而图 3-3 中所示的，有时称为渐近相幅图。

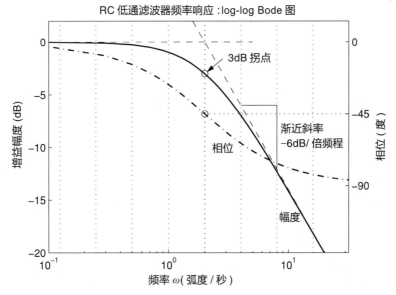

图 3-3　简单的低通滤波器 Bode 图，也称 log-log 频率响应。这是工程上利用对数频率与对数振幅组合刻画滤波器的典型方式，通常会带来直线渐近线，如图所示（虚线）。同时绘出了滤波器的相位响应（虚-点线）。相位也可采用对数尺度，等于滤波器传递函数复对数的虚部

复数及欧拉公式

读者需要对复数有个基本了解（复数，如 3+2i 中有一虚部，带有由 $i^2=-1$ 定义的纯虚数 i）以及作为自然对数底的数 e=2.718 28…，它们广泛应用于声音、波、听觉或线性系统。此外，对带有复变量的指数函数，$\exp(x)=e^x$ 的一些基本性质的理解也很重要。尤其是要熟悉欧拉公式（这位欧拉的身份，不要与欧拉多面体公式及许多其他数学概念的命名人 Leonard Euler 相混淆）：

$$\exp(i\theta)=\cos\theta+i\sin\theta$$

该公式表示纯虚数的指数 exp（$i\theta$）是复平面单位圆上的一点（也就是，其绝对值为 1，或距原点欧氏距离为 1），与实轴的夹角等于指数中的值 θ。这里，角度以自然单位测量，称为弧度，相当于单位圆上的弧长，自实－虚平面中的实轴起沿逆时针旋转，见图 3-4。由于沿单位圆一整圈的弧长是 2π，所以 π 因子经常使用，比如用于周期与弧度间的转换。

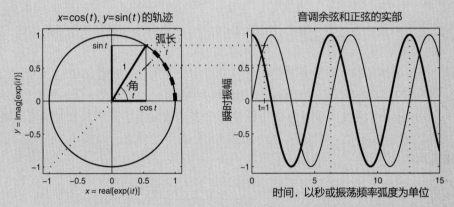

图 3-4 欧拉公式应用于音调。在左侧，单位圆上的点表示带有参数 t 的数值对（cos t, sin t）；依据欧拉公式，每个点可理解为值为 exp(it) 的复平面图。标记的样点及其坐标表示 t=1，对应于始自正实轴上 exp(0)=1 点测量所得——弧长为 1 且弧度角也为 1。在右侧，余弦函数 cos(t)（粗线）和正弦函数 sin(t)（细线）是单位圆上点的 x 坐标和 y 坐标，绘制为参数 t 的函数（左侧的虚线对角线用于反射 x 的坐标，使 cos(t) 投射到右侧的纵坐标上）

欧拉公式是我们描述振荡或音调的关键。它的一个特例 $e^{i\pi}=-1$ 常被引用，也很有意思，但却掩盖了公式本身的重要性。

角度 θ 常用于表示随时间变化的相位，在这种情形下，导数 $d\theta/dt$ 是频率，单位为弧度／秒，而指数表示随时间往复变化的复变函数——是正弦波一个重要的复数泛化。

复对数历史

大约在 1740 年，欧拉提出了以他的名字命名的公式。在此之前，Roger Cotes 在 1714 年就已经观测到了它的对数形式（Stillwell, 2010）：

$$\log(\cos\theta+i\sin\theta)=i\theta$$

这里的 log，意指以 e 为底的自然对数。在此过程中，他发明了 e 值，因而入围自然对数发明者之列。

但是 Cotes 的版本有一个问题，当第一次尝试将对数扩展到复数域时，这个问题并没有得到重视：为了将复对数作为函数处理，我们需要通过选择分支确定主值。对于 $\cos\theta$ 和 $\sin\theta$，存在多个不同的 θ 值可得出相同的结果。所以，对于对数也存在同样的问题，而由于多值的存在，方程不成立。还有其他问题，如 $i\theta$ 不在选定的分支范围内。我们可以扩展 Cotes 公式如下

$$\log(\cos\theta + i\sin\theta) = i(\theta + n2\pi)$$

对于某些取决于 θ 的 n，可选择将其结果置于主值范围内（通常设定为虚部的范围，即复平面内对数函数变量的弧度角大于 $-\pi$ 且小于等于 π）。

欧拉使用指数函数——对数的逆，来回避这个复杂问题并给出了一个简单且始终正确的方程。而采用 Cartesian 复平面内圆上点进行求解这一方法，则是由 Caspar Wessel 发现并发表于 1797 年，还有 Jean-Robert Argand 于 1806 年也发表了类似的工作（Wessel 的文章直到 1899 年才从丹麦语翻译成法语，因此没有太大影响）（Fine，1903）。Cartesian 复平面作为复数几何可视化机制有时也被称为 Argand 平面。

在电气工程领域，人们都知道，交流电路分析的突破，导致了发电与送电的普及，这应归功于 Charles Steinmetz 将复数应用于电路分析（Steinmetz，1893）；而复对数则是分析长距离有线电话和电报信号传播的关键。欧拉公式的应用也促进了滤波器设计与分析技术的发展，进而引发了洲际与跨洋多路有线、无线电话和电报通信的革命。在 20 世纪，正是这些跨越加速了科技的进步。

请注意指数函数的表示方法：我们倾向于将 e^x 视为一个函数，至少在概念上与 $\cos(x)$ 及 $\log(x)$ 这些函数同等重要，而不是强调作为数字的 e。

使用其他数字几乎没有区别，例如 10 代替 e，这样 $\exp_{10}$ 作为 $\log_{10}$ 的逆，而振荡信号也可用 $10^{i\theta}$ 表示。但这会引入不自然的转换因子：我们每个周期将有大约 2.729 个相位单位，而不是用 $e^{i\theta}$ 得到的每个周期 2π 个相位单位；而且，对于数字 $2\pi/\log_e(10)$，如果不调用 e 或自然对数，则无法准确表达。所以，很自然地我们使用自然数 e，自然的相位单位弧度，以及正弦与余弦函数相应的自然定义，还有频率的自然单位弧度 / 秒。

3.5 感知映射

在标定感知维度尺度时，使用对数还有一个原因：不同刺激间的感知距离测度，采用比率或对数比采用线性差值的一致性会更好。

著名的 Weber-Fechner 心理物理定律（Howell，1915；Hecht，1924）指出，刺激强度与其感知强度间存在对数关系，或等效于，在很宽的强度范围内给定的感知差异对应于同一个强度比率。对数频率尺度与感知音程间关联紧密，对此，我们的音乐体验是坚决支持的。但是对数在零点处存在讨厌的奇点（即它会"爆炸"），该起点的存在似乎表明在给定比率时，我们可感知的强度范围是没有下限的，而且我们可区分的音程的频率范围也是没

有下限的。因此，对数映射虽然方便了某些工程目的，但应被视为感知属性的第一近似，在感知范围的低端是无效的。

Weber 及其之前的学者已经注意到，若强度增量可被察觉，则须超出一固定强度比率；Bouguer（1760）发现了一个很小的、比率为 1/64 的强度增加刚刚能被察觉，但没有进一步考察该比率适用的强度范围。Fechner 实际上更加关注失效现象，即强度较低时，Weber 提出的恒定比率 $\Delta I/I$ 不成立；为此，他提出了低端固定偏移的替代方案（Hecht，1924），而在感知增量常数 ΔS 表达式中，该偏移本质上代表了本底噪声或绝对阈值：

$$\Delta S = \frac{\Delta I}{I_0 + I}$$

不幸的是，这个不错的想法被放弃了，而感知增量对应于强度的恒定比率，则被视为"定律"，并引发了后来的混乱。尽管 Fechner 定律因其在低端表现不佳在早期饱受诟病（Trotter，1878），但因其简洁而一直存在着。另有人重复着 Fechner 的观察，发现 Weber 分数 $\Delta I/I$ 在低端势必会偏大，例如 Guernsey（1922）写道：

> 将 Weber 定律应用于听觉，在中等强度范围内显然是正确的，其分数值约为 1/3。在低音调并极接近阈值时，该分数值偏大，通常要递次减小到 1/3、1/4 或 1/5。在高强度端这个结果是否稳定，要等到装置得到改进，可产生更大强度的声音之后才能确认。

这里 $\Delta I/I$ "分数值约为 1/3" 意指强度比率为 4/3，相应地与阈值或 jnd 相差 1.2dB。大约同一时期，另有采用其他方法的细致研究，发现 Weber 分数接近于 1/10，或与阈值相差约 0.4dB，还测出了其与频率及声压级的对应关系，并达到很高的声压级（Knudsen，1923）。现代测量值可能或大或小，取决于具体任务，且有一倾向，相对于音调，宽带信号与声压级的相关程度较小（Houtsma et al.，1980）。

Fechner 定律在零声压级刺激附近的荒谬，如图 3-5 所示，对每个人来说都是显而易见的，因此，只因他试图将心理学数学化，便招致来了众多批评者。James（1890）对针对 Fechner 的反应进行了评论：

> 那些喜爱这篇糟糕文稿的人总能找出其"学科价值"，但于我甚至在脚注中也不愿提及。唯一有意思的是，在对 Fechner 理论进行一番毫不留情地抨击之后，那些批评者总要在结束语中找补几句：尽管如此，Fechner 仍拥有不可磨灭的贡献，正是他首先采用公式阐述了心理学，进而将心理学转化为一门精确的科学。

沿用 Fechner "不错的想法"，即调整差异化阈值比率，可通过引入一个小的偏移量，使对数函数在低端固化，并将其奇点推到强度或频率的非负区间之外：

$$f(x) = \log(x + \epsilon)$$

这里 ϵ 接近于恒定比率被感知为恒定增量范围的低端。

还另有一种选择，对数函数可用幂律代替，如 S. S. Stevens（1961）在他的论文"敬重 Fechner 但需否定其定律"中解释的：

$$f(x) = x^{\alpha}$$

这里 $0<\alpha<1$。由于描述感知的指数通常小于 1，有些人可能习惯于将 α 视为根而不是幂，即

α=1/2 的平方根关系或 α=1/3 的立方根关系。对于声音强度来说，大约指数 α=0.3 就可很好地表示从强度（声波，或是驱动扬声器或耳机电信号的物理功率）到响度（感知强度）的映射。这个指数值是由 Stevens（1936）确定的，以此为基础形成了更好的响度感知单位——宋（sone）：根据定义，感知响度加倍时，宋的值也将加倍，相当于功率增大到 10 倍。

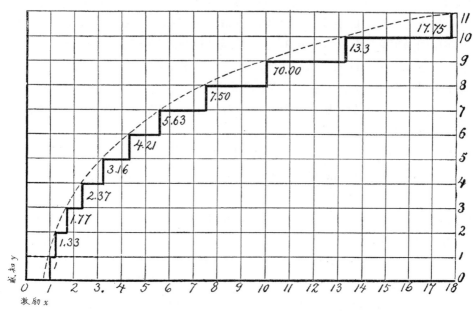

图 3-5　Weber-Fechner 心理物理定律：强度的等比数列变化引起感知的等差数列变化；源自 Howell（1915）所绘。显然，这个方案对于接近于零的强度（激励）不适用，因其感知零点是不确定的。对数尺度总是存有类似的问题

　　Stevens 幂律的指数取值在 0～1 区间时，其映射比对数映射更温和且表现良好；而取值大于 1 时，其映射也比指数或等比关系更温和。这种映射应用广泛，不局限于感知函数。与对数不同，幂律函数在零点处没有奇点，但它的导数有奇点。有时，幂律也通过设置偏移，将斜率奇点推到强度范围之外，以实现固化。Tukey（1957）在他的对数与幂律变换族中采用显式偏移，并根据偏移后的值是否为零对某些情况进行单独处理。

　　在感觉器官与感觉系统中遇到的实际非线性映射比这些简单函数要复杂一些，源于这些系统为适应宽动态范围刺激强度所采用的机制。虽然将结果处理为幂律或对数往往是有效的，但如果过于依赖这类近似，且超出其所适用范围，也常常会产生误导。Billock 和 Tsou（2011）在"敬重 Fechner 但需遵循 Stevens"一文中试图将心理物理函数解释为源自生理机制的偶发特性，和我们在书中所应用的模型非常相像：

　　　这里存在一类模型，其中的两个非线性神经机制（例如，幅度估计所涉及的感知通道与皮质数量感知机制）通过反馈相耦合，产生的行为遵循幂律，形成系统的偶发特性，其幂律指数则是神经耦合强度的比率。这些模型所强调的不再是心理物理学与生理学之间的差异，而是内外部心理物理学之间的互补性，这是因为外部心理物理学建模所需的 Weber 常数可由内部心理物理学的 sigmoid 非线性导出。

3.6　恒 Q 值分析

我们经常利用滤波器组，即成组（有序集合）的带通滤波器来分析信号。每个滤波器组员（即集合中的每个带通滤波器）通道都有一中心频率和一带宽。带宽是通过测量滤波器通道所得出的频带宽度，相对于中心频率，带宽内通过滤波器的衰减小于（典型的）3dB。中心频率与带宽的比值称为滤波器的 Q 值。例如，一滤波器以 1kHz 为中心，通过 900～1100Hz 间的频率且衰减小于 3dB，其带宽为 200Hz，Q 值为 5。

如果所有通道具有相同的形状和相同的 Q 值，且相互隔开使得每个通道的降带边与前一个通道的升带边匹配，那么中心频率将形成等比数列。中心频率是通道号的指数函数，通道号是中心频率的对数函数。因此，恒 Q 滤波器组分析，或有时称为恒 Q 变换的概念，本质上等同于对数频率尺度分析。

受简单听觉模型启发，在 20 世纪 70 年代和 80 年代研发了多种用于声音分析的恒 Q 技术（Kates，1983；Petersen and Boll，1983；Schwede，1983；Roads，1996）。甚至更早，1/3 倍频程滤波器组（Q 值约为 4.3）也是常用的信号分析工具；因为普遍应用，所以 20 世纪 60 年代就有了效率更高的数字版本（Otnes and Enochson，1968）。由于对数或等比数列的性质，需要对中心频率序列的下限进行限制。这样做的结果是，相对于人类听觉而言，要么是声音的较低八度音程没被收纳进来，要么是收进了过多的通道且分辨率过高。

正如我们将在 5.6 节中讨论的那样，恒 Q 概念已被听觉频率尺度概念所取代，例如 mel 尺度。将通道号映射到频率的非线性通常是通过偏移指数实现的；结果是滤波器 Q 值在较高频率通道中几乎恒定，但在最低频率处减小到接近于 1，如此无须过多通道就可接近零频率。

3.7　对数应用注意事项

本章中，我们回顾了对数的数学性质，并解释了为什么在多种工程与数学场景中对数深受欢迎且有效。我们还分析了某些情形下如何将对数应用于听觉与其他感觉系统，此时，对数的数学性质会存在很多问题。为此，对于频率与强度之类的物理属性的表征，或是音高与响度之类的感知属性的表征，我们可以采用固化对数及幂律作为替代方案或是变通方法，这样至少可避免对数最严重问题的发生。

在第二部分中，我们将利用对数，特别是复对数描述线性系统的特性，尤其是分布式系统，如耳蜗中的波传播。

人类听觉概述

通往人类听觉系统智慧殿堂的道路崎岖不平。我们通过两类截然不同的实验来汇集信息、丰富知识。第一类是解剖、生理实验……第二类是感知、心理声学实验……并想方设法借助模型、定律、假设及理论对这些发现进行总结与解析。

——"对遗产的再审视"，J. F. Schouten（1970）

4.1 人机对比

贯穿全书，我们的方法是采用机器模型描述人类听觉。而大部分听觉研究领域采取的是另外的方法。听觉心理学家、生理学家积累了大量的实验数据，以及针对这些数据的各种理论、假设、描述与解析。本章，我们将尝试构建一个知识框架，对一些已有的模型及解析工作进行总结，并与我们的机器模型相关联。我们相信，成功抵达"人类听觉系统智慧殿堂"的标志，是我们的模型能够实现并替代听觉的重要特征及功能，并能够成功应用于真实世界中各类声音的处理，而非局限于受控实验。

Schouten 所关注的一个特别问题——音高感知，是听觉中几个关键问题之一，早期的音乐研究就已涉及，如图 4-1 所示。音高或许是将听觉图像方法引入机器听觉时所面临的最重要的问题。本章中，我们将重新审视音高以及人类听觉其他几个方面的问题。

4.2 听觉生理学

人类听觉知识大部分来自心理物理实验，或是从动物生理实验推断而来。猫、沙鼠、豚鼠、雪貂，还有其他一些实验动物已被广泛用于研究，我们有理由相信，所有从这些实验所获得的结论，完全可推及至其他哺乳动物。

针对听觉诱发电位（auditory evoked potential），即从设置在耳蜗内或附近，或各种神经，或脑结构中的电极拾取的电信号，所进行的早期研究，在听觉理论中发挥着重要作用。当发现听神经附近的诱发电位可以复现可理解的语音后，原来的神经无法负载几百赫兹以上频率的观点便不得不进行了修正。而在猫听神经诱发电位中更是再现了高达 4kHz 的音调（Wever and Bray，1930a）。

猫实验的另一巨大突破是成功记录了动作电位，一离散放电事件，来自听神经的单一纤维可在很宽的声压幅度范围内对各种刺激做出响应（Kiang，1965）。在 Kiang 的记录中，耳蜗发送到大脑的波形非常精细，细节清晰可见，进而通过周期刺激时间直方图分析得出结论：神经放电概率近似于重复刺激时段内的时间函数。

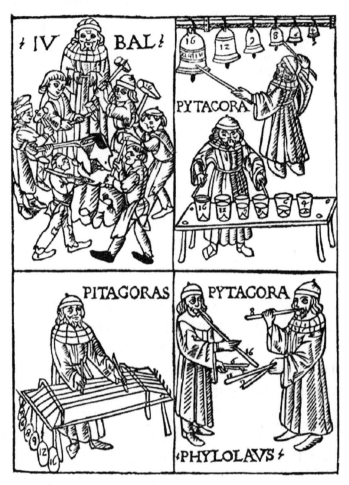

图 4-1   Pythagoras 观察到，弦长、张力或长笛簧片长度若呈小整数比率，会产生协和音；响铃和水杯也可以调整到相应的音高比率；这些场景被记录在这幅木刻画中以示庆祝，该画摘自 Franchino Gafurio 于 1492 年发表的《音乐理论》。不过，Stillingfleet（1771）指出，有关 Pythagoras 的传统故事以及他用来拉紧琴弦的锤子重量并不完全正确，若要获得所描述的协和音调音程，弦的张力必须设置为这些比率的平方

数年后，Rhode（1971）利用松鼠猴进行技术研发，用以观测耳蜗基底膜的力学响应，最终，即便是相当微弱的声响，他也能观察到相应的响应。在这些实验中，首次观测到了健康耳蜗的正常非线性压缩力学行为特性；而在早先的力学实验中，所能观察到的只是死体或垂死耳蜗的被动行为特性，或在如此高的声音强度下其响应基本上是被动的。Rhode 对健康耳蜗进行了宽动态范围观察，然而在之后很长一段时期内，力学调谐敏锐度（似乎很宽平）和神经调谐敏锐度（似乎很尖锐）之间一直存在脱节。在随后的几十年里，力学实验不断进行技术改进与更新，脱节问题才得以解决：当采用相同方法绘制振荡响应或频率阈值曲线时，基于可比的响应准则并利用等价的安全剂量，这两种测量值都同样尖锐。采用这种方法测得的力学响应和神经响应，都要比在固定强度下不太尖锐的频响曲线要尖锐得多。在线性系统中，这些测量是等价的，它们的曲线也同样尖锐。因此，神经频率－阈值曲线锐度的最

终解决，在很大程度上可视为耳蜗非线性研究的副产品并得益于调谐曲线的测量方式，也不再与不同方法所测得的不太尖锐的曲线相冲突了。正如我们将在 10.5 节中讨论的，当听力系统健康且非线性运作时，就不能将不同测量方法的图进行比较。

针对动物听神经系统，人们已进行了多种不同结构内单个单元与诱发电位记录的研究，积累形成了珍贵的数据宝库，但还是不能保证可以提供一幅清晰的画面。一些最清晰的结果来自某些特殊动物，甚至不是哺乳动物。例如，只需通过听力，一只仓鸮就能够在黑暗中猛扑下来并抓住跑动中的老鼠；对此，已有特别清晰的解释：主要是借助在视顶盖（optic tectum）中注册的听视觉空间映射图，而时间、强度不同的双耳信号由较低层结构进行编码，然后投射到映射图上（Knudsen and Knudsen，1983；Konishi et al.，1985；Sullivan and Konishi，1986）。

近几十年，另一项有价值的且一直在研究的工具是耳声发射（oto-acoustic emissions），这是由耳蜗产生并从耳朵发射出来的真实声音，可用于评估人类耳蜗功能及模型合理性（Whitehead et al.，1996；Epp et al.，2010）。

4.3 听觉中的关键问题

许多关于声音与听觉的介绍会告诉大家，声音或至少是音乐音调，都有音高及响度，可能还会有音色或其他特性。通常，声音的概念甚至会精简到正弦波，在这种情况下，几乎可以完全肯定地说：感知音高是由频率决定的，而对于任何固定频率，其响度由振幅或功率决定（例如，可采用声音的声压级进行测量）。这些关系似乎很简单，但对于非正弦波的声音——这基本上意味着所有声音，情况就相当复杂了。

关于响度。为什么不同频率的声音其响度与功率关系曲线不同？为什么宽带噪声响度如此依赖于带宽，但当带宽较窄时，噪声响度相对独立于带宽？针对这些问题并提供数据的心理物理实验是多样的、复杂的，而且如何更好地解析感知响度与物理刺激参数之间的关系，一直是听觉科学中的一个重要问题。

关于音高。对于周期性的人声及音乐声，感知到的音高通常对应于压力波形的重复率；100Hz 正弦波的音高与几乎任何每秒重复 100 次的波形的音高相同。然而，对于某些波形，即使没有 200Hz 周期性，音高也会接近 200Hz。例如，由 100Hz 纯奇次谐波累加构成的正负交替脉冲，受试通常会将其匹配到 200Hz 附近的脉冲串，特别是在最低频率被滤除或被噪声掩蔽的情况下。在过去几个世纪中，正是这些精妙的实验，试图揭示这类奇异刺激的物理声学属性与所感知的音高之间的联系，推动了听觉领域内的大部分进步。

音色（timbre）的典型性定义是响度、音高及时长均相等的音调声音中所有的区分性感知；除了作为响度的同义词，旧的维度音量（volume）通常不再保留。因此，许多感知差异汇集成音色（来自法语 timbre）或调色（tone color，来自德语 Klangfarbe）。乐器音符有时被称为英语中的拟声词“叮当”（clang）。Tyndall（1867）建议把这些区分性差异称为“叮当色调”（clang-tint），但无法达到法语音色的效果。

音乐中协和与不协和的研究是激发听觉研究与进步的另一个关键问题。就连古希腊人都知道，小整数比率的弦长或管长会产生协和音，如图 4-1 所示。这些长度与频率或基音周期有关，则是很久以后才被人们所知。在音乐理论发展过程中，这些观察及解读已详详细细进行了多年，而听觉学术界一般都是争先恐后地找出解释。通过现代听觉模型产生的听觉图像，现在我们可以看到协和与不协和音在大脑中可能是如何表征的，从而有可能会将问题从数术领域带出并转入模式识别领域。

语音通信或许是人类在日常生活中所依赖的最为重要的声音。一百多年来，语音感知的文字表述及理解最初是由电话业务需求驱动的，一直是工业界与学术界的一个关键问题。由于过于复杂，在这里我们几乎无法涉及。

人类听觉另一个最重要的用途是让人获悉在周围何处发生了事情。如 Wenzel（1992）所说，"耳朵是用来为眼睛指向的"。这个概念涉及在仓鸮视顶盖中注册并被发现的听视觉空间关系的映射图（Knudsen，1982），而且还得到了有利的证据支持（Heffner and Heffner，1992），人们在多个物种中发现了听觉定位敏锐度与最佳视野宽度间存在相关性。因此，双耳听觉研究是了解听觉如何发挥作用的重大组成部分。

人类将声音解析成听觉流（auditory stream）的天然能力是一种更高层次的功能，它构成了音乐感知及在噪声干扰中跟踪并理解语音能力的基础。鸡尾酒会问题是指人们可从混杂着语音、音乐等多声源中提取有用的信息，有时甚至可以同时关注多个听觉流。这种能力也被称为听觉场景分析，类比于分析复杂视觉场景的能力（Bregman，1990）。

除了人类听觉的这些心理声学方面，听觉研究及进展也受益于听神经生理学的发现，尤其是在哺乳动物，但也包括在鸟类、爬行动物、鱼类及昆虫等其他物种方面的发现。例如，猫听神经中单个神经元动作电位的记录，就为耳功能理解提供了早期关键性的洞察及顿悟，并成为用以解释众多听觉特性理论的数据依据。

处理声音的大脑区域被认为像视觉的一样，被编组成了一个"是什么"通道和一个"在何处"通道（Rauschecker and Scott，2009）；"是什么"通道处理声音分类问题，如辨识不同的元音或乐器，"在何处"通道处理空间定位与定向。这些通道在较高皮层层级上没能完全分离，因此它们之间的交互非常复杂。了解这类生理组织的心理物理效应，是听觉研究中的另一关键问题。

线性、非线性概念在许多区域都会出现。神经元的作用很容易被视为是非线性的。即使在听觉处理最早期的力学部分，非线性也很重要，这种看法很令人惊讶，尽管一个世纪以来非线性一直是人们讨论的一个点。

所有这些主题都需要一定程度的熟悉及了解，以帮助我们理解如何启发和约束机器听觉系统的设计。这一领域的"圣杯"是建立简单的机器模型，模型所显现的特性须和人及动物听觉实验中所有复杂细节相符。

4.4 响度

无论是 Weber-Fechner 定律——感知响度随声音强度的对数变化（Garrison，1914；Howell，1915），还是 Stevens 定律——感知响度随声音强度的幂律变化（Stevens，1961），都无法在整个适听频率及幅度范围内做到特别精准。而且正弦波的响度表现与噪声的有所不同（Allen and Neely，1997）。

响度的心理物理感知是以宋（sone）为单位进行量化的，不要与方（phon）相混淆。方基本上只是采用声音强度的 dB 尺度，且为尽可能与响度相符，对频率 1kHz 以上部分进行了扭曲。

按照惯例，1 宋是 1kHz 正弦波在 40dB SPL 时的响度，并且大致上，至少对于频率 1kHz 附近且强度远高于绝对检测阈值并远低于疼痛阈值的信号，响度（宋）与强度的 0.3 次方成正比。采用指数 0.3 时，每 10dB 强度差异会使响度加倍或减半，因此将 40dB SPL 增加到 90dB SPL 就是 5 次加倍，或 32 宋。图 4-2 展示了一个更为详细的声音响度模型，它是频率与声强的函数。

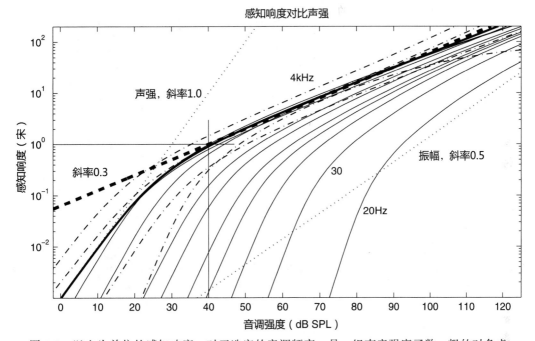

图 4-2 以宋为单位的感知响度，对于选定的音调频率，是一组声音强度函数。粗的对角虚线（斜率 0.3）基于传统近似定义，即响度（以宋计）与声强 0.3 次方成正比，特别地，1 宋对应于频率 1kHz 时 40dB SPL。如图右上部分所示，若声强、频率足够高，近似度很高。其他曲线基于固定幂律，每一频率配置一固化偏移量，其值对应于图 4-3 中响度为 20 方的曲线；幂律指数为 0.28。实曲线对应频率上至 1kHz（20、30、40、50、60、80、100、200、400 和 1000Hz），其中 1kHz 曲线较粗；点虚线分别对应频率 2、4、8 和 15kHz。左边远处点线（标注为"声强"）所示斜率，对应于声强与响度间的线性关系；这个斜率在声强低端还算比较趋近。右远处的点线（标注为"振幅"）所示斜率，对应于声压振幅与响度（强度幂律指数为 0.5）间的线性关系；极低频率在高声强时接近于这个斜率

Fletcher-Munson 等响曲线（或后来的 Churcher-King 或 Robinson-Dadson 曲线）是另一种响度映射方法的图示，以方为单位（Eargle，1994），见图 4-3。方不是像宋那样的响度尺度，而是把不同频率正弦波的强度与相同的响度关联起来的工具。例如，40 方的曲线连接了所有与 40dB SPL 的 1kHz 音调响度相同的点（频率 – 强度对）。这些曲线可将不同频率的强度映射到 1kHz 的响度等效强度，使指数为 0.3 的 Stevens 幂律经调整可适用于更宽的频率范围。Moore 等人（1997）给出了一个非常详细的响度模型，其中包括一指数略低于 0.3 的固定幂律映射。

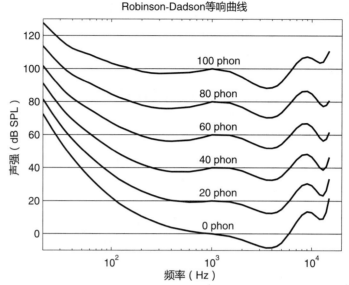

图 4-3   被称为 Robinson-Dadson 曲线的等响曲线，基于其原始模型参数绘制（Robinson and
Dadson，1956），将以 dB SPL 计的声强映射到响度相关的类对数测量值方（phon）。
dB SPL 是声音强度的客观尺度，相对于标称 1kHz 阈值声压 20μPa RMS；方被定义
等于 1kHz 正弦波的 dB SPL，对比其他频率和声强的正弦波，相同的响度感知具有
相同的方。等响度轮廓所显示的并非感知响度如何随声强增长，而是宋的函数

Weber 定律、Fechner 定律、Stevens 定律及响度 jnd

响度差异检测阈值，即响度最小可觉差，常被表示为声音强度 Weber 分数：$\Delta I/I$。据
Weber 定律该分数为常数，在很宽的强度范围内成立。这个定律与 Fechner 定律有关，即
感知随强度对数变化：假设 jnd 针对所有强度的感知增量是相等的，两个定律等价。

但人们在实验中发现一个现象"几乎与 Weber 定律不符"，其中 Weber 分数随着强度
增加而有所下降，但不像 Stevens 幂律给出的那么快。对于中频的正弦波，Weber 分数在
20dB SPL 附近降低约 30%，在 90dB SPL 附近降低约 10%。对于宽带声音（如白噪声），
该分数几乎与强度无关。在接近于听觉阈值的极低强度，显然分数必须更大。如果我们想
要测算 Weber 分数，并基于假设：感知尺度符合指数为 0.3 的 Stevens 幂律且 jnd 是一给
定的感知增量，那么其结果肯定与 Weber 定律相去甚远。综上可知，这些观察结果表明，
jnd 是固定感知增量这一想法是不合理的。更准确地说，jnd 对应于感知 Weber 分数常数：
$\Delta S/S$。但这多少还是有些出入，因为在很宽的响度范围内，jnd 总是有大约 3%~10% 的
响度变化。

Krueger（1989）提出了一折中方案：

相对于真正的心理物理幂函数，Fechner 与 Stevens 犯了同样的错误，该指数介于
Fechner 指数（一个趋近于零的指数）和 Stevens 指数之间。为了调和，Fechner 主义者必
须放弃这些假设，包括 Weber 定律的有效性和在不同形式及条件下主观量 jnd 都是相同
的；Stevens 主义者也必须放弃这一假设，即未经尺度调整的直接测量值就是主观量。

响度与强度对应关系以及强度 jnd，体现了响度感知的复杂性。而面对多个声音信号相加这种情形，如何合并其响度，或许就变得更为复杂。如果信号非常相似，信号相加等价于强度变化，响度将遵循正常的强度模式。但如果这些信号相差很大，频率成分各不相同，比如，不同的正弦波频率或不同的噪声频带，结果是：相对于合并后强度或声功率的变化，响度增加得更快，这样我们就必须考虑临界频带……

4.5 临界频带、掩蔽与抑制

临界频带（critical band）或临界带宽（critical bandwidth）概念可用于解释若干心理物理观测现象，包括信号频谱对感知响度的影响。临界带宽表示耳蜗滤波的带宽，大致定义为频率分量间相互作用非常强烈的带宽，其中的这些分量无法视作相对独立。临界带宽的定义或估计取决于所针对的问题，如响度合并、掩蔽、粗糙度等。从概念上，不应将临界频带理解为由一组滤波器将频谱分成的一组离散频带。

临界频带概念可应用于以下示例：对于具有相似频率成分的叠加信号，若在同一临界频带内，则其声音强度（intensity）相加，且最终响度大致为总强度的幂律函数；对于频率成分不同的信号，也就是两个信号几乎在任何临界频带内都没有共同能量，则最终响度将转换为感知（sensation）相加。由于强度被强烈压缩后才对应感知，因此对于频谱相似的声音，感知响度仅将缓慢增加。另一方面，如果叠加的声音频率分开且超过约一个临界带宽，则各分量将（或多或少地）独立利用强度压缩函数进行感知计算，然后将这些感知响度相加。当然，其中的区别不会是绝对清晰或简单的，但感知响度与噪声带宽或音调间隔的关系曲线将在临界带宽附近呈现为一个柔和的拐点。当音调间隔或带宽即将超过临界频带时，其他感知测量也会显示出变化，和临界频带与耳蜗分析带宽大致对应的观点也是相符的。在高于几百赫兹的频率区间，临界带宽略小于 1/3 倍频程，而在较低频率区间则远远超过 1/3 倍频程。确切的估计取决于具体任务，并在一定程度上取决于实验声强级别。临界频带是听觉线性与非线性间的桥梁；即使在听觉过程的滤波分析阶段，临界带宽与声强相关所反映的也是非线性。

对于具有平稳频谱的声音（或是具有平稳功率谱密度类似噪声的声音），可利用滤波器组进行频谱分析，实现响度建模；而滤波器带宽大约为临界频带（或 1/3 倍频程，典型的工程近似），效果相当不错。采用 Stevens 感知幂律模型作为激励强度函数，对每个子带能量实施幂律非线性压缩转换，累加之后的数值与感知响度有很高的相关性。这个模型被称为 Zwicker 型模型，基于 Eberhard Zwicker 及其同事的研究成果，事实上，他们已经将该方法编纂为国际标准响度计算算法（Zwicker and Scharf，1965；Zwicker et al.，1984）。

这些模型改进印证了滤波器相邻或附近通道信号间存在相互抑制及掩蔽。掩蔽指的是一个声音（掩蔽物）可降低另一声音（待测）的响度，甚至可使另一声音完全听不见（通常描述为待测声音检测阈值升高）。另一方面，抑制是一种生理上而非心理上的效应：一声音可压制对另一同时呈现声音的响应，甚至可以压制所有响应，包括在听神经系统各部位所进行测量的响应，甚至耳蜗力学测量的响应。响应减弱还有可能是由较待测声音更早发出的声音引起；所涉及的生理机制称为适应，以区分共时声音所引起的抑制。

两种主要的掩蔽类型很重要。共时掩蔽是同时呈现声音间的相互作用（在 Zwicker 型模型中用于平稳声音响度处理）。前向掩蔽的效应是：在更响的声音停止后，其滞后效应仍可掩蔽稍后出现的微弱声音，时间可持续数十毫秒（更长的时间效应通常称为疲劳或适应）。对于共时掩蔽与前向掩蔽间的差异，抑制和适应可进行何种程度的解释，这一问题仍在探索中（Rodríguez et al.，2010）。

还有后向掩蔽，只有一些非常微弱的效应，因为弱声检测工作大部分已在强声到达之前完成。对此，我们可以忽略不计。

共时掩蔽中两个声音的频率是高度不对称的，低频声音可掩蔽高频声音，而反之则不成立。Alfred Mayer（1876）首次报道时表示，在以下情形中，其效应就是完全不对称：

1. 另一更强烈、更低频的声音同时作用于耳朵，可消隐对某一声音的感知。
2. 某一声音即使很强烈，也无法消隐对另一音高比它低的声音的感知。

在他最初实验中，高、低音高声音分别用的是表、钟的咔嚓声（click），两者并没有真正意义上的音高；但它们的频谱确实不同，小表的咔嚓声比大钟的咔嚓声有着更高的频率。他将两个计时装置运行速率调成少许不同，这样可让咔嚓声慢慢地彼此重合又彼此分开；在安静的夜晚，他通过调整表、钟的摆放距离，理清出了在怎样的条件下钟的咔嚓声可消隐表的咔嚓声：

由此进行了大量实验，其一般结果表明，当钟的咔嚓声强度是表的 3 倍时，表咔嚓声的感知会被恰好重叠的钟咔嚓声消隐掉。然而，无论是从结果获取的方式，还是从测试用声音的复杂度来看，其结果仅能被视作近似的。但这又特别有意思，而且以下两点我都相信，这既是迄今为止第一次对这种现象做出的判断，同时也在生理声学中开辟了一个新的重要研究领域。

通过音叉与风琴管实验使他进一步确信：高音调无法掩蔽低音调。Wegel 与 Lane（1924）利用更多的现代乐器进行了实验，其结果显示：这种非对称不是绝对的，而且掩蔽模式很复杂。从那以后还有很多其他的工作试图阐明掩蔽的特性。临界频带概念实际上是作为掩蔽解释的一部分而提出来的，并不是用于响度汇总（Fletcher and Munson，1937；Fletcher，1940）。临界带宽内的声音可彼此重度掩蔽；超出临界频带，掩蔽则迅速减弱。

非平稳声音，如语音及音乐，感知响度的估计变得非常复杂，尤其是须将前向掩蔽效应考虑进来。在为数众多针对这类声音的实验中，数据集对于响度模型研究起到了促进与评估作用，而这类日益复杂的模型被称为动态响度模型（Chalupper and Fastl，2002）。

渐渐地，响度模型越来越类似于听觉系统功能的完整模型，在滤波器通道间设有不对称掩蔽，在动态感知估计中设有前向掩蔽。响度估计变成了听觉滤波器组模型；实验数据用于这些模型的尺度标定与评估。

人们很容易想到感知响度与传入听神经神经元总放电速率存在相关性，这就是此后广为人知的 Fletcher-Munson 假设，而他们是在 1933 年做出这一猜测的（Fletcher and Munson，1933）。然而，现代生理数据及分析表明，这种简化效果不佳（Allen and Neely，1997），尤其是在高响度级时放电速率处于基本饱和的最大值，但听众仍可分辨响度的改变，而且其

Weber 分数 $\Delta I/I$ 与中等响度时的值相差不大（Delgutte，1996；Heinz et al.，2005）。在高响度区域，窄带声音响度的增加导致激活扩散到对这些频率不很敏感的纤维中，因此总速率仍有可能增加。但对于宽带声音，当大多数纤维放电接近其饱和速率时，响度必须在听神经上以某种非总放电速率的方式进行编码，或是放电时序模式，或是少数的高阈值、低自发率神经元的放电率，或是与响度适应有关的神经元放电，或是这些方式的某种组合，以补充已饱和的高自发率神经元中的信息。

4.6 音高感知

音高是与频率紧密相关的感知量，并采用相同的测量单位：赫兹或周期 / 秒（在旧文献中有时就称为周期）。对于周期性且包含低次谐波的声音信号，感知音高等于基音频率，即基音周期的倒数。基音和谐波的概念基于正弦波分解；Helmholtz 认为：需要基音去激发音高，而音高则是通过耳蜗中的共鸣得到感知，每一可区分的音高自带谐振器，由对应于该音高的基音频率激发。大量的观察及演示表明，即便是信号中基音成分微弱甚至缺失，也可获得准确的音高感知，由此引发了许多反对 Helmholtz 理论的论证，以及许多补充或更新的替代理论。

对于非周期性声音，或声音是周期性的，但基音及其低次谐波（比如，二到十次谐波）全部缺失，其音高将会非常复杂。针对不同类型信号的音高感知，已积累了体量巨大的实验数据；并曾有一段时期，人们都积极参与并试图解释感知音高不是简单地对声音信号周期求倒数。通常，受试通过调整一个声源的音高去匹配另一音高，可实现高准确率的音高匹配。即使具有相同的音高，通常这些音源也听起来不一样；除去音高和响度，声音还可通过其他特性进行区分，这部分通常归并于术语音色维度下，对于音调稳定的声音，其音色与频谱或波形形状相关。

利用自相关或功率谱这类一阶模型，音高很容易得到解析：找到使信号波形延迟副本最接近于其自身波形的延迟量，延迟量的倒数就是音高频率；由于自相关函数是功率谱的傅里叶逆变换，这就等价于在功率谱中查找等间隔峰值（"波纹"）模式，也就是那些看起来最像与谐波有关的频率序列。这些时域、频谱技术将要面对并处理缺失基音、加性噪声、相对于完美周期的一小点抖动以及其他音高现象。然而心理声学实验数据是非常充分的，很容易就能找出一些信号：非谐相关正弦波混合、滤波后的噪声、非谐乐器所演奏的乐音、音高与重复速率失配的长周期波形，等等，可以验证这类一阶模型还不够完善。解析这些临界情形下的音高需要考虑耳的功能特性：耳蜗频率分析、纤毛细胞检测的非线性以及听神经的受限发射同步性。

有一个长期研究的案例是关于管钟（一种管状钟）或排钟（一种经典的教堂钟）敲击音的音高。敲击音是在受敲击后钟声响起的早期阶段由突显分音（单一频率分量）主导的声音，与其演奏时在音乐旋律中所充当的音高有关，尽管敲击钟并不能产生周期性或谐波声音。在对教堂钟声进行了多年研究之后，Jones（1928）关注到钟声的第五、第七和第十分音之间的频率关系，并得出结论"由于这些分音的相对频率大约为 2 : 3 : 4，或许会引起听者对敲击音高的注意"。因此，尽管有其他分音介入，这种频率排列还是能为听者提供了近似的

"缺失基音"的音高感知。这个结果在此后很多年一直引导着人们利用三个连续的近谐波分量进行声音音高研究。图4-4为一个稳定听觉图像，也称听觉相关谱图，由Licklider提出，为我们提供了一个有效的方法，可用于可视化和评估近邻–排列分音的相互关系。

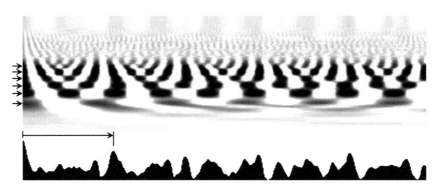

图4-4　一帧Licklider风格的听觉图像，声源为管弦乐用管钟，来自美国声学学会听觉演示CD（Houtsma et al.，1987）。图中显示了若干强分音（近似正弦分量，来自钟的谐振"模式"），所参与形成的强峰位于与敲击音基音周期相对应的延迟处。图的上部为听觉图像，或称相关谱图，其中纵轴对应于耳蜗位置或频率，横轴表示延迟或滞后参数并自左边沿开始计数；此类图的详细介绍可参见第21章。图的底部为各频率通道的累积；图中的峰有可能是基音周期；箭头所指示的周期对应于敲击音音高。左侧一组箭头所指示的是强分音在频率轴上位置。几个强分音相互比例接近于2:3:4:5，但不太符合谐波关系

只有高次谐波的周期信号的音高称为残差音高（Schouten，1970）。更为一般的情形是缺失了基音的信号，其音高称为周期音高，或称虚音高（Terhardt，1974），用于区分纯音调音高。残差音高可听感范围在40～800Hz（这些数值因条件而变化，比如，缺失了多少低次谐波），即便是所有信号分量都在4kHz以上；面临如此高的频率，听神经已无法与频谱分量同步，就连进发原理（如2.2节所述）也做不到。当分量频率很高时，残差音能否听到，或是强还是弱，还取决于谐波间的相对相位，而不是仅与分量的振幅有关。这些相位差对功率谱或自相关函数没有任何影响，所以感知到的差异无法利用这类模型进行解析。而且，在这些情形下，波形的时域包络似乎更为重要。如果这些相位能够使信号包络呈现很强的周期性峰谷，则残差音高就能够听感得到，但如果包络不是这样的，则低的音高常常就听不到（Licklider，1956）。如果分量频率较低（比如2kHz），则听神经就能够同步，包络仍然重要，但更细致的波形同步对于确定音高感知就更为重要了。双音调复音会有一个调制包络，可引发弱的音高感知；更多的分量通常会带有更明显的调制包络和更显著的音高，如图4-5中三音调复音所示。

重复音高或反射音高是噪声类的音高，将噪声副本延迟后与原噪声叠加可清晰地听感到音高的存在，如同听到噪声源及其背后墙壁的反射。所可能感知到的音高及其强度取决于噪声频谱、延迟以及回声的衰减，其间存在复杂的转换关系。如若将回声取负极性叠加上去，会产生进一步的混淆，将使得与延迟对应点处的自相关函数出现下降而非峰值。通过这类信号的分析，Bilsen与Ritsma（1970）发现了有关证据，据此可将耳蜗的Helmholtz谐振–位置理论与听觉感知的类相关时序分析法结合起来：

……有证据表明并强调：重复音高与残差音高都是听觉器官内频率及时间综合分析的结果，即感知音高似乎对应于基底膜主频区域信号所激发的位移波形精细时间结构中两个突出正峰间时间间隔的倒数值。

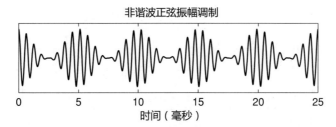

非谐波正弦振幅调制

时间（毫秒）

图 4-5　三分量音调复音可通过对载波实施慢变包络调制而获得（此处载波 1560Hz、调制 200Hz）。当载波与调制的频率为非谐波关系时，所产生信号的周期性不是很严格。其感知音高通常接近于调制频率，但会被拉向一对载波波形峰值间的时间区间；使用哪个峰间间隔有时可能会模棱两可，因此音高比对有时也模棱两可。这里的载波接近于调制的 8 倍，于是对应的峰间间隔约为 8 个 1560Hz 的周期：8/1560s。根据音高偏移第一效应，所感知的音高应该接近该间隔的倒数：1560/8=195Hz；但根据音高偏移第二效应，受试会匹配到一个相近的音高，即下边带音调的第 7 次分谐波：（1560-200）/7=194.3Hz。在音高匹配实验中，零点几赫兹的差异足以显著影响测试效果

Licklider（1951，1956）曾在音调感知的双重理论和三元理论中发表过相关的观点。不要将 Licklider 的双重理论与 Rayleigh 的有关双耳定位的双重理论混淆，我们将在 22.1 节讨论 Rayleigh 这一理论。在这些理论中，Licklider 试图将正弦波或基音分量（Helmholtz 的位置音高）的音高与残差音高或重复音高结合起来，在三元理论中还包括了一种双耳效应：Huggins 音高或二分音高。Huggins 曾试验向双耳播放无结构白噪声，其中一种噪声是另一噪声的副本，但相位做了反转，反转频率选定在 200～1600Hz；结果显示可在相位反转频率附近感知到微弱的音高，这仅可能是由于两个信号间的相互作用，据推测大概发生在听觉脑干中（Cramer and Huggins，1958）。

在 Bilsen 与 Ritsma 及 Licklider 的两种方案中，所采用的周期估计或自相关都关注于耳蜗基底膜运动的一个方向，而忽略了另一方向。也就是说，该运动是半波整流（保留正的部分，并将负的部分设为 0）："信号引发的位移波形精细时间结构中两个突出正峰间的时间间隔"这一概念可以运用整流信号，也可以是原始信号。但如果先行对耳蜗响应进行整流和平滑，则耳蜗响应自相关的实现效果会更好。可以再思考一下对咔嚓声（click）序列的高频响应：每一簇咔嚓声中会有突出的峰值，由峰间间隔分隔开。当某些咔嚓声被反转，如图 4-6 所示，峰值点的精确时间会有一点位移，但簇间的间隔没有变化；平滑整流信号的自相关函数在峰间间隔附近会有峰值，即便一些咔嚓声是负的。

如果没有整流，那么对于某些刺激，如重复的"+++-"极性序列中的咔嚓声，自相关将合并相反极性的相关值，在峰间区间及附近完全相互抵消，这样在对应于感知音高区间附近不会留下峰值。Flanagan 与 Guttman（1960）、Guttman 与 Flanagan（1964）、Rosenberg（1965）以及 Pierce（1991）采用这类信号对人类音高感知进行了研究，指出其自相关函数（ACF）与每个周期只有一个正向咔嚓声的声音的相关函数是相同的（两倍幅度，以保持与另

外信号中 4 次咔嚓声能量相同）。相同周期内带有 "+1+1+1-1" 模式只在相位上有所不同的信号，有时会有两个倍频程降低的音高。整流非线性与内毛细胞检测基底膜位移的非线性是相匹配的，这样就使得这些耳蜗后自相关技术与频谱技术不再等价。

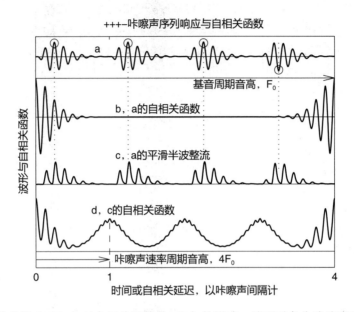

图 4-6　半波整流（HWR）对自相关函数（ACF）的影响，处理对象为咔嚓声序列的响应，其极性序列为 "+++-"。a 是经带通滤波的咔嚓声序列；咔嚓声可能会以与这类波形相似的声音进行传送，而耳蜗中的点所响应的可能就是这样的宽带咔嚓声序列；通过比较等间距虚线所标示时间的波形，可以查看极性。b 是 a 的自相关函数，显示最大值在零点处，及 4 个咔嚓声间隔周期处。c 是 a 经半波整流及平滑后结果。d 是 c 的自相关函数。图中显示了 4 个咔嚓声周期，这是因为信号及其自相关函数也是按此周期重复的。所感知的音高或许对应于峰间间隔（滞后为 1 的虚线），或许对应于周期（滞后为 4），取决于相关参数，如通带的中心频率及咔嚓声速率。若音高感知解析为峰间间隔，对于自相关函数来说半波整流是必需的，因为 b 的自相关函数在该周期内没有峰值

在这个意义上，心理声学音高现象的解析正在稳步融入现代生理学耳蜗功能概念中。Licklider 特别明确地阐明了这种联系，并假设大脑结构中存在一个神经自相关器执行此操作，并将其输出显示为我们现在所称的听觉图像。对此他做了解释（Licklider，1951）：

> 音高感知双重理论的本质是听觉系统同时采用了频率分析和自相关分析。频率分析由耳蜗实施，而自相关分析则由系统的神经部分完成。如此，后者进行的分析不再针对声学刺激本身，而是由刺激经耳蜗转换而成的一系列的神经脉冲。这一点很重要，是因为在两个分析之间存在高度非线性的神经激发处理。

Licklider 方法在很大程度上被忽略并长达 30 多年，原因可能是很难有足够的计算能力去实现。最终，Langner（1981）在珍珠鸡的听觉系统中找到了周期性检测机制的证据，而我则实现了 Licklider 所提议的计算机模型（Lyon，1984），并展示了第一个真正的听觉图像。

音高感知中的另一个窍门是 de Boer（1956）发现的音高偏移第二效应，参见图 4-5 中

的示例。以更容易理解的第一效应为参照，Schouten（1970）描述了 de Boer 报告的发现：

> 如果残差是通过对载频 f（比如频率为 2000Hz）进行调制 g（比如频率为 200Hz）获得的，则残差音高 p 对应于 g。第一效应表现为音高偏移 Δp 与载波频率偏移 Δf 成正比（和 p 与 f 的比例相同）。第二效应则表现为比例常数存在微小但系统性的偏差。它还表现为调制频率 g 升高时音高向下偏移。后一种效应无疑受到了怀疑。

从模型构建基础上，de Boer 把第一效应归因于在调制声音的精细结构中从调制频率 g 的一个周期向下一个周期的移动。关于第二效应，他提出，在残差形成时，较低的傅里叶分量可能以某种方式比较高的傅里叶分量担当更多的权重。

Terhardt（1970）提出一种规则，用于从分音频率中估计周期音高（Periodicity Pitch，PP）：

> 对于由等距分音构成但低次谐波被移除的声音，确定其周期音高的简单规则是：对应于感知周期音高的频率 f_{PP} 是最低显现分音 f_u 的分谐波，并最接近于两个相邻分音之间的拍频 f_b。

这个规则偏离了第一效应使之更偏向于第二效应，但是，仍不完全正确。正如 de Boer 指出的那样，第一效应表现为波峰间隔，可用于解释谐波数变小时的数据（例如，400Hz 调制 1600Hz，这样中心频率或"载波"频率就是音高的 4 次谐波）；而如果在测量波峰间隔之前对信号进行滤波以加重较低频率，则第二效应或多或少也表达了同样的意图。对于 7～9 的谐波数，低频带频率 $f-g$ 的波形峰值与基音周期非常匹配，与 Terhardt 规则所建议的一样。

对于较高的谐波数，比如 12，耳蜗非线性似乎开始发挥作用：基音周期更接近于 $f-2g$ 的峰值，就好像通过三次互调失真增加了一个新的低频带频率（Ritsma，1970）。$f_1=f-g$ 与 $f_2=f$ 之间的互调产生了三次失真音调频率 $2f_1-f_2=f-2g$。第二效应偏移量对应于新引入的"最低显现分音"，并在某种程度上与强度相关：在 15dB SPL 时，第二效应可以忽略不计。此外，在这个区域内，不同受试显示出的第二效应的量有所不同，原因可能是他们外毛细胞的健康状况存在差异，而据推测外毛细胞正是畸变音产生部位。

与 Ritsma 的三音调复音相比，Smoorenburg（1970）利用双音调非谐复音展示出了相当可观的第二效应。他指出，所发现的偏移与强三次 $2f_1-f_2$ 与五次 $3f_1-2f_2$ 畸变音或组合音调相符，并可用这类信号检测出来。

Goldstein 与 Kiang（1968）展示一现象：听神经纤维对最为敏感的频率——特征频率（Characteristic Frequency，CF）的感知比音调主频率 f_1 与 f_2（基波频率）略微偏低，事实上这种现象是由 $2f_1-f_2$ 强同步引起的，与基波频率间是否是谐波相关根本无关。他们指出，神经元放电间隔位于耳蜗音调反应区特征频率的低侧，对于感知音高的提取似乎是一个合理的线索，从而解释了第二效应。但他们确实没有检查与五次分量间的同步性。最近，在耳蜗力学实验中观察到了强烈的五阶畸变响应，或与 $3f_1-2f_2$ 同步有关（Robles and Ruggero，2001a）。

这些音高偏移效应，以及优势区域更接近于 4 倍音高频率分量的想法，切实将非线性耳蜗生理学与音高感知心理物理学联系了起来，至少对于非谐波三音调这类刺激来说是这样。对于语音元音刺激，已有一些研究表明大多数初级听神经元放电模式被锁定到了基音周期，无论是在谐波已解析区域（所分布的频带大约超出一个临界带宽）还是未解析区域（因在同一临界带宽内），也无论响应是否由共振峰（声道共振）支配（Young and Sachs，1979；Delgutte，1997）。也就是说，听神经携带的信息，除了解析谐波及音色，也可用于音高的时序解析。除了语音之外，针对其他各种刺激及条件的听神经响应，也已被证实是支持时序 - 编码的。

其他特殊信号类型，如迭代波纹噪声（Iterated Rippled Noise，IRN），已被用于研究音高感知对时间线索的依赖程度，并对比了频谱线索（Patterson et al.，1996）。通过对噪声实施延迟 - 叠加操作（梳状滤波器），其频谱会出现"波纹"状的谐波相关峰。对波纹噪声重复实施延迟 - 叠加操作，采用相同的延迟，将增加迭代波纹噪声音高的显著性。针对不同迭代次数与不同延迟情形下相对的音高显著性，被用于研究比较时间与频谱音高感知模型的解析能力（Patterson et al.，1996）。图 4-7 显示了一个迭代波纹噪声波形示例。研究表明，听神经响应与频谱及时间线索存在相关性，但在很多情况下，时间线索似乎更为突显，如图 4-8 中的语音信号为例。

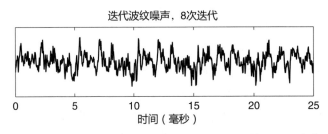

图 4-7　迭代波纹噪声 IRN 是另一种得到广泛研究的特殊刺激信号。噪声信号被加到自身的延迟副本上，从而产生了具有音高感觉的"波纹噪声"，而音高由延迟确定。这里所示的信号经过了 8 次延迟 - 叠加迭代，延迟为 5 毫秒；即使信号仍然是随机噪声，但仍可看出波形特征以 5 毫秒为间隔重复着

针对在听神经上及脑干结构中实施的音高编码，即以时间间隔将音高信息编入精细时间结构，Cariani 与 Delgutte（1996a，b）对相关证据进行了收集与分析，结果令人信服（Cariani and Delgutte，1996b）：

　　总而言之，这里展示的生理学数据提供了强有力的证据，表明波峰间隔信息在复合音调的低音高感知中起着重要作用。令人意想不到的是，音高的优势间隔假设对于相当普遍的音高现象给出了鲁棒、全面及统一的解析：如缺失基音、音调强度不变性、频谱多样刺激下的音高等效、未解析谐波音高、调幅噪声音高、音高显著性、非谐波调幅音调的音高偏移、音高模糊度、音高相位不敏感性以及音高优势区域。其主要缺陷是无法解释交替咔嚓声序列的速率音高及对低频音调显著性的低估。

在某些有关音高感知实验及模型的综述中，有人表示支持频谱模板匹配法，且反对（de Boer，1976b；Hartmann，1996）文中所描述的基于精细时序结构的重复法；但更近期的相关研究得出结论，只有时序方法与实验相符（Patterson et al.，1996；Yost，2009）。人们普遍认为，音高感知的解析需要依据听神经对声音的时空编码，但有时仍会遇到不受此约束的方法。针对（猫的）听神经信号更为精细的研究支持这一观点，即低音高以时间线索为主，

而高音高则以神经放电速率与位置关系为主，大约高于1300Hz后同步性开始下降（Cedolin and Delgutte，2005）；此双音高机制的观点本质上就是 Licklider 的双重理论。

听神经放电与周期性输入的同步性有时表现为周期直方图，即利用多轮次刺激所产生的神经放电响应构建瞬时放电速率或概率估计，如图4-8所示。但大脑是无法访问这些与声音周期同步的直方图的；对于一般的非周期性声音，周期直方图甚至没有任何意义。大脑能够得到周期性或非周期性的模式，但不会采用我们这种方式累积同步信号。有一种固化时间模式的方法是计算区间直方图：统计不同延迟放电间隔的数目。一阶区间直方图（只考虑相邻放电间隔）所显示的模式过于依赖平均放电速率，因而响度变化时会不稳定。另一方面，正如 Licklider 所建议的那样，利用全阶区间直方图（计算所有间隔，而不仅仅是相邻的神经放电），其基本上相当于放电模式的自相关函数，可以有效地避免陷入神经放电模式的周期性。这类图像就是多种音高感知模型所基于的听觉图像（Lyon，1984；Weintraub，1987；Meddis and Hewitt，1991；Patterson et al.，1992；Slaney and Lyon，1993；Cariani，1999）。

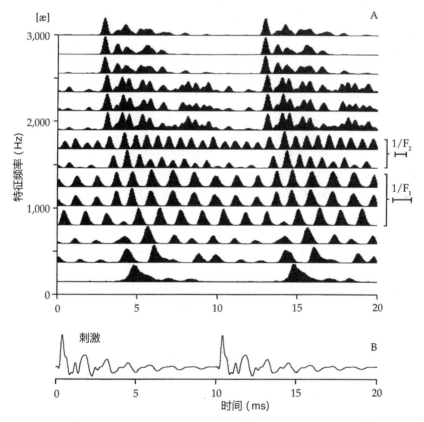

图4-8　听神经纤维放电的周期直方图，针对周期性元音，所有特征频率的纤维响应直方图呈现音高同步活动（Delgutte，1997）。甚至主要与共振峰（声道共振）频率同步的纤维（这里，F_1 每基音周期8次，F_2 每基音周期14次）也显示出以音高速率重复的模式。共振峰频率的同步扩展到更高纤维。特征频率大于2kHz的纤维显示与大范围的低频同步，其模式与音高速率显著同步。这里的音高（100Hz）相对于猫的听觉系统调谐非常低，因此我们看不到已分离出来的低次谐波（每基音周期2～5次循环），而在人类听神经数据中可能非常明显［引自第16章中图3（Delgutte，1997），获 John Wiley&Sons 复制授权］

虽然"特殊"刺激在研究人的音高感知极限以及评估模型对这些效应的解析能力方面非常有效，但对于带有强烈音高感知的声音信号，其中更令人普遍感兴趣的是语音及音乐信号。在语音以及许多乐器（如木管乐器、喇叭和弓弦乐器）的声音中，音高是重复激励事件的产物，如语音的声门脉冲、管乐器的簧片或唇的颤动及弓弦上的黏-滑摩擦（Hartmann，1998）。这些事件出现的间隔通常相当有规律，且每次产生的波形相当类似，因此近似重复模式检测对于这类信号非常有效，即使它们的周期性不是很严格。

4.7　音色

音色（timbre）或调色（tone color），是指音高及响度相等的音调之间的差异——也就是声音所有的其他特征，这也使得很难对它进行明确的界定。

关于音色的观点，Plomp（1970）写了一篇很好的综述，其中他特别强调了 Helmholtz 所做研究的深度。像 Helmholtz 一样，他将问题简化，将注意力集中于周期稳定音调的研究；其他人的研究对象经常涉及诸如乐器音符"叮当"的迸发特征之类，但由于定义太过宽泛，很少能够导出具有操作性的理论。Helmholtz 曾经做出结论，音色主要取决于谐波分音的相对振幅，相对相位通常不重要。现在我们对于相位差异能够产生影响的条件已有更深入的了解，但他的结论距离已知事实偏离的并不算太远。

1973 年美国国家标准协会 ANSI 关于音色的定义相当模糊：

> 响度："……听觉感知强度的属性，声音可按从弱到强的尺度进行排列。"
> 音高："……听觉感知的属性，据此声音可按从高到低的尺度进行排列。"
> 音色："……听觉感知的属性，据此听者可判断出两个声音是不同的，虽然二者呈现方式类似并具有相同的响度与音高。"

在音高那一节，我们假设音高是按照从低到高的尺度进行测量的，和这个定义所建议的一样。然而，音高确实比这更复杂，并且通常被分成音高高度（pitch height，某种频谱质心）和音高色度（pitch chroma，或音高等级（pitch class），或八度内位置，有时称为音调色度（tone chroma）或色调（tonality））。音高色度是创作音乐旋律或和弦所需要的。高度与色度这两个维度通常都允许进行高低比较，但不总是非常清晰。例如，在将音高映射到有序的钢琴琴键时，音色丰富的声音有时会产生八度模糊；就其音高色度而言，某一音调映射到"C"可能不错，而它的音高高度或所匹配的八度则是模糊的。诸如带通滤波噪声之类的非调声音可带有清晰的音高高度，并与滤波器中心频率相对应，但在音阶（musical scale）上则没有任何音符可与之匹配。色度与高度可独立操控，即使操控方向相反。由于这些额外的音高复杂性，使得在从低到高尺度上进行音高排序，有时会变得困难或不可能。例如，使用 Roger Shepard 声音合成技巧（Shepard，1964），对于增大的音高（就音乐色度而言），其音级音阶可使声音最终变得更低或相同（就音高高度而言）。通过这样的技巧，可合成出三个音调，受试会做出 A>B、B>C 和 C>A 这样的排名；也就是说，这些音调音高通常连部分有序都不是。

如此说来，音高高度虽是音高中对于音乐最为重要的部分，却可能无法与音色及色度真正分开，实际上，我们居然无法依据音高高度从低到高对声音进行排序。这些概念没有简单解。语音感知也可以认为是音色感知的应用；每个元音对应于一个稳定的音调，其频谱决定了它的音色及其元音类别，但与它的音高几乎无关。

音色在某种程度上取决于相位，当临界频带内的一组谐波相对相位改变时，会造成包络调制结果的改变。谐波幅度变化对音色会有更直接的影响，在不同音色的音调之间，感知距离与频谱差异具有很强的相关性，相关实验采用 1/3 倍频程滤波器组进行对数功率输出的测量（Plomp，1976）。对于音色，这种简单的音频对数谱测量方法并不十分准确或完整，但它可获取音色空间变化的很大一部分，并构成了自动语音识别中常用的声音表征的基础。

音色研究与音色一样多种多样。人类擅长识别音色类别，比如说什么乐器在演奏某个音，但对类别内的辨识能力也不错，比如将一把小提琴与另一把小提琴进行比较（Dinther and Patterson，2006）。音色识别的某些方面，如语音分类，明显涉及听觉大脑的较高层级部分，而在其他方面，音色可能仅仅意味着频谱。我们需要根据声音区分任务的不同，对音色进行不同的定义。

4.8 协和与不协和

有一事实人们很早就掌握了，即悦耳的和谐（harmonious）或协和（consonant）音程，其音高比率呈小整数比，如图 4-1 与图 4-2 所示。在西方音乐传统中，音符之间的关系是根据它们在七音调音阶中的位置来命名的，人们利用该音阶进行音乐创作以确保其符合协和音程。第一或同度音程表示具有相同音高 1:1 的音符。第八或八度音程表示音高加倍到 2:1。这些都是最协和的音程，但第五和第四音程也很协和，分别为 3:2 和 4:3。其他音程分为大音程和小音程，取决于具体音阶，而且由于表达其比率的整数需加大，其协和性通常会减弱。第六与第三大音程，音高比分别为 5:3 和 5:4，要比第三小音程的 6:5 更为协和。

整数比中的整数若大于 6，就不会非常协和，Holder 的解释是，协和来自波形的频繁对齐（参见《运动的过程及基础》）（Holder，1731），如图 4-9 所示。第六小音程（整数比为 8:5 的典型纯调音），有时可视作是协和的。第二小音程（半音，约 16:15）及第二大音程（一全音，10:9 或 9:8）则完全不是协和的。第三全音也不是，该音符位于色调音阶第四、第五之间，其音程为半个八度，接近 2 的平方根，有时近似地采用 7:5、10:7、17:12、45:32 或 64:45。

如何解释小整数音高比导致协和而非不协和的组合音，是音乐界与听觉学术界长期存在的一个问题。John Herschel 的解释是："和谐的感觉也取决于耳朵中一致性脉冲的重复出现，或许这是唯一的可能，可清晰明了地解释这种感觉给人以愉悦印象的原因"（Herschel，1830）。这个原因可能是清晰明了的，但还不够让人满意。

1973 年，Ernst Terhardt 提出了心理声学协和（psychoacoustic consonance）这一概念，与传统的音乐协和不同，它的解释基于粗糙度，即两个声音的低次谐波分量彼此落入同一临界带宽内由此形成的中速拍击（Terhardt，1974）。当两个谐波音的音高为小整数比时，它们的低次谐波要么重合，要么相距足够远，不会造成粗糙度。例如，第四音程是根音高（root pitch），其值为两个音高的最大公约数，它们的谐波数分别为 4、8、12、16、20 和 3、6、9、12、15、18。它们彼此没有重合，最接近的比例是 9∶8 和 16∶15，确实落在了同一临界带宽内，所以在耳蜗基底膜的某些区域会显现出它们之间的拍击交互。但是 9∶8 的节拍可能太快而不会对粗糙度有太大影响。将其与 8∶5 的第六小音程相比较：根音高的谐波数分别为 8、16、24、32 对 5、10、15、20、25、30。这里的 16∶15，特别是 25∶24 对粗糙度会有贡献。更确切地说，第四音程为 400∶300Hz，而第六小音程为 400∶250Hz。它们的根音高，即相邻的相互拍击的谐波数之间的频率差，分别为 100Hz 和 50Hz。因此，第四音程会有约 100Hz 的重复拍击（例如 800∶900，1600∶1500），而第六小音程会有 50Hz 的重复拍击（800∶750，1200∶1250）。较低的拍频使得第六小音程比第四音程更为粗糙。如果第六小音程调得更接近于均等音准（二的十二次根的一次幂），即 1.587∶1，那么它的不协和就会变得更严重。对于 400∶252，二次谐波 800 所接近的三次谐波不再是 750，而是移到了 756，拍频也降到 44Hz，从而增加了粗糙度。

我相信，所有的协和音其比率都在数字 6 以内；我还相信，所有比率在数字 6 以内的音都是协和的，并采用以下方案。

6 to 5	3d Minor.	4 to 3	4th.	6 to 5	3d Minor.
to 4	5th.	to 2	8th.	5 to 4	3 d Major.
to 3	8th.	to 1	15th	4 to 3	Fourth
to 2	12th.			3 to 2	Fifth
to 1	19th.	3 to 2	5th.	2 to 1	Eighth
		to 1	12th		
5 to 4	3d Major.	2 to 1	8th.		
to 3	6th Major.				
to 2	10th Major.				
to 1	17th Major.				

图 4-9　William Holder 对此进行了解释："以此为前提，其中所包含的天然的合理性就很容易理解了——为什么耳朵喜欢上述那些协和音程；这是因为，在运动中，它们都经常（至少每隔 6 次振动）连为一个整体；从它们的比率组成数字可以看出，所有的比率全都包含在'6 的空间'内，这样就构成了协和；这可用它们的比率对其混合运动做出解释，每 6 次或少于 6 次混合振动就会重复一遍。这里，首先要回答的是，同度音程的配合是如何能够做到并为何能够做到如此精准；然后再去查找八度音程的原因并加以解决，其余的部分随后跟进。"（Holder，1731）

　　依据 Terhardt 的概念，粗糙度是将协和音与不协和音分离的感知。他说，这个方法很简单，且支持 Helmholtz 对协和音的解释，但还不能完全解释音乐中小整数比的根本原因。正如 Terhardt 所指出的，根据 Rameau（Rameau，1722；Rameau and Gossett，1971）的观点，从音乐的角度，正是由于根音高的存在使得这些声音协和并和谐："只有当第一个声音出现在这些协和音下面，并作为它们的基础和基音，它们的和谐性才能是完美的……因此，第一个声音仍然是这些协和音与泛音形成的根源"。但这并非真正的解释，只是对小整数比条件的重述。

　　利用计算机对音阶和音乐音调进行现代化再工程时，对协和音缺乏粗糙度这一概念的字面解释，引发了一些有趣的极端化的实验。例如，利用非周期性音调而不是周期性音调，构建非谐波分音（我们把非谐波相关的谐波称为分音或分音调）。在这个方案中，协和音程对应的是那些非谐波分音间的相互距离，其排列按照频率紧密对齐或彼此远离。这个理论把音程、音符频谱与音色以及音阶调谐，连接成了一套音乐制作系统，但不包含整数比或传统西方音阶（Sethares，2005）。Terhardt 与 Sethares 共同提出了评价音调对之间粗糙度的不协和计（dissonance meter）这一概念。其基本方法是通过 1/3 倍频程滤波器组分析汇总的音调，测量所有滤波器输出的功率波动，用以说明这些音调在一起发声时有多么的不和谐。

利用非整数比音程、非和谐分音创作的音乐，对西方人的鉴赏力来说有点奇怪，但做对了就不会不协和。这些音的音高有点模糊，因为这些音调不是周期性的。制造这些音调的常见乐器大多是打击乐器。鼓、棒、铃等通常都有不和谐的分音，而敲击音符（strike note）音高这一概念一直是人们讨论的话题。当音高含糊不清时，人们仍需要给这些乐器分配一个值，以便为它们找到一个合适的位置与其他更具和谐性的乐器相匹配。

典型西方和声乐与非和声乐器音乐在声音上的差异，可能更多地归因于根音的存在与否，并如 Rameau 所推测的，对应于声音的周期性与非周期性，而不是协和音与不协和音，或粗糙度。正如 Licklider 的双重理论所建议的，人类音高感知机制可能非常适合于提取或识别跨越分离频带的且一致重复的音程，所以至少有一个貌似有理的、基于听觉图像的理论，用于处理这种和谐的与非和谐的协和音间的差别。

如 Mathews 与 Pierce（1980）所做的总结：

> 关于三种泛音观点，我们的实验最终未能得出结论：泛音是取决于基频或周期音高（Rameau），还是取决于分音的间隔（Helmholtz 与 Plomp），或是一个洗脑的产物。

利用听觉图像，我们可对协和音与不协和音进行可视化研究，或许能够利用听觉表征，而非频率分量、周期及粗糙度等更抽象的术语，找到对协和音与不协和音更好的刻画方法。图 4-10 显示了如何将协和音与不协和音的不同程度，可视化为听觉图像中的规律性程度。

4.9 语音感知

从进化意义上，语音是相对的后来者。哺乳动物的听觉系统，向上经由皮层区域，进化得非常发达，广泛应用于物种内的声音通信，且据我们所知，远早于人类进化出语音与语言（Kojima，2003）。然而，在人类高度进化的新皮层中，我们也确实发现了似乎专门用于语音与语言（以及音乐）的区域。而语音感知、语音通信、语言等，涉及领域过于宽泛，我们无法在此做出精准的总结。对于机器听觉，其最终目标，是为改进人机口语交流构建坚实的基础。但语音理解任务的完成，一般需要在更高层级付出更多的努力，包括语言建模，可能还需大脑建模，并同时应对书面语言与口语两方面的应用。从这个意义上，语音也大大超出本书打算解决的问题的层级。

语音感知研究的一部分可能属于我们的机器听觉范围内，被称为声学语音学：研究语音单位的物理实现，如声音，以及这些声音在听神经系统中的表现，及如何被感知（后者当然是充满挑战的开放式问题）。

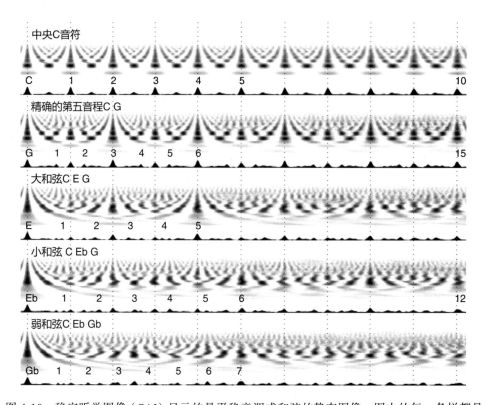

图 4-10　稳定听觉图像（SAI）显示的是平稳音调或和弦的静态图像。图中的每一条栏都是
　　　　 音乐音调或和弦的 SAI，从巴松管独奏的中央 C（260Hz）音符（顶部栏）开始，
　　　　 后续的条栏分别是 C 音调与巴松管演奏的其他音高的 4 种组合，可以看到谐波、
　　　　 协和音及不协和音在图中是如何表现的。在 SAI 的每个条栏下面是 SAI 汇总，是
　　　　 SAI 频率通道上的汇总图，其峰值对应于可能会被感知到的音调周期，包括所引发
　　　　 的根音高。在 SAI 和 SAI 汇总之间，对最后加入的音符做了标注，且其周期沿时
　　　　 间轴也做了标记。从 C 音符的简单结构，到 G 加入后两倍周期模式（3 个 G 周期
　　　　 对齐两个 C 周期，一精确的第五音程，使得 C 的根音高下降了一个八度），到大和
　　　　 弦 CEG 的 4 倍周期（音高比约 4∶5∶6，4 个 C 周期，根音高再降一个八度），再
　　　　 到小和弦的更复杂的分音对齐模式（音高比约 10∶12∶15），最后是相对无序的、
　　　　 不协和的弱和弦（音高比约 20∶24∶29，或近似于 5∶6∶7），模式变得越来越复
　　　　 杂。根据 Holder 的说法，只有大约 6 次之内的对齐才能形成"协和"

　　语音学家将词分解为音节，音节分解为音位。听者可将他们的感知与这些单位关联起
来，经训练后，可依据标准符号转录为音位。但我们如何听到音位，以及声音信号中音位如
何表征，相关细节非常复杂。

　　音位通常采用发音特征进行描述，这些特征对声学实现的影响可能是非常复杂的，且
与语境相关。元音采用共振峰频率（formant frequency），即声道中前几个共振中心频率进行
描述；但由于语言、方言以及说话人声道长度的因素，使得数值与元音的对应关系变得非常
复杂。辅音对于相邻元音的影响最为明显。例如，以唇部为发音部位（place of articulation）
的辅音（与口唇闭合有关），通常会让相邻元音的共振峰频率降低，突显其声学实现；例如，
"Bob"中的"b"音将导致元音共振峰从初始唇塞音引起的降低向上倾斜，然后再次下降到
结尾唇塞音。对于软腭音（在软腭，或是上颚后部，比如"get"中的"g"），共振峰过渡方

向通常是将第二、第三共振峰的共振频率推向彼此靠近，在频谱图上呈"软腭夹"状（频谱图将在第 5 章中讨论）。齿龈音（例如"d"，在口腔顶部前方发音，位于上齿后的齿龈）的发音效果描述起来并不简单，对于不同的元音过渡方向不同。对于辅音，主要特征除位置特征外，其他的还有发音方式（manner of articulation）特征（塞音、鼻音、摩擦音），以及发声（phonation）特征（浊的、清的，或带声的、不带声的）。对于唇音（在唇部）辅音，如果是浊的塞音，则是"b"，如果清的塞音则是"p"，如果鼻音则是"m"；在英语中，没有纯的唇摩擦音，但我们有浊的和清的唇齿摩擦音"v"和"f"。这些特征都是语音产生时对口腔动作的描述，但即使这样，所对应的也只是近似的，因为在典型的连续语音中还存在协同发音效应以及其他的如缩略发音。

一般地，我们无法阻止来自语言预期乃至同期视觉输入的高层级（自上而下）信息的影响。有两个例子可加以印证。第一个，如果语音信号的一部分被突发噪声所代替，通常该语音仍能被正确地听到，并且当这种情况发生时，受试通常说不出哪个音位被替换了，这表明词汇决策能够决定音位的感知，而不是相反（Samuel，1981）。第二个，如果声音与讲话人的视频冲突，比如对于某个单词，听到的与看到的初始辅音不同，那么视觉输入常常会导致听众"听见"的音位与声音单独所传递的不同。这种 McGurk 效应可综合音频及视频线索，尤其是发音位置的提示，这是大多数人在自然而然地收集信息，其中有一部分是通过对唇部的观察；这样会引起受试感知到了没有说过的音位，即便音频轨上没有，视频轨上也没有。例如，音频"ba"和视频"ga"结合起来通常产生对"da"的感知；受试会相信在声音中是"da"，尽管没有视频时声音是清清楚楚的"ba"（Massaro，1998）。视频告诉受试这不可能是唇（即这个音不是由唇发出的），而与共振峰过渡最接近的辅音，因不能是唇音，受试能够感知到的就只能是"d"。

即便当声音非常不像语音时，对语音的感知和理解仍是可能的。例如，通过将三个共振峰频率的正弦波叠加，可生成能够理解的语音（Remez et al.，1981）。这听起来像是调制正弦曲线，但是大脑的语音部分仍然能够理解来自非语音信号的词汇。非浊的、清的耳语也与正常语音非常不同，但我们仍能够与这种像噪声的非谐波声音进行有效的交流，大概是因为我们仍有足够的信息，可解码出足够的发音特征。

然而，与耳语及正弦波语音相比，正常语音是相当鲁棒的。经过各种剧烈的调整，如滤波、加噪、各种削波及其他波形失真，甚至叠加其他语音，我们依然能够理解。共振峰所共振响应的准周期性声门激励使得语音波形具有很强的时序结构，大量的冗余性及可预测性，有限时频区间内局部的强信号峰值，等等。听觉系统的底层部分帮助保留了这些线索，其形式是高层可以利用——不是因为要适应语音耳朵得以进化，而是因为要适应耳朵语音得到了进化。例如，共振峰带宽与耳蜗分析带宽大致相同，结果使耳蜗中与共振峰匹配的部位具有局部高信噪比。

语音信号元音部分通常被认为具有相当稳定的频谱，由声门速率的谐波构成了精细的频谱结构，而共振峰形成的则是粗略的或大尺度的频谱结构。耳语语音及正弦波语音表明，在某种程度上，从频域视角描述语音是个不错的思路。但从听神经角度看，声门激励的时间结构展示了非常强的鲁棒性。辅音引发的各类声学事件在时域中也表现得更为凸显。如若离开信号的精细时序结构，很难解释语音在干扰语音中的鲁棒性。耳语语音对于来自其他耳语语音的干扰是不鲁棒的，正弦波语音对于来自其他正弦波语音的干扰也是不鲁棒的，这是因为在混合谱中找不到有效线索，可用于对它们进行分离解析（Scheffers，1983；Assmann and Summerfield，2004）。在正常语音中有用的线索是规律性重复出现的声门脉冲；在频域中，如果音高足够稳定，则窄带分析就能滤出每个说话人的谐波，但在典型的语音中，因为音高变化太快，这种频域方法不可能奏效。更重要的是，即使是在多人同时谈话情况下，重复的声门脉冲仍将发挥关键性作用，可依此进行可靠的定位（Irino et al.，2006）。

4.10   双耳听觉

我们的双耳系统是由早期鱼类双侧对称的侧线系统产生的。我们和鱼都用纤毛细胞检测流体运动，通过比较身体两侧接收到的信号，让我们了解周围的情况。正如 Weiss 与 Buchanan（2004）所解释的那样，"'听觉'与以其他形式对环境振动进行的检测没有什么区别，若是有的话，也是人类发明的"。

在陆生脊椎动物中，双耳空间定位机制，是通过比较双耳信号实现的，且是脑干所固有的机能，而脑干则是我们大脑中最原始的部分；尤其是橄榄复合体，正是脑干中接受双耳输入并提取双耳线索的部位。通过比较内侧上橄榄（MSO）神经元的放电时间，我们可基于几十微秒的到达时间差，检测信号方向相对于中心方向是稍偏左或是稍偏右。外侧上橄榄（LSO）则是比较两耳的声音强度。时间差与强度差都是频率的函数，并在这些大脑结构中设有一频率轴可映射出各种模式。声波与头颅、耳朵、肩膀及躯干相互作用，提供了每个方向上双耳时间差（ITD）与耳间声强差（ILD）的声纹模式，凭借经验，我们可在大脑更高层级上对这些声纹模式进行综合与诠释。

Jeffress（1948）提出了双耳时间差灵敏度的互相关模型，采用神经延迟线来测试双耳接收信号的差异范围，同时保留了音调拓扑轴。在已有的内侧上橄榄神经生理学模型中，这种早期的双耳听觉图像模型现在看起来仍还不错。外侧上橄榄相对强度的比较并不十分简单，而且似乎涉及双耳输入间兴奋抑制的相互作用（Brownell et al.，1979）。

在室内条件下，我们会遇到多径声音反射及混响，这可能会混淆我们的方向感。幸运的是，我们更为关注声音的启动，或者声音的瞬变，它们是从声源方向直接到达的，并抑制了后续其他方向回声中的方向线索。人类感知中的这个窍门被称为优先效应或第一波前定律，而在建筑声学和声音增强领域中则称为 Haas 效应（Muncey and Nickson，1964）。这是一非常强烈的感知效应，但对此进行解释或有效建模却并不容易。有时这一效应被描述为双耳时间差灵敏度在声音启动后 $0.5 \sim 10 \mathrm{ms}$ 周期内的衰减（Zurek，1980）。已有人尝试过将优先效应纳入 Jeffress 风格的内侧上橄榄互相关模型（Lyon，1983；Lindemann，1986；Tollin，1998），并展示这种效应在神经上会发生在内侧上橄榄，或其下一个站——下丘（Yin，1994）。

在连续声流中，诸如语音中塞辅音除阻及元音启动等局部事件可充当第一波前，提供有效的方向线索并抑制对其回声的注意。Wallach 等人（1949）观察到，"优先效应要求出现一些突然停顿或突变的声音。敲击音、中断音调及钢琴音乐都包含必要的突变，并显示优先效应。管弦乐和连续音调的效应则不显著"。

除了定位效应，还有其他一些双耳效应也很重要并常有研究，例如双耳掩蔽释放。将信号（语音）与干扰（噪声）混合呈现给一只耳朵，清晰度可能会比较低，部分原因可归于掩蔽的影响。若同时将噪声单独呈现给另一只耳朵，即使经过滤波或极性反转或延迟，也能够非常显著地消除对信号的掩蔽。这表明，任何有助于辨识混合声音的线索，可用于区分哪一部分是信号哪一部分是干扰，都可以帮助听觉系统听到并理解信号。在另一示例中，信号加噪声被呈现给两只耳朵，但信号或噪声的极性在一只耳朵中被反转；当信号被反转时，若要将语音可懂度降低 50%，相比双耳相同的信号加噪声，干扰噪声需高出大约 6dB（4 倍功率）（Levitt and Rabiner，1967）。掩蔽释放效应的效果令人印象深刻，并表明：从混合声音中选定并集中关注某个部分，即使所选定的部分进行过很古怪、很不自然的调整，双耳听觉系统也能够利用各种类型的双耳差异进行分离。

在更为自然的场景中，来自不同空间位置干扰源的干扰，要比来自信号源同位置干扰源的干扰更多。若能采用"好耳朵"策略，即便只是简单地利用碰巧具有更高信号干扰比的耳朵去听，就能获得显著的优势。在解决鸡尾酒会问题时，我们可针对并利用大部分干扰来自不同方向这样的事实，即使受到众多说话人的干扰，甚至在混响环境中，也能设法倾听并听懂某位说话人（Hawley et al.，2004）。在机器中对这种能力进行建模和复制是听觉的一大开放性问题。

4.11　听觉流

Al Bregman 的听觉场景分析（Auditory Scene Analysis，ASA）（Bregman，1990）作为灵感来源，一直推动着计算听觉场景分析（Computational Auditory Scene Analysis，CASA）的进步（Wang and Brown，2006）。其基本思想是，在自然声学场景中，听觉系统跟随并利用声音所输入的多种线索，通过这些线索分离同时发出的声音，并将来自同一声源的连续声音连接在一起。基于很常见的术语——分类，Bregman 提出了分离和流化过程，通过利用所有可利用的线索来尝试决定哪些声音片段需要组合，哪些需要分解，以便对声源和听觉流进行解释。场景分析理念来自视觉研究领域，他们至少从 1963 年就开始使用了（Marrill et al.，1963）。

对于声音片段，举例来说，若具有相似频谱、类似音高、相应振幅 / 频率调制或共同启动，则趋向于将它们组合在一起，因为它们很可能是由共同过程或起源产生的。没有多少共同点的声音片段，比如说，由不同音高说话人同时发出的元音，或来自不同方向的声音，倾向于分离并解释为不同来源。当线索冲突时，听者有时会在不同流的解释之间切换；在这种情况下，通过研究不同竞争线索的相对强度，可让我们明白听觉系统正在做什么。

作为一个简单的例子，两个声音 A 和 B 的交替，可听成一个流或源，并在两个状态之间交替（就像双音警笛）；或者作为两个独立的流，A 声音流和 B 声音流；这取决于声音的兼容性以及启动和结束时间的对齐状况。

Bregman 谈到声音"分量"似乎应在本质上有所区别，并且说对待分量的默认方式就是将它们融合、归类或集成到一个声音流中，除非有充分的理由才会将它们分离。可以说每个最终产生的声音流的音色都与其分量相关；Bregman 的说法是"音色是感知的结果，而不是物理原因的，它可能只是物理原因的简单并行的结果，但其本身不是归类的原因。"

Plomp（2002）采用了一种相关的方法，假设耳朵首先分离，然后归类，得到频率分量："耳朵区分来自不同声源的频率分量……分析处理'超越'了将各个声音分离的任务所需，然后采用后续合成过程来'修复'这一缺陷，最终抵达耳朵的是令人惊讶的、可靠的声音世界的画面"。

从机器听觉的角度来看，寻找非多源贡献的离散分量不是一个容易的开始；并且将处理的分量视作频率的想法与声音中瞬变和时序线索的重要性之间非常不协调。而且，我们需要从混合声音中提取线索，并将工作从整体回溯到流和分量方面。听觉图像的多维性（例如，频率、音高和时间轴）则为支持多类型线索提供了基础（Weintraub，1987；Duda et al.，1990；Cooke，1993；Brown and Cooke，1994；Ellis and Rosenthal，1998；Slaney，2005）。双耳听觉图像还用于支持基于空间相关性的分离操作（Lyon，1983；Shackleton et al.，1992；Hartung and Trahiotis，2001；Roman et al.，2003）。

4.12　非线性

人类听觉在许多方面（如生理机制、心理效应）都存在非线性。我们讨论过的非线性响度感知及非线性音高感知，皆是非线性中最为有用的且正向的方面。掩蔽及抑制则是不同声音间非线性交互作用，即通过叠加一个声音，或增加一个声音的响度，又会使另一声音的响度降低乃至完全听不见。双音调抑制及同步抑制等效应也出现在了听神经上。内毛细胞对振动的检测近似于非线性半波整流，表现为纯音调及包络调制的高频信号在听神经上都具有相应的周期性，从而具有相应的音高。对语音声音的类别感知，以及某些语音线索被视觉线索压制这类现象，意味着大脑中存在强烈的非线性处理。所有这些效应都涉及神经，而对于神经的非线性行为，没人会感到惊讶；如同由逻辑门构成的计算机表现出了强烈的非线性特性，也没有人对此会感到惊讶。

真正令人惊讶的是，重要的非线性特性出现在听觉很前期的阶段，也就是在耳蜗波动力学方面所表现出的非线性程度。同样令人惊讶的是其相关度或解析度，在这些力学非线性中，有些直接关联或解析了心理物理及神经的非线性。

在耳蜗中有两类主要的非线性：第一类，波形瞬态交互所产生的畸变，如一对正弦波相互作用会产生互调（也称为组合音调、畸变音调、Tartini 音调或畸变音），其频率等于原频率整数倍之间的差；第二类，强度相关及抑制效应，与感知响度压缩、双音调抑制、临界带宽随强度变化等相关。为简洁起见，我们将这两类非线性称为畸变与强度相关。在耳朵中，它们大多会一起出现，并且在很大程度上来自相同的非线性机制。

如上所述，畸变，特别是 $2f_1-f_2$ 立方畸变音（CDT），在音调感知的细微差别研究中发挥着特殊作用，且可产生低于所演奏音符音高的可听见音符，如 Tartini 所观察到的。此外，近年来，这种耳道回传 CDT 的检测已经发展成听觉功能测试。当一对相距约一个临界带宽的正弦音刺激耳朵时，功能性正常的耳蜗将产生可鲁棒检测的 CDT 耳声发射。随着衰老，作为有源放大器的耳蜗外毛细胞将逐步失效，CDT 发射会减弱或消失，特别是针对较高频音调的响应；这种畸变的缺失与听力图中的阈值升高密切相关。CDT 诱发发射测试效果非常鲁棒，正成为评估婴儿听力的标准方法（Roush，2001）。

Rhode（1971）首次测量了耳蜗力学中的强度相关效应，当时他开发了一种特别灵敏的检测技术用于观察低声音强度下耳蜗基底膜的微弱振动。随着时间的推移，越发清晰地表明该非线性效应是巨大的，当声音强度在100dB范围内变化时，力学增益的改变超过了50dB，而响度感知中的大部分压缩可视作由一个声压级函数完成。这些增益变化会导致强烈的双音调抑制与掩蔽效应，及一定程度的带宽效应。

这两类非线性一般一起发挥作用，并且在外毛细胞及其控制系统中有共同的起源，使其混淆在一起而难以分析。例如，对于畸变音与强度的相关性，若采用我们所熟知的电子电路失真分析方法（Goldstein，1967）进行分析，就会非常吃力，虽然行波模型考虑并纳入了非线性阻尼，确实让我们对这类问题的理解更进一步（Schroeder，1975）。耳蜗模型很少包括两种类型的机制；许多模型使用瞬时非线性，另有一些则使用强度相关增益。学者们在比较之后通常会指出瞬时非线性还不足够准确，但转而却选择了另一机制，而不是两者都选（van der Heijden，2005）。

关于这个问题，经过多年研究，我们现在认为，在声音分析中包括这两类非线性不仅是一种耳蜗建模方法，而且还是一种有效的声音分析的实用理念，可用于提取声音感知的鲁棒表征，且更符合人对各种类型声音的感知。这正是在后续章节中我们将要展开的理念。

4.13 后续建议

本书中，我们将重点放在了双重理论与听觉图像上，以此作为音高感知、响度、协和音、音色及双耳相互作用的中间表征，用于支持更高层级的分析。

对于本书，如果你的兴趣是为了更好地理解人类听觉，那么书中的机器听觉部分可被看作经得住争议的解析模型。的确，这是一个可证伪的模型，仅这一点就使得它比许多听觉模型要好，因为你可以运行模型，试着找出与所观察到的人类听觉事实不符的缺陷，以此来完善我们对听觉的理解。

另一方面，如果你的兴趣主要是机器听觉，那么我希望你能够看到，我们开发的机器模型可以很好地再现本章所介绍的大部分人类听觉现象，至少是定性地。当然，这里的介绍非常简洁，或许会有更好的做法。

当我们建立起与人类相仿的声音分析系统之后，我们就可试着优化其中的某些生物模拟，看看它能否在机器听觉应用中发挥作用。但要当心不能草率地进行优化，因为对机器来说，人类听觉的哪些方面最为重要，对此我们还没有充分的认识。

声学方法与听觉修正

能够自动从声学事件（如口头命令）的流中识别出其模式的机器，将在通信及数据处理中发挥巨大作用。本文回顾了面向逻辑功能启动的初级识别器的两个应用，还指出了如何利用识别器实现更多功能。在这方面，自动测量说话人的语音基频与发音动态，对于语音分析以及众多识别方案显得至关重要。通过对不同说话人频谱数据进行的目视检测支持了这一论点。

——"人工听觉识别电话"，E. E. David（1958）

5.1 声音、语音与音乐建模

在语音与音乐处理系统中，最常用的声音分析方法是基于声源的声学模型提取声源特征，并在"前端"过程中参照听觉系统属性进行某些调整。其前提是能够可靠地从声音波形中提取产生声音的声道或乐器的表述，该表述所含信息对于潜在的语音或音乐通信目的具有重要价值。

当声音分析兼顾了人类听觉的某些基本特性时，比如依照频率变化而采用不同的临界频带带宽，所提取声源表征的效果就会更好。通常情况下，所有应用于压缩、编码及语音或音乐识别的技术，在其发展过程中或引入了听觉模型或至少受其影响。这种听觉修正声学分析法与直接的听觉方法形成了鲜明对比：听觉方法则适用于任何声音类型及混合声音的处理，通过构建模型模拟产生耳朵发送到大脑的信号表征，而声源特征表征的提取被推后并交由后续更高层级过程处理。

尽管这些方法动机不同，但它们确实拥有某些相同的概念基础。但若将声学方法理解为基线，听觉方法中的细微差别将更容易理解。

本章讨论的内容主要面向具有语音处理背景或对系统理论已有足够了解的读者。其他读者最好先跳过，可在学习本书第二部分内容后再回来阅读。对于所讨论方法的数学解析，本章不会过于深入。这方面内容有不少更为详细、极好的文献可供参考（Gold and Morgan，2000；Deng and O'Shaughnessy，2003；Schroeder，2004；Rabiner and Schafer，2007，2010）。

5.2 短时谱分析

大多数用于提取声音信号短时功率谱表征的声学方法，本质上与 Ohm-Helmholtz 的相位无关谐振听觉理论一致。通过一组带通滤波器或谐振器或短时傅里叶变换产生输出，其幅度平方表示多频带中每个子带的功率。这种功率谱估计随时间而改变，因为所分析的声音音段随时间前移，或滤波器以自身的时间尺度响应着不断行进的声音。因快速傅里叶变换（Fast Fourier Transform，FFT）算法计算简单，短时傅里叶变换（Short-Time Fourier Transform，STFT）方法被广泛使用，在本质上它是一种受限滤波器组法，所有滤波器具有相同的带宽，而中心频率则呈等间隔（见图 5-1）。

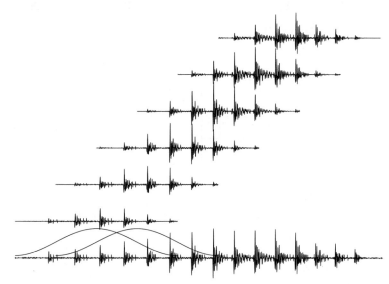

图 5-1　短时分析通常是在声音波形的加窗段上进行的。本图展示了一个钟形窗函数，分别放置在语音波形（单词"I"的低音高男性语音）两个"跳"着分开的不同位置上。用窗函数逐点乘以原始波形，在每个位置上就生成了一个加窗段；其中 6 个加窗段在它们原来位置上部依次显示。在本例中，窗函数是时长为 80ms 的汉明窗（Hamming window，一种升余弦窗），跳跃的窗移步长为 20ms

如 Rabiner 与 Schafer（2007）对此进行了解释：

> 可以说，短时分析原理，特别是语音的短时傅里叶表征，构建了我们思考语音信号问题的基础，由此引导出各式各样的技术用于达成我们的目标——从采样时间波形沿语音链回溯到所蕴含的信息。利用滤波器组通道信号可获得近乎完美的重构，主要凭借这一事实，短时傅里叶表征确立了其在数字语音处理工具箱中的可信度。而听觉第一阶段处理模型也是基于滤波器组的，这一事实更强化了其重要性。我们对感知效应的大部分知识也是利用频率分析构建起来的，因此，STFT 表示提供了一个自然的框架，可用于有效地刻画、表征语音以及更为普遍的音频信号。

有关语音处理中常用声学方法及其初衷，上述表述很有文采。但如果是在通常意义上，将"STFT 表征"解释为短时功率谱且忽略相位，并据此判定该方法与听觉处理模型之间的联系，那么这种解释就失去了说服力。听觉系统不仅利用滤波器组输出的功率，还有精细时序结构，使得"更普遍的音频信号"的表征比通过短时功率谱分析所获得的更加丰富。只有当相位信息保留在滤波器组输出时，所声称的"近乎完美的重构"才是真实的——但通常并非如此。在单个干净语音信号情形下，或许可用无相位短时功率谱信息进行良好的重构。然而，若要重构两种声音或其他混合声音，这种方法将被证实是远远不够的，除非时频平面被过采样并高精度表征，基本上捕获了足够的可用于重构声音包括其细节的精细时序结构。

短时频谱分析方法忽略了相位信息或精细时序结构，只计算傅里叶系数的幅度平方。与之几乎等效地，还可以采用滤波器输出的瞬时平方的移动时间平均，计算移动的或短时的频谱表征（见图 5-2～图 5-5）。这里，低通滤波器所完成的平滑效果更为明确，其分析窗实质上是由这些滤波器的冲激响应确定的。

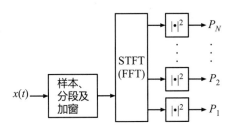

图 5-2   信号 $x(t)$ 的短时谱可以通过短时傅里叶变换（STFT，通常采用快速傅里叶变换算法 FFT）来估计。中心频率呈等差数列，而且带宽都相等，除非后续添加了通道组合环节。STFT 的时间尺度由音段长度及窗函数确定。由此分析所产生的功率输出通常会紧接着对数或幂律函数压缩

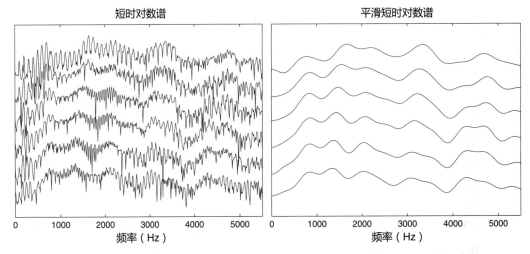

图 5-3   由 FFT 分析得到的短时对数谱（零频率从左边开始），采用 80ms 汉明窗对音段进行加窗处理，显示了过多无关紧要的细节（左侧）。经取对数后，压缩了谱的动态范围，但过分强调低值（造成向下尖峰）并压平高值。这些频谱从下而上分别与图 5-1 所示的各个音段相对应。在图的右侧，每个频谱经平滑后去除了"涟漪"或与声源不太相干的细节。在对数谱域中的这类操作将在 5.4 节中进行解释

另一种相位无关表征的常见计算方法是自相关。短时自相关函数（Short-Time Auto-Correlation Function，STACF）是计算某一范围内声音信号与其延迟副本相乘的移动时间平均值；或可通过短时傅里叶变换或滤波器组估计的短时功率谱的傅里叶变换进行计算。自相关函数与功率谱的关系双向成立，从短时自相关函数可计算短时功率谱估计，反向依然，Schroeder 与 Atal（1962）对此进行了详细描述。

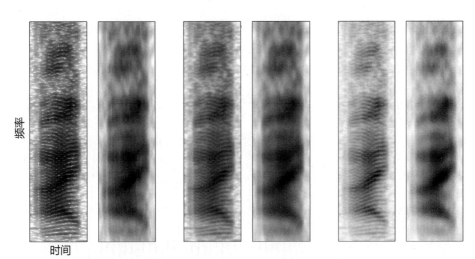

图 5-4　单词"I"的三对频谱图及频率平滑频谱图，采用传统的灰度尺度（白对应无声，黑对应能量）。每幅频谱图在时间轴上约 0.25s，频率轴线性地从 0～5000Hz。在左边一对图中，所显示对数谱的动态范围从白到黑为 60dB。白斑处的估计能量接近于零（如图 5-3 中的向下尖峰），经频率维平滑后依然保持为亮条及杂质。中间的一对图，在取对数前对功率谱进行了非常轻度的频率平滑，使得数值远离零，从而消除了大部分奇异值。对数前平滑是通过 [0.1，0.8，0.1] 滤波器实施的（每个频率点能量中，自身占 80%，加上相邻的上下频率点各 10%）。在右边的一对图中，采用指数为 0.15 的幂律替代对数，保留了与中间一对图相同的对数前平滑，使得高能量区对比加大，低能量区对比减小。轻度对数前平滑的效果十分明显，由于少数极近零数值点被清除了，从而避免了此处由非线性引起的向下尖峰。白色斑点去除后，在平滑频谱上由这些斑点引起的噪声或杂质也被清除了。像左边的那些频谱图和平滑频谱图在出版物中经常能见到，而且也清楚地表明，其中对于对数的影响没有做仔细的考虑或处理。最右边的频谱图才是最"有意义的"，因为可更好地展示已融入声谱中的口语编码内容，从而或更适合作为机器学习系统的输入

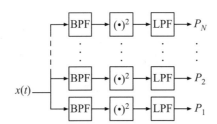

图 5-5　信号 $x(t)$ 的短时频谱可以采用一组带通滤波器（BandPass Filter，BPF）进行计算，然后是平方运算以检测瞬时功率，最后通过低通滤波器（LowPass Filter，LPF）确立平滑的时间尺度。N 个频谱是通过 N 个不同的 BPF 实现的，这些 BPF 具有不同的中心频率，通常具有不同的带宽，还有 N 个通常相同的 LPF

这些短时分析技术通常会按照人类听觉特性进行调整，例如非线性的频率及幅度尺度，并从中受益。傅里叶变换方法自然而然地给出了等分的频率区间和相等的带宽，但可以很容易地通过调整滤波器组实现通道的非线性频率映射，且每个通道具有不同的带宽。对于声音分析，常用的滤波器组替代技术是恒 Q 滤波器组，即每个通道具有的带宽是其中心频率的恒定分数。可通过带宽或带宽的固定分数将中心频率分开，这样中心频率将呈几何数列，或其数值与通道号的对数相对应，这个近似比傅里叶变换要好。在对数频率尺度内，恒 Q 滤

波器组中的滤波器都是相似的，并且间隔相等，如图 5-6 所示。在低频处，由于耳朵的 Q 值（中心频率与带宽的比率）实际上减小很多，所以有时须对恒 Q 设计的滤波器组进行调整，例如在低频端将几个通道合并在了一起，如图中所示。

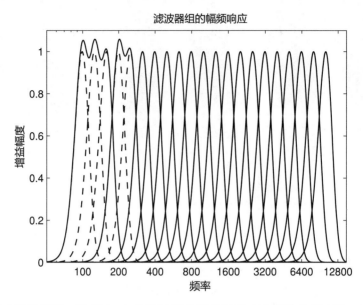

图 5-6　恒 Q 滤波器组，这里由 21 条类似的高斯型频率响应增益曲线表示，可以通过合并一些低频通道得到 18 维频谱向量，从而生成近似听觉尺度的滤波器组分析，如 Plomp 等人（1967）所做的工作；合并的通道显示为虚线，它们的和显示为实线。与之相反，基于 FFT 的分析器在线性频率尺度上具有等带宽的通道响应，可以通过合并高频端过多的通道数目来生成听觉频谱

5.3　谱的平滑与变换

当计算声音短时谱时，可能会用到上千个不同的频率通道进行表示。有时如此大量的细节会是非常必要的，比如利用窄带分析查找音乐中存在的音调分音。但对于其他应用，尤其是语音处理，太多细节的频谱就不必要了；需要将这些高维向量投射到低维向量，以捕获主要有效信息并剔除无效细节，借此消除或至少减少各维度间的相关度。

主成分分析（Principal Components Analysis，PCA）是一项常用技术，也称为 KL 变换（Karhunen-Loève Transform，KLT），还有好多其他名称（Vaseghi，2007）。其方法是将谱数据投射到一组基函数上，并尽可能多地捕获数据的方差。变换后向量的第一维是由第一主成分所投射的，即用于表征谱分布统计模型或训练数据集的最大方差方向。第二维与第一维正交，用于尽可能多地捕获剩余数据的方差，其他以此类推。

对于语音谱，人们观察到一个有意思的现象，就是其余弦变换非常接近这种理想的方差 – 捕获变换（Mermelstein，1976）（余弦变换与傅里叶变换很像，只不过基函数所采用的是余弦相位的正弦波构成的一组正交基，在整个频谱域内每个正弦波具有整数个半周期）。主成分分析的基函数往往随频域细节增加呈递增趋势，即便它们不是严格意义上的余弦波（Plomp et al.，1967），如图 5-7 所示。这些主成分或余弦的形状可用作正交基：对数频谱与某个成分的点积生成一个系数，可用于表示该成分在频谱中占比的多少。已有的实验证据表明余弦变换适用于多种数据（Ahmed et al.，1974）；文献（Shanmugam，1975）还对余弦变换与 PCA 性能的相似性做了理论分析。余弦变换得到了成功的应用，例如，在流行的 JPEG 图像压缩变换中，仅需几个余弦变换系数就可捕获典型图像块中的大部分方差。

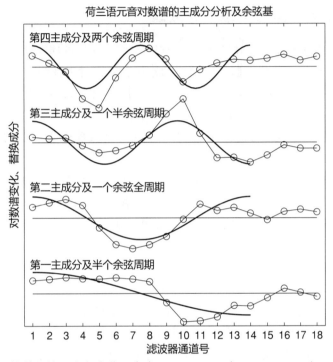

图 5-7　语音对数谱的前 4 个主成分，来自 Plomp、Pols 与 van de Geer（1967），语音谱线为细的带圆圈的曲线，粗曲线为余弦变换基函数，用于逼近语音谱线。所用滤波器通道与图 5-6 中的相近似。为了得到与余弦基相当的拟合，我们省略了最后 4 个滤波器通道，它们的中心频率为 5kHz 及之上。所分析的语音信号是元音且声强保持不变，因此在基函数集中没有零阶或常数函数

　　余弦变换的第一个基函数是常数。对于频谱，这意味着频率恒定的函数，对应于平的频谱形状。该函数变换系数的变化代表着频谱整体性升高或降低，即强度或响度的变化。典型语音对数谱的大多数抑或绝大多数方差，都是由这个响度维度捕获（除非数据集已经针对响度进行了预归一化）。第二主成分应该是余弦变换的下一个基函数，在低频时为高而高频时为低的半个余弦周期。向这个方向投射将生成一个带符号的量，可用于测定谱倾斜度；在语音中，这个维度捕获了元音与摩擦辅音间的重要差别，在低频中元音往往很重，而在高频中摩擦辅音往往很重。这个维度捕获了典型语音谱中剩余方差的近一半。更高阶的系数填充了更高层级的频谱细节，所捕获的方差每阶都比前一阶更小。

　　余弦变换采用的是固定的基函数集，相比于主成分分析所提取的数据相关的一组基，这一特性使得它更容易利用、描述，并进行通信传递。

　　基于上述观察以及对频谱平滑理论层面的考虑，余弦变换在语音处理中一直很流行，比如针对对数谱和根压缩谱的余弦变换，还有在线性频率尺度和扭曲频率尺度上的余弦变换。在下一节中介绍的倒谱，就是针对对数谱实施余弦变换的例子。还有其他类似主成分分析及

相关的变换，就是在各种机器学习系统中应用并流行的降维技术。然而，由于过于平滑且信号表征过于简化而引起的弊端，有时可能会超出仅由数个维度便可捕获大部分方差所带来的益处。

5.4 源－滤波器模型与同态信号处理

语音信号经常描述为源－滤波器模型。声带（声门）充当准周期性爆发或脉冲的源，并激励声道，其中舌头与唇的位置起到滤波器的作用，完成对声音频谱的塑形。在许多语言中，由于语音学结构主要是基于声道形状变化创建的，所以滤波器描述对语音信号的语音学内容描述非常有用。与此同时，语音基频，即声门发出的脉冲速率，主要负载与说话人及语音韵律相关的信息。将这两部分信息分离开来，是源－滤波器模型和同态信号处理等分析技术的研究目标。

该模型的关键及其与分析方法的联系在于，语音信号的频谱，或称为傅里叶变换，可以建模为激励频谱与滤波器频率响应的乘积。激励频谱呈波纹状，在激励速率或基频 f_0 的每一倍频处都有峰值，称为语音信号的频谱精细结构。另一方面，由于声道滤波具有频率响应或频谱调整因子，会在语音频谱上赋予平缓变化的粗略结构。将精细结构与粗略结构对每个频率点逐点相乘，便可得语音频谱。

将频谱转换为对数频谱，会使乘法效应（如源与滤波器频谱组合）转换为加性效应，如此针对对数频谱进行线性运算，可将源的精细频谱从滤波器的平滑频谱中更容易地分离出来。域间的函数映射，则是把一运算符（如乘法或卷积）映射成另一运算符（如加法），称为同态。采用对数及其他映射这一想法影响很大且非常普遍，在 20 世纪 60 年代，围绕这个想法，整体称为同态信号处理的子领域发展了起来，当时 Oppenheim、Schafer 与 Stockham（1968）展示了如何将这些想法形式化并应用于图像及声音处理。

同态技术广泛应用于声音处理，称为倒谱分析（倒谱 cepstral 中 c 的发音，与其起源 spectral 中的 c 一致），实际上是由 Bogert、Healy 与 Tukey（1963）在更早些的研究中命名的，并独立于 Oppenheim 优雅的数学描述。他们展示了如何将时域中的卷积（滤波，等价于谱域中的乘法）转换为对数谱域中的加法。然后，再变换到倒谱域，其中倒谱是信号功率谱对数的傅里叶变换，将短时（粗略谱结构）与长时（细致谱结构）效应分离为倒谱函数中的低－倒频部分与高－倒频部分。对数谱域中的平滑，仅会保留低－倒频信息，称为倒滤波（liftering）或倒谱平滑；倒滤波器（lifter）、倒谱（cepstrum）及倒频（quefrency）的概念是从滤波器（filter）、频谱（spectrum）及频率（frequency）倒序变形而来的。

典型的倒谱分析器框图可参见图 5-8，所分析的信号可参见图 5-9，其中长时基频相关信息在倒谱中特别清晰。Bogert 等人（1963）将对数频谱的傅里叶分析称为倒频分析，以防与频率分析及其逆分析相混淆，后者是傅里叶变换更常见的用法。

因此，在倒谱中，高阶倒频系数所捕获的是快速重复激励源（声门速率）的大部分信息，与梳状精细频谱相对应；而低阶倒频系数所捕获的是慢速滤波器（例如声道共振）的大部分信息，滤波器对激励脉冲进行调整，以塑造来自嗓音或乐器的信号。在语音处理中，经常需要提取由声道形状确定的滤波器描述，这是因为音位信息的编码主要由滤波器实施；同时还想忽略源的影响，这是由于周期性声门激励的速率负载着基频，进而是语调的抑扬变化以及说话人的相关信息，但与说话内容相关性不太大；这也就是为什么要使用倒谱平滑或截断倒谱系数序列的原因。

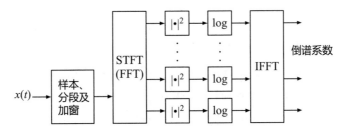

图 5-8　基于快速傅里叶变换（FFT）实现的倒谱分析器。首次 FFT 产生复系数，因此需要平方或绝对值运算。如果频谱被解析为频率对称，则第二次 FFT 可采用余弦变换，因为实对称函数没有正弦相位分量（其傅里叶系数中没有虚部）。输出从低到高的倒频顺序排列，分别表示对数频谱的平滑部分及细节部分

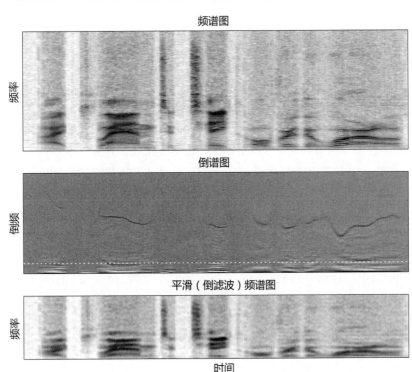

图 5-9　幂律压缩（指数为 0.15）频谱图（顶部）、倒谱图（中部）及倒滤波频谱图（底部）——由低倒频倒谱系数重构（自白色点虚线起以下）。发音中的第一个词是图 5-4 中所示的 "I"。录音的频率范围为 11kHz，比通常以线性频率尺度显示的频谱图的频率范围要大，而在两个频谱图中采用了不同的显示尺度。在倒谱图某些区域可见暗的曲线，显示的是基音周期，反映了顶部窄带谱图中所解析的基频谐波的移动。如果省略对数或幂律非线性，然后对功率谱进行第二次傅里叶变换，倒谱竖轴（倒频）可认为是自相关的滞后参数；这里的滞后从 0ms 到大约 15ms；倒谱系数带正负符号，图中正值比灰色背景深，负值比灰色背景浅。倒谱通常不显示为倒谱图，因为除了音高轨迹之外，看不到什么有意义的结构，但它们作为表征将应用于声音的进一步处理

5.5 摆脱对数

　　理解源－滤波器模型和倒谱所需的系统理论将在第二部分进行介绍，但对于倒谱分析的细节，我们不会做更进一步的讨论，也不会深入探讨其中所涉及的其他声学方法。问题的关键在于：倒谱分析的目的是通过短时频谱的对数直接从声音转换到声道形状的描述，从而绕过了最为直接的概念，即对于人耳而言，声音"听起来像"什么的概念。

　　由于能将基频与频谱包络分离开来，因而有时倒谱也用于基频跟踪算法。倒谱可视为修正的自相关计算，与基于功率谱的自相关计算不同之处仅在于采用了对数非线性。若将压缩非线性泛化到中等程度，即采用线性与对数之间的幂律曲线进行压缩，其处理结果便是被Tolonen 与 Karjalainen（2000）所戏称的广义自相关。对于基频提取，0.25～0.67 的幂律指数已证明比线性或对数更鲁棒（图 5-9 中的低指数 0.15 可能压缩过重，太靠近对数，过分强化了功率谱中低强度的噪声部分）。这种广义自相关方法也被用于分析音乐节拍且更为鲁棒（Percival and Tzanetakis，2013）。中等指数使得这种处理更像是听觉系统，而不是数学意味更重、更极端的线性与对数，如第 3 章中所讨论的。

5.6 听觉频率尺度

　　将音高尺度标定为对数频率，这个想法很有效，尤其对于音乐更是如此，但在低频段却无法精确标定感知尺度。人们基于音高比较实验提出了一个更佳的音高标定尺度——mel尺度（mel scale），该命名源自旋律（melody）（Stevens et al.，1937；Stevens and Volkmann，1940），尽管与音乐音高没有直接关系。多年来，以 mel 尺度标定的感知音高采用经调整的类对数尺度，与此相关的表、图及公式多种多样，不断演变，通常都遵循将 1000Hz 设为1000mel 的惯例，频率以 mel 为单位对应于以赫兹为单位。最常用的公式是基于具有偏移量的对数函数，该偏移量使得函数在零频率附近呈线性。

　　通常，用以标记低频近似线性区域与高频近似对数区域之间界限的偏移为 700Hz（Makhoul and Cosell，1976；O'Shaughnessy，1987），尽管有时也采用其他数值。频率尺度标定的典型做法是，先设置拐点频率（例如，除以 700），然后再加 1 用以固化数值，使得0Hz 映射到 0mel：

$$\text{mels} = 1127 \log(f/700 + 1)$$

这里的对数采用自然对数；其他底也能用，只是为将 1000Hz 映射到 1000mel，需用不同的标定因子替代 1127。

　　鉴于其曲折的演变历史，没有人会真的相信 mel 尺度是耳朵或音高感知的准确反映。相对较高的 700Hz 拐点频率在工程上更为方便：它限制了低频滤波器通道的数量，拓宽了滤波器的带宽，同时避免了对基频谐波的解析，使得声道特征提取更加稳定。作为声学频率尺度，这个意义上，它更适用于言语生成的声学模型，可平滑由基频引起的频谱精细结构。

　　Stevens 等人（1947）将 mel 尺度描述为位置映射："人们发现语音分析最方便的方式，是将语音分解为多个子带，且其所刺激的基底膜区域宽度相同。在利用子带滤波器组实现时，将其截断频率按照主观音高 mel 尺度相等的间隔进行设置"。但这还不够准确。自那时起，人们提出了许多更接近实际的听觉频率尺度，其形式与 mel 尺度相同，但采用数值相对较低的拐点频率，将线性与对数区域分开。Greenwood（1961）发现 mel 尺度与耳蜗位置映射对不上，就提出了一个更好的函数，其拐点频率约为 165Hz 而不是 700Hz，而且是在所有现代函数形式之前就提出的。

考虑一个更一般性的形式：

$$f_{scaled} = A \log(f/f_{break} + 1)$$

其中 A 是一任意标定常数。当 f_{break}＝228.8Hz 时，我们得到了 Glasberg 与 Moore（1990）ERB 率的尺度，它基于临界频带的心理物理尺度，是听觉滤波器的等效矩形带宽（Equivalent Rectangular Bandwidth，ERB），可由音调噪声掩蔽实验进行估计。当 f_{break}＝165.4Hz 时，我们可得 Greenwood 耳蜗位置映射（Greenwood，1961，1990）。两者都会产生更好的听觉频率尺度，在此范围内都可用于我们的听觉外周模型（耳蜗）。然而，在语音与音乐的声学分析中，通常仍采用以 700Hz 为拐点频率的 mel 尺度。

5.7　mel 频率倒谱

前几节中介绍的倒谱与 mel 频率想法经常结合，形成并命名为 mel- 频率倒谱（见图 5-10）。当这个方法刚被引入时，其结果被称为基于 mel 的倒谱参数（Mermelstein，1976），但现在更普遍的称呼是 mel 频率倒谱系数（Mel-Frequency Cepstral Coefficients，MFCC）。在这项技术中，短时功率谱被扭曲到 mel 频率尺度（通过合并傅里叶谱中的点，或通过一组滤波器）后，这些功率值再经过对数非线性压缩，最后 mel 尺度对数谱经余弦变换得到倒谱系数。Paul Mermelstein 将基于 mel 的倒谱分析归功于 Bridle 与 Brown（1974），他这样描述他们的分析工作：

> 最初的分析是由一个设计用于低比特率语音通信的声码器实现的，这是一个实验性声码器，有 19 个通道。由此可假设该分析能够给出语音信号的紧凑描述，同时，也至少保留了足够的信息以保证语音通信之需。
>
> 声码器分析器以"帧"为单位描述语音，速率为 50 帧 / 秒，每帧以 48 位编码。每帧解包及解码的结果是 19 点的对数短时功率谱，采用非线性频率尺度，0～15 的取值可表征幅度范围为 48dB。每个分析帧还包含该帧语音是否为浊音的判断，如果是浊音，则包含基频的估计。
>
> ……采用这种分析方法有几方面的原因。首先，声码器是现成的且易于与计算机相连，编码语音数据可更有效地存储，并且相关的声码器合成器可用于任意选定数据片段的"回放"。还有一个原因就是，这已被证明非常有效。
>
> ……利用余弦变换将 19 通道对数谱转换为 19 阶"频谱形状"系数，与倒谱系数非常相似。

在很大程度上，这种长期演进的方法和理论也代表了自动语音识别（ASR）领域的研究思路。特别是，基于合成语音测听进行的表征优化，可迅速引导出可释义且有效的方法，用以分析和表征语音谱。对于语音编码和再合成（声码器系统）有效的很多表征，在识别系统中也时常被证明是有效的。

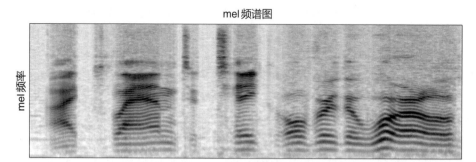

mel 频谱图

mel 倒谱图

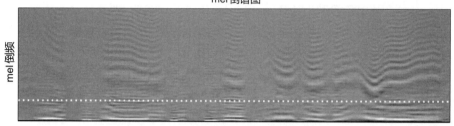

平滑（倒滤波）mel 频谱图

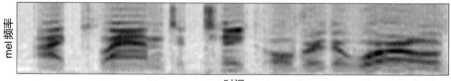

时间

图 5-10 mel 尺度幂律频谱图（顶部）、mel 频率倒谱图或 MFCC 图（中部）及倒滤波 mel 频谱图（底部）——由低倒频倒谱系数（自白色点虚线起以下）重构；尽管该低倒频区域看起来比图 5-9 的要大，但只有 22 阶系数，比较而言，线性频率尺度下则有 33 阶系数。在高阶倒频区域，mel 频率扭曲扰乱了在倒谱中通常表现简单的周期性，将音高曲线涂抹成了波纹，但频谱信息分布更加清晰

然而，通常没做说明的是，对于低比特率语音通信有利的表征，在混入干扰的语音通信中，其表现会相当差，例如背景噪声含有其他语音的情形——如果你使用移动电话，你很可能遇到过此类问题。这些技术在表征音乐方面的应用效果也很有限。对于音乐、混合语音及一般性声音，如果希望再合成的声音具有较高品质，则针对由多说话人、多乐器、一般性的多声源混合乃至混响形成的精细结构，必须进行分析处理。相对于在移动电话或语音识别器编码器中所使用的语音编码率及技术，音乐编码 / 解码器系统利用更高的比特率以获得更高的声音品质。其中不仅需要对功率谱进行编码，还需捕获波形的时序精细结构或相位信息。例如，MP3 音乐编码标准从带通滤波器组开始，但它是对每个频段的波形，而不是每个频段的功率，进行编码。没有哪个系统可以仅利用短时功率谱就能编码并重构出品质可接受的音乐。

5.8 线性预测编码

当 MFCC 得到普及时，线性预测编码（Linear Predictive Coding，LPC）已广泛应用于

语音分析、表征、压缩及合成（Atal and Hanauer，1971；Itakura，1975；Markel and Gray，1982）。在这项技术中，有两个描述是等价的：一是，信号由系数表示，利用这些系数对之前少量样本进行加权求和，即为声音波形每个样本的最佳预测；二是，信号表征为频谱形状，且通过少量的共振参数（对于语音信号，则为声道）进行描述（Johnson，2003）。第一种描述使得该方法易于在计算上实现，第二种描述使语音频谱得以参数化且合理。

与 MFCC 一样，LPC 为语音识别与语音编码应用提供了非常好的语音频谱模型。两者都可很好地将源于声道的频谱总体形状与源于基频的频谱精细结构实施分离，至少基频不太高时效果不错。有时，女性与儿童的高基频会导致共振参数锁定在谐波而非共振峰（声道共振）上，如此将扭曲并混淆 LPC 所表征的音位空间。

LPC 预测系数（通常每短时分析帧取 6～22 个数值）是利用短时自相关函数（STACF）获得的，每帧音频 STACF 的点数相同。STACF 可以直接算出，或者通过功率谱的余弦变换得到，因此 LPC 可以看作是对功率谱实施平滑及参数化的另一种方法。LPC 预测系数定义了声源的自回归（AutoRegressive，AR）模型或全极点模型。这种模型对于语音，至少对于元音是合理的，因为 AR 模型是合理的声道声学模型。对于语音应用有一经验性规则，就是模型的阶数大约取 $4+f_s/1000$；例如，对于 8kHz 采样率取 12 阶系数，对于 16kHz 取 20 阶系数（Rabiner and Schafer，2007）

5.9 PLP 与 RASTA

通过与听觉系统相联系，声学分析及表征技术受益匪浅，其中，将频域置于非线性 mel 尺度就是一种方法。还有其他几种方法也是应用听觉技术对声学技术进行改进的。Hynek Hermansky 就是这类技术的强力拥趸，感知线性预测（Perceptual Linear Prediction，PLP）（Hermansky，1990）与相对谱处理（RelAtive SpecTrAl，RASTA）（Hermansky and Morgan，1994）两项技术都是由他发明的。

PLP 的想法就是对 LPC 进行调整使其更接近于"感知"，也就是依照 mel 尺度对频谱进行扭曲，并对功率开立方根进行压缩使其更接近感知响度，然后转换为类似短时自相关函数表示，最后转换为预测系数。这些系数不再能够直接用于预测滤波器，但仍可据此对频谱实施有效的平滑，并且和 LPC 系数一样，也可以基于距离函数进行相互比较。Hermansky 发现，对于语音识别，PLP 模型只需 5～8 阶便可使识别性能获得优化，这表明 PLP 方法比 LPC 模型更容易捕获相关的频谱形状信息，而 LPC 模型需要的阶数通常会更高。

无论是通过类 LPC 分析还是类倒谱余弦基分解，对听觉频率尺度压缩的频谱进行建模，对频谱进行进一步修正可显著提高模型的性能（至少对语音识别是这样的）。有一类以 RASTA 为代表的修正技术被广泛应用，其本质是利用一组线性滤波器，对分帧谱值实施处理。相对频谱这一术语的意思是指相对于当前时段的频谱值，而不是使用绝对测量值。这种相对测量值可视为当前频谱值与同一频道当前移动均值之间的差。对于这些滤波器数学描述所需的背景不再介绍，但基本的效果就是抑制了变化非常慢的频谱分量，比如说低于每秒一个周期的分量，这些分量所代表的更可能是环境或通信信道特性而非语音信号。

如果滤波的压缩频谱是对数谱，则相对于当前运动平均值的差，等价于在对数运算之前应用了时变增益。而自动增益控制操作这样的解释，则将 RASTA 处理与耳蜗功能模型以及心理物理学中的前向掩蔽联系了起来（Hermansky and Pavel，1995）。即使频谱功率不是对数压缩，这些解释也是近似有效的。

5.10   自动语音识别中的听觉技术

基于耳朵与听觉大脑模型实现自动语音识别的想法非常古老。Ed David（1958）提出要将高效语音编码器中的"听神经"应用于识别系统，并在图 5-11 中清晰地展示了这一"听神经"。这种想法反复出现了多次，并取得了不同程度的成功。

经常有这类成果报告出来：利用听觉修正短时谱表征，继而应用于语音识别并取得成功，例如，Jordan Cohen（1989）在摘要中写道：

> 某些听觉处理措施被并入 IBM 语音识别系统的前端。新的处理过程包括自适应、响度尺度标定以及 mel 扭曲。测试结果表明该设计较之前算法有所改进。

针对自动语音识别系统中听觉方法潜在的优点与缺陷，Morgan、Bourlard 与 Hermansky（2004）进行了一番探讨，但最后的结论又回到了这一观点，即需从根本上将语音声学方法与听觉方法区分开：

> 很显然，听众不可能对所有可用的声学信息都做出响应。人的听力是有限的，由于这些限制，某些声音在感知上没有其他声音突出。对于 ASR 来说，更重要的不是人的听觉能够检测到什么，而是其在声学语音信号中究竟起（或不起）怎样的作用。因此，如果 ASR 语音分析的目的是从信号中滤除某些细节，那么合理的约束就是，要么消除那些人类听不到的内容，要么至少降低那些对语音识别作用有限的信号特性的重要性。从长远来看，对于 ASR 这个目的，这可能比提高听觉模型的逼真度更为重要。

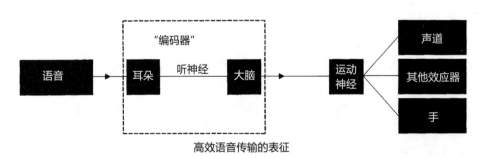

图 5-11   一项早期的基于模拟人类处理的语音分析及识别系统的方案（David，1958）。与我们目前的建议一致，倚重听神经并将其视为生成表征的关键环节［图 5（David，1958）获 IBM 复制授权］

在 ASR 系统中，听觉技术已逐渐被纳入其中，而且也达成了这一目标，即为语音信号创建更有效的表征。另一方面，在机器听觉中，我们建议在起始阶段采用丰富的声音表征，并在稍后阶段缩减到仅与语音相关的特征，以便给系统留出更多的机会用于处理非语音以及混有干扰声音的语音。

5.11　必要的改进

引入听觉方面的考虑，对于现代语音与音乐处理系统中所使用的声学表征，在许多方面都产生了有益的影响，包括表征与处理，例如，mel 频率倒谱分析、感知线性预测以及相对频谱滤波。然而，这些表征基本上仍是针对声道形状提取效果进行的优化，而不是针对如何表征任意信号"听起来像"进行的优化。它们仍是最为基本的频谱，须通过滤波器组调谐、非线性、平滑以及后滤波进行调整，以便更好地表征语音识别器最为需要的短时谱的某些特征。

在声学或频谱表征中，mel 对数谱与 mel 倒谱仍被广泛使用。虽然其振幅尺度过于对数，频率尺度不够对数，但已成为 ASR 及音乐产品的标准。已有一些研究团队报告了相关研究的进展，包括固化对数能量尺度的低端（Wu and Cao，2005），或切换到幂律能量压缩（Zhao and Wang，2013），或切换到更像听觉的频率尺度（Atame and Therese，2015），或同时改变频率尺度及能量压缩（Tchorz and Kollmeier，1999）。

这些受听觉影响的声学分析技术通常仍然忽略了声音中的基音信息，或精细时序结构。在很大程度上，这类时间信息与描述声道的平滑短时谱是无关的，但却是人所倚重并借以解析自然混合声音的另一线索。

采用传统声学表征的系统通常对噪声或干扰不是很鲁棒，也无法表征声音的混合信息，因为作为起点，频谱所提供的信息还不够丰富。耳朵所提供的则会丰富很多：它向大脑发送了描述声音所需的所有信息。这些信息中不仅含有每个频带谱的能量，还含有可从中提取基音及声音混合线索的所有精细时间结构。为了让听觉机器有可能像人脑那样行事，我们必须转而采用听觉外周模型，借此才能够更逼真地表征声音，同时还要放弃这种观点——无相位频谱能够充分表征声音。为了达成这个目的，我们先要牢固掌握相关的系统理论，这也是本书第二部分的目的。

听觉的系统理论

第二部分致敬：Charlie Molnar

　　谨以此献给并纪念 Charles E. Molnar（1935—1996）。Charlie 因其在听觉领域之外的工作而闻名于世，他与 Wesley A. Clark 发明了 LINC——"实验室仪器计算机"，据很多人说是第一台个人计算机；还有他在异步与自计时计算机电路方面的贡献，这是他在1996 年去世前所从事的工作。他是一个非常慷慨的人，总是乐于讨论和提供建议，其中关于听觉与电路设计的讨论对于我来说非常重要。他的"模拟基底膜运动的非线性微分方程系统"（Kim，Molnar，and Pfeiffer，1973）可能是第一个将非线性集成到耳蜗滤波器级联模型中的示例，而且所用的方法非常漂亮。

　　在本部分，我们将对构建耳模型所需的数学及工程基础知识进行阐释。

　　我们首先从回顾线性系统理论开始，该知识体系将帮助我们设计与构造高效且灵活的滤波器。即使对于这部分理论非常熟悉，阅读本章也是有益的复习，同时可了解我们所使用的术语及方法。

　　我们会用一章介绍离散时间线性系统理论，之后将该理论应用于谐振滤波器及专门设计的谐振滤波器，例如 gammatone 族。然后延伸至非线性系统，并用一整章介绍自动增益控制。

　　最后，我们讨论了波在分布式系统中的传播，以及如何利用这类线性系统对其进行建模，继而导出优秀的机器模型。

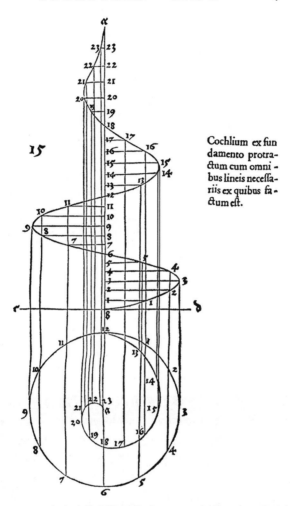

图   Albertus Durer 于 1532 年发表的螺旋展线（cochlium）是一条"从基部延展出的螺旋线，并给出了生成该线所需的所有辅助线"。这条线与听觉无关，但所产生的波形类似于耳蜗滤波器的冲激响应

线性系统引言

将波形表征为正弦波之和有助于解释人类听觉，这一事实表明，听觉中涉及的某些概念是线性的或近似线性的。

—— "乐声的本质"，John R. Pierce（1999）

对线性系统的基本认知是理解声音与听觉本质的基础，涉及语音与音乐等类型的声源，声音传播与混合，以及内耳的声音分析。同时，理解线性系统，也是理解听觉中非常重要的非线性部分的基础。

在本章，我们试图让初学者对线性系统的理解达到与专家同等的水平。此处引用的术语及解读将作为后续章节内容的支撑。

我们讨论的概念包括：滤波器、电路、冲激响应、频率响应、卷积、传递函数（包括幅度、相位及延迟）、极点与零点、变换、时域与频域、本征函数、正弦曲线和复指数。典型的电子工程本科教育会涵盖所有这些概念，但对它们之间一些重要的联系往往会被忽略。典型的生物工程或听觉科学教育可能只涉及其中一半的概念，有时会缺少拉普拉斯（Laplace）变换及 Z 变换，以及我们耳蜗模型所需的零极点等重要概念。无论读者打算在哪个层级从事人类听觉或机器听觉方向的工作，对这一领域更深入的了解都会大有益处。

在电子、机械、声学甚至量子系统研究中，以及处理股票价格等非物理数据序列时，经常会用到线性系统。在现代工程或计算机科学的课程中，线性系统通常使用离散时间数字序列进行教学，这些数字序列则由计算机程序中的数字滤波器进行处理。还有一种更传统的方法，是利用电路来教授线性系统，至少在电子工程（EE）专业是这样的。这种方法更直接地将声波的连续时间属性与耳朵力学结构中的声音处理联系在一起，因此，我们也将从这里开始。但我们只使用最简单的电路，并很快地将其抽象为微分方程。所以，如果你对电路不熟悉，可以略过，只需掌握与输入到输出有关的公式即可。在第 7 章中，我们将回过头来讨论如何将该方法映射到数字计算机中。

EE 关联：直流与交流（DC 与 AC）

电气工程人员经常将信号划分为直流（DC）与交流（AC）。缩写 DC 或 AC 与术语"电流"已无太大关系，在甚至是非电子系统中，提及 AC 电流、DC 电压、DC 响应时，并不存在冗余或矛盾。DC 仅意味着稳定、不变或零频率，而 AC 则意味着在正负值之间来回循环，通常是正弦的，以频率为参数。

偶尔我们会使用术语 AC，用于与频率相关的分析。DC 的使用更加频繁，用于指代信号与系统的稳态条件与低频极限。声音在 DC（零频率）处没有有用信息，但声音处理滤波器的 DC 响应常常用以刻画其低频特性。

这些术语最早是 19 世纪 80 年代在电力传输业务中得以普及的，在当时的"电流之战"中，Thomas Edison（爱迪生）站在 DC 一边，George Westinghouse 站在 AC 一边（Billington and Billington，2013）。现在，人们对此已有更深刻的认识，这种争议也就不重要了。

6.1 平滑：恰当的起点

通过平滑，可使带噪信号更加清晰或变得更为好用。下面，我们可将股票每日收盘价视作离散时间信号，并进行分析。典型的做法是绘制移动平均线，降低噪声以显示价格趋势。例如，给定一个日值序列作为输入，每天计算最近 5 天价格的均值。这种 5 天移动－平均操作便是离散时间线性滤波器或线性系统的一个示例。线性意味着要得到两个不同股票价格之和的移动平均线，无论是先相加然后在和值序列上做移动平均，还是先在每个股票价格上做移动平均然后再相加，结果都是相同的。移动平均属于一类特殊的线性系统，称为平滑滤波器，意思是，在时间上，其输出的平均与其输入的平均相等，但因波动减小，所以输出序列更加"平滑"。

在本章中，我们将把重点放在连续时间系统上，而非上述移动－平均滤波器这类离散时间线性系统。连续时间平滑滤波器存在于许多重要的物理系统中，例如由弹簧和阻尼器（减振器）构成的汽车悬架；车身跟随道路高度的平均变化而变化，从而消除了颠簸。

在电路中，平滑滤波器很容易制作。我们将从最简单的滤波器开始，这类滤波器可用一阶线性微分方程来表示。而平均输出等于平均输入这一条件，我们不会过于依赖，但却是一有效的约束条件。此约束消除了一个自由度——DC 增益，即平滑滤波器的 DC（直流）增益为 1。这意味着如果将恒定的（DC）输入电压（比如来自电池的电压）施加到平滑电路，然后输出端会出现相同的电压，既不增加也不减小；当电池刚刚连接时，可能会产生瞬态效应，但输出电压最终将稳定在输入电压上。我们在若干示例中，以及耳蜗模型中的不同位置，会将平滑滤波器直流特性设置为单位增益。

6.2 线性时不变系统

系统是一种装置或数学抽象，可将时间的输入函数映射到时间的输出函数。对于简单示例，输入与输出是时间标量函数，但我们还可使用相同定义来处理具有多个维度的（向量）时间函数的系统，相当于多个标量的输入与输出。

线性的意思是，如果我们知道一系统对某组输入的输出，那么我们就由这些输入的线性加权和计算输出：当系统输入是这些输入的任意倍数之和（即已知信号集合中的线性组合）时，输出则是原输出的相应倍数之和。

通常，系统会将输入信号或波形 $x(t)$ 映射至输出信号 $y(t)$。假设一个系统将两个输

入 $x_1(t)$ 与 $x_2(t)$ 分别映射至输出 $y_1(t)$ 与 $y_2(t)$；如果系统是线性的，则它会将加权组合 $ax_1(t)+bx_2(t)$ 映射到 $ay_1(t)+by_2(t)$，对应于适用域（例如实数域）中的任意权重 a 与 b。

如果输入在时间上移动，使输出在时间上移动相同的量，且没有其他变化，则系统是时不变的，即对于任意实时延迟 τ，如果将 $x(t)$ 移动到 $x(t-\tau)$，则产生移动输出 $y(t-\tau)$。

系统复杂度可以是任意的，但如果是线性与时不变系统，则会更容易处理。我们可根据其对特定时间脉冲的响应，或者通过其对不同频率正弦波的响应来完全刻画线性时不变系统。

对于离散时间系统，输入与输出是整数索引的函数，而非连续时间函数，此时类似于时间不变性的性质称为位移不变性。在这种情形下，位移必须是以离散步长计的一整数数值。

线性时不变（Linear Time-Invariant，LTI）系统是许多工程和科学领域的核心内容。这两个属性，线性与时间不变性（或位移不变性），足以涵盖一整套有效的数学运算，包括冲激响应卷积、频域变换以及乘法传递函数，并具有连续和离散时间相应的不同版本。我们从工程角度对这些数学运算进行了非正式概述，而更严谨的处理方法，则还是希望读者借助线性系统内容的优秀教材进行学习。

EE 关联：线性电路与滤波器

提及电气或电子滤波器时，我们通常会想到由线性元件（如电阻器、电容器、电感器、传输线及理想放大器）构成的电路。图 6-1 展示了一个一阶低通滤波器：电路由电阻为 R 的电阻器连接输入端到输出端，电容为 C 的电容器从输出端连接到地（即连接到公共电路节点，用于输入及输出电压测量）。排版时，我们经常使用罗马字母作为组件标识，如 R、C，而斜体标识对应于其取值，如 R、C 分别为电阻值、电容值。

与电阻器不同，电容器是具有状态或记忆的元件；它存储电荷，两个极板电子数量不平衡，两端电压与其存储电荷成正比。电容器存储的电荷是流入电流（图 6-1 中的电流 I）的时间积分，电压与电荷成正比，其比率称为电容。这种时间积分改变了电容器的状态：当前电压是测定存储电荷的历史函数。另一种具有简单状态的电子元件是电感器；通过电感器的电流趋于维持不变，并与电感器两端电压的时间积分成正比。

图 6-1 中的电阻－电容或 "RC" 滤波器称为一阶滤波器，因为它只有一个状态变量：电容两端的电压。通常，系统的阶次是确定其瞬时状态所需的状态变量数。在我们的 RC 电路中，电容两端的电压称为 V_C，是滤波器的输出信号 $y(t)$：

$$y(t) = V_C = \frac{1}{C} \int I dt \quad \text{或} \quad I = C \frac{dV_C}{dt}$$

另一方面，电阻器是一种更为简单的无状态元件，其特性由欧姆定律表示，即在任意时刻，电流与电压成正比（电阻两端的电压 V_R 对应于电路中的 x–y）：

$$x(t) - y(t) = V_R = IR \quad \text{或} \quad I = \frac{V_R}{R}$$

如图 6-1 所示，这两个元件相连的结果是它们的电流 I 相等，并导致输出电压比输入电压变化更慢，因为电流积分需要时间来改变电容器两端的电压。其中所涉及的数学表达在正文中给出。

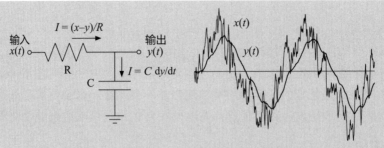

图 6-1 滤波器原理图，以及输入与输出波形示例。RC 滤波器是最简单的平滑滤波器，其电阻 R 与输入端串联，电容 C 与输出端并联。通过 Kirchhoff 电流定律，可建立将输出电压 y(t) 与输入电压 x(t) 关联起来的微分方程，该方程等于电流 I(t)。右图显示了带噪声的输入电压信号 x(t) 与相对平滑的输出信号 y(t) 的比较

该滤波器对于慢波动（低频）通过性相当好，但对于快波动（高频）通过性则较差，因此被称为低通滤波器。输出比输入更平滑，且极低频增益为 1，因此被称为平滑滤波器（而一般低通滤波器可能会有其他增益）。该滤波器可称作 RC 滤波器、RC 低通或 RC 平滑电路。这些名称表明了其电路的构成：由一个 R 与一个 C 相连而成的滤波器，对于低频优先响应，且连接方法唯一。

6.3 滤波器与频率

本章重点介绍线性时不变（LTI）系统，可表示为具有常系数的线性常微分方程——不同于其他章节介绍的系统，包括：需要偏微分方程的分布式 LTI 系统，需要差分方程的离散时间系统，非线性系统，时变系统以及其他扩展。历史上，LTI 系统常被称为滤波器，因为它允许一些频率通过，并滤掉其他频率。滤波器针对不同频率的不同效果通常是决定其功能的关键。

一般来说，当我们提及"线性系统"或"滤波器"时，通常指代 LTI 系统，或是一在时间上参数变化足够缓慢的系统，我们可将其视为局部时不变。例如，立体声放大器是一个 LTI 系统，除非正在转动音量控制或调谐旋钮，因此我们可将其视为由旋钮设置的参数化 LTI 系统。

两个变量的常微分方程一般可表示为其不同阶导数的加权和。下面是一个二阶示例（最高阶导数为 2）：

$$a_2 \frac{\mathrm{d}^2 y(t)}{\mathrm{d}t^2} + a_1 \frac{\mathrm{d}y(t)}{\mathrm{d}t} + a_0 y(t) = b_2 \frac{\mathrm{d}^2 x(t)}{\mathrm{d}t^2} + b_1 \frac{\mathrm{d}x(t)}{\mathrm{d}t} + b_0 x(t)$$

在数学上，微分方程表示两个时间函数 x(t) 和 y(t) 之间的关系。"系统"或"滤波器"是电子的、力学的或抽象的数学实体，通过此类方程将函数 x(t)（输入）映射到函数 y(t)（输出）。通常情况下，系统描述常采用系统对不同频率的效果。例如，低通滤波器将低频从输入传到输出，但高频被滤除或衰减。

图 6-1 中的 RC 滤波器电路的效果类似于降低音乐播放器上的高音，通过将高音旋钮调低可使信号更平滑，减少高频（"高音"）成分，并使声音更加"柔和"。正如开章引言所阐

述的，频率的关联物，即频率的正弦分量，在数学上遵循 LTI 系统的定义。但在理解其中原理之前，最好先进一步了解滤波器在时域中的工作原理。

ME 关联：力学状态

力学工程背景的读者应会注意到，我们已开始引用电路示例。相应地，线性力学系统也有类似的方程。电路常被用于力学系统建模，而在对耳中力学滤波进行建模时，我们也是这样做的。

在力学系统中，质量具有状态，因其速度趋于保持不变，动量与质量加速作用力的时间积分呈正比。弹簧也具有状态，因其反弹力与位移成正比，而位移是所有位移速度的时间积分。与电感器及电容器一样，这些元件存储能量：质量如同电感器，存储动能；而弹簧如同电容器，存储势能。通过适当的类比，力学系统可由电子系统建模，反之亦然，就像速度之于电流，力之于电压。

如果某位读者是通过力学工程、声学或应用物理学来学习听觉的，我相信他一定能够建立起其中的相互联系。

EE 关联：集总和分布式电路

电阻器、电容器以及（理想化的）电感器、变压器和放大器都是所谓的集总元件，因其将物理结构效应集中汇总到了简单的器件模型中，而这些模型仅由其端口电压与电流描述。

另一类重要的线性元件是分布式元件，其中最值得注意的是传输线。任何一根足够长的导线都会引入明显的延迟，使得沿导线各点电压不能按全部相等处理，通常必须作为分布式元件处理。对分布式系统或传输线的分析是从 19 世纪开始的，最早用于描述并改进电报线路（Heaviside, 1892）。分布式元件的处理与集总元件的处理有很多相同之处，但数学上稍有不同。特别地，分布式系统涉及偏微分方程，是描述时间与空间的函数，而集总元件系统可通过常微分方程得到，仅需描述时间的函数。我们将在第 12 章及后续章节对分布式系统进行讨论，因为那时我们将面对应用于耳蜗中的波动数学。

连续时间、移动-平均滤波器可能是 LTI 系统中最简单的示例，但却无法将其表征为集总系统。此外，作为本章示例的 RC 低通滤波器，其指数加权移动平均，是利用单个集总元件的状态，即电容器的状态，进行计算的。

6.4 微分方程与齐次解

对于图 6-1 中的 RC 电路，由输入输出间电压差产生电流，利用电容器充电电流与电阻器流经电流相等，可得描述滤波器的微分方程：

$$\frac{x - y}{R} = C\frac{\mathrm{d}y}{\mathrm{d}t}$$

此时，我们可省去电阻、电容、电流、电压及电路，只需处理简单的线性系统抽象方程。为此，我们引入参数 τ 来代替 RC 乘积；因 R、C 必为正，所以 τ 也为正。它的单位是秒（对于 RC 电路，它是伏特 / 安培与安培秒 / 伏特的乘积），被称为时间常数或 RC 时间常数。这时，与输入输出相关的微分方程变为

$$x - y = \tau \frac{\mathrm{d}y}{\mathrm{d}t}$$

　　方程的齐次解，或输入 $x(t)$ 为 0 时的输出 $y(t)$，是时间的指数衰减函数，由微分公式很容易验证：

$$y = A \exp\left(\frac{-t}{\tau}\right)$$

$$\frac{\mathrm{d}y}{\mathrm{d}t} = \frac{-1}{\tau} A \exp\left(\frac{-t}{\tau}\right) = \frac{-y}{\tau}$$

其中，因子 A 是任意实数或复数常数。当然，对于真实电路，需取实数解，如图 6-2 所示，但微分方程要更加灵活。其复数齐次解也会非常有用。

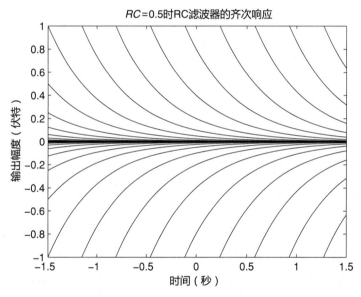

图 6-2　RC 电路的齐次响应是当输入为零时出现在输出端的信号。一阶系统响应是趋向于零的指数衰减，可从任意时刻指定的任意起始值开始。本例中，衰减时间常数为$\tau = 0.5\mathrm{s}$

　　$\tau < 0$ 的微分方程有相同的齐次解，但在此情形下，其解将以指数形式增长，代表非稳定系统，通常我们不予关注。

6.5　冲激响应

　　齐次解可得到系统的冲激响应：电路以零状态启动，并在 0 时向输入端发送一单位冲激，输出端做出的响应即为系统冲激响应。单位冲激是一个短时内的极高值，积分为 1（在电压脉冲情况下为 1 伏特秒，也可采用其他与建模系统相符的单位）。

单位冲激可被视为持续时间为 D、高度为 $1/D$ 的方波脉冲，且从 $t=0$ 开始，而 D 的取值要远远短于我们设定的时间分辨率。对于 D 小的取值，无法由某个函数予以定义，但可通过广义函数、分布和测度等数学概念处理该问题，这样我们就可将单位冲激（有时称之为 delta 函数或 Dirac 分布）视作一定义明确的系统输入，而无须一具体的 D 值（Redheffer，1991）。

连续时间 LTI 系统的冲激响应被定义为：输入为单位冲激时的系统输出。对于某些系统，输出将包括类似于输入的脉冲［如系统 $y(t)=x(t)$］。对于其他系统，比如我们的 RC 平滑滤波器，其冲激响应是有界的，因为它对冲激做了积分。

在脉冲之前，$t<0$ 时，可设输入和输出永远处于零。在脉冲之后，$t>0$，输入再次为零，因此在这段时间内响应将是一个齐次解。一般齐次解可有一个或多个自由系数（取决于方程的阶次；在一阶情形下为 A）；然而，冲激响应由针对 $t=0$ 时刻单位冲激的响应唯一确定，因此这些自由系数需要绑定，或由数学方程式求解，或通过物理系统模型推理。

对于 RC 低通滤波器，可通过系数 A 设置，使得输出积分等于输入积分（1 伏特秒，由单位冲激定义），这是平滑滤波器的特殊条件，即平均输出等于平均输入。满足这一条件的冲激响应是

$$h(t) = \frac{1}{\tau}\exp\left(\frac{-t}{\tau}\right), \qquad t > 0$$
$$\quad\, = 0 \qquad\qquad\qquad\quad, \qquad t < 0$$

这里我们引入新的符号 $h(t)$，作为冲激响应的常规表示。RC 低通平滑滤波器的冲激响应如图 6-3 所示。

冲激响应被证明是 LTI 系统的一个完整表征，因其可通过线性计算得到任意给定输入的输出。将多个时长为 D 的脉冲背靠背组成一个序列，我们让 D 足够小，便可任意逼近任何输入波形，只要该波形在任意小的时间尺度上没有特别复杂的结构。这种分解为有限脉冲的方法，可理解为脉冲充当了构建波形的一组基。

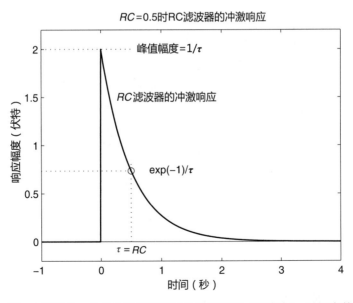

图 6-3　图 6-1 所示的一阶 RC 平滑滤波器的冲激响应（实曲线），时间常数 $\tau=0.5$s

6.6　因果性与稳定性

真实系统通常具有这样的属性：在输入到达之前，其输出不会响应。此属性称为因果性，此类系统称为因果系统：输出必由输入引起。反之则是非因果系统，在其输入到达之前就有响应。

因果性反映在冲激响应 $h(t)$ 中。对于因果系统，在 $t=0$ 脉冲到达之前，输出将始终为零。因此，对于所有 $t<0$，$h(t)=0$。当给出冲激响应公式时，这一条件通常会被隐去；对于负 t，公式应将其替换为零。

通常我们所讨论的所有系统，无论是真实的还是模拟的，都假设是因果的。这样，如果采用低延迟系统予以实现，我们的机器至少具有实时运行的可能。对于实时应用，如让机器参加一场即兴音乐演奏会，因果关系是整个系统所必需的属性：系统响应不应依赖于尚未到达的输入。对于其他应用，如对存储的声音文件进行索引，因果性的重要程度则会减弱，因为对存储声音波形的"未来"进行查看是很平常的。

我们使用的线性系统通常也是稳定的，这意味着只要输入有界，输出信号就有界。反之则是非稳定系统。例如，如果一阶指数滤波器中的 τ 为负，则脉冲开始后的输出将以指数形式增长而不受限制。

无源元件系统的稳定性是有保证的；例如，在我们的 RC 低通滤波器中，通过对该滤波器的分析，我们可以确定 $\tau>0$，因为 R、C 都必须为正，这样齐次响应将随时间衰减而非增长。但是，当涉及有源放大器时，或对于任意线性微分方程，即使输入为零，也很容易使系统输出幅度随时间呈指数增长。对于任何真实系统，这种特性不可避免地会驱使系统超出其线性范围。例如，耳蜗的不稳定会使耳朵产生鸣响，这种情况被称为客观耳鸣；但非线性会阻止这些振荡长时间呈指数增长。

6.7　卷积

如果 LTI 系统的输入由多个脉冲组成，且位移时间不同，缩放大小不同，则因线性与时不变性，输出就是冲激响应相应的位移及缩放副本的和。如果输入的不是脉冲，而是任意波形，相应的极限运算则称为卷积积分。将任意输入分解成连续脉冲，并将所有响应进行积分以计算系统输出，这种能力体现了线性与时不变性的重要特性效果，借此可基于冲激响应实现对系统简单而完备的表述；而对于非线性或时变系统，则不存在这样简单的表述。

由输入和冲激响应计算输出的卷积积分：

$$y(t) = \int_{-\infty}^{\infty} x(u)h(t-u)\mathrm{d}u$$

这里，我们使用"*"作为卷积运算符，则有

$$y(t) = x(t) * h(t)$$

x 与 h 进行卷积，或用 h 进行滤波，可得 y。$h(t-u)$ 项表示将参与求和运算的位移冲激响应，$x(u)$ 表示来自输入的比例因子。积分的极限通常是从 $-\infty$ 到 ∞，但对于因果系统，将积分上限设为 t 即可，因为对于负参数，因果的 $h(u-t)$ 等于零：

$$y(t) = \int_{-\infty}^{t} x(u)h(t-u)\mathrm{d}u$$

卷积可视作"将一信号翻转，使其沿另一信号滑动，并对其乘积进行积分"。卷积运算具有可交换性，因此我们可将输入信号与冲激响应交换：

$$y(t) = \int_{-\infty}^{\infty} h(u)x(t-u)\mathrm{d}u$$

对于因果系统：

$$y(t) = \int_{0}^{\infty} h(u)x(t-u)\mathrm{d}u$$

卷积积分清楚地表明，冲激响应完全表征了线性系统，因为它包含了系统对任意输入响应的全部计算。然而，与具有指数冲激响应的一阶滤波器相比，对于那些更为复杂的系统，其冲激响应的表达式可能难以得到，或无法对系统特性进行深入解析。另外，输入信号一般不是闭合形式的，即使已知，我们仍可能无法进行积分。因此，对于更一般的情形，卷积积分一般不再适用，而涉及频率的其他系统描述方法通常会更加有效。

6.8 本征函数与传递函数

为什么会有与线性系统相关的频率概念？有结果表明，某些特定波形，如正弦曲线，具有相当特殊的属性：如果将此类波形输入线性系统，输出的是相同的波形，但波形相位及振幅会有所改变。针对如下输入情形：

$$x(t) = A_x \cos(\omega t - \phi_x)$$

其中，A_x 表示输入幅度，ϕ_x 为输入相位，ω 为频率（以弧度 / 秒为单位，等于 $2\pi f$，f 是频率且以周期 / 秒为单位，即赫兹）。这里，我们使用余弦函数，而非上文提到的正弦函数，是因为余弦普遍地被称为 0 相位正弦曲线［或因余弦是 0 相位复指数 $\exp(\mathrm{i}\omega t)$ 的实部］。我们会发现，输出具有相同的形式：

$$y(t) = A_y \cos(\omega t - \phi_y)$$

其中比率 A_x/A_y 和差值 $\phi_y - \phi_x$（对于特定线性系统）仅取决于频率 ω。该比率作为频率的函数，被称为系统的幅频响应；相位差称为相频响应。

然而，若将这些响应属性统一为更简明的数学形式，还需再一次突破：引入复数。如下面"数学关联"专栏中所述，从实数正弦频率 ω 至复指数频率 s 的泛化，实现了完美的数学求解，由此产生传递函数 $H(s)$，与输入相乘便可得到输出：

$$x(t) = A_x \exp(st) \implies y(t) = A_y \exp(st) \quad \text{其中} A_y = A_x H(s)$$

数学关联：复指数作为 LTI 系统的本征函数

将实数正弦输入推广至具有增减变化的复数正弦曲线形式：

$$x(t) = A_x \exp(st)$$

s 是类似频率的参数，不一定是如 $\mathrm{i}\omega$ 的纯虚数。以该复指数作为输入，进行卷积积分，输

出将是带有相同参数 s 的复指数:

$$y(t) = \int_{-\infty}^{\infty} A_x h(u) \exp(s(t-u)) \, \mathrm{d}u$$

$$= A_x \exp(st) \int_{-\infty}^{\infty} h(u) \exp(-su) \, \mathrm{d}u$$

$$= A_y \exp(st)$$

如此，输出与输入类似，但具有不同的复振幅因子 A_y，且与 A_x 的比例取决于 s（针对积分收敛的 s 值）。具有此属性的函数，即输出函数类似于输入函数乘以常数因子，便称为本征函数。输出与输入的比率，作为 s 的函数，则称为传递函数 $H(s)$，而其积分则通过对冲激响应 $H(t)$ 进行拉普拉斯变换得到:

$$H(s) = \frac{A_y}{A_x} = \int_{-\infty}^{\infty} h(u) \exp(-su) \, \mathrm{d}u = \mathcal{L}\{h(t)\}$$

对于 RC 滤波器，我们将在 6.10 节中讲到，其传递函数为

$$H(s) = \frac{Y(s)}{X(s)} = \frac{A_y}{A_x} = \frac{1}{\tau s + 1}$$

若保证积分收敛，则 s 值需满足 $\mathrm{Re}[s] > -1/\tau$。

传递函数是一复增益因子，可解析为幅度增益，绝对值为 $|H(s)|$，相移为 $\angle H(s)$。为了使用这个公式，须允许增益 $H(s)$ 及 s、A_x、A_y，以及系统输入与输出本身是复数。这种复数传递函数是线性系统的完整表征，相当于冲激响应，且可从冲激响应中计算出来。平滑滤波器示例的传递函数如图 6-4 所示，其相关推导请参见 6.10 节。

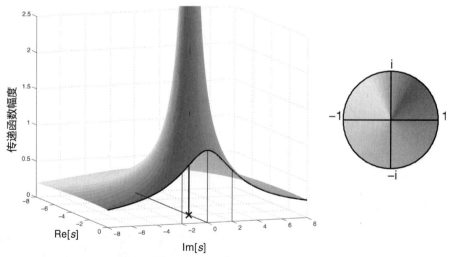

图 6-4   图 6-1 中 RC 滤波器的传递函数。$H(s)$ 的幅度为复数 s 平面上方的表面高度，$H(s)$ 的相位由表面颜色的色调确定（参照右侧的相位 – 色调图例）。对于 $\tau = 0.5$ 的示例滤波器，传递函数在 $s = -2 + \mathrm{i}0$ 处（交叉线与粗垂直线处）有奇点。沿虚设 s 轴切割表面，可显示频率响应。图中用垂线标记了频率 $\omega = 0$（直流）、$\omega = \pm 2$（3dB 点）的位置

　　复指数，即刚刚给出的所有函数形式（而非其他函数）是时不变线性系统的本征函数。这意味着若输入一该函数（对某些 *s*），将得到相同的函数输出，只是乘上一恒定增益因子 *H*(*s*)（可能为复数）。而其他信号无法保证通过普通 LTI 滤波器后其形状保持不变。这一事实阐明：针对线性系统，复指数与正弦曲线所具有的特性；以及，针对正弦曲线或频率概念，线性系统所具有的特性。

　　倘若我们不想将复数值引入实际系统，则可利用复共轭信号对进行变通，复共轭信号对相加等于实值信号（一复数或信号 *x* 的复共轭表示为 *x**；共轭运算使虚部为负，故 *x*+*x** 将始终为实数值）。例如，如果想将正弦波 cos(*ωt*) 输入系统，可使用 *s*=i*ω* 与 *s*=−i*ω* 两个复指数相加，每项幅度皆为 0.5：

$$x(t) = 0.5\exp(\mathrm{i}\omega t) + 0.5\exp(-\mathrm{i}\omega t) = \cos(\omega t)$$

　　任意相位的实数正弦波都可利用具有复共轭关系的复振幅对产生，例如 −0.5i 与 0.5i 可产生 sin(*ωt*)。更一般地，*A*exp(*st*)+*A**exp(*s**t) 是由复共轭的本征函数对构成的实数波形。

　　当"频率" *s* 是复数时，不再仅是纯虚数值 i*ω*，有时用实部与虚部表示，记作 *σ*+i*ω*。此复频率表示呈指数衰减或增长的复指数波形：

$$x(t) = A_x\exp(st) = A_x\exp(\sigma t + \mathrm{i}\omega t) = A_x\exp(\sigma t)\exp(\mathrm{i}\omega t)$$

其中随时间的增长（正 *σ*）或衰减（负 *σ*）由第一指数因子 *σ* 表示，是实参数，复数正弦 cos(*ωt*)+i sin(*ωt*) 由第二因子 *ω* 表示，是虚参数。图 6-5 列举出了一些复指数。

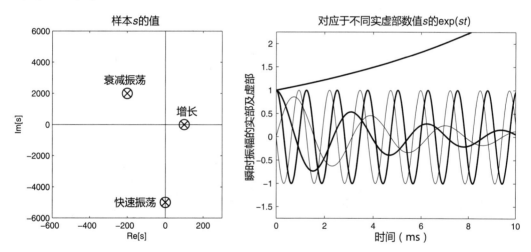

图 6-5　一些 *s* 值示例（左）及其对应的 exp(*st*) 的实部与虚部图（右）；对于复数 *s*，虚部用
　　　　细曲线表示，实部为粗曲线。实数值 *s*=100，在顶部产生缓慢的指数增长曲线。纯
　　　　虚值 *s*=−i5000 对应于图中所示的稳定高频正弦曲线；注意，虚部超前实部，因为这
　　　　是负频率复数正弦曲线。图中阻尼正弦曲线对应于 *s*=−200+i2000。在所有情形下，
　　　　s 的单位为秒的倒数或弧度/秒。若线性时不变系统或滤波器的输入，是这些信号形
　　　　状中的任何一种，则输出保持不变，只是乘以该 *s* 值处滤波器的复数因子 *H*(*s*)。也
　　　　就是说，这些函数 exp(*st*) 是所有 LTI 系统（受某些收敛区域限制，但一般会被忽视）
　　　　的本征函数

　　传递函数 *H*(*s*) 是一个运算符，可像代数因子一样使用，与输入相乘就会得到输出。由于 *H*(*s*) 只是作为频率分量或本征函数的乘数，所以输出的频率分量将永远不会包含任何未

输入的分量。但是，当我们面对非线性系统时，这种简单性将消失，而且在耳朵中显然也不具有这种简单性。

6.9 频率响应

经常地，我们满足于通过对正弦或固定复指数的响应来描述系统，而不是通过更为普遍的增长 / 衰减复指数。理论上，这些固定的实数与复数正弦波对于系统表征而言是足够的，因为它们是时域输入输出信号空间的完备基。相比之下，更为一般的复指数则构成超完备基。当我们将系统描述限定针对正弦曲线时，所描述的则为频率响应。

对于复数增益，无论是针对参数为实频率 f 或 ω 的复数正弦曲线，还是针对参数为复频率 s 的复指数，我们倾向于使用相同的符号 H。为区分这些函数，有时我们利用下标来表明所指。采用更一般的传递函数 $H(s)$，我们有频率响应定义：

$$H_\omega(\omega) = H(i\omega)$$

$$H_f(f) = H(i2\pi f)$$

如果只写 $H(\omega)$ 或 $H(f)$，通常意指上述某个相应的函数 [表示 $H(s)$ 仅用虚参数值计算，而非实频率 ω 或 f]。

对于示例 RC 滤波器，来自传递函数 $1/(\tau s+1)$ 的频率响应是

$$H(\omega) = \frac{1}{i\tau\omega + 1}$$

我们可将这些复数增益分解为幅度增益及相移，作为正负频率的函数，如图 6-6 所示。幅频响应为

$$|H| = \frac{1}{\sqrt{\tau^2\omega^2 + 1}}$$

相位响应为

$$\angle H = -\arctan(\tau\omega)$$

对于实数系统（意指输入输出皆为实数的真实物理系统，或是实数输入始终给出实数输出的抽象系统），其复增益函数的值具有复共轭对称性（如上述示例所示）：

$$H(-\omega) = H^*(\omega)$$

因此，当滤波器输入是 $\exp(i\omega t)$ 时，输出是 $|H|\exp(i(\omega t+\angle H))$；当输入为 $\exp(-i\omega t)$ 时，输出为 $|H|\exp(-i(\omega t+\angle H))$；所以，当输入是实数正弦曲线 $\cos(\omega t)$ 时，输出将是实数正弦曲线 $|H|\cos(\omega t+\angle H)$。也就是说，当输入为实数时，$H$ 的对称性使得虚部输出部分被抵消。

频率响应通常绘制成 Bode 图：对数幅度增益及相位与对数频率的关系曲线（仅适用于实数系统和正频率）。RC 低通滤波器的 Bode 图如图 6-7 所示。复对数函数将幅度及相位从复数增益中分出：复对数的实部是幅度的对数，虚部是相位；因此 Bode 图的两个部分都是 log-log 图。在实际应用中，通常只绘制滤波器的幅频响应，而忽略相位响应。在听觉中，幅度响应起着更重要的作用，但相位响应有时也需予以关注。

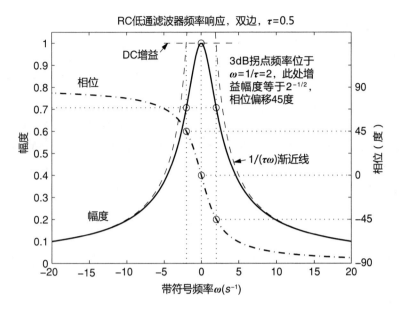

图 6-6 RC 低通滤波器的幅频响应（实线）与相频响应（虚线），时间常数为 0.5。相位从直流处的零变化到高频处滞后四分之一周期（90 度或 $\pi/2$ 弧度，负频率滞后后相位为负值）。频率参数 ω 以弧度 / 秒为单位。3dB 拐点频率位于 $\omega_C = 1/\tau = 2$，其增益为 0.707，相位为 ±45 度（用圆圈标出）。此外图中还显示了幅度增益高频渐近线（虚线），为一双曲线 $|1/(\tau\omega)|$，以及低频（直流）增益极限为 1。这些幂律渐近线在后续的 log-log 图中也有显示，以便与其直线形式进行比较

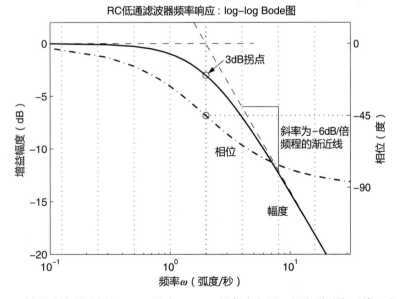

图 6-7 RC 低通滤波器示例的 Bode 图或 log-log 频率响应图。幅度增益渐近线以虚线显示，倍频以点线标记。因单极点系统的 $1/f$ 衰减特性，无论 R、C 取何值，高频渐近线的斜率都为 −6dB 每倍频程（或 −20dB 每 10 倍频）。注意，相同数据在本图中的显示与线性图中的显示看起来非常不同：图 6-6 中所示的低频渐近线及"拐点"在这里看起来更为合理

6.10　变换与运算方法

对于线性系统，目前我们已有两个替代特征，即冲激响应与传递函数，我们将研究两者间的相关性。二者都是函数（或是广义函数，若将脉冲也包括在内）；两者间的映射称为积分变换。

对于研究人员与工程人员来说，傅里叶变换是大家最熟悉的变换。1822 年，Joseph Fourier 提出了通过分析正弦分量响应来解决复杂线性系统的想法，并将所有输入和输出都分解成正弦分量。这种变换不足以从 $h(t)$ 给出完整的 $H(s)$；但它会给出频率响应 $H_\omega(\omega)$，即 $s=\sigma+\mathrm{i}\omega$ 当 $\sigma=0$ 时的 $H(s)$。从冲激响应到频率响应的傅里叶变换为

$$H_\omega(\omega) = H(\mathrm{i}\omega) = \mathcal{F}\{h(t)\} = \int_{-\infty}^{\infty} \exp(-\mathrm{i}\omega t)h(t)\mathrm{d}t$$

拉普拉斯变换是一种更为通用的变换，傅里叶变换可视作它的一个特例，即 $\mathrm{Re}[s]=0$。拉普拉斯变换通常以单边形式使用，特别是在处理因果系统时；积分的下限写为 0^-，表示积分包括零时刻的脉冲：

$$H(s) = \mathcal{L}\{h(t)\} = \int_{0^-}^{\infty} \exp(-st)h(t)\,\mathrm{d}t$$

但有时也使用具有负无穷积分的双边形式（或双边拉普拉斯变换），像在傅里叶变换中那样；如果 $h(t)$ 是因果系统的冲激响应，则单双边等同，但对于在 0 时刻之前可能为非零的转换信号，则必须使用双边形式。

另一方面，傅里叶逆变换也用作拉普拉斯逆变换，至少针对的是稳定因果系统，而且拉普拉斯变换积分在 $\mathrm{Re}[s]=0$ 处收敛：

$$h(t) = \mathcal{L}^{-1}\{H(s)\} = \frac{1}{2\pi} \lim_{\Omega \to \infty} \int_{-\Omega}^{\Omega} \exp(\mathrm{i}\omega t)H(\mathrm{i}\omega)\,\mathrm{d}\omega$$

别担心，读者们不需要知道或计算这些积分。有一魔法可帮助到我们：运算符表示法，或者运算符演算，由 Oliver Heaviside 在 1880 年左右提出，他从来没有听过拉普拉斯变换。几年后，他在推广该方法时说："数学最好的结果就是无须数学"。其主要技巧是：将微分方程转换为（大写表示的）信号的代数方程，只需在原方程有 $\mathrm{d}/\mathrm{d}t$ 的地方加上 s。该方法基于如下观察结果，即对于任意信号 $A\exp(st)$，其导数为 $sA\exp(st)$。我们的 RC 滤波器：

$$x - y = \tau \frac{\mathrm{d}y}{\mathrm{d}t}$$

变为

$$X - Y = \tau s Y$$

输出与传递函数可很容易求出：

$$Y = \frac{X}{\tau s + 1}$$

$$H(s) = \frac{Y}{X} = \frac{1}{\tau s + 1}$$

$H(s)$ 的这个简单代数公式，无须做任何微分方程求解或积分计算便可得出结果，对于任

意频率的正弦波或任意指数增长 / 衰减的正弦波，我们的 RC 滤波器将如何做出响应（其中有关积分收敛区域的某些限制，在实践中无须考虑；在该例中，收敛区域是 Re[s] > −1/τ）。

我们提到拉普拉斯变换是冲激响应与传递函数之间的变换。但在上述方程中，X、Y 也是频域表示，可通过对相应的时域信号进行相同的拉普拉斯变换而得到。上述 Y/X 比值的代数表达式，可解释为输出的拉普拉斯变换 $Y(s) = \mathcal{L}\{y(t)\}$ 与输入的拉普拉斯变换 $X(s) = \mathcal{L}\{x(t)\}$ 的比值。这些频域信号（s 的函数）通常记作时域信号名称的大写形式，就像 h(t) 与 H(s) 之间的关系。对于一般信号，变换不一定存在或收敛，但至少对于有限持续时间的绝对可积信号，其变换是存在的或收敛的。即使不存在，通常也可如同存在一样，对这些符号进行操作，且其比率仍有意义，有时甚至可用以描述非稳定且非因果系统。

关于拉普拉斯变换有许多关系、技巧及表格，这意味着我们可不必进行积分，甚至无须理解就可利用该变换。我们刚才使用的技巧 s 运算符，是导数运算符的拉普拉斯变换；等价地，导数运算是传递函数为 s 的 LTI 系统。这便是将系统描述所用的微分方程转换为传递函数所需的唯一技巧，仅需简单代数。

对于这些变换，包括连续时间系统的拉普拉斯变换或傅里叶变换，或离散时间系统的离散时间傅里叶变换或 Z 变换，我们使用的另一主要技巧是，在进行域间映射时，可将时域卷积等价于频域乘法，如 6.13 节所述。这一观察结果是描述 LTI 系统级联的关键，我们将在 6.14 节中讨论。当我们采用代数表示时，已隐性利用——乘以 s 表示微分，乘以 s^{-1} 表示积分。

EE 关联：稍微通用些的电路

转换变量 s 可一直回推至电路元件。如果将欧姆定律（其电路定律 V/I = R 与电阻电路元件的电压、电流及电阻有关）以及把电阻视作比率的观点推广至复数值，则简单的直流电路分析技术就可用于交流电路分析：分析零赫兹以外频率的响应。阻抗（电阻的复数形式）可被看作从电流到电压的传递函数：V(s)/I(s) = Z(s)。元件阻抗视不同元件类型的端口关系而定，可采用 s 运算符替换微分（以及由 1/s 替换积分）这类常用技巧进行计算。因此，电容为 C 的电容器可视其值为 1/sC 的阻抗，电感为 L 的电感器可视其值为 sL 的阻抗。在电子工程领域，通过这种方式，人们就可对电路的频率响应进行代数分析，而无须微分方程求解或积分运算。在力学系统中，质量及弹簧也可进行类似的处理。

质量与弹簧系统，或电感器与电容器，可对脉冲做出振荡响应，而不像我们的一阶示例那样单调地向零衰减。这些系统可产生谐振，或对某些频率信号做出强烈反应，如第 8 章所述。

为了简化问题，我们将重点放在图 6-8 中通用分压器的电路示例上。输入输出间的元件 Z1 的阻抗（例如，我们的一阶 RC 滤波器中的 R）称为串联阻抗，输出与地之间的元件 Z2 的阻抗（RC 滤波器中的 1/（sC））称为并联阻抗。通过两个阻抗元件 Z1 及 Z2 的电流 I 相等，且跨越它们的电压（阻抗乘以电流，Z_1I 及 Z_2I）相加即为输入电压 X。输出电压 Y 是 Z_2I，这样通过消除因子 I，可很容易得到输出电压与输入电压的比率：

$$H = \frac{Y}{X} = \frac{Z_2}{Z_1 + Z_2}$$

对于电阻器电路，阻抗只是电阻，变量都是实的标量。在此情形下，此电路被称为电阻分压器，输出电压始终小于输入电压，且比率与频率无关。对于可储能并可引发频率相关的相移及增益变化的电抗元件（电感器及电容器）电路，我们采用具有相同代数形式的复阻抗来计算复频相关的输入输出电压比率，即传递函数。由此，我们可在非显性使用微分方程的情形下，得到一阶 RC 低通滤波器的传递函数。如果元件 Z1 及 Z2 的阻抗 Z_1 及 Z_2 包括两只电抗元件且类型不同（电容器及电感器），则系统是二阶的，且可产生谐振。

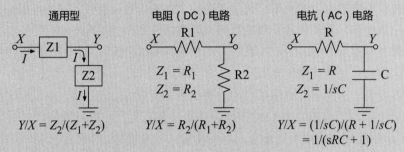

图 6-8   通用分压电路示意图（左），简单的电阻示例图及电抗示例图

6.11 有理函数及其零极点

拉普拉斯变换（及 Z 变换）一主要优点是，它可利用零极点描述许多线性系统，从而便于描述、设计、分析与理解这些系统。

对于一阶 RC 滤波器，若 $\tau=RC$，则有传递函数：

$$H(s) = \frac{1}{\tau s + 1}$$

通常，由集总元件构成的线性系统，因其内部状态变量数量有限，可以多项式（ s 幂之和）比率的形式，利用相似的代数表达式导出传递函数。这种表达式称为有理函数，与分布式元件（如传输线）组成的系统的表达式相比，这一形式使用非常方便。

作为连续复参数的复杂函数，$H(s)$ 看起来像是一个难以对付的对象。但当它是有理函数时，我们可利用分子、分母多项式的系数，或（对应于一固定增益因子）利用多项式的根（多项式为零时 s 的值），完整而简洁地予以表示，且更易于可视化和推理。

分子的根是 $H(s)$ 为零时的 s 值，在 s 平面，这些位置被称为系统的零点。类似地，分母的根，会使 $H(s)$ 变为无穷大，被称为系统的极点。这样，利用零点与极点（即其在 s 平面中的数量、位置），以及整体增益因子，可完整表征由集总元件组成的线性系统，而对于分布式元件系统，通常也可利用这些参数得以很好地近似。

示例平滑滤波器的极点为 $s=-1/\tau$，没有零点。为方便起见，我们常将 s 平面中这类极点位置表示为 p_1；对于示例滤波器，$p_1=-1/\tau$。

注意，有理传递函数具有实系数。这些系数来自实系统定义所用的常微分方程的实系数。对于实系统，这意味着分子、分母的根要么是实数（如一阶示例中），要么是复共轭对。

极点对应于输出无限大于输入的频率 s；这意味着当输入为零时，这些频率可能出现在输出中，且是齐次响应的频率。极点位置的实部 σ 控制齐次响应的包络 $\exp(\sigma t)$。如果齐次响应随时间衰减，则 σ 为负，如果随时间增长，则 σ 为正。对于稳定系统，输出必随时间衰减，因此必有 $\sigma < 0$；也就是说，稳定系统的极点位于 s 平面的左半部分。如果系统在虚部轴上恰有极点，则系统可能是条件稳定的，例如，有一积分器，其在 $s=0$ 处有一极点。

由无源元件组成的电路总是稳定的。当包括有源元件时，就有可能在右半平面中获得极点，它们的正实部分对应于增长指数。也就是说，即使输入为零，有源元件也可提供能量以使输出增大。这类非稳定系统通常要予以避免。

当极点为复数时，即 $p_1 = \sigma + i\omega$，齐次响应是指数包络乘以振荡项 $\exp(i\omega t)$。这种极点通常来自二阶滤波器，在电路中，由电感器与电容器的组合形成。其结果是产生谐振。这种系统对 ω 附近输入频率的响应趋向强烈。

对于零点，则没有这样的稳定性约束，但在许多情形下，零点也位于左半平面。在这些情形下，可通过零极点交换，得到 $H(s)$ 逆系统（分子与分母交换）的传递函数，且是一稳定的逆滤波器。所有零极点皆位于左半平面的滤波器，或具有稳定因果逆系统的稳定滤波器，具有最小相位特性；与其他具有相同幅度传递函数的任意稳定因果系统相比，它们所引起的相位滞后或延迟更小。这一特性已应用于对耳蜗行波延迟的分析（de Boer，1997；Recio-Spinoso et al.，2011），并将非线性调谐曲线与类滤波器特性关联起来（Goldstein et al.，1971）。

EE 关联：二阶滤波器电路

与我们的一阶示例相比，二阶滤波器更有意义，且与听觉更加相关，因为它们可以谐振，即对特定范围内的频率做出特别的响应。在二阶情形下，谐振系统被称为谐振器或单调谐谐振器。二阶谐振系统几乎是所有耳蜗功能模型的基本构件。

在力学中，谐振系统的类比样例有质量－弹簧系统，以及摆锤。一般的，谐振系统有两种不同类型的能量存储机制，而且是动态地在两种系统能量之间振荡，可类比，运动质量的动能与弹簧拉伸或压缩的势能。

在电路中，电感器将能量存储为电子做集体运动的动能（Mead，2002）（或存储于麦克斯韦概念中的磁场），而电容器则通过累积电荷对抗静电排斥来存储势能。描述动能与势能之间往返运动的微分方程与力学系统基本相同。

对于图 6-9 中的电路，在 RC 低通滤波器串联阻抗上增加一个电感器，可形成一个二阶滤波器。我们将其称为"电路 A"，是将在第 8 章中详细分析的几个谐振系统中的第一个系统。

元件 Z1 或串联阻抗具有阻抗 $Z_1 = sL + R$，元件 Z2 或并联阻抗具有阻抗 $Z_2 = 1/(sC)$，因此根据前面描述的分压器，其传递函数为

$$H_{\mathrm{A}}(s) = \frac{1/sC}{sL + R + 1/sC} = \frac{1}{s^2 LC + sRC + 1}$$

该滤波器被称为二阶滤波器,因其具有两个独立的状态变量:存储在电容器上的电压或电荷,以及存储在电感器中的电流。在这种情形下,分子是零阶,没有根,因此滤波器有两个极点但没有零点。对于足够大的 R,极点可以是实数,但对于谐振电路,极点是一复共轭对。

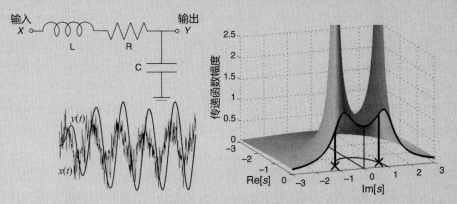

图 6-9   滤波器 A,一个二阶谐振低通滤波器,(左)图中展示的是带噪输入波形及相应的输出波形,该波形是平滑的,而其频率接近于谐振频率的输入分量的幅度增大了。滤波器 A 的传递函数(右)与图 6-4 类似,类似于一个帐篷覆盖在两个复极点(即奇点)位置(交叉线点与粗垂直线处)上的一对"帐篷杆"上

6.12   传递函数增益与相位的图解计算

对于零极点,只需列出若干复数值即可描述一线性系统,除了这种描述上的便利性,用于滤波器的图形表征也非常有效。滤波器可用一简单示意图予以描述,在复数 s 平面上,极点位置标记为 X(交叉),零点位置标记为 O(圆圈)。对于懂它的人,该图实际是一计算工具,可凭借肉眼快速估计传递函数,或借助尺子与量角器快速计算距离与角度,从而直接获得增益幅度与相位。尽管我们不再需要对此进行计算,但理解这种有理函数的几何视图,对于滤波器的理解与描述仍十分有益。

在图 6-10 中,我们展示了无零单极点低通滤波器的操作。谐振二阶频率响应的图形计算将在第 8 章中说明。我们可利用双极点滤波器阐释因式分解的概念,进而理解图形化方法的有效性。一般的,一旦知道分子与分母的根,就可用这些值进行因式分解。例如,一个单零双极点滤波器可用系数形式记作

$$H(s) = \frac{A(s - z_1)}{(s - p_1)(s - p_2)}$$

其中 A 是增益因子,z_1 是零点的位置(在 s 平面),p_1 与 p_2 是第一与第二极点的位置(一般有 $p_2 = p_1^*$)。一阶极点滤波器不需要分解,但可记为类似形式

$$H(s) = \frac{A}{(s - p_1)}$$

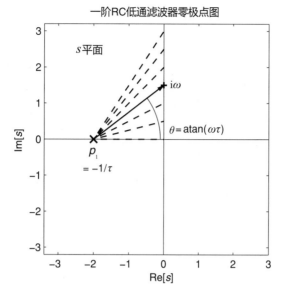

一阶RC低通滤波器零极点图

图 6-10 基于 s 平面零极点图计算示例 RC 低通滤波器的频率响应 $1/(s-p_1)$，仅有一个极点 $p_1=-1/\tau$，没有零点。幅度响应与从极点 p_1 到频率 $s=\mathrm{i}\omega$（图中 $\omega>0$）的线段 $s-p_1$ 长度成反比，其相位滞后量是这条线与实轴的角度 θ。由于角度 θ 出现在分母中，使其成为负相移，表示滞后或延迟（$\omega<0$ 时将是正相移，但仍是滞后）

为计算这种滤波器的频率响应，我们将 s 替换为 $\mathrm{i}\omega$（或 $\mathrm{i}2\pi f$）的各种值，并进行评估。分子或分母中每个 $s-x$ 形式的因子变为 $\mathrm{i}\omega-x$。其幅度取决于 s 平面上从零点或极点 (x) 到虚轴 $\mathrm{i}\omega$ 点的距离，而幅频响应就是从所有零点到虚轴 $\mathrm{i}\omega$ 点距离的乘积除以所有从极点到虚轴 $\mathrm{i}\omega$ 点距离的乘积。将这些差异作为向量，还可得到频率响应的相位，即至零点向量角之和减去至极点向量角之和。这些操作非常简单，工程人员常可根据零极点图对滤波器特性进行直观分析。额外的增益因子 A 通常会被忽略；如果需要归一化，则 DC（$\mathrm{i}\omega=0$）处的增益通常取为 1。

将此过程应用于二阶谐振系统很有意思，因沿虚轴移动可由低向高在谐振频率处接近极点位置，然后还可由高向低再次接近极点。因此，增益在极点频率附近上升，然后又下降。

6.13　卷积定理

当一个滤波器的输出成为另一个滤波器的输入时，这类滤波器被称为级联。对于级联的 LTI 系统，针对输入依次应用两个滤波器的时域或频域运算符（分别为卷积或乘法）可获得最终的输出。

乘法与卷积之间的等价性，是代数运算符表示法的基础，通常用卷积定理进行表示，该定理指出，两个信号 [例如，$h(t)$ 与 $x(t)$] 的拉普拉斯变换的乘积，等于这两个信号卷积的拉普拉斯变换：

$$H(s)X(s) = \mathcal{L}\{h(t) * x(t)\}$$

这些操作是可交换、可结合的，因此，不仅可用于输入与冲激响应，并获取滤波器的输出，还可用于级联滤波器响应的组合，即

$$H_2(s)H_1(s) = \mathcal{L}\{h_2(t)*h_1(t)\}$$

同样，卷积定理适用于两个以上的多因子情形：

$$H_2(s)H_1(s)X(s) = \mathcal{L}\{h_2(t)*h_1(t)*x(t)\}$$

在数学上，若应用该定理，要求相关拉普拉斯变换在 s 平面的某些区域必须存在，而由此产生的拉普拉斯变换将只可能存在于这些区域的交叠处。

6.14   级联、并联与反馈结构中滤波器的互联

上述讨论的一阶、二阶滤波器固然有用，但其功能特性相当简单。为使系统更加多样，可用各种方式对简单系统进行组合，如图 6-11 中所示的模式。

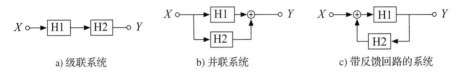

a) 级联系统   b) 并联系统   c) 带反馈回路的系统

图 6-11   以级联、并联及反馈方式连接的滤波器系统示例

对于图 6-11a 中的级联连接，由卷积定理可知，该网络传递函数是各传递函数的乘积：

$$y(t) = h_2(t)*h_1(t)*x(t)$$

或

$$Y(s) = H_2(s)H_1(s)X(s)$$

其中，运算符的应用顺序表示 H_1 首先作用于输入，然后是 H_2。也就是，该网络滤波器的实际特征可由传递函数的乘积 $H_1(s)H_2(s)$ 予以刻画，或由各滤波器冲激响应的卷积 $h_1(t)*h_2(t)$ 予以刻画。这对于任意数量、顺序的 LTI 系统级联都适用。

EE 关联：级联

级联滤波器概念对于我们的听觉模型至关重要，因此需予以额外关注。在有关线性系统与听觉的文献中，级联所出现的相关背景至少有三类非常突出。这些背景下的含义密切相关，而且我们都有所涉及，只是有些文献对此仅限于狭义的解释。

首先是在无线电、电话与电视领域，作为传统的滤波器电路互连方式，级联有时被释义为本章分析中所指的含义。具体而言，在级联连接中，滤波器级电路经由"缓冲"（一单位增益跟随放大器），以便连接到下一电路时，其输出不受干扰；也就是，不存在来自下一连接电路的反向影响、耦合或"加载"。级联这一概念，是在 20 世纪 40 年代由 Eaglesfield 与 Tucker 提出的，用于级联实现我们现在所称的 gammatone 滤波器。Tucker（1946）解释了"串联"与"级联"在一般概念上的区别，在图 6-12 中对此进行了展示："由互感、互容或电阻耦合在一起的串联调谐电路已非常普及，并已有多种教科书与论文对这种结构设置的响应进行了分析。然而，具有传输耦合但无相互耦合的调谐电路级联却很少被提及，尽管这种结构设置实际上经常被采用"。Eaglesfield（1945）将他的级联简单地称为多级放大器，此处他所指的级是分电路，由缓冲放大器为隔离后向耦合所形成。

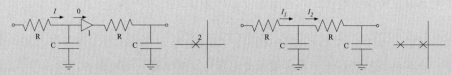

图 6-12　有缓冲放大器（左）和无缓冲器（右）分隔的两个相同 RC 滤波器的级联。缓冲
　　　　器（三角形，"1" 表示其增益）的输入电流为零，输出电压等于其输入电压，因
　　　　此第二级滤波器不会因分流或"加载"影响到第一级。由此产生的传递函数为
　　　　H^2，为单极点级传递函数的平方，即在相同位置有两个极点，如左侧极点图所
　　　　示。没有缓冲器时，通过第一电阻器的部分电流会流入第二电阻器，这与我们
　　　　计算 RC 滤波器传递函数时的假设不符。这种相互耦合，即第二级影响第一级，
　　　　会产生不同的滤波器，具有两个不同的极点位置，如右侧极点图所示

其次，为描述波沿一连续的或一系列的位置传播，很自然地可利用级联滤波器描述
从一处到另一处的转换。在对内耳中的声波传播进行建模时，Licklider（1953）阐明了级
联的概念，用于描述行波模型："……行波沿隔膜－流体系统向下传递，如果将其视作由
谐振器组成，也应是由许多元件级联而非并联而成"。这里 Licklider 的级联概念，也可能
意在覆盖当时的耳蜗电子网络模型，这些模型实际上支持波的双向传播；也就是说，他
并不一定认可 Tucker 在上文提到的级联与串联的区别。尽管有人在耳蜗波形建模时将级
联用于简单的互联集总电路（Kletsky and Zwislocki，1981），但在听觉建模领域，我们中
的大多数都采纳了 Tucker 的建议，仅将级联用于信号前向多级传播模型（Lyon，1998；
Sarpeshkar，2000）。

最后的应用背景是，级联作为实现策略出现在多种数字滤波器中。在经典数字信号
处理教科书中，级联仅解释为这种含义，即将滤波器分解为易于实现的分段，且是最自
然、最鲁棒的方式。

在本书中，所有这些含义都很重要，且大多是等效的。在内耳波传播的级联模型中，
多路输出也很重要。"多输出级联滤波器组"是有效实现耳蜗声音处理模型的自然结构。

当一个输入进入两个滤波器，且两个滤波器的输出相加产生单个输出时，如图 6-11b
所示，滤波器的这种并联等效于单个滤波器，可由冲激响应之和或等价地由传递函数之和
表示：

$$y(t) = [h_1(t) + h_2(t)] * x(t)$$

或

$$Y(s) = [H_1(s) + H_2(s)] X(s)$$

也就是，拉普拉斯变换在域间转换时加法仍是加法。

如果系统以反馈方式连接，则会有一条从输出或某中间点返回路径加至输入，此网络的
传递函数可用代数求解。在这种情形下，传递函数将所涉及的除法代数表达式合并，有理传
递函数的结果仍是有理函数。这种代数除法在频域很方便，且为有理函数；但在反馈系统中，
不存在诸如并联、级联系统中那种组合冲激响应的等效简单代数表达（即加法、卷积），对于
图 6-11c 中所示的示例，可应用内部并联、级联所对应的加法、乘法，找出输入输出间的关系：

$$Y = H_1 (X + H_2 Y)$$

求解可得网络系统传递函数：

$$\frac{Y}{X} = \frac{H_1}{1 - H_1 H_2}$$

对于简单单回路反馈系统，其一般经验法则是，网络输入到输出的增益，等于正向增益除以（1- 环路增益）。

对于有理传递函数系统，我们可推断其零点、极点是如何组合的。级联是最简单的：零点与极点的集合简单地组合在一起（实际上，这些点并非集合，而是袋子，因为任意给定的位置可能出现多次，比如级联两个或多个相同的滤波器）。另一个方向是将系统分解为更简单系统的级联，对应于将某些零极点放入一个系统，而将另一些零极点放入另一个系统。例如，有一种系统分解方法是分解为全极滤波器与全零滤波器的级联。将系统分解为级联时，通常我们需避免将极点或零点的复共轭对分开，以便所有级联子系统都有实的输入输出。

对于并联系统，网络系统将极点集合做了合并，但零点集合则有所不同。也就是，对于某一频率，若任一系统输出无穷大，则并联后的和也是无穷大。为了使输出为零，两个并联系统需通过相同的增益幅度和相反的相位进行相互抵消。因此，需要进行某些分析以找出零点的位置。在第 9 章，我们将利用这样的分析，用以找出在听觉建模中常用的 gammatone 滤波器的零点。

对于反馈连接的系统，收纳了前向路径 H_1 中所有分量的零点，但会产生新的零点、极点，分别来自分母 $1-H_1H_2$（1- 环路增益）中的极点、零点。这个分母的极点，即新的零点，是 H_1 与 H_2 极点的合并；但 H_1 的极点抵消了前向路径中的极点，因此只有 H_2 的极点才会产生新的零点。由于（1- 环路增益）的存在，导致分母的零点即新的极点变得更为复杂。

稳定滤波器级联及并联的连接是稳定的。但经过反馈，很容易将稳定系统转变为非稳定系统，反之亦然。分母 $1-H_1H_2$ 的根须位于 s 平面的左半部分，以使反馈系统稳定，但这些根不属于原零极点，因此需要进一步核查。

所有这些典型组合方式，级联、并联及反馈，在机器听觉系统中都将得到应用。

6.15 总结及后续安排

线性系统可利用若干密切关联的方法进行分析。可将线性系统或滤波器描述为电路或微分方程。还可利用冲激响应或传递函数进行表征，并通过变换在这些表征之间进行切换。对于由集总元件构成的电路，可将传递函数表示为多项式的比值，并将这些多项式因子化，可得到零极点描述。借助零极点，我们可对系统进行简明描述，生成简化图表，并可支持频率响应的可视化及图形计算。

对于正弦波的重要性，我们已有所了解：在实数有界信号中，正弦波与线性系统的本征函数非常接近：输入正弦信号，可得到相同的输出；可能会略有变化，但仍具有相同的频率。

在后续的章节中，我们将更多地研究谐振线性系统，并建立耳蜗滤波模型。

虽然本章对理解本书研究所需的关键点进行了汇总，但许多读者可能还需要更深入的论述或更系统的介绍。介绍线性时不变系统（包括理论与应用）的优秀著作有很多。我最喜欢的是 Siebert 的《电路、信号与系统》（Siebert，1986），以及 Oppenheim 与 Willsky 的《信号与系统》（Oppenheim and Willsky，1997）。Hamming 的《数字滤波器》（Hamming，1998）我也很喜欢，并欣赏他在频率概念及平滑滤波器方面所做的研究。

有关声音、线性系统及听觉的更基础性的介绍，建议参考 Rosen 与 Howell 的《语音和听觉信号与系统》（Rosen and Howell，2011）。另一部将工程与听觉知识相结合的优秀著作是 Hartmann 的《信号、声音与感知》（Hartmann，1998）。

离散时间与数字系统

许多微分方程的充分近似解可简单地通过求解相关差分方程得到，由此可以预计，解微分方程将是电子计算机的一个主要应用领域。

—— "高速真空管装置在计算中的应用"，John Mauchly（1942）

7.1 计算机模拟系统

在计算机中构建线性（或非线性）系统或对系统进行建模时，使用的是离散时间步长。本章将介绍离散时间线性系统与连续时间线性系统之间的关系，以及这些系统在数字计算机软件中的实现。幸运的是，所有用于离散时间线性系统的表征与技术，与用于连续时间线性系统的表征与技术之间，存在着精确的对应关系，比如，差分方程对应微分方程，Z 变换对应拉普拉斯变换，这些都将在下文中予以介绍。

离散时间系统以量化时间运行，且可以是线性的。而另一方面，数字系统或数字滤波器，将信号在时间及振幅上进行量化，因而不能视作精确的线性表征。数字系统，即由数字硬件或软件实现的系统。在过去的数字滤波器时代（20 世纪 60 年代和 20 世纪 70 年代），人们非常担心量化的影响，即数字系统的非线性表现。然而在现代，离散时间与数字之间的区别常被忽略，因为数字浮点系统具有足够的分辨率，对于线性离散时间系统的模拟可很轻易地达到所需精度。不过，当我们提及数字滤波器时，通常是指信号处理系统的计算机实现，而非离散时间线性系统，后者表示更理想化的分析模型。

7.2 离散时间线性移不变系统

电子系统、力学系统及其他物理系统，比如我们耳中的系统，无论是否线性，都是连续时间系统。但是，当基于计算机构建声音处理系统时，需要对声音波形样本进行处理，这些样本（通常）在等间隔采样时间上进行抽样。因此，需要使用离散时间线性系统理论，这些理论在很多方面与连续时间线性系统类似。

在数学上，离散时间系统是将输入序列 $x[k]$ 映射到输出序列 $y[k]$ 的运算，其中 k 为序列的整数索引（这些序列在概念上定义为全整数索引，由负无穷到正无穷）。与连续时间系统一样，"线性"意味着，如果系统将序列 x_1 映射到 y_1，x_2 映射到 y_2，那么它将 ax_1+bx_2 映射到 ay_1+by_2。而"移不变"则意味着，如果将 $x[k]$ 映射到 $y[k]$，那么对于任意常整数位移 n，位移序列 $x[k-n]$ 将映射到 $y[k-n]$。

7.3　冲激响应与卷积

在离散时间情况下，单位冲激在 0 时刻具有值为 1 的样本，在其他时刻值均为 0。冲激响应则是当单位冲激作为输入时，由滤波器产生的序列 $h[k]$。

任何序列 $x[k]$ 都可表示为缩放脉冲与位移脉冲的总和。线性移不变系统的输出 $y[k]$ 很容易表示为 $h[k]$ 的相应缩放与位移副本的总和。表示这种关系的和称为卷积和，类似于连续时间系统的卷积积分：

$$y[k] = \sum_{n=-\infty}^{\infty} x[n]h[k-n]$$

对于因果系统，索引为负时，其冲激响应为零。在这种情况下，卷积和可记为冲激响应在非负索引上的和，其形式清楚地表明，h 样本是在输出 y 的当前时刻（k）及其之前时刻（$k-n$，n 为正）作用于 x 样本的权重：

$$y[k] = \sum_{n=0}^{\infty} x[k-n]h[n]$$

7.4　离散时间系统中的频率

这些系统也可做频率分析。我们可通过采样间隔 T，或采样率（采样频率）$f_s = 1/T$，将样本与时间联系起来。特征函数同样采用类正弦函数，即采样复指数。但我们用不同方式表示，以几何序列形式表示为复参数 z 的幂：

$$x[k] = A_x z^k$$

此处 $z = \exp(sT)$，对于所有整数 k，$x[k]$ 表示在 $t=kT$ 时连续复指数 $A_x \exp(st)$ 的离散样本。z 是离散时间系统中用于表示复频率的常规变量。它是 Z 变换的频域变量，类似于拉普拉斯变换的 s。与 s 一样，z 不仅表示广义频率，还表示一代数算子，作为变换域中的一个因子。

7.5　Z 变换及其逆变换

序列 $x[k]$ 的 Z 变换定义为转换变量 z 的函数：

$$X(z) = \mathcal{Z}\{x[k]\} = \sum_{n=-\infty}^{\infty} x[n]z^{-n}$$

适用于所有由 k 定义的序列。对于仅非负 k 定义的序列，存在一单边 Z 变换，其求和下限为 0。对于因果冲激响应来说，单双边变换是等价的。而对于 0 时刻之前可能非零的信号，包括作为离散时间线性移不变系统本征函数的采样复指数，则必须使用双边变换。

尽管频率参数 z 为小写，Z 变换名称依旧采用大写惯例（文献中也可找到小写惯例）。和以往一样，信号及其变换使用小/大写变量对：$x[k]$ 变换为 $X(z)$。离散时间索引（k）使用方括号，而连续值参数（t、s、ω 或 z）使用圆括号。

离散时间系统传递函数是复频率 z 的函数，是 Z 变换 Y 与 X 的比，也是冲激响应的 Z 变换，与连续时间系统的拉普拉斯变换相同：

$$H(z) = \frac{Y(z)}{X(z)} = \mathcal{Z}\{h[k]\}$$

也就是，Z 变换是一算子，将离散时间域的卷积映射为复频域的乘法。卷积定理类似于 6.13
节中的连续时间卷积定理，即

$$H(z)X(z) = \mathcal{Z}\{h[k] * x[k]\}$$

逆 Z 变换通过传递函数计算冲激响应：

$$h[k] = \frac{1}{2\pi} \int_{-\pi}^{+\pi} H(\exp(\mathrm{i}\theta)) \exp(\mathrm{i}\theta k) \mathrm{d}\theta$$

（该公式在单位圆周上进行积分，至少对于稳定系统是适用的，这里我们所关注的仅限于此，
可回避收敛、非因果区域等复杂情形）。

统计与历史关联：生成函数与 Z 变换

在统计学领域，离散序列有时通过生成函数来描述，这些函数本质上与我们所说的
Z 变换相同。当离散序列是离散随机变量的概率质量函数时，其生成函数称为概率生成
函数。

生成函数最早由 Abraham de Moivre 于 1730 年提出，用于证明他所提出的几个相互
独立、相同分布随机变量之和（如 6 个骰子上显示的总点数）的分布公式，并于 1780 年
由 Pierre Simon Laplace 命名（Hald，2005 年）。

如 Bennett（1993）所述，离散时间系统 Z 变换理论是由数学家 Witold Hurewicz
（1947）在第二次世界大战期间在麻省理工学院辐射实验室提出的——作为其雷达开发工
作的一部分，用于飞机位置等变量的分析预测。几年以后，Ragazzini 与 Zadeh（1952）
在后续工作中提出了这一命名，并深入讨论了 Z 变换与生成函数的关系。

注意，与连续时间系统一样，逆 Z 变换也是频率上的积分；但这里，是以 $z=\exp(\mathrm{i}\theta)$ 代
入计算 $H(z)$，即沿 z 平面的单位圆（z 平面上角度 θ 与频率的关系为 $\theta=\omega T$，其单位是弧度 / 样
本）进行积分。与逆拉普拉斯变换对比，后者是沿虚轴以 $s=\mathrm{i}\omega$ 代入计算 $H(s)$ 的。s 平面中
的虚轴，以及 z 平面中的单位圆，这些路径都很特殊，是一类复频率 s 或 z 的集合，对应于
随时间既不增长也不衰减的正弦曲线。为使滤波器稳定，并使逆变换积分如前所述有意义，
在 s 平面中的虚轴上及其右侧，或在 z 平面中的单位圆上及其外部，不得有极点。正如我们
在 6.6 节中提到的，不稳定或非稳定系统的传递函数也可计算，但通常我们不需要。

7.6 单位超前算子与单位延迟算子

与拉普拉斯变换一样，通常不需要直接实施变换操作，因为算子法提供了更为简便的快
捷方式。此时，在变换域中乘以 z 表示单位超前算子。这里 $z\{\cdot\}$ 较为特殊：表示前向探视，
即查看序列的下一个后续样本：

$$z\{x\}[k] = x[k+1]$$

值得注意的是，在时域表达式中以这种方式使用频率参数 z 并无太多意义；但将 z 视为代数

算子，并将 x 转换为其频域表达 X，类似于我们使用 s 作为导数算子，可在频域以变量 z 生成其代数表达。也就是，上述表示实际意味着，如果已有一信号 x[k] 及其 Z 变换 X(z)，那么 zX(z) 就是其超前信号的 Z 变换：

$$zX(z) = z\mathcal{Z}(x[k]) = \mathcal{Z}(x[k+1])$$

根据 Z 变换定义，这是显然的。

　　单位超前算子 z 是非因果滤波器：当前输出是其输入尚未到达的样本。因此，我们通常使用它的逆 z^{-1}，代表一个单位延迟，即信号延迟一个样本，且是一因果滤波器：

$$z^{-1}\{x\}[k] = x[k-1]$$

$$z^{-1}X(z) = z^{-1}\mathcal{Z}(x[k]) = \mathcal{Z}(x[k-1])$$

有时，为避免广义频率表示的不便，时域算子也用其他符号表示；通常 D 用于表示微分，但有时 D 或 Δ 也用作单位延迟，尽管 z 作为单位超前算子似乎更常见。然而，在地球物理领域，符号是相反的，z 表示单位延迟算子。

　　单位延迟通常以硬件中的寄存器或软件中的变量来实现，先存储一个值，然后用于数字滤波器的下一次迭代。因此，我们经常在表示数字滤波器硬件或软件的信号流程图中看到 z^{-1}，如图 7-1 所示。另一方面，我们通常利用 z 表示传递函数，并在 z 平面上绘制零极点。

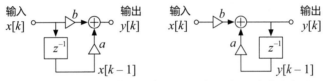

图 7-1　两个不同的一阶数字滤波器信号流程图：左侧为有限冲激响应（FIR）或非递归滤波器，右侧为无限冲激响应（IIR）或递归滤波器。适当地选择系数 a、b，比如 a=1−b，使两个系数都在 0、1 之间，可构成平滑滤波器（即抑制波动，使平均输出等于平均输入）。左边的 FIR 滤波器只能做非常局部的平滑，而右边的 IIR 滤波器与 RC 低通滤波器一样，当其为平滑滤波器时，具有很长的时间常数。框中的标识 z^{-1} 表示单位延迟算子。三角形表示乘以所示的常系数。两个滤波器的差分方程：y[k]=bx[k]+ax[k−1] 和 y[k]=bx[k]+ay[k−1]，以及 z 域算子方程：Y=bX+z^{-1}aX 和 Y=bX+z^{-1}aY，可很容易从信号流程图中得到。这里，输入标记为 x[k]，输出标记为 y[k]，表示在样本序列上的操作步骤，而 z^{-1} 表示单位延迟或存储元件。也可将它们标记为 X、Y，此时 z^{-1} 可理解为变换算子。与第 6 章一样，不同表示对应不同解释，可视情况进行切换

7.7　滤波器与传递函数

　　离散时间滤波器通常分为两类：递归（或无限冲激响应，IIR）和非递归（或有限冲激响应，FIR，或横向滤波器），取决于是否包含反馈环路，如图 7-1 右侧滤波器所示。在特殊情况下，当零点抵消极点时，递归滤波器（即带反馈滤波器）会有有限冲激响应，为此或许有人会争辩这些术语是否可互换使用。

　　图 7-1 左侧信号流程图为一简单的非递归滤波器，其差分方程及相应变换域代数描述如下：

$$y[k] = bx[k] + ax[k-1]$$

$$Y(z) = bX(z) + az^{-1}X(z)$$

$$H(z) = \frac{Y}{X} = b + az^{-1} = \frac{bz+a}{z}$$

当 $0<a<1$ 且 $a+b=1$ 时，该滤波器在直流处（$z=1$）具有单位增益，因而是一平滑滤波器：即每个输出样本是两个相邻输入样本的加权平均。其因果冲激响应为序列 $[b, a, 0, 0, \cdots]$。典型地，令 $a=b=0.5$，对应于两点移动平均，且当 $z=-1$ 时（对应于 Nyquist 频率，即 π 弧度 / 样本），$H(z)=0$。或者，当系数符号相反时，该滤波器将加重高频并抑制低频，是一反平滑滤波器。

递归滤波器会更令人感兴趣，因其可在更长时段内进行平滑，而非仅针对相邻的点。一阶递归低通滤波器可表示为图 7-1 右侧的信号流程图，也可指定为相应的差分方程或递归关系：

$$y[k] = bx[k] + ay[k-1]$$

其中 $y[k-1]$ 是前一（单位延迟）输出值，用于计算当前输出值 $y[k]$，a、b 是定义滤波器所用的系数。在变换域中，将延迟运算符 z^{-1} 视为与系数 a、b 等同的代数因子，系统描述可直接从流程图中得到：

$$Y = bX + z^{-1}aY$$

$$Y(1 - z^{-1}a) = bX$$

$$H(z) = \frac{Y}{X} = \frac{b}{1 - z^{-1}a} = \frac{bz}{z-a}$$

这一单极点传递函数在图 7-2 中做了展示。该图还展示了一双极点离散时间谐振器传递函数。这些离散时间传递函数分别对应于图 6-4 和图 6-9 中所示的单极点、双极点传递函数。

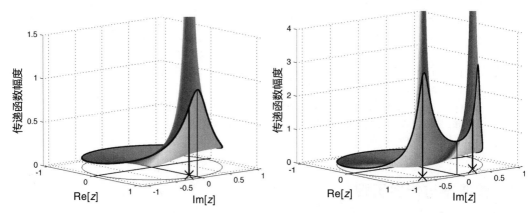

图 7-2　单极点（平滑）、双极点（谐振器）滤波器的复数传递函数，在 z 平面单位圆内进行估算。频率响应是绕单位圆所估算的传递函数，由圆形切割出的深色曲线表示。与图 6-4 一致，相位被映射成色调，每个极点周围存在一个色调变化周期

细节：位于原点处的零点

为什么连续时间单极点滤波器与下面这一单零单极点离散时间滤波器相对应？

$$H(z) = \frac{bz}{z-a}$$

该示例低通传递函数分子中的因子 z，表示原点处有一零点。这意味着其输出将比没有零点的滤波器（如图 7-1 中经过延迟单元之后的滤波器）的输出超前一个样本。经延迟，输出将是 $y[k-1]$ 或 $z^{-1}Y$。在这种情形下，原点处 $1/z$ 的极点抵消了 z 的零点，对应于传递函数中去掉了 z。

位于原点的 z 零点会对频率响应的相位产生影响，但不影响其幅度：因子 z 或 $\exp(i\omega T)$，以频率 ω 弧度 / 秒产生一个相位超前 ωT。

当离散时间滤波器的极点多于零点时，可通过添加因子 z 以增加原点处的零点，使输出超前，减少相位滞后，同时保持滤波器是因果的。否则，滤波器将不是最小相位（最小相位概念已在 6.11 节中做了介绍），因其逆滤波器不是因果的。

对于具有有理传递函数的连续时间系统，则没有相应的概念；s 域映射到 $z=0$ 的点位于 s 平面左侧无限远，因而这些零点对有限频率不起作用。

与拉普拉斯变换一样，当传递函数是多项式比值时，分母与分子的根（系统在 z 平面上的极点与零点）可用作系统描述，亦可用于传递函数的可视化或视图计算。相比于连续时间系统，其不同之处在于对于特定频率 ω 响应的计算，在 z 平面，需测量从零点、极点到单位圆上的点 $z=\exp(i\omega T)$ 的距离与角度，对应于 s 平面，需测量的是零点、极点到虚轴上 $i\omega$ 点的距离与角度。图 7-3 及图 7-4 展示了如何通过 z 平面零极点图计算传递函数。在图中，系统的最高频率明白无误地显现为 $\theta=\omega T=\pi$，或半周 / 样本，并映射至 $z=-1$，因频率响应随频率点绕单位圆周期性重复运动。还可将图 7-3 右侧的频率响应图与图 6-6 进行比较；在离散时间系统中，由于循环性，实际上不存在近似 $1/\omega$ 的高频衰减渐近线。

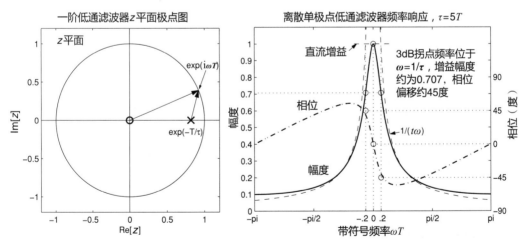

图 7-3　从 z 平面零极点图计算一阶离散时间低通滤波器的频率响应，该滤波器有一极点，并在原点处有一零点。在本例中，极点位于 $z=\exp(-0.2)$，对应于 $T/\tau=0.2$，即平滑时间常数为 5 个样本（例如，1kHz 采样率下时间常数为 5ms，$T=0.001s$）。对于任意频率 ω，幅度响应与从极点到频率点 $z=\exp(i\omega T)$ 的直线长度成反比，相位滞后是实轴与该线的夹角。由于零点位于原点，它到单位圆上频率点的距离始终为 1，因此该零点不会影响增益幅度（在其他任何位置的零点都会影响增益幅度）；但是，该零点提供了相位超前，从而减少了净相位滞后

正如 s 可回推至电路元件，z 可很容易推至方框图或信号流程图，用以表征离散时间系统，如图 7-5 所示。由常系数差分方程描述的离散时间线性系统，可绘制为一组带有增益（固定系数）的信号流路径，用来连接求和节点与延迟。每个单位延迟用传递函数 z^{-1} 标记，每个增益由传递函数标量系数标记。然后，如同对上面一阶滤波器的处理，我们可通过观察写出与输入、输出相关的方程，并转换为有理传递函数形式。

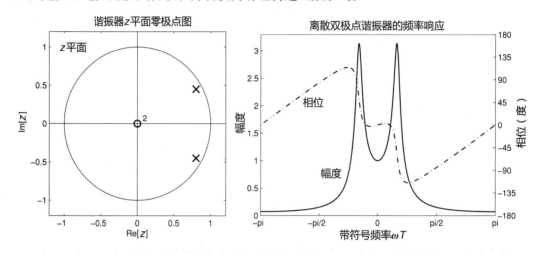

图 7-4　图 7-2 中示例二阶离散时间谐振器的零极点图和频率响应。响应幅度和两极点与单位圆上各点距离倒数的乘积成正比，因此靠近上、下两极点的正负频率都会产生增益峰值。按照图 7-3 对每个零极点的分析，两极点对对数幅度增益会有影响，对相位也有影响，因为它们分别对应复对数增益的实部与虚部。位于原点的两个零点对相位也有影响，但不影响增益幅度

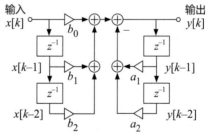

图 7-5　具有三个前向系数和两个反馈系数的二阶数字滤波器的信号流程图。根据对流程图的观察，可很容易写出滤波器的差分方程：$y[k]=b_0x[k]+b_1x[k-1]+b_2x[k-2]-a_1y[k-1]-a_2y[k-2]$，按照该步骤，亦可计算输出样本

7.8　采样与混叠

并非连续时间信号的所有细节都能由离散时间滤波器表征，除非进行特殊限制。Nyquist- Shannon 采样定理就规定了一个限制条件：一连续时间信号，若在高于带宽 W Hz 的频段没有能量，便可利用以 T 秒间隔采样的样本精确地重建，且要求 $2W<1/T$；也就是说，采样率 f_s 须超过信号带宽的两倍。该限制，$2W<f_s$，便是 Nyquist 准则。

对于采样定理，Shannon 与 Weaver（1948）是这样表述的：

若函数 $f(t)$ 不包含高于 W 周期 / 秒的频率，则该函数可由一系列间隔为 $1/2W$ 秒的点完全确定。

当以间隔 T 进行采样时，$z = \exp(sT)$，复指数 $x(t) = \exp(st)$ 的采样样本可记为 $x[k] = z^k$。注意，$z = \exp(sT)$ 这一映射不是一对一的。由于指数函数存在周期性，不同 s 值可映射相同的 z 值，这意味着不同的连续时间信号可产生相同的样本序列。具有相同样本的不同连续时间信号是彼此的混叠。当我们从信号样本重建一信号时，我们通常会在各种混叠信号中挑选出最低频率实施重建，如果原始信号中的所有频率皆低于采样频率一半，则重建信号与原始信号相匹配。混叠之所以发生，是因重建信号中包含了某些错误的频率，比如在对输入进行采样时，原始信号中的一些频率相对采样频率过高，或在重建连续时间输出时，挑选的最低频率可能不够精准。

混叠不限于上述形式的信号，但通常都是依据频率进行判断。对于实信号，任何频率 f 都包括 $z = \exp(i2\pi f T)$ 处的正频率分量，以及 $z = \exp(-i2\pi f T) = \exp(i2\pi(f_s-f)T)$ 处的负频率分量。z 的循环特性及其在实系统中的复共轭对，意味着采样系统对于频率 f 与 f_s-f（或更一般地，针对 f_s 的任意倍数，f 做上下移位）不做区分。这样的一对连续时间正弦曲线可产生相同的样本序列，如图 7-6 所示。

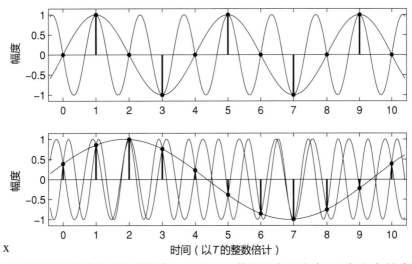

图 7-6　上图展示了频率分别为采样率 0.25 及 0.75 倍的两个正弦波，正如文中所讨论的那样，可给出相同的采样序列（点）。鉴于采样样本相同，两个信号显示出彼此混叠。下图是频率分别为 0.1、0.9 及 1.1 个采样频率的信号示例，展示了一低频信号和两个频率与采样频率接近的信号所产生的混叠

例如，频率为 2.5kHz、7.5kHz 的正弦曲线（$s = \pm i2\pi 2500$、$s = \pm i2\pi 7500$）：

$$x_{2.5}(t) = \cos(2\pi 2500 t)$$

$$x_{7.5}(t) = \cos(2\pi 7500 t)$$

现以 10kHz 频率对其进行采样。则有 $sT = \pm i\pi/2$、$sT = \pm i3\pi/2$，且对于二者都有 $z = \exp(sT) = \pm i$。在 10^{-4} 秒内，$2\pi 2500 t$ 相位变化为 $\pi/2$ 或 90 度，另一信号相位变化为 $3\pi/2$ 或 270 度，二者的样本序列分别为：

$$x_{2.5}[k] = \cos(k\pi/2) = [1, 0, -1, 0, 1, \cdots]$$

$$x_{7.5}[k] = \cos(3k\pi/2) = [1, 0, -1, 0, 1, \cdots]$$

由此可见，当以 10kHz 频率进行采样时，这两个正弦波彼此是混淆的，由此说明，10kHz 采样频率能且仅能无混叠表征低于 5kHz 的频率。

Nyquist 准则，首先是由 Shannon 以上述形式明确提出，但其他人（包括 Nyquist、Küpfmüller、Whittaker、Kotelnikov、Ogura 及 Raabe）也早有预见，即可从信号或系统的角度对此进行解释。给定一组带宽为 W 的信号，这组信号的 Nyquist 采样率便为 $2W$，即样本可无混叠表征信号的采样率下限。或者，给定具有采样率 f_s 的系统，系统的 Nyquist 频率为 $f_s/2$，即系统可无混叠表征信号的频率上限（即与较低频率的信号没有混叠）。

针对声音处理，在两倍最高处理频率与采样频率之间，我们一般会留有充足的安全空间，主要是很难保证信号没有分量高于最高处理频率。为此，在对连续时间声音波形进行采样之前，常规的做法是利用低通抗混叠滤波器，将高于最高处理频率的、即将产生混叠的频率成分实施截断滤除。

7.9   自连续时间系统的映射

对于示例一阶平滑滤波器，将 s 平面上的极点位置由 $s_p=-1/\tau$ 映射到 z 平面上的 z_p，我们便可实现等效的数字化，而该点仅取决于滤波器时间常数与采样间隔之比：

$$z_p = \exp(s_p T) = \exp\left(\frac{-T}{\tau}\right)$$

对于 $\tau=0.5$ 的 RC 滤波器，若采样间隔 $T=0.1$（即以 10Hz 采样），则 z 平面极点位于图 7-3 所示位置：

$$z_p = \exp(-0.2) = 0.819$$

因此，反馈系数 $a=0.819$，且我们需要 $b=1-a=0.181$，以使直流增益达到 1。为达到这一目标，令 $z=\exp(i0T)=1$，可使传递函数的直流增益为 $b/(1-a)$。

数字平滑滤波器的冲激响应，即为序列 $[b, ba, ba^2, ba^3, \cdots]$，如图 7-7 所示，是连续时间平滑滤波器冲激响应的采样，可通过缩放以保持相同的直流增益 1：

$$\begin{aligned} h[k] = bz_p^k = ba^k \\ = \left(1 - \exp\left(\frac{-T}{\tau}\right)\right)\exp\left(\frac{-kT}{\tau}\right) \\ = 0.181 \cdot 0.819^k \end{aligned}$$

通过 $z=\exp(sT)$ 匹配零极点位置，是将连续时间滤波器转换为近似等效离散时间滤波器的常用方法。这种方法被称为零极点映射（Yang，2009）、零极点匹配（Johnson，1997）、极点映射（Cooke，1993）或匹配 Z 变换法（Narasimhan and Veena，2005）。

每一极点对应于系统齐次响应中的一项；从连续时间到离散时间的匹配，利用 $z=\exp(sT)$，可使离散时间响应项等于连续时间响应中对应项的采样，但对于冲激响应中各项增益因子却无法进行确定。同时，通过相同映射还可进行零点匹配，并由此确定相对增益因子。这将导致一个总体上的自由增益参数，通常可由零频率处的设置进行约束，像上文所述，或者采用其他某些感兴趣的频率点。为减小相位滞后，可在保持其因果关系的同时尽可能使输出提前；也就是说，在 $z=0$ 处添加足够的零点，使其总数与极点数相同。

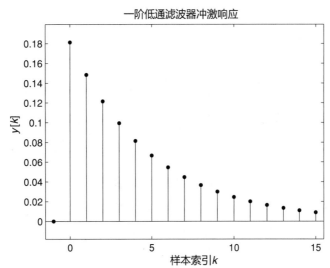

图 7-7　离散时间一阶平滑滤波器的冲激响应呈几何序列（对于 $k \geqslant 0$），是一指数衰减样本序列

当连续时间滤波器没有零点时，离散时间滤波器的冲激响应将是连续时间滤波器冲激响应的采样（或是在增益调节系数或位移范围内近似于此）。这种特性称为冲激不变性，它定义了将滤波器从连续时间转换为离散时间的另一种方法（替代零极点映射方法）。当存在远离 $z=0$ 的零点时，零极点映射无法产生冲激不变性，但对于我们的任务依然适用。通过对连续时间滤波器的冲激响应进行采样来定义离散时间滤波器，将产生相同的极点，但零点会有所不同。

还有其他方法亦可实现连续时间系统与离散时间系统之间的转换，但不常用。我们通常使用零极点映射，是因为它简单易行，且有时与冲激不变性等价。

7.10　滤波器设计

在信号处理课程中，工程人员通常会学习如何针对某些应用设计滤波器，比如用于电话和无线电系统中的频分多路通信系统的信道分离。每个滤波器都设计成接近于一理想目标，即在特定通带内其频率响应是平坦的，在特定阻带内其频率响应近乎为零，且频带间变化迅速并由此相互分开。依据某些准则，有些标准滤波器极为接近理想状况，比如 Butterworth、Chebyshev、椭圆及 Bessel 滤波器，在教材中，通常作为系统设计的基本构件进行讲解（Oppenheim and Schafer，2009）。

然而，听觉系统中不会有近似平坦的通带或绝然的截断。除上文介绍的基础知识，这些课程中所教授的大部分内容与听力建模无关。相反，我们需要利用特定技术，探索如何通过不同结构或零极点的灵活配置，实现滤波器模拟听觉系统。后续章节将提供此类探索的示例。

我们将从连续时间系统开始，对零极点进行简单的排列，进而实现耳蜗建模。在下一节，我们将参照上面所讨论的一阶示例的做法，将这些 s 平面零极点映射成选定采样率的 z 平面的零极点，进而将这些零极点描述转换为数字滤波器系数。

7.11   数字滤波器

对于线性系统，除了要掌握冲激响应、频率响应等描述手段，我们还需知道如何以软件方式实现。幸运的是，与设计、分析过程相比，数字滤波器的软件实现相对简单。

将连续时间线性系统描述转换为近似等效的离散时间系统描述，通常都不复杂。不管采用哪种方法（比如零极点映射），线性系统都可以差分方程的形式进行刻画，例如一阶低通滤波器的方程：

$$y[k] = bx[k] - ay[k-1]$$

一般地，差分方程将指定一组前向系数作为之前输入的权重，一组反馈系数作为之前输出的权重；具体实现时，这些系数与有理传递函数的分子、分母系数相同。这样，软件设计就变得很简单：每个新输出样本都是已出现或已计算且位于内存中的值的加权和。下一输出项计算的典型通用公式是：

$$y[k] = \sum_{n=0}^{N} b_n x[k-n] - \sum_{n=1}^{N} a_n y[k-n]$$

其中 N 是滤波器的阶次。

如果将前向系数对应于 $b_k = h[k]$ 的冲激响应，则该公式的第一部分可视作卷积运算。尤其当反馈系数均为零时，则只剩卷积部分。这种非递归滤波器也称有限冲激响应（FIR）滤波器，因其冲激响应最多为 $N+1$ 个非零输出样本。FIR 滤波器只有零点，但没有极点（或仅在 $z=0$ 处有极点，以增加足够的延迟使其具有因果关系）。

一阶递归低通滤波器的冲激响应不是有限的，理论上其指数冲激响应永远无法归零，因而其实现需要借助一些非零反馈系数（在该例中只需一个系数，这便是一阶的含义）。这种具有指数衰减冲激响应的递归或 IIR 滤波器，是真实系统建模（如耳蜗）所需要的。IIR 滤波器带有极点，通常也有零点。

IIR 滤波器有许多标准"形式"，图 7-5 展示了其中的一种——直接型 I，另一种——直接型 II 如图 7-8 所示；二者均为二阶。后者对于延迟是规范的，这意味着该型滤波器只需两个延迟单元或状态变量便可实现任意二阶响应。对于乘法，也是规范的，因为一普通二阶滤波器每一时间步长只需 5 次乘法，即 5 个系数便可确定极点对的两个自由度、零点对的两个自由度及增益的一个自由度。

图中所示形式可扩展到任何阶次。然而，实现高阶滤波器的一种常用方法是将其分解为二阶节的级联，每节只负责一对极点和一对零点。从历史来看，这种因式分解方法因其数值稳定性还有模块化而非常流行（Karam et al.，1999）。

二阶节通常以图 7-5 的非规范直接型 I 表示，需 4 个延迟单元（存储两个 x 样本、两个 y 样本）。图 7-8 中所示直接型 II，使用相同系数，给出相同响应，可解释为以相反顺序级联的两个滤波器（一个具有反馈系数 a_i 产生极点，一个具有前馈系数 b_i 产生零点）。

为导出直接型 II 的差分方程，先将延迟信号记作 W：

$$w[k] = x[k] - a_1 w[k-1] - a_2 w[k-2]$$

$$y[k] = b_0 w[k] + b_1 w[k-1] + b_2 w[k-2]$$

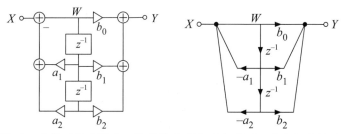

图 7-8　在直接型 II 离散时间或数字二阶节的典型表示中（左），产生极点的反馈块在前，产生零点的前馈块在后。这些块共享两个延迟单元，所延迟的中间信号，既不是 X 也不是 Y，而是第一块的输出及第二块的输入。信号流方向由系数乘法器（定向三角形）表示，从而避免图 7-5 中所使用的大量箭头。在更简洁的表示形式中（右），线上的箭头用于表示乘法运算符以及延迟，点表示加法

使用运算符表示法将差分方程变换至频域，求解输入 – 输出比，并表示为有理传递函数：

$$W(z) = X(z) - (a_1 z^{-1} + a_2 z^{-2})W(z)$$

$$\frac{W(z)}{X(z)} = \frac{1}{1 + a_1 z^{-1} + a_2 z^{-2}} = \frac{z^2}{z^2 + a_1 z + a_2}$$

$$Y(z) = (b_0 + b_1 z^{-1} + b_2 z^{-2})W(z)$$

$$\frac{Y(z)}{W(z)} = b_0 + b_1 z^{-1} + b_2 z^{-2} = \frac{b_0 z^2 + b_1 z + b_2}{z^2}$$

这里，分子中的 z^2 产生一对保持 W/X 最小相位的零点，分母中的 z^2 产生一对保持 Y/W 因果关系的极点。将这些传递函数中的 z 替代为 z^{-1}，得到 z^{-1} 表示的有理函数，原点上的根会向外移动到无穷远并消失，如表达式所示，但使用 z 的函数更为常规。

最后，可消除 W：

$$H(z) = \frac{Y(z)}{X(z)} = \frac{W(z)}{X(z)} \frac{Y(z)}{W(z)} = \frac{b_0 z^2 + b_1 z + b_2}{z^2 + a_1 z + a_2}$$

在实现时，尽管我们更喜欢采用直接型 II（为避免访问两组延迟值），但直接型 I 的差分方程（图 7-5）可避免引入新的信号名称，并使传递函数计算更为容易：

$$y[k] = b_0 x[k] + b_1 x[k-1] + b_2 x[k-2] - a_1 y[k-1] - a_2 y[k-2]$$

$$Y(z) = (b_0 + b_1 z^{-1} + b_2 z^{-2})X(z) - (a_1 z^{-1} + a_2 z^{-2})Y(z)$$

$$H(z) = \frac{Y(z)}{X(z)} = \frac{b_0 z^2 + b_1 z + b_2}{z^2 + a_1 z + a_2}$$

现在，我们可以理解为什么信号流程图中反馈系数用带负号的符号表示：为保持频域分母多项式为标准形式 $z^2 + a_1 z + a_2$。

我们可很容易看出，如何实现在传递函数与硬件或软件实现之间的转换，因两者具有相同系数。要从指定零极点得到传递函数或差分方程，只需将因子形式（比如 $(z - p_1)(z - p_2)$）相乘，便可得到多项式系数；零极点为实数或复共轭对时，所得到的系数为实数。例如，给定一对零点共轭对 z_1 和 z_1^*，一对极点共轭对 p_1 和 p_1^*，以及增益因子 A，可以得到：

$$H(z) = A\frac{(z - z_1)(z - z_1^*)}{(z - p_1)(z - p_1^*)}$$

$$= A\frac{z^2 - 2\mathrm{Re}[z_1]z + |z_1|^2}{z^2 - 2\mathrm{Re}[p_1]z + |p_1|^2}$$

后一种形式显然具有实系数。因此，差分方程的实现非常简单，给定复共轭对零极点位置以及总增益因子，则有系数：

$$b_0 = A$$
$$b_1 = -2A\text{Re}[z_1]$$
$$b_2 = A|z_1|^2$$
$$a_1 = -2\text{Re}[p_1]$$
$$a_2 = |p_1|^2$$

按照惯例，分母多项式的前导系数 $a_0=1$；在二阶节实现中，a_0 很难设为其他值，b_0 却可应用任意值，如上所示，通过设置全局增益即可。如果要在直流（$\omega=0$）处获得单位增益，可令 $z=\exp(i0T)=1$，计算多项式比值，将因子 A 设置为所得增益的倒数：

$$A = \frac{1 - 2\text{Re}[p_1] + |p_1|^2}{1 - 2\text{Re}[z_1] + |z_1|^2}$$

7.12　多输入输出

具有多个输入、输出的线性系统不会变得更加复杂。如果线性系统有多个输入，则其具有从每个输入到输出的多个传递函数；相当于具有这些传递函数的独立线性系统输出相加。具有多个输出的系统等价于一组独立的系统。通常我们使用后一种概念定义滤波器组：在共有输入上并联操作的一组滤波器。在听力模型中，滤波器组中的每个通道都是耳蜗中某一位置或频率分析器中一个中心频率的响应模型。

滤波器组、信道组等术语由电话行业发展而来，该行业中，为了并行处理多个语音信道，通常会建立设备的"组"。

以级联方式处置线性滤波器序列是很常见的方法：每个滤波器的输出作为下一个滤波器的输入。若将中间输出视为系统多个输出的集合，则称之为级联滤波器组，而非独立滤波器的并联滤波器组。该级联滤波器组仍然相当于一组具有共同输入的独立滤波器，但正如我们在 14.7 节中看到的，级联形式在耳蜗建模时无论从概念上还是实际上都具有显著优势。

7.13　傅里叶分析与频谱图

在工程中，常用傅里叶频谱在频域表征信号，本质上是分析各正弦频率分量的大小，有时还有分量的相位，这些分量相加可形成所分析的信号。利用频谱刻画信号，所用的谱估计技术多种多样，但通常都会忽略相位。其中的一种技术是利用滤波器组：一组带通滤波器，其输出端带有功率（或能量）检测器，后接平滑滤波器，用以估计各滤波器频带中的短时功率。

由于滤波器组可作为频谱分析器，因此，当耳蜗被视作滤波器组时，便会被刻画为傅里叶分析，一种转换到频域的变换。但当我们进行听觉研究时，需要当心傅里叶技术的应用条件——什么时候可用，什么时候不可用。下面，我们将分析傅里叶变换的优势及不足。

如前所述，线性滤波器的频率响应是其冲激响应的傅里叶变换。在这一方面，傅里叶频率响应（包括相位）是因果稳定滤波器的完备描述。然而，建立一可执行的线性系统模型，需要知道零极点，或者说需用零极点来逼近，这样才能得到模型系数，因此，我们需要系统的拉普拉斯域或 Z 域描述。从傅里叶域，特别是从失去相位信息的傅里叶幅度域，变换到拉普拉斯域或 Z 域并非总是一件易事。当底层系统可描述为集总电路、有限零极点集、数字滤波器或拉普拉斯域的有理传递函数时，零极点描述通常要比傅里叶域描述简洁得多。

傅里叶曾阐明：周期函数可描述为离散正弦的和；这个和是傅里叶级数的和，而非傅里叶变换。这种方法可用于描述周期性声音信号，如木管、铜管、弓弦等乐器的稳定音符，或稳定的元音发音。然而，这种描述方法要求声音是周期性的且周期已知，若扩展到带噪声音、瞬态或敲击声以及混合声等变化的声音，则可能带来问题。

与傅里叶级数相反，傅里叶变换有利于将瞬态信号描述为无限密集的正弦波的积分；冲激响应也适合用傅里叶变换进行描述。然而，将傅里叶变换应用于一般声音，需提取有限短时的声音信号，并依次进行分析。短时傅里叶变换（STFT）技术将这种傅里叶分析应用于一系列短时信号分段（分段两端一般会逐渐衰减或经加窗处理，以减少截断信号可能导致的频谱"泄漏"）。长窗具有良好的频率分辨率但时间分辨率较差，短窗具有良好的时间分辨率但频率分辨率较差（这是时频分析的固有局限，而非 STFT 本身所致）。

无论是利用 STFT 技术，还是滤波器组，经其后接平方律检测器以及平滑滤波器，所得到的信号表述均称为频谱图，该表述将功率视作时间与频率的函数。语音信号一般采用宽带频谱图或窄带频谱图进行图形化展示，如图 7-9 所示：宽带频谱图具有良好的时间分辨力和较差的频率分辨力，能够分辨时域中的语音基音脉冲；窄带频谱图具有良好的频率分辨力和较差的时间分辨力，能够分辨频域中的基频谐波。然而，对听觉而言，若将信号描述为短时谱序列，不存在正确或理想的短时片段大小，或合适的滤波器组频率以及时间分辨率。谱图的类型与听觉的工作方法关系不大，因为听神经所接收的是声音信号滤波后的实际精细时间波形，而非仅是告知大脑一平滑的功率估计。在机器听觉应用中，我们应听从并仿照听神经，应保留滤波通道中的精细时间结构，而不是仅将耳朵视为频谱估计器。

宽带频谱图展示了基音脉冲

窄带频谱图展示了谐波

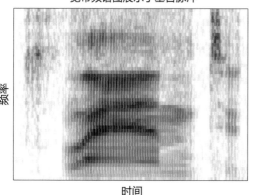
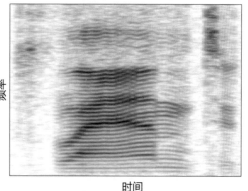

频率 时间　　　　　　　　频率 时间

图 7-9 宽带频谱图（左）和窄带频谱图（右）展示了一组带通数字滤波器所输出的短时功率强度。当滤波器频带较宽时，时域响应较快，可显示出单个声门脉冲，如左图所示。相反，当滤波器频带较窄时，可分解出基音频率的单次谐波，如右图所示。但这两种谱图都无法捕获更精细的时序结构、相位信息或听神经所能代表的单个波形峰值。图中所分析的发音内容为"plan to"

对于传统的线性频谱图以及其他等带宽信道的应用，短时傅里叶技术是适合且有效的；但与之近似等价的时域带通滤波器技术，在空间定位、不等带宽、全时域输出以及有效非线性集成能力等方面更具灵活性。

7.14   观点及拓展阅读

离散时间滤波及频谱分析方法是现代媒体处理的基石。例如，将音乐分析并压缩为 MP3 文件需要复杂的算法，而其基本原理就是本章的主题。除应用于机器听觉等分析任务外，这些方法也构成了语音与音乐合成的核心，同时经扩展到多维，也已成为其他众多领域的核心，包括图像及视频处理。

在实践中，数字滤波器对应于计算机中线性系统的实现。离散时间线性移不变系统理论与连续时间线性时不变系统完全并行。虽然这些理论都基于变换，但所需计算通常仅凭复数代数便可完成。而数字滤波器的实现通常只需实数运算。

线性系统也是非线性信号处理的核心。滤波器输出功率的估计是一种非线性操作，就像无线电以及其他系统中使用的调制与解调。但这些非线性问题比较简单，其系统性能通常由围绕简单非线性算子的线性滤波器决定。对于非线性系统，我们将在第 10 章中予以讨论。

在下一章，我们将更多关注线性谐振系统，以此构建耳蜗中的滤波模型。

关于数字与离散时间信号处理及其在音频中的应用，有许多优秀著作可供参阅，且内容更为翔实深入；其中有我最喜欢的，包括 Smith（2007），Oppenheim 与 Schafer（2009），以及 Gold、Morgan 及 Ellis（2011）。

谐 振 器

我们还应增加另一个实验：将钢琴阻尼器抬高，这样可使所有琴弦都能自由振动；然后唱出"father""art"中的元音 /a/，依照钢琴上的任意音符大声地唱，且面向钢琴让声音指向钢琴音板；此时，琴弦共鸣会产生与 /a/ 相同且非常清晰的回音。当唱出"toe"中的 /oe/ 时，又会产生与 /oe/ 同样的回音。

——《音调感知》，Hermann Ludwig F. Helmholtz（1863）

在后续几章讨论的电路类型中，频率特性的一般形式，尤其是其中的重要特征，可由零极点模式直接且清晰地展现出来。比如，可展示电路参数改变所带来的影响；同时，也揭示了某些关键性近似，借此可将某些复杂类型的电路简化为复杂度较低的等效电路。

——《零极点模式：低阶系统分析与设计》，Angelo 与 Papoulis（1964）

8.1 带通滤波器

耳蜗中的听觉滤波一般常从概念上将其视作带通滤波，对于耳蜗隔膜上数千个部位，可采用滤波器密集阵列予以表征。而带通滤波器，是一种对通带内频率分量响应强烈，而对其他频率信号响应微弱的系统。这一概念是在临界频带以及频谱分析背景下提出的；现在，我们将在前几章有关通用线性系统介绍的基础上，对该概念进行数学描述。

我们经常提及带通滤波器的峰值。其中，峰值频率（或中心频率）、峰值增益用以描述最高增益点，而峰值宽度、峰形用以描述通带的频率响应，即峰值附近频率响应的高值部分。频率响应中距峰值较远部分常被称为带通响应的裙边或尾部；如果带通响应迅速下降到阻带，滤波器在该频率范围衰减强烈，则称为裙边；如果频率响应趋于平稳或下降缓慢，则称为尾部。尾部的这种表述方式似乎是听觉领域所特有的，而长期以来，调谐曲线的低频尾部被认为对于听觉具有重要功能（Kiang and Moxon，1974）。

带通滤波器具有各种形状，相对于峰值频率以上及以下的频率，这些形状可以是对称的，亦可是非对称的。我们常用增益幅度平方或频率响应功率来刻画带通滤波器的频响，并定义为：

$$P(\omega) = |H(\omega)|^2$$

特别地，我们常用峰值宽度对滤波器进行总体性描述，但度量的方式有好几种，如图 8-1 所示。我们常用 3dB 带宽（相对于峰值，增益值为 0.707）或 −3dB 时峰值的宽度。这些界限又称半功率点，因功率与幅度的平方成正比；这个带宽就是物理意义上的半高带宽（Full Width at Half Maximum，FWHM）。

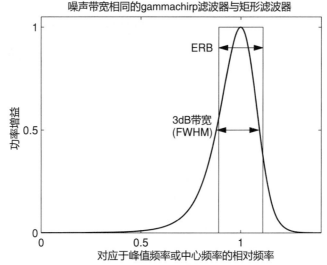

图 8-1　非对称带通滤波器与矩形滤波器的功率响应（幅度响应的平方），当输入为白噪声
时，二者所通过的噪声总功率相同（即曲线下的面积相同）。非对称滤波器的等效矩
形带宽 ERB（亦称等效噪声带宽（ENB））如图中所示矩形滤波器的宽度。我们在听
觉中遇到的带通滤波器（例如 gammachirp 滤波器）的 ERB 通常略大于 3dB（半功
率）带宽（亦称半高带宽（FWHM）），取决于滤波器的具体形状。ERB 与 FWHM 都
是滤波器带宽的常用特征，如图所示，通常两者不等

　　当输入为噪声时，滤波器输出噪声总功率是滤波器功率频率响应与噪声功率谱密度乘积
的积分：

$$P_{\text{total}} = \int_0^\infty P(\omega) N(\omega) \, \mathrm{d}\omega$$

还有一简单参数，等效噪声带宽（Equivalent Noise Bandwidth，ENB）或等效矩形带宽
（Equivalent Rectangular Bandwidth，ERB），即当输入为白（平的频谱）噪声时，通过相同总
功率且具有相同峰值增益的平顶矩形带通滤波器的带宽，也常用于滤波器的表述。

$$\text{ERB} = \frac{\displaystyle\int_0^\infty P(\omega)\mathrm{d}\omega}{\max(P(\omega))}$$

　　带通滤波器的中心频率与带宽之比通常称为滤波器的 Q 或品质因子。不同的带宽定义
会导致不同的 Q 值；听觉相关文献中有时会使用诸如 $Q_{3\text{dB}}$、Q_{ERB} 以及 $Q_{10\text{dB}}$ 之类的不同变
体。

　　在许多工程应用中，如无线电以及其他频分复用，滤波器常被设计成接近于矩形滤波
器，具有平坦的顶部和从通带到阻带的急剧过渡（陡裙边）。在听觉上，我们找不到这样的
矩形滤波器，更多的是呈钟形且不对称的滤波器。这些滤波器可表征为中心频率及带宽，
再加上其他形状参数，正如概率分布函数可表征为均值、方差、倾斜度（不对称度）及峰
度（尾重）。实际上，我们最终得到了一些与统计学领域相同的函数形式——Pearson 分布
（Elderton and Johnson，1969）。

　　在本章，我们将对谐振器进行探讨，而在带有类似带通响应且可对称亦可不对称的这
类物理系统或电路系统中，谐振器是最简单的。早在 19 世纪，Helmholtz 等人便使用诸如
图 8-2 所示的物理谐振器对声音进行分析，而我们也将谐振器用于类似目的。对于谐振的理
解以及基于谐振的滤波器，是我们之后构建非线性听觉模型的关键，其中的强度相关是通过

移动零极点实现的。零点与极点是数字滤波器高效实现的关键；若滤波器没有低阶有理传递函数，计算上会较为困难。因此，我们特别强调要理解零极点与频率响应间的相互联系，以及零极点与冲激响应间的相互联系，要从这两个视角来理解谐振器，而后者在听觉研究文献中更为重要。

双零双极点滤波器级或二阶节也很重要，因其是更具普遍性的基本构件，可用于将任意线性系统以更简单的节级联方式实现。具有实系数的一阶节仅限于实零点及实极点的实现。而二阶节或谐振的引入，为以实系数实现所有有理传递函数提供了通用性所需，且对于连续及离散时间系统都适用。

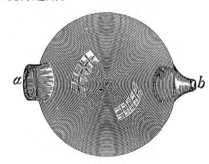

Helmboltz 谐振器。有一现成方法可用于复合声音的分析，是由 Helmholtz 提出的。他使用了一系列中空黄铜或玻璃球，每个球都有一圆形开口 a，允许外部空气振动由此进入球体内部空气。与此相对的开口是喷头 b，适合放入耳朵，从而将振动传递给听觉神经。

图 292-Helmboltz 谐振器

图 8-2　在电子谐振器之前，人们使用流体力学 Helmholtz 谐振器进行声音分析。Helmholtz 发明并利用这样一组谐振器，分别调谐到不同的音符频率，以帮助他"听到"复合音调中的正弦成分。这些谐振器通过球体中空气弹性与开口圆管中空气动量的相互作用进行调谐。图片来自 Quackenbos 等人（1891）

EE 关联：不同的谐振电路

我们在第 6 章分析了一个简单双极点谐振电路（见图 6-9）。图 8-3 展示了由相同的三组件串联（即通过所有连接组件的电流相同）而成的三个不同电路。

这些新的电路有两个滤波器，即滤波器 B 和 C，与滤波器 A 具有相同的形式，而滤波器 A 即为图 6-8 所示的通用型分压器。由于具有相同的阻抗总和（分压器方程的分母），我们只需要更新 Z2 阻抗（分压器方程的分子）便可获得三个滤波器的传递函数：

$$H_A(s) = \frac{1/sC}{sL + R + 1/sC} = \frac{1}{s^2LC + sRC + 1}$$

$$H_B(s) = \frac{R + 1/sC}{sL + R + 1/sC} = \frac{sRC + 1}{s^2LC + sRC + 1}$$

$$H_C(s) = \frac{R}{sL + R + 1/sC} = \frac{sRC}{s^2LC + sRC + 1}$$

前两个滤波器 A 和 B 在直流（s=0 时）具有单位增益；平均输出电压等于平均输入电压。第三个是交流耦合的，也就是说，电容器阻隔了从输入到输出的稳定电流，因而其直流增益为零（s=0 时为零）；其平均输出电压为零。所有三个滤波器传递函数有着相同的分母，因此有着相同的极点，并有着相同的齐次解，包括在没有输入驱动时，它们的能量衰减呈现相同的动态。第四个滤波器 D 也有着相同的极点，以及相同的齐次解，因其为滤波器 A 与无极点直通路径的并联组合。我们将在 8.6 节再讨论这个滤波器。

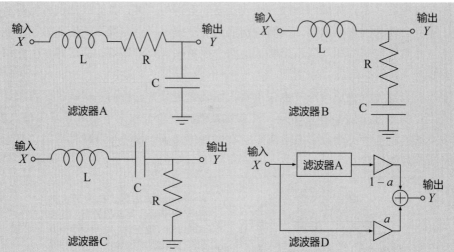

图 8-3   4 种谐振滤波器的电路图。滤波器 A（左上角）与图 6-9 所示相同。滤波器 B（右上角）有一电阻器，即耗能元件，从串联阻抗（连接分压器电路输入与输出的元件阻抗）移动到并联阻抗（连接输出与接地的元件阻抗）。与滤波器 A 一样，滤波器 B 具有直流单位增益，因其并联支路中电容器直流阻抗为无穷大。滤波器 C（左下角）是一个二阶滤波器，具有电容耦合，或在直流（零频率）时为零响应，皆因此时电容器为串联。滤波器 D（右下角）使用一对可调增益缓冲放大器（显示为三角形）将滤波器 A 电路的输出与其输入混合。所有这些滤波器都有相同的极点对，并且都与我们在后续章节中所研究的听觉滤波器的基本构件及其极限情况相关

利用二次公式计算极点，即分母的根，可得：

$$p_1, p_2 = \frac{-RC \pm \sqrt{R^2C^2 - 4LC}}{2LC}$$

我们可将滤波器 A 分解为两个单极点滤波器的级联，这两个极点由两个单极点滤波器各取一个。如果极点是实数，则该级联是一对 RC 滤波器。但若极点为复数，则此类孤立复数无法与实的（实数或可实数化）系统或电路相对应。这一点非常有趣，因其表示有谐振存在。如二次公式所展示的，实谐振电路有这样的极点且呈复共轭对，因此需要一个二阶滤波器来表示带有谐振的实电路。

假设当 L、C 固定时，我们改变电阻 R，令 R 足够小，可使两极点为复共轭对（即平方根下 $R^2C^2 - 4LC$ 的数值为负）。在这种情形下，极点公式表示复数 s 平面中半径为 $1/\sqrt{LC}$ 的圆上的点，如图 8-4 所示。我们将此半径称为电路的固有频率 ω_N。由电阻 R 可将极点实部设置为 $-\gamma = -R/(2L)$，进而可确定极点在该半径圆上的位置。这对极点可通过多种方式进行计算，包括基于固有频率以及或衰减率 γ（gamma）或阻尼系数 ζ（zeta）：

$$p_1, p_1^* = -\gamma \pm i\sqrt{\omega_N^2 - \gamma^2} = \omega_N\left(-\zeta \pm i\sqrt{1 - \zeta^2}\right)$$

阻尼系数是一种无量纲度量（对于谐振的情形，介于 0 和 1 之间），是相对于系统固有频率，系统的"有损"程度或所存储能量的耗散率：

$$\zeta = \frac{\gamma}{\omega_N} = \frac{R}{2}\sqrt{\frac{C}{L}}$$

谐振振幅在 $1/\gamma$ 时间内将衰减 e 倍,与频率 ω_N 上的振荡弧度 $1/\zeta$ 相对应;而储存能量（振幅平方）只需一半的时间便可衰减 e 倍。

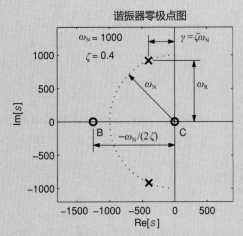

图 8-4　三个谐振器（滤波器 A、B 及 C）的 s 平面零极点图,如图所示 ω_N=1000 弧度 / 秒、ζ=0.4。三个滤波器极点（标记为交叉符）相同,均位于 $-400\pm$i 917 弧度 / 秒（即 $-\gamma\pm$iω_R）。虚线半圆表示阻尼系数 ζ 在 0、1 之间取值变化时,极点位置以 ω_N 为半径变化的轨迹:当阻尼系数接近于零时,极点位于虚轴附近,当接近 1 时,两极点在负实轴处彼此接近。除极点外,滤波器 B、C 在标记为圆圈的位置各有一零点

8.2　四阶谐振器

在上述"EE 关联"专栏中以及图 8-3 中,我们描述了 4 种谐振或带通系统电路,但从现在开始,我们将把它们抽象为线性系统进行处理。4 种滤波器的传递函数仅在分子上有所不同,这意味着它们的零点各不相同,但具有相同的极点对。

对于双极点谐振系统,我们通常利用固有频率 ω_N、无量纲阻尼系数 ζ（zeta）对谐振器进行参数化描述。这些参数在 s 平面的极点位置如图 8-4 所示,其值为:

$$p_1, p_2 = \omega_N \left(-\zeta \pm \mathrm{i}\sqrt{1-\zeta^2}\right)$$

在图 8-4 所示的位置,只要阻尼系数 ζ 的绝对值小于 1,这些参数就是复数值,正如在"EE 关联"专栏中所指出的那样。

注意,右边的幅度因子大小为 1,因此在 s 平面,极点位于至原点距离为 ω_N 的位置。变化的 ζ 描绘出两个四分之一圆,其中,ζ=0 映射到虚轴上的极点,而 ζ=1 映射到负实轴上的重极点。通常,在听觉中所使用的阻尼系数 ζ 取中间值,从 0.1 左右到最大 0.4。其他领域所涉及的谐振器,其阻尼系数有时非常低;而某些常用的滤波器设计时则使用较高的阻尼系数（例如,二阶 Butterworth 低通滤波器使用的阻尼系数为 0.707,但这样的系统几乎无法产生谐振）。在非稳定系统中我们还会遇到负阻尼系数,会将极点推入 s 平面的右半部分。

根据参数阻尼系数 ζ 及固有频率 ω_N,图 8-3 中 4 个滤波器的传递函数为:

$$H_A(s) = \frac{1}{(s/\omega_N)^2 + 2\zeta s/\omega_N + 1}$$

$$H_B(s) = \frac{2\zeta s/\omega_N + 1}{(s/\omega_N)^2 + 2\zeta s/\omega_N + 1}$$

$$H_C(s) = \frac{2\zeta s/\omega_N}{(s/\omega_N)^2 + 2\zeta s/\omega_N + 1}$$

$$H_D(s) = \frac{a(s/\omega_N)^2 + 2a\zeta s/\omega_N + 1}{(s/\omega_N)^2 + 2\zeta s/\omega_N + 1}$$

从分子多项式可以看出，滤波器 A 没有零点，滤波器 B 在 $s=-\omega_N/(2\zeta)$ 处具有一零点，滤波器 C 在 $s=0$ 处有一零点，滤波器 D 分子项是二次的，所以有两个零点。这些复杂传递函数在 s 平面的分布如图 8-5 所示（滤波器 D 除外，将在 8.6 节对其进行分析）。

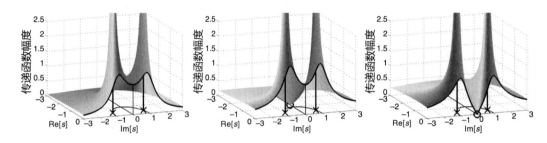

图 8-5　固有频率为 1、阻尼系数为 0.4 的谐振滤波器 A、B 及 C 的传递函数

在滤波器 A、B 及 C 的 log-log 频率响应即 Bode 图中，参见图 8-7，记录了高频与低频下不同的渐近线斜率。与 s 或 ω 成正比或反比，二者斜率分别对应于 6 或 −6dB / 倍频程。更精确地，斜率为 $20\log_{10}(2)=6.02$dB / 倍频程；而二次比例会使斜率加倍。通常在 Bode 图中，频率多项式及有理函数的渐近线斜率接近于 6dB/ 倍频程的倍数。

在非常高的频率下，仅分子、分母的前导项（s 的高次幂）起作用。因此，滤波器 B、C 的传递函数皆接近于 $2\zeta\omega_N/s$，且与高频频率成反比，即 −6dB / 倍频程。另一方面，滤波器 A 的传递函数接近于 ω_N^2/s^2，与频率的平方成反比，即 −12dB / 倍频程。

在非常低的频率下，只有低阶项起作用。滤波器 A、B 在低频时是平坦的（0dB / 倍频程），而滤波器 C 以因子 s 接近零点时，带有斜率 6dB / 倍频程。

在这些低频和高频极限之间，传递函数可以具有较高的谐振峰，其数值很大程度上取决于阻尼系数。极点离虚轴越近（阻尼为零），峰值越高。

有时极点位置采用笛卡儿坐标表示，如图 8-4 所示，极点位置的实部表示衰减率 γ：

$$\gamma = \zeta\omega_N$$

虚部表示振荡频率 ω_R：

$$\omega_R = \omega_N\sqrt{1-\zeta^2}$$

这些参数与圆半径 ω_N 满足以下关系：

$$\omega_N^2 = \gamma^2 + \omega_R^2$$

在该圆上的极点位于：

$$p_1, p_1^* = -\gamma \pm i\omega_R$$

我们所说的滤波器"振荡",是指通过齐次响应 $\exp(-\gamma t)\exp(i\omega_R t)$,滤波器被激发振荡,振荡频率为 ω_R,即 s 平面极点位置的虚部。所输出的振荡,是一种类似于敲击钟或音叉所引发的声音,对应于频率为 ω_R 的衰减正弦波。振荡频率对于谐振器的时域描述(冲激响应)最为有用,详见 8.4 节中的讨论。

通常,还可利用品质因子或 Q 替代阻尼因子,对极点位置进行参数化:

$$Q = \frac{1}{2\zeta}$$

极点参数 Q 的定义与 3.6 节中所介绍的带通滤波器的 Q 大致相同,即简单谐振器中心频率与其半功率带宽之比。但是,在高阻尼情况下,例如 $\zeta > 0.3$,与半功率带宽的关系并不准确,甚至半功率带宽的含义也会随着频率响应变得更像低通而非带通而不复存在,如图 8-5 中 $\zeta = 0.4$ 时滤波器 A 所展示的情形。

8.3 谐振器频率响应

将 $s = i\omega$ 代入传递函数,我们便可得到滤波器的频率响应,如图 8-5 中沿虚轴的切割线所示;而频响幅度如图 8-6 所示。

$$H_A(\omega) = \frac{1}{1 - (\omega/\omega_N)^2 + i2\zeta\omega/\omega_N}$$

$$H_B(\omega) = \frac{1 + i2\zeta\omega/\omega_N}{1 - (\omega/\omega_N)^2 + i2\zeta\omega/\omega_N}$$

$$H_C(\omega) = \frac{i2\zeta\omega/\omega_N}{1 - (\omega/\omega_N)^2 + i2\zeta\omega/\omega_N}$$

$$H_D(\omega) = \frac{1 - a(\omega/\omega_N)^2 + i2a\zeta\omega/\omega_N}{1 - (\omega/\omega_N)^2 + i2\zeta\omega/\omega_N}$$

为得到幅度增益(复增益幅度)的实数封闭运算形式,我们可分别计算分母、分子幅度(实部、虚部平方和的平方根)并取二者比值,以便对零极点的影响分别进行观察。或省略平方根直接得到功率。为简洁起见,还可替换为归一化频率 $\hat{\omega} = \omega/\omega_N$:

$$|H_A(\omega)| = \frac{1}{\sqrt{1 - (2 - 4\zeta^2)\hat{\omega}^2 + \hat{\omega}^4}} \qquad |H_A(\omega)|^2 = \frac{1}{1 - (2 - 4\zeta^2)\hat{\omega}^2 + \hat{\omega}^4}$$

$$|H_B(\omega)| = \frac{\sqrt{1 + 4\zeta^2\hat{\omega}^2}}{\sqrt{1 - (2 - 4\zeta^2)\hat{\omega}^2 + \hat{\omega}^4}} \qquad |H_B(\omega)|^2 = \frac{1 + 4\zeta^2\hat{\omega}^2}{1 - (2 - 4\zeta^2)\hat{\omega}^2 + \hat{\omega}^4}$$

$$|H_C(\omega)| = \frac{2\zeta\hat{\omega}}{\sqrt{1 - (2 - 4\zeta^2)\hat{\omega}^2 + \hat{\omega}^4}} \qquad |H_C(\omega)|^2 = \frac{4\zeta^2\hat{\omega}^2}{1 - (2 - 4\zeta^2)\hat{\omega}^2 + \hat{\omega}^4}$$

$$|H_D(\omega)| = \frac{\sqrt{1 - (2a - 4a^2\zeta^2)\hat{\omega}^2 + a^2\hat{\omega}^4}}{\sqrt{1 - (2 - 4\zeta^2)\hat{\omega}^2 + \hat{\omega}^4}} \qquad |H_D(\omega)|^2 = \frac{1 - (2a - 4a^2\zeta^2)\hat{\omega}^2 + a^2\hat{\omega}^4}{1 - (2 - 4\zeta^2)\hat{\omega}^2 + \hat{\omega}^4}$$

滤波器 A 到 C 的频率响应如图 8-7 中的 Bode 图所示。当 ζ 值较小时,频率响应幅度在 ω_N 附近($\hat{\omega} = 1$ 附近)达到峰值,此时复数传递函数分母的实部为零,而三个滤波器峰值的确切频率则有所不同。滤波器 A 的增益最大,其增益幅度的分母最小,而分子恒定;其峰值频率可很容易得出 $\omega_N\sqrt{1-2\zeta^2}$（略小于振荡频率 $\omega_R = \omega_N\sqrt{1-\zeta^2}$））。滤波器 C 的峰值或中心频率始终精确地为 ω_N。滤波器 B 的峰值位置较为复杂，但位于滤波器 A 与 C 的峰值之间。

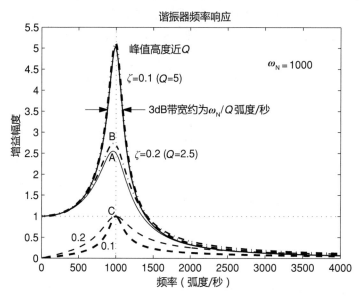

图 8-6　三个谐振器的幅频响应，其中，固有频率为 1000 弧度 / 秒，阻尼系数为 0.1 及 0.2。滤波器 A（实线）、滤波器 B（点虚线）具有直流单位增益，在谐振点附近具有更高的增益；滤波器 C（虚线）具有直流零增益，在谐振的固有频率处，具有响应峰值且为单位增益。在低阻尼情形下，滤波器 B 的零点影响很小，因此滤波器 A、B 的 $\zeta = 0.1$ 曲线非常相似

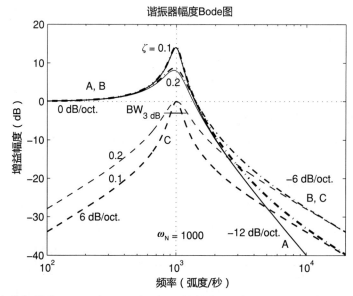

图 8-7　三个谐振器的 Bode 图（dB 增益与对数频率），其中，固有频率为 1000 弧度 / 秒，阻尼系数为 0.1 及 0.2。由 Bode 图清楚地表明，滤波器 A（实线）、滤波器 B（点虚线）在低频时非常相似。二者在直流时均具有单位增益，而在谐振时均具有较高的增益；在低阻尼（$\zeta = 0.1$）的情形下，二者峰值也几乎完全重叠。在高频时，滤波器 B 与滤波器 C（虚线）相接近，而滤波器 C 具有直流零增益，在谐振的固有频率处，具有响应峰值且为单位增益。当阻尼加倍时，3dB 响应带宽约加到两倍，如滤波器 C 曲线上的标记所示

8.4 谐振器冲激响应

每一示例滤波器，必存在一与之相对应的微分方程，可描述输入与输出信号间的相对动态。在没有输入的情况下，从任意状态（例如，电路中任意的电容器电压或电感器电流，或者力学谐振器中某一质量块的任意位置或速度）开始，滤波器的输出是这些方程的齐次解。我们不必担心微分方程的求解，因为具有常系数的连续时间微分方程的齐次解可用对应于极点的特征函数来表示：

$$y(t) = A_1 \exp(p_1 t) + A_2 \exp(p_1^* t)$$

其中，A_1、A_2 为任意复系数。而零点，对系统的齐次解没有影响。

由于极点间是复共轭关系，且对于实系统，其输出必为一个实值，因此，系数间也须是复共轭关系：

$$y(t) = A_1 \exp(p_1 t) + A_1^* \exp(p_1^* t)$$

可以看出这是一衰减的正弦曲线（或是增长的正弦曲线，如果 p_1 具有正实部，且位于非稳定系统中）。我们回看谐振器中的 p_1 值，可以看到衰减率为 $\gamma = \zeta\omega_N$，而振荡频率则是 $\omega_R = \omega_N\sqrt{1-\zeta^2}$。那么，输出可记为衰减指数乘以振荡频率下的正弦波：

$$y(t) = A \exp(-\gamma t) \cos(\omega_R t + \phi)$$

其中 A 的值是系数 A_1 幅度的两倍，ϕ 是相位。

谐振线性系统的齐次解通常采用这种形式：指数衰减乘以正弦曲线，其参数由极点决定。但冲激响应却不能这样做，因其不仅取决于极点，还需通过找到与单位冲激引起的初始条件相对应的系数（幅度和相位）来确定。工程人员和数学研究人员各有自己的方法，可使求解变得相对容易。

我们将其作为练习留给读者，请读者验证这些冲激响应（在 $t>0$、$0<\zeta<1$ 有效区间内），并验证 h_A 和 h_B 具有单位积分，而 h_C 的积分为零：

$$h_A(t) = \frac{\omega_R}{1-\zeta^2} \exp(-\gamma t) \sin(\omega_R t)$$

$$h_B(t) = h_C(t) + h_A(t)$$

$$h_C(t) = \frac{2\zeta\omega_R}{1-\zeta^2} \exp(-\gamma t) \cos(\omega_R t + \sin^{-1}\zeta)$$

$$h_D(t) = a\delta(t) + (1-a)h_A(t)$$

在图 8-8 中展示了前三个滤波器的冲激响应，在图 8-9 中展示了不同阻尼系数下滤波器 A 的冲激响应。在滤波器 D 的冲激响应中，含有缩放的单位脉冲函数（Dirac delta function）脉冲 $a\delta(t)$，因此绘制起来有难度。

前三个滤波器冲激响应的一般形式为 $A \exp(-\gamma t) \cos(\omega_R t + \phi)$，仅幅度因子 A 及相位 ϕ 不同，这也是一阶 gammatone 冲激响应的形式，对此我们将在下一章中进行分析。相位 $\phi = -\pi/2$ 时，余弦将变为正弦，对应于我们的滤波器 A，其冲激响应中没有阶跃，传递函数也没有零点。此相位及其反相位（$\pi/2$）是唯一相位——对应于滤波器没有零点、冲激响应不以阶跃为起始、频响在高频段以 −12dB / 倍频程下降。对于双极点滤波器，这些特殊条件中的每一项相互等价。相位 ϕ 取其他值，对应于传递函数带有一个零点，且位于 s 平面实轴上（通常，高频斜率为每倍频程 −6dB 乘以极点数与零点数之差）。相位$\tan^{-1}(\gamma/\omega_R)$或$\sin^{-1}\zeta$，将使零点为 $s=0$；这两个相位，对应于滤波器 C 及其逆滤波器，是仅有的可使其 Bode 图在低频段具有非零斜率（即每倍频程 +6dB）的相位。这里特别提及的这些一般的、特殊的情形，是理解 gammatone 滤波器低频尾部特性的关键（我们将在下一章讨论）。

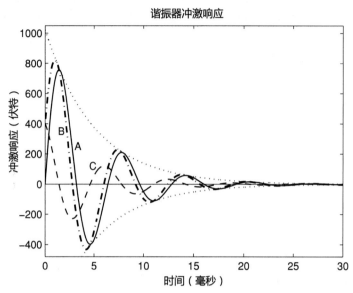

图 8-8　当 $\zeta=0.2$ 时，三个谐振器的冲激响应以及滤波器 A 的指数包络（点线）。滤波器 A（实线）、滤波器 B（点虚线）的冲激响应积分均为 1，而滤波器 C（虚线）的冲激响应积分为零。只有滤波器 A 在 $t=0$ 时没有阶跃（一阶跃频谱其频率由低到高每倍频程下降 6dB），因此，也只有滤波器 A 的响应每倍频程下降 12dB。振荡频率约为 $1000/2\pi\mathrm{Hz}$，其周期约为 $2\pi\mathrm{ms}$

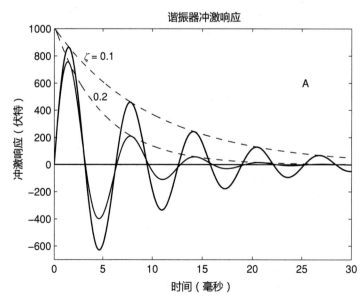

图 8-9　$\zeta=0.1$、0.2 时滤波器 A 的冲激响应（实线），及其相应的指数衰减幅度或包络线（虚线）

8.5 复谐振器与通用谐振曲线

如图 8-6 所示，谐振器的频率响应不是相对于其中心频率对称的，但很接近，离峰值不远，尤其是在阻尼系数较低时。为帮助推导谐振，常常要对频率响应描述进行简化，认为它是对称的，经过这样的"归一化"，就完全没有了自由参数。这种近似是从一单极点复系统开始引入，且在工程界及物理学界已应用很长时间。在工程界，人们将其称为通用谐振曲线（Terman，1932；Siebert，1986）。在物理学界，将其功率增益（与其平方根，即幅度增益相对）曲线形状称为 Lorentzian 函数（有时也称为 Cauchy 分布，或 Cauchy–Lorentz 分布，或 Breit–Wigner 分布）（Fornasini，2008）。当然，该频率响应与我们在图 6-6 中所分析的单极点低通滤波器的频率响应完全相同；唯一区别是其中心峰值所表示的是非零频率而非直流。

图 8-10 展示了通用谐振近似与滤波器 A 及 C 响应的关系。如果 Q 足够高（阻尼 ζ 足够低），则在峰值频率附近，谐振器频率响应非常接近于标准的频率对称形状。我们可通过一复谐振器，即只有一个复极点的系统，找到频率响应的简单对称近似。这种系统的冲激响应不是实数值，而是衰减的复指数。其传递函数，经归一化后，在振荡频率（近似于峰值）处具有单位增益：

$$H_1(s) = \frac{\mathrm{Re}(p_1)}{s - p_1} = \frac{\zeta\omega_\mathrm{N}}{s - (-\zeta\omega_\mathrm{N} + i\omega_\mathrm{R})}$$

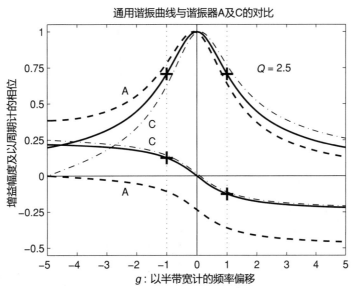

图 8-10 通用谐振曲线（实线）的振幅及相位响应，及其与谐振滤波器 A 及 C 响应的比较，所采用的归一化频率偏差尺度可使其独立于 Q，这里 $Q=2.5$（对于更高的 Q 值，滤波器 A 与 C 的曲线将更为接近，近似效果也更好）。滤波器 A 的峰值增益被归一化为 1，以便与其他曲线匹配，但其相位未被调至匹配谐振时的零相位条件。归一化频率偏差为 $g=-5$，或是 3dB 带宽的 2.5 倍，对应于 $Q=2.5$ 时滤波器的零频率（直流）。通用谐振曲线的 3dB 点位于偏差 $g=\pm1$、增益 $\sqrt{2}/2$ 及相位 ±45 度（0.125 周期），用十字符标记

在阻尼非常低的情形下，我们可忽略 ω_R、ω_N 以及峰值或中心频率 ω_C 之间的差异，且所带来的精度损失很小；在随后的步骤中，我们可假设上述传递函数中的 $\omega_\mathrm{R} = \omega_\mathrm{N}$。这种单极

点传递函数可用偏离振荡频率的无量纲频率形式表示，并按衰减率$\zeta\omega_R$进行缩放。这样，我们可得这一偏离中心的归一化偏差

$$g = \frac{\omega - \omega_R}{\zeta\omega_R}$$

和通常做法一样，令$s = i\omega$，可得这一简单的频率响应：

$$H_1(\omega) = \frac{1}{1 + ig}$$

当用于近似实谐振器，且距离谐振峰值不太远时，该表达式H_1被称为通用谐振近似。由于对低Q谐振器不够精准，此时ω_R与ω_N差别较大，将表达式H_1称为高Q谐振近似可能更为恰当。

这样，振幅频率响应近似为对称函数

$$|H_1(\omega)| = \frac{1}{\sqrt{1 + g^2}}$$

这里，参数g可用赫兹频率而非弧度/秒来定义，而且我们还可用Q替代ζ：

$$g = \frac{f - f_R}{\zeta f_R} = \frac{2Q(f - f_R)}{f_R}$$

频率f_R/Q是此处定义的通用谐振传递函数的精确3dB带宽；$f_R/(2Q)$或ζf_R是半带宽，该频率对应于衰减率，与我们归一化偏差频率相对。

该单极点近似是谐振器传递函数的一个很好的通用描述，当频率偏差足够小，s平面中频率点$i\omega$到另一极点p_1^*（或到任意零点）的距离与它在零偏差时的值没有显著变化。参见图8-11所示的图形计算说明。这意味着对于低阻尼或高Q值，这种近似在峰值附近通常是恰当的。但在低频范围内，谐振器的另一极点与当前所考虑的极点相近，而实零点的影响最大，因此这种近似在低频范围内表现不佳。在听觉中，非对称很重要，而低频尾部通常是令人感兴趣的地方，因此这种近似方法的使用受到限制。但此方法有助于理解某些常用的滤波器类型（例如，gammatone族系）的由来、特性及其局限。

8.6   并联系统的复零点

对于滤波器D——滤波器A与恒等系统或直通电路的并联，为维持直流单位增益，对每条路径施以增益调整，求和为1，如图8-12所示。其传递函数为$H_D = a + (1-a)H_A$。

针对路径增益相等，即$a=0.5$这一特殊情况。在s平面上存在某些点，会使滤波器A的传递函数为-1（即幅度为1，相位为180度），两条路径的增益之和为0，因而该并联系统在这些位置将有零点。我们可通过图形化方式找到这些位置，或通过代数运算求解传递函数的零点：

$$H_D = 0.5 + 0.5H_A$$

$$H_D = 0.5 + \frac{0.5}{(s/\omega_N)^2 + 2\zeta s/\omega_N + 1}$$

$$= \frac{0.5(s/\omega_N)^2 + \zeta s/\omega_N + 1}{(s/\omega_N)^2 + 2\zeta s/\omega_N + 1}$$

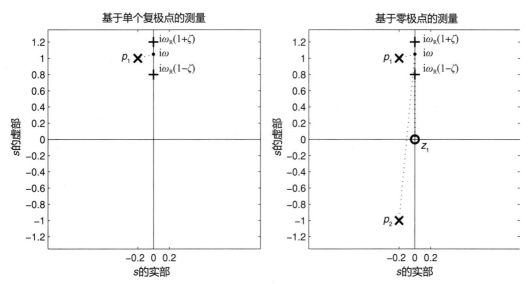

图 8-11　谐振器频率响应的图形化求解。借助带有单个复极点的左侧图，可测得极点 p_1 与频率点 $i\omega$ 间的距离（作为 ω 的函数），这里 ω 刚好位于振荡频率 ω_R，而通用谐振曲线或单极点复谐振器的增益幅度与这两点距离成反比。图中的频率经归一化处理，故 $\omega_R = 1$。$i\omega_R(1\pm\zeta)$ 处的十字符 "+" 表示从极点到频率点的距离增加到 $\sqrt{2}$ 的点（3dB 点，在通用谐振曲线中频率偏差为 $g = \pm1$，在图 8-10 中也用 "+" 标记）。实滤波器具有第二极点 p_2，可能还有一个零点 z_1，如右图所示。从谐振峰值附近的点到第二极点的相对距离不会有太大变化，但却会使滤波器 A 的峰值发生轻微偏移，峰形产生少许倾斜。对于滤波器 C，在 $s=0$ 处也有零点；到零点的距离出现在分子中，因而会使响应沿相反方向偏移及倾斜。图中所示极点及零点的位置代表 $\zeta = 0.2$ 或 $Q=2.5$，与图 8-10 中的曲线相对应，其中直流位于 $g=-5$。此类零极点图曾常用于频率响应的测量与计算，但由于现代计算机的出现，这类辅助工具我们就不再需要了。但另一方面，此类工具仍非常有用，借此可一眼看出图 8-5 曲面的传递函数形式

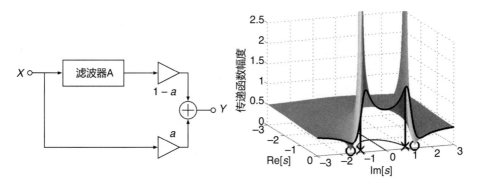

图 8-12　滤波器 D：非对称谐振器的原理图及其复传递函数。对滤波器 A 的双极点谐振器并联增加一条直通路径，会在频率响应中引发强烈的非对称峰值，除了从滤波器 A 继承的极点以外，还会引入复零点对。零点的位置由路径增益的比值决定。直流增益是各路径直流增益的总和，如图所示，净直流增益为 1。图中所示传递函数是 $a=0.5$ 和 $\zeta = 0.2$ 的情形，其极点阻尼是图 8-5 所示的一半，因为阻尼较高时，临近极点的零点将造成频率响应过于平坦

分子的根对应于固有频率 $\sqrt{2}\omega_N$，阻尼系数 $\zeta/\sqrt{2}$，如图 8-13 所示（回顾 8.2 节，固有频

率是指在 s 平面中根与原点的距离，阻尼系数是根的负实部，并经固有频率归一化）。从图上我们可以看到，这些零点位置必须位于穿过极点的垂直线上，因为只有这些位置具有 180 度相移（该线上两个极点各自贡献 90 度），才能使谐振器输出彻底抵消输入。这一观察与零点位于固有频率圆上是一致的，该圆比极点圆大，是其 $\sqrt{2}$ 倍，而阻尼则减小了相同倍数。产生的频率响应如图 8-14 所示，冲激响应如图 8-15 所示。

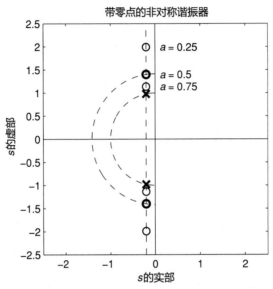

图 8-13 　滤波器 D 的 s 平面零极点图。如图 8-12 所示，使用混合权重 $a=0.5$，零点（以粗体显示）位于半径大于且 $\sqrt{2}$ 倍于极点半径的圆上，而且位于相同的 x 坐标上。对于其他混合权重，零点将移动到 x 坐标相同的其他位置；图中还显示了权重 $a=0.25$ 和 $a=0.75$ 时的示例

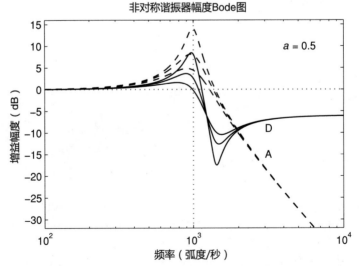

图 8-14 　非对称谐振器（滤波器 D，实线）Bode 图，及其与全极点谐振器（滤波器 A，虚线）对比，其中，阻尼系数分别为 0.1、0.2 及 0.4，混合权重 $a=0.5$。零点引起一个反谐振或陷波，其频率较谐振高约半个倍频程。高频渐近线平坦，意味着冲激响应包含了一个冲激脉冲

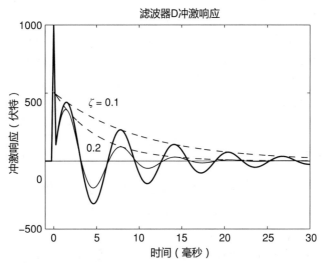

图 8-15 非对称谐振器 D 的冲激响应，在 $t=0$ 处包含权重为 a 的冲激脉冲（此处 $a=0.5$），
表征着直通路径。由于冲激脉冲无限高且窄，在本图中采用底宽为 0.001s，高度为
1000 且总面积精确等于 0.5 的三角形近似。图中展示了两种阻尼的冲激响应，以
及指数衰减的包络线（虚线）

更一般地，对于 0、1 之间的混合参数 a：

$$H_D = a + (1-a)H_A$$

$$H_D = a + \frac{1-a}{(s/\omega_N)^2 + 2\zeta s/\omega_N + 1}$$

$$= \frac{a(s/\omega_N)^2 + 2a\zeta s/\omega_N + 1}{(s/\omega_N)^2 + 2\zeta s/\omega_N + 1}$$

基于与上相同的原因，零点位于以 $\omega_N/\sqrt{a}$ 为半径的圆与穿过极点纵向直线的相交点，
且高频增益接近 a。所得的频率响应增益如图 8-16 所示。当直通权重 a 接近 1 时，零点将
移动直至抵消极点，从而产生平坦的响应。

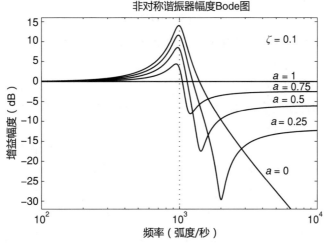

图 8-16 具有可变混合比的非对称谐振器的 Bode 图。"直通"信号的权重为 a，两极点谐振
器的权重为 $1-a$。该参数对应的响应，可由 $a=1$ 处的平坦响应与 $a=0$ 处的简单谐
振器响应之间的插值求得，其峰值会有所抵消、下降

在峰值附近，零点会导致明显的不对称性（高侧的响应比低侧的响应陡峭得多），这就是将其称为不对称谐振器的原因。该简单滤波器使我们能够对频率响应的形状进行充分控制，从而成为我们后续开发模型的关键。我们将其作为零极点滤波器级联（PZFC）听觉滤波器模型中的一个级，也就是在数字实现中，作为数字耳蜗模型中的一个级，纳入速动压缩非对称谐振器级联（CARFAC）。

8.7　实系统实现

我们将实系统定义为真实世界的系统，其度量永远不会为复数，或定义为实值输入始终会产生实值输出的系统。无论哪种方式，实的线性时不变（LTI）系统都是具有实值冲激响应的系统。

相反，复 LTI 系统是具有复冲激响应的系统。实系统可以多种方式组合成复系统，复系统有时也可组合成实系统。只取复系统输出的实部，通常会是一非线性系统，但总会存在一实线性系统，如图 8-17 所示，当输入为实数时，其响应也为实数。复系统输出的实部与等效实系统之间的这种关系，对于理解复谐振器及其相关的、下一章将介绍的复 gammatone 非常有用。

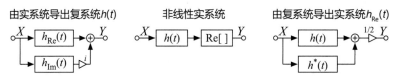

图 8-17　实系统及复系统：左侧的复系统由两个实系统组成；中间，该复系统后接实部运算符，可构成一非线性系统；当输入为实数时，此非线性系统等效于右侧的线性系统。因此，我们可通过左侧较简单的（低阶）复系统及中间的实部算子对右侧的实系统建模；或可在计算机中采用复数实现如左侧的一离散时间复系统，并取其输出的实部，以此作为右侧系统针对实输入的输出

对于一般复频率 s，实值 LTI 系统的传递函数将满足对称约束：

$$H(s) = H^*(s^*)$$

因此，当输入为实正弦波时（复共轭关系中两个复指数之和），由于对应的特征值（增益）保持复共轭关系，其输出也将为实数。

如果有一线性系统可由实输入产生复输出（例如，具有复系数的微分方程），则该系统仍将具有定义明确的冲激响应 $h(t)$，且为复值，而传递函数 $H(s)$ 则不具有上述的对称性。有时我们有必要弄清楚采用这样一个复线性系统输出实部（或虚部）所引发的后果。

实部算子是非线性的，因其对于复数 a，$\text{Re}[aX] \neq a\text{Re}[X]$。对于输入为实数的一复系统（如图 8-17 的左侧），取其输出的实部（图 8-17 的中间），等效于构建了一实系统（图 8-17 的右侧），其冲激响应是复系统冲激响应的实部。也就是说，冲激响应 $\text{Re}[h(t)] = [h(t) + h^*(t)]/2$ 定义了一个实线性系统，其响应与原线性系统接实部算子构成的非线性系统相同，当且仅当输入为实数时。对于复输入，该新线性系统将有复输出，这与非线性系统的输出总为实数不同。

复共轭算子也是非线性的（原因同上），但是将复共轭算子应用于复冲激响应会产生另一个具有冲激响应 $h^*(t)$ 的复线性系统，即我们在上文所使用的系统。从拉普拉斯变换的定义可很容易看出，对应于 $h^*(t)$ 的传递函数为 $H^*(s^*)$。

实系统 $[h(t) + h^*(t)]/2$ 的传递函数可通过线性特性得到：

$$H_{\text{Re}}(s) = \frac{H(s) + H^*(s^*)}{2}$$

类似地，根据 $\text{Im}[h(t)] = (h(t) - h^*(t))/2i$，从实输入到复系统输出虚部的传递函数为：

$$H_{\text{Im}}(s) = \frac{H(s) - H^*(s^*)}{2i}$$

若复系统可用有理传递函数进行描述，则可将 $H(s)$ 所有零极点翻转到其复共轭位置，进而得到传递函数 $H^*(s^*)$。因此，这些方程会根据实系统的要求，产生具有复共轭对称性的零极点图。

例如，在 s_p 处具有单个复极点的连续时间复滤波器的传递函数（如通用谐振近似）可写成：

$$H(s) = \frac{1}{s - s_p}$$

其共轭 $h^*(t)$ 对应的系统为：

$$H^*(s^*) = \left(\frac{1}{s^* - s_p}\right)^* = \frac{1}{s - s_p^*}$$

针对实输入，这些系统会产生复输出。但这些系统无法用电路实现或有其他直接的物理解释，因为物理变量，如电压、电流、速度及位移必须是实数。如因数学上的简便性而使用这样的系统，我们通常会将其与近乎等效的实系统相关联，比如取其输出的实部。对于实输入，如果应用上面的分析，取输出的实部，我们将得到一相关的实线性系统，且带有两个极点及一个零点：

$$H_{\text{Re}}(x) = \frac{1}{2}\left[\frac{1}{s - s_p} + \frac{1}{s - s_p^*}\right]$$
$$= \frac{1}{2}\left[\frac{(s - s_p^*) + (s - s_p)}{(s - s_p)(s - s_p^*)}\right]$$
$$= \frac{s - \text{Re}[s_p]}{(s - s_p)(s - s_p^*)}$$

而如果我们取输出的虚部，则我们得到的实系统会有两个相同的极点，但没有零点，就像滤波器 A：

$$H_{\text{Im}}(x) = \frac{1}{2i}\left[\frac{1}{s - s_p} - \frac{1}{s - s_p^*}\right]$$
$$= \frac{1}{2i}\left[\frac{(s - s_p^*) - (s - s_p)}{(s - s_p)(s - s_p^*)}\right]$$
$$= \frac{\text{Im}[s_p]}{(s - s_p)(s - s_p^*)}$$

与我们分析的各种谐振器电路一样，这两个线性系统共享相同的极点或谐振模式，但零点不同。

上述数学公式同样适用于离散时间系统及 Z 变换（在传递函数中用 z 代替 s）；我们将在下一节用到这部分内容，用以理解由复滤波器构成的实数字滤波器。

8.8 数字谐振器

图 7-5 和图 7-8 中的二阶数字滤波器形式可实现最多两个零点的双极点滤波器。这里我们将介绍一些特殊的变体。

如图 8-18 所示，是一种具有直流单位增益的双极点谐振器（滤波器 A）的实现形式，无须单独调节增益即可轻松移动极点。这种形式可采用前向系数来增强，以确定直流增益及一个或两个零点，如图 8-19 所示；当极点移动时，该形式可保持恒定的直流增益。

直接型可由耦合型替代（Gold and Rader，1969），亦称相位滤波器（Massie，2012）。双极点耦合型滤波器本质上是一复值单极点滤波器，如图 8-20 所示。其输出可采用多种方式，可为复数，也可作为单极点复滤波器的实部或虚部。

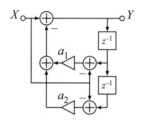

图 8-18 直接型双极点滤波器级，如图所示，具有输入联结且直流单位增益。通过观察可很容易看出，如果输入恒定且输出等于输入，则无论系数 a_1、a_2 值为多少，减去的反馈都将为零，这是因为从两个延迟输出中减去输入的差值为零；因此，输出等于恒定输入是一个平衡点，直流增益为 1。如图所示，到 Y 的传递函数也有两个 $z=0$ 处的零点，并且是最小相位传递函数（假设极点在单位圆内，使其稳定）；在一个或两个延迟单元 z^{-1} 之后获取的输出具有一个或两个额外延迟样本，抵消一个或两个零点，因而不是最小相位

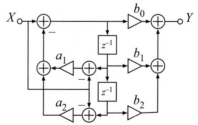

图 8-19 图 8-18 中的双极点滤波器可很容易修改为包含零点的形式。此时，极点可移动，而零点保持不变，直流增益不变。系数值与零极点位置关系如 7.11 节所述，不同之处在于，与极点位置相关的分子因子 A 包含在输入增益 $1+a_1+a_2$ 中，并由输入连接此处的通道提供

实部输出提供了一具有单零点的谐振器（类似于滤波器 B，但实零点位置不同），而虚部输出则给出了数字版的滤波器 A。为了理解这一点，我们可从具有复极点 z_p 的单极点滤波器传递函数开始（与我们在第 7 章中用于实一阶离散滤波器的分析方法相同）：

$$H(z) = \frac{z}{z - z_p}$$

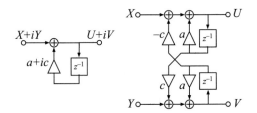

图 8-20　由复数乘法扩展为 4 个实数可看出，若 X、Y、U 及 V 为实数，则单极点复值滤波器（左）等效于实值双极点滤波器（耦合型滤波器）（右）。可将右侧系统视为具有一个极点 $z_p = a + ic$ 的复系统，或为具有实输出的双输入－双输出线性系统，当两个输入都为实数时。然而，从复输入、输出和本征函数角度进行分析，该双输入－双输出系统可像其他 LTI 系统一样。如果左侧复系统的输入为实数，则该系统等效于未使用 Y 端口（虚部为零）的右侧系统。对于单输入系统，仅取实部输出 U，在 z_p、z_p^* 处得到两个极点，在 $z_z = a$ 处有一实零点（在 $z = 0$ 处另有一零点，使系统保持最小相位）。类似地，从输入 X 到实数 V 输出的传递函数只有极点对（及 $z = 0$ 处的零点），只需很少的代数知识便可证明

回顾上一节，冲激响应的实部运算可以表示为 $(h + h^*)/2$，且 h^* 的变换为 $H^*(z^*)$，类似于带有共轭极点与零点的 $H(z)$，由此我们得到该传递函数的实部输出为：

$$H_{\text{Re}}(z) = \frac{1}{2}\left[\frac{z}{z - z_p} + \frac{z}{z - z_p^*} \right]$$

$$= \frac{z}{2}\left[\frac{(z - z_p^*) + (z - z_p)}{(z - z_p)(z - z_p^*)} \right]$$

$$= \frac{z(z - \text{Re}[z_p])}{(z - z_p)(z - z_p^*)}$$

或者，取虚部输出且仅带有两个极点：

$$H_{\text{Im}}(z) = \frac{1}{2i}\left[\frac{z}{z - z_p} - \frac{z}{z - z_p^*} \right]$$

$$= \frac{z}{2i}\left[\frac{(z - z_p^*) - (z - z_p)}{(z - z_p)(z - z_p^*)} \right]$$

$$= \frac{z\,\text{Im}[z_p]}{(z - z_p)(z - z_p^*)}$$

分子中的 z 因子，对应于 $z = 0$ 处的零点，是"单位超前"因子，可抵消滤波器原本会产生的额外延迟：若剔除该因子，则对应于级联一个 z^{-1} 运算符，会使滤波器输出延迟一个样本。当这些因子足以使分子与分母阶次相同时，可使滤波器具有最小相位，从而尽早产生输出。注意，$H_{\text{Im}}(z)$ 在 $z = 0$ 处有一个零点，且是一个二阶分母。这意味着其输出比滤波器为最小相位时要延迟一个样本。为实现最小相位，可以计算两个延迟输入的加权和，而不是如图所示的两个延迟输出的加权和（假设取消了 Y 输入）。这些零点在原点处具有平坦的频率响应且没有其他零点的滤波器，如 $H_{\text{Im}}(z)$，通常仍被称作全极点；对应于全极点连续时间滤波器。

图 8-21 显示了如何连接耦合型滤波器，以产生其输入和输出的加权混合，从而实现滤波器 D 的数字形式，即 8.6 节中讨论的非对称谐振器，我们将会用在第 16 章。

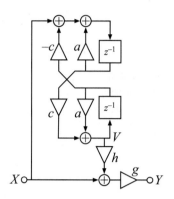

图 8-21   通过将输入与最小相位全极点滤波器混合，使耦合型添加了一对零点，如滤波器 D 中所示

自 Helmholtz 时代以来，本章所描述的"单调谐谐振器"一直是耳蜗功能模型的基础，也是我们在后续章节所探索的所有更精细听力模型的基本构件。数字化谐振器使计算机分析声音变得更为简单且高效。

gammatone 及相关滤波器

$m(t)$ 项既表示 Gamma 函数 $\Gamma(\gamma)$ 定义中的被积函数，又表示 Gamma 分布的密度函数，因而我们建议使用术语 "Gamma-tone" 或 "γ-tone"。

——"听觉神经元的频谱 – 时序感受野……" Aertsen 与 Johannesma（1980）

9.1 复合谐振器构成的听觉模型

本章中，我们将对一些滤波器模型及其结构进行探讨，特别是 gammatone 族，正是基于上一章所研讨的谐振器。gammatone、gammachirp 及其相关滤波器在声音分析中很受欢迎，因其比简单谐振器更接近于听觉功能，且易于实现。这些滤波器提供了一系列频率响应形状，与简单谐振器的形状明显不同，但仍非常便于参数化。

本章将重点介绍 gammatone 族的属性及其实施，该族滤波器的特点是在同一位置具有多个极点。而在第 13 章，我们还将对数种 gammatone 族滤波器用于听觉功能建模进行更为深入的探讨。尽管最终我们已放弃 gammatone 族用于构建更为完善的耳蜗模型，但在结构及响应上，我们所使用的级联结构滤波器与 gammatone 仍非常类似。以更为简单的 gammatone 作为起点，可以帮助我们更好地理解听觉滤波。

单调谐谐振器原理可很容易地应用于多极点系统。而 gammatone 族滤波器，因具有多个重合极点，尤其便于分析，且易于数学描述及表征。在前几章我们所分析的三个谐振滤波器都是一阶 gammatone 滤波器，且是最简单的情形，即每个位置只有一个极点。这些简单谐振器是我们将要处理的其他一些滤波器的特殊示例。

自传递函数、零极点描述起，这些相同的数学方法可很容易应用于其他类型滤波器的分析，例如，滤波器级联，以此我们可对耳蜗中由行进的流体力学波动完成的滤波实施建模，如后续章节所述。只要滤波器可用极点和零点来描述，便可构建数字滤波器对声音进行有效的处理。

9.2 多极点

通常，当滤波器具有不同极点时，我们可将滤波器的冲激响应表征为某些系数乘以与极点位置相对应的复指数。对于两个实极点的简单情形，比如两个一阶平滑滤波器的级联，时间常数为 τ_1、τ_2，与所有线性时不变系统（见 6.5 节）一样，其冲激响应是齐次响应的线性组合，指数衰减对应于极点时间常数：

$$h(t) = \frac{1}{\tau_1 - \tau_2}\left[\exp\left(\frac{-t}{\tau_1}\right) - \exp\left(\frac{-t}{\tau_2}\right)\right]$$

其中的系数 $1/(\tau_1 - \tau_2)$ 及 $-1/(\tau_1 - \tau_2)$ 可由观测结果推断出来，即双极点平滑滤波器的冲激响应必在 $t=0$ 处无阶跃性跳变，且积分必为 1.0（在直流处有单位增益）。

但当一个系统在同一位置有几个极点，会发生什么？当两个时间常数彼此接近时，上面公式系数为无穷大，即当两个常数相等时，该公式不起作用。而冲激响应本身确实接近于一极限值。当两个常数接近 τ 时，冲激响应的极限值为：

$$h(t) = \frac{t}{\tau^2}\exp\left(\frac{-t}{\tau}\right)$$

其中，因子 t 是我们从未在冲激响应中遇到的特征。即使对于一对不相等的时间常数，如图 9-1 所示情形，$\tau_1 = 0.8\tau$、$\tau_2 = 1.25\tau$，该表达式也可很好地近似其冲激响应。

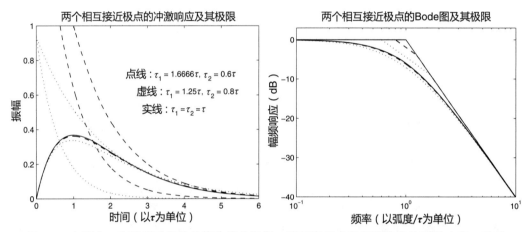

图 9-1　左图中，实线表示指数差值曲线的极限，即双实极点平滑滤波器的冲激响应，且有几何平均时间常数 τ。点线显示了两个经缩放的指数及其差值，其极点时间常数相差几乎两倍。虚线对应于更为接近的两个时间常数。右图中的 Bode 图采用与幅频响应相同的曲线样式。双极点时，滤波器产生 –12dB/ 倍频程（–40dB/ 十倍频）的滚降；拐点附近的 –6dB/ 倍频程的短暂区域几乎不会对形状产生影响

更一般地，如果我们级联 N 个相同的单极点一阶低通滤波器，其传递函数很容易得出，为单级传递函数的 N 次幂。冲激响应则不那么明显，也稍微复杂些；这里会涉及一个称为 gamma 分布的形状，包括一个 t 幂因子：

$$h_N(t) = \frac{1}{(N-1)!\,\tau^N}\,t^{(N-1)}\exp\left(\frac{-t}{\tau}\right)$$

图 9-2 中绘制了数种 N 为不同值的级联滤波器的冲激响应，及其离散时间形式。忽略其前面使之归一化为单位积分的因子，则形状描述为 $t^{N-1}\exp(-t/\tau)$，对应 $s=1/\tau$ 处的 N 个极点，参数 N 称为极点阶数。这种 gamma 分布形状，或其近似，几乎涉及耳蜗滤波建模中的所有系统，是其冲激响应的关键部分。关于" t 因子"与 gamma 分布，以及它们在滤波中如何产生影响，有各种推导和解释（Papoulis，1962；Healy and Huggins，1974；Bean，2001）。Papoulis（1962）指出，多实极点系统通常可由重极点系统有效地近似；gammatone 族将此概念扩展到复极点对系统。

我们常用衰减速率参数 γ 而非时间常数 τ（$\gamma=1/\tau$）来刻画滤波器的冲激响应；在谐振器分析中，γ 作为极点位置的负实数部分已为我们所熟悉。由于 s 平面极点位于 $s=-\gamma$，因此，在后续章节，当我们讨论极点坐标时会首选该参数。

参数为 γ 的低通冲激响应为：

$$h_N(t) = \frac{\gamma^N}{(N-1)!}\, t^{(N-1)} \exp(-\gamma t)$$

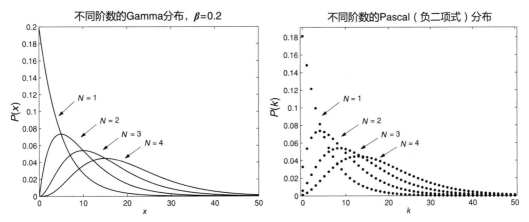

图 9-2　左图为 N 个相同的连续时间单极点平滑滤波器级联的冲激响应，N 取不同值，这些滤波器服从 gamma 或 Erlang 分布。右图是 N 个相同的离散时间单极点平滑滤波器的冲激响应，其时间常数约为 5 个样本，属于非负整数的 Pascal 分布或负二项分布

数学关联：拉普拉斯变换的平移性质

拉普拉斯变换具有许多有意义的数学性质。本章所用到是其位移性质：s 平面中的位移对应于乘以时域中的复指数。也就是说，如果 $X(s)$ 是 $x(t)$ 的拉普拉斯变换，则对于任意实数或复数常量 d，$X(s-d)$ 是 $x(t)\exp(dt)$ 的拉普拉斯变换。

若 $X(s)$ 为有理函数，则位移函数 $X(s-d)$ 也是有理函数，其极点与零点为 $X(s)$ 极点与零点在 s 平面移动 d。例如，一阶平滑传递函数 $1/(\tau s+1)$ 移至 $1/(\tau(s-d)+1)$，其极点从 $-1/\tau$ 移至 $d-1/\tau$。相应的冲激响应从 $\exp(-t/\tau)$ 变为 $\exp(-t/\tau)\exp(dt)=\exp(t(d-1/\tau))$。若 d 为实数，则此位移等效于时间常数的变化（及增益的变化），但仍为一阶滤波器，时间常数从 τ 移至 $\tau/(1-d\tau)$，如果位移不大（$d<1/\tau$ 使极点保持在左半面），则滤波器仍是稳定的。

若 d 为纯虚数，则 $1/(\tau(s-d)+1)$ 处的极点不在实轴上。冲激响应保持其原衰减速率，因子 $\exp(dt)$ 是振荡的，因此滤波器成为复谐振器。在 gammatone 族滤波器的分析中，实数与虚数位移皆可能出现。

9.3　复 gammatone 滤波器

如果我们将 N 极点平滑滤波器的极点向上（沿与正虚轴平行的方向）移动一段距离 ω_R，从 $s=-\gamma$ 移到 $s=-\gamma+i\omega_R$（即移至图 8-11 中单极点复谐振器的极点位置），我们便得到一个被称为复 gammatone 滤波器的系统。根据拉普拉斯变换的位移性质（参见上面的专栏），我们发现图 9-3 所示的冲激响应是 gamma 分布（N 极点系统在位移前的冲激响应）乘以与 s 平面上平移相对应的复指数 $\exp(\mathrm{i}\omega_R t)$：

$$h_{\mathrm{cgt}}(t) = \frac{\gamma^N}{(N-1)!}\, t^{(N-1)} \exp(-\gamma t) \exp(\mathrm{i}\omega_R t)$$

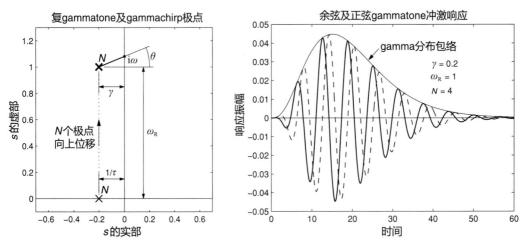

图 9-3　复 gammatone 是具有 N 个重合极点的系统（左图，绘于 s 平面），由 N 极点平滑滤波器的极点位置位移而成，衰减率为 γ。作为频率 ω 的函数，幅频响应与极点到频率点 $\mathrm{i}\omega$ 距离的 N 次幂成反比，相位滞后为 N 乘以角度 θ，在 $\omega=\omega_R$ 处通过零点。复 gammatone 的冲激响应的实部与虚部（右图，分别为实线与虚线），通过 gamma 分布包络（平滑曲线），即低通滤波器的冲激响应，与由极点位移 $\mathrm{i}\omega_R$ 后产生的振荡相乘得到。这些实部与虚部曲线为实数 gammatone，分别对应余弦及正弦相位。在这些图中，阶次 $N=4$，$\gamma/\omega_R=0.2$

N 阶复 gammatone 的频率响应可通过图 9-3 所示的零极点图计算，且可简化为通用谐振曲线的 N 次幂：

$$|H_{\mathrm{cgt}}(\mathrm{i}\omega)| = \frac{1}{(1+g^2)^{N/2}}$$

其中 g 是归一化频率偏差：

$$g = \frac{\omega - \omega_R}{\gamma}$$

该复 gammatone 在峰值处，或通带中心 $g=0$ 处，具有单位增益，因其是在直流处具有单位增益的低通滤波器的频率偏移。如果包含增益因子，则结果仍称为复 gammatone。传递函数或冲激响应前面的常量因子即使为复数，也不会影响 gamma 分布的包络形状以及极点。常量相位因子 $\exp(\mathrm{i}\phi)$ 不会改变频率响应幅度，因此由 N 个重极点及给定的幅频响应描述的复 gammatone 的冲激响应，按常规泛化应包含一相位参数 ϕ：

$$h_{\mathrm{cgt}}(t) = \frac{\gamma^N}{(N-1)!}\, t^{(N-1)} \exp(-\gamma t) \exp(\mathrm{i}\omega_R t + \mathrm{i}\phi)$$

由于幅频响应是频率偏差 g 平方的函数，因此其峰形是对称的，与 ϕ 无关。除低频尾部外，复 gammatone 滤波器的这种对称频率响应与接下来讨论的实 gammatone 的极为相似，如图 9-4 所示。对于我们想要构建的模型类型，即通过信号自适应参数对耳蜗滤波建模，获取正确的尾部非常重要，因此我们需对实数情形进行更仔细的研究。

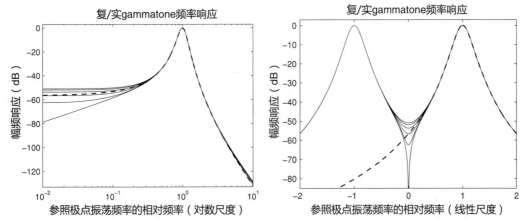

图 9-4   复数（虚线）与实数（实线）gammatone 的对数 – 幅频响应，其中 $\zeta=0.2$，$N=4$，且 gammatone 有各种相位，采用对数（左图）及线性（右图）频率尺度（实 gammatone 的增益经调整与复 gammatone 的单位峰值增益匹配）。复 gammatone 响应在线性频率尺度上针对其峰值频率对称，而实滤波器则针对零频率对称，如右图所示

统计关联：Gamma 分布

在统计学中，连续随机变量的概率密度函数（Probability Density Function，PDF）可与线性系统理论中连续时间平滑滤波器的冲激响应相类比，因其积分为 1，且需经变换及卷积运算。相对于振荡滤波器，平滑且具有非负冲激响应的滤波器作此类比最为适合，因 PDF 在任意位置均为非负。两个独立随机变量之和的 PDF 是两个 PDF 的卷积，类似于两个平滑滤波器级联的冲激响应，其中的 PDF 可与冲激响应一一对应。由此可见，因果冲激响应对应于非负随机变量的 PDF。

在统计学中，常遇到 N 个独立同分布（independent identically distributed，i.i.d.）随机变量和的 PDF，类似于 N 个相同滤波器级联的冲激响应。当单个 PDF 是均值为 $1/\beta$，$P(x)=\beta\exp(-\beta x)$，$x>0$ 的单面指数分布时（类似于单极点平滑滤波器的冲激响应），其最终的 PDF 为 gamma 分布（也称为 Erlang 分布或 Pearson III 型分布）。其公式为：

$$P(x) = \frac{\beta^N}{(N-1)!} x^{(N-1)} \exp(-\beta x)$$

Erlang 分布仅适用于 N 为整数，而我们所需的通常也仅限于此；对于更一般的 gamma 分布，分母 $(N-1)!$ 通常采用 gamma 函数的形式，记作 $\Gamma(N)$，以适用 N 为非整数的情形。

PDF 的计算常需通过傅里叶或拉普拉斯变换来完成。这些变换分别称为分布的特征函数和矩生成函数（Miller and Childers，2012），类似于线性系统的频率响应和传递函数。这些分布公式及其特征函数、矩生成函数很容易通过查表找出。在有关线性系统的书籍中，类似的公式也可从傅里叶及拉普拉斯变换表中找到，只是所用术语常常略有不同。在统计学中，矩生成函数所用符号也有不同；参数 t 对应于 $-s$，gamma 分布的矩生成函数收敛于 t 平面上极点的左侧：

$$M(t) = \frac{1}{(1-t/\beta)^N} \quad , \quad \text{Re}[t] < \beta$$

该矩生成函数对应于冲激响应的拉普拉斯变换，其变换收敛于 s 平面上极点的右侧。在统计学领域，有时会记成 $t < \beta$，因只需考虑参数 t 的实数部分，便足以生成该分布的矩。

统计关联：尺度空间平滑滤波器

并非所有平滑滤波器都可类比 PDF，因为 PDF 必须非负。但某些重要的平滑滤波器，例如在尺度空间分析中所使用的滤波器（Witkin，1983），其严格遵循非负性约束。因此，随机变量和的 PDF 的已知性质，也适用于一系列不同尺度的平滑问题。具体而言，随机变量的均值类比于延迟（低频群延迟，或冲激响应的质量中心距离 $t=0$ 的偏移量）；标准偏差类比于时序扩散，是信号平滑时间的度量。对于随机变量和，其均值相加，方差也相加（方差为标准差的平方）。因此，在平滑滤波器的级联中，延迟相加，平滑时间常数为其平方和的平方根；即使滤波器在直流处不是单位增益，这些性质也存在，这是与 PDF 不太相符的地方。

对于单极点平滑滤波器，延迟和时序扩散都等于时间常数 τ，因此 N 个滤波器级联具有延迟 $N\tau$ 以及扩散 $\sqrt{N}\tau$。就速率参数 β，gamma 分布的均值和标准差分别为 N/β 及 $\sqrt{N}/\beta$。

离散时间冲激响应与离散随机变量的概率质量函数之间也存在相应的类比，其中 Z 变换对应于概率生成函数。Lindeberg（1990）用生成函数的概念归纳出适用于离散尺度空间滤波的平滑滤波器实现细节。N 个离散时间单极点平滑滤波器的级联具有类似于 Pascal 分布或负二项分布的冲激响应，即 N 个几何分布之和的分布，如图 9-2 所示。

9.4 实 gammatone 滤波器

作为系统，实 gammatone 滤波器的冲激响应是复 gammatone 冲激响应的实数部分。而传统上所称的 gammatone 就是指一实数系统，其冲激响应为 gamma 分布乘以一任意相位的音调（实正弦曲线）：

$$h_{gt}(t) = \frac{\gamma^N}{(N-1)!} t^{(N-1)} \exp(-\gamma t) \cos(\omega_R t + \phi)$$

取实部操作对应于信号与其复共轭和的 1/2。正如我们在第 8 章中所讨论的，冲激响应取实部操作对应于一个实系统，其传递函数等于原始传递函数与将零极点位置取共轭所得到的修正传递函数之和的一半。对于 N 阶复 gammatone，其在 $p = -\gamma + i\omega_R$ 处有 N 个重极点，我们忽略其整体增益与相位因素，可得这一阶次为 $2N$ 的实滤波器：

$$H_{gt}(s) = \frac{1}{(s-p)^N} + \frac{1}{(s-p^*)^N}$$

$$= \frac{(s-p^*)^N + (s-p)^N}{(s-p)^N (s-p^*)^N}$$

求和操作产生带根（传递函数的零点）的分子，这是复滤波器所没有的。$(s-p^*)^N + (s-p)^N$

的零点位置可通过两个复数项的抵消推导出来。因抵消所需，使得零点只能位于实轴上，即两项具有相同的幅度。同时，两项间的相位差须为 π，这样每一项相位只能取 $\pm\pi/2$。

对于任何环绕 p 的循环，$(s-p)^N$ 中的相位会经历 N 个周期，或出现 $2N$ 次；其中一半将位于与实轴的相交线上，以确定零点的位置，另一半则在其周围，不会产生零点。当包括相位因子时，求和看起来更复杂，但零点的计算仍基本上按照上述描述进行，不过需要进行相位调整，如图 9-5 所示：

$$H_{gt}(s) = \frac{\exp(i\phi)}{(s-p)^N} + \frac{\exp(-i\phi)}{(s-p^*)^N}$$

$$= \frac{\exp(i\phi)(s-p^*)^N + \exp(-i\phi)(s-p)^N}{(s-p)^N(s-p^*)^N}$$

因此，gammatone 滤波器在 s 平面实轴上具有 N 个零点，其位置与 ϕ、ζ 以及 N 有关；或者，当 ϕ 的某个特殊值将一个零点推向无穷大时具有 $N-1$ 个零点。这正是谐振滤波器 A 与 B 之间的差别。对于特定参数，如图 9-5 中所示的组合，gammatone 滤波器在直流时（即 $s=0$ 时）有一个零点，在低频尾部呈 6dB/ 倍频程的倾斜，如谐振器滤波器 C 一样。

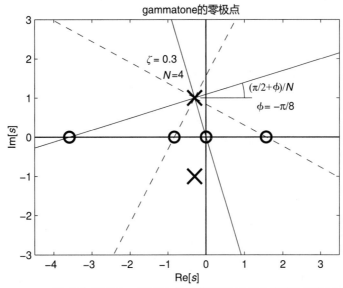

图 9-5　实 gammatone 的 N 个零点在 s 平面上的位置可通过极点得到，如正文所述。实线显示顶部极点簇贡献了 $\pi/2$ 弧度或 90 度相位，而虚线所对应的极点簇则贡献了 $-\pi/2$ 弧度或 270 度相位。这些线与实轴相交，而底部极点簇提供相反的相位，两部分极点簇贡献相抵，从而得到 4 个零点。在此例中，gammatone 相位参数为 $\phi=-\pi/8$；其他相位按此模式轮换，沿实轴移动零点。另需注意的是，对于这些特定参数，图中所示的阻尼 $\zeta=0.3$，使其中一个零点非常接近于 $s=0$，导致低频尾部响应具有很低的增益；当然其他相位、阻尼及阶次的组合也会有相同的作用。其他特殊相位值（$\phi=\pm\pi/2$）会将其中一个零点移出至无穷大，留下 $N-1$ 个实零点

在听觉文献所提及的典型应用及分析中，往往会将这些零点忽略，也不进行计算。它们对低频尾部的复杂影响可能也不作辨别，或者被忽视。或干脆将零点移除，以构造全极点 gammatone 滤波器（Van Compernolle，1991；Slaney，1993；Lyon，1996a），见下一节所述。

在听觉滤波器应用中，3～5 阶 gammatone 较为典型（Patterson et al，1992）。就实数而

言，无论从心理物理学还是生理学角度，它们相对于简单谐振器的优势都在于其频率响应的裙边（接近于尾部的部分）比单调谐谐振的下降得更快，不会造成过窄的峰值；但如果阶次适中，也不会像高斯滤波器的裙边那样下降得过快。

gammatone 是 gammachirp 的特例。gammatone 的冲激响应及频率响应图将在后面关于 gammachirp 的 9.6 节中予以介绍和展示。

gammatone 族滤波器的 3dB 带宽小于构成其基础的单个谐振器带宽，之间的比例约为 $1/\sqrt{N}$，这与谐振峰的类抛物线形状有关。因此，gammatone 的有效 Q（Q_{3dB}，中心频率与 3dB 带宽的比）高于其极点的 Q：

$$Q_{3dB} \approx Q\sqrt{N}$$

9.5   全极点 gammatone 滤波器

gammatone 滤波器在零极点方面已有深入研究（Van Compernolle，1991；Slaney，1993），并对早期针对复 gammatone 冲激响应及其近似频率响应（峰值频率对称）所作的分析（Holdsworth et al.，1988; de Boer and Kruidenier，1990）进行了扩展。有许多人注意到，零点会使其响应实现或分析复杂化，而去除零点所构成的全极点加单零点 gammatone 滤波器可提供有效的近似（Van Compernolle，1991；Slaney，1993），甚至在模拟听觉滤波方面也具有显著优势（Lyon，1996a；Robert and Eriksson，1999；Katsiamis et al.，2006，2007；Lyon，2011a），相关内容我们将在后续章节中讨论。

全极点 gammatone 滤波器（All-Pole Gammatone Filter，APGF）是 N 个相同的谐振滤波器 A 的级联，因而易于分析和构建。它可被视为去除零点的 gammatone 滤波器，或用实常数替代分子的 gammatone 传递函数。当忽略整体增益时，其传递函数为：

$$H_{apgf}(s) = \frac{1}{(s-p)^N (s-p^*)^N} = \frac{1}{((s+\gamma)^2 + \omega_R^2)^N}$$

若以 $s=0$ 处单位增益进行调整，则滤波器 A 的 N 阶功率为（参见 8.2 节）：

$$H_{apgf}(s) = \frac{1}{((s/\omega_N)^2 + 2\zeta s/\omega_N + 1)^N}$$

此冲激响应与 gammatone 冲激响应仅略有不同。它可描述为不同阶的 gammatone 的汇总，或 gamma 分布乘以 Bessel 函数，如图 9-6 所示（Lyon，1996b）。典型的 APGF 和相应的差分 APGF（Differentiated APGF，DAPGF，在 $s=0$ 处具有一个零点）冲激响应如图 9-7 所示。

单零点 gammatone 滤波器（One-Zero Gammatone Filter，OZGF）是 APGF 乘以位移函数 $s-z_1$，其中 z_1 是单个实零点。对于 $z_1=0$ 这一特殊情形，因子仅剩 s，可视为求导运算符，或直流处为零，从而得到差分全极点 gammatone 滤波器 DAPGF；此 OZGF 的特例具有斜率为 6dB/ 倍频程的低频尾部。（在 s 平面距原点有限距离处有一个零点的）OZGF 的尾部位于 APGD 和 DAPGF 之间，在极低频率变得平展，如图 9-8 所示。

APGF 及 OZGF 滤波器不像 gammatone 那么对称。由于零点较少，在高频侧皆有更高的斜率：$-12N$dB/ 倍频程，而非 gammatone 的 $-6N$dB/ 倍频程或 $-6(N+1)$ dB/ 倍频程。且由于低频零点较少，在峰的低频侧的斜率变得更小。可将图 9-4 与图 9-8 相对比。这种不对称趋势适用于听觉滤波器，我们将在第 13 章对此进行阐释。

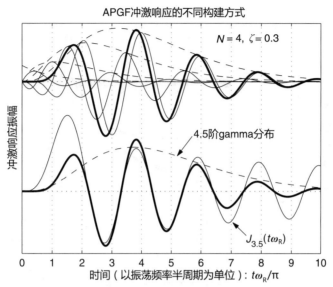

图 9-6　N 阶全极点 gammatone 滤波器的冲激响应（粗线）可由 1～N 阶 gammatone 汇总而成，当然，这些 gammatone 要经适当的尺度缩放和相位调整，如上半图所示；虚线显示的是 gamma 分布包络。下半图为相同的冲激响应，通过阶次为 $N+0.5$ 的 gamma 分布与阶次为 $N–0.5$ 的第一类 Bessel 函数相乘得到（为便于显示，图中 gamma 分布的振幅缩小了 5 倍，Bessel 函数扩展了 5 倍）。阻尼参数仅影响包络的指数时间常数

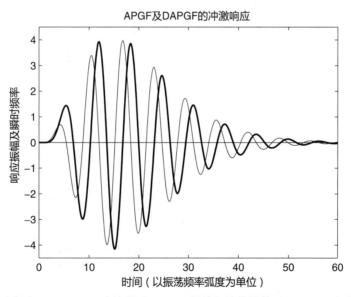

图 9-7　4 阶全极点 gammatone 滤波器（APGF，粗线）及其导数（DAPGF，细线）的冲激响应，极点阻尼 $\zeta=0.2$（$Q=2.5$，$Q_{3dB}\approx5$）

与图 8-7 中谐振器适度的增益变化范围有所不同，当阻尼及带宽同时变化 4 倍时，图 9-8 中的 $N=4$ 滤波器增益变化约为 256 倍（48dB）。该特性对于听觉滤波器非常有用，因其仅需带宽做适度变化，便可响应峰值增益巨大范围的变化，借此可实现对耳蜗压缩的建

模。这种关系可通过若干变 Q 极点的级联来实现，对于 gammatone 以及我们在后续章节中构建的滤波器级联模型，这种效果组合则是很普遍的做法。

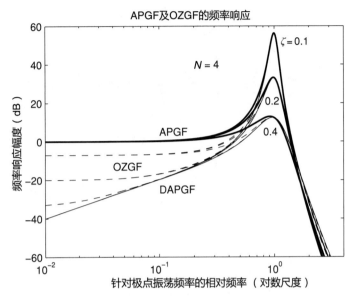

图 9-8   4 阶 APGF 及若干 OZGF 的幅频响应，包括对应于 3 个阻尼因子的有限 DAPGF。注意与（实）gammatone 滤波器不同，低频尾部不再与阻尼相关。OZGF 的实零点位于 APGF（零点为无穷大）与 DAPGF（零点在 $s=0$）之间，且不限于正 s 或负 s。APGF 响应是图 8-7 所示的谐振器 A 响应的 4 次幂，因此曲线与图 8-7 中完全相同，只是 dB 尺度扩展了 4 倍

9.6   gammachirp 滤波器

gammatone 的对称频率响应对于实验数据拟合听觉函数很是不利。在很多情形下，全极点加单零点这类变体可提供不对称且具合理性，但无法对不对称做精确控制。有一更可控方法便是 gammachip：一种利用相位项进行修正的 gammatone，使其冲激响应呈现啁啾（chirp）变频（Irino and Patterson，1997）。特别的，针对听觉系统，该变频音调也称为滑音（glide）（de Boer and Nuttall，1997；Carney et al.，1999）。

gammachirp 冲激响应类似于 gammatone，但增加了对数 - 时间相位项。其复数形式及实数形式分别为：

$$h_{\mathrm{cgc}}(t) = \frac{\gamma^N}{(N-1)!}\, t^{(N-1)} \exp(-\gamma t) \exp(\mathrm{i}\omega_R t + \mathrm{i}c \log(t) + \mathrm{i}\phi)$$

$$h_{\mathrm{gc}}(t) = \frac{\gamma^N}{(N-1)!}\, t^{(N-1)} \exp(-\gamma t) \cos(\omega_R t + c \log(t) + \phi)$$

这些冲激响应中的对数时间相位项表示变化的瞬时频率，或相位变化的速率，值为 $\omega_R + c/t$。尽管在 $t=0$ 附近该频率表现出病态，但由于此时振幅为零（对于 $N>1$），振幅变得显著时就会变得合理，如图 9-9 所示。通常，听觉滤波器使用负值 c，因此瞬时频率从零以下开始啁啾至接近 ω_R。而实际上，频率似乎是从低频而非负频率增加的。

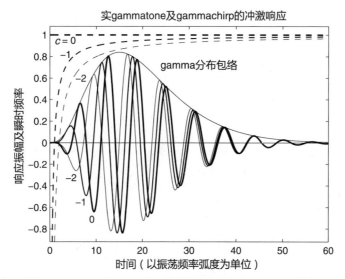

图 9-9　c 值为 0（为 gammatone）、−1 及 −2 的 4 阶复 gammachirp 滤波器的冲激响应（下方曲线）和瞬时频率（上方曲线）。振幅尺度是任意的，频率尺度相对于 ω_R 做归一化，相位选定对于后面某个峰值对齐。极点 Q 为 2.5，这使得滤波器有效 Q_{3dB} 约为 5。gamma 分布包络也显示其中。注意，相对于 $c=0$ 时 gammatone 的等间距过零，对于负 c，其过零时间在起始点附近延展得更长。如果通过更改极点 Q 来更改包络，则过零时间不会改变

频率响应通过啁啾变得不对称。对于负的 c，其响应可类似于 APGF 响应，在峰值低频侧较平缓，在高频侧则更陡，这正是对听觉滤波器进行精准建模所需要的特性。

与复 gammatone 相同，复 gammachirp 的传递函数也具有 N 个重合极点。但因另有一因子而无法用有理函数表示，因而无法利用零极点进行完整描述，也无法通过集总元件电路予以精确实现。不过，复 gammachirp 仍是一线性时不变系统。而其冲激响应，可对该系统进行完整的表征，且为系数中包含因子 t 的微分方程的解（Irino and Patterson，1997），若要转换为有理变换函数，这些系数则需为常数。

幅度频率响应的不对称性，如图 9-10 所示，可通过 9.3 节的对称复 gammatone 响应，以及非对称倍增增益因子，即频率偏差的非对称函数指数表示（Irino and Patterson，1997，2001）：

$$|H_{cgc}(i\omega)| = |H_{cgt}(i\omega)| \exp\left(c\tan^{-1}\left(\frac{\omega - \omega_R}{\gamma} \right) \right)$$

亦可通过 8.5 节的归一化偏差 g 表示为：

$$|H_{cgc}(i\omega)| = (1 + g^2)^{-N/2} \exp\left(c\tan^{-1}(g) \right)$$

角度 $\tan^{-1}(g)$ 与图 9-3 中的角度 θ 相同，在图中所示频率点 $i\omega$ 处，通过观察可知 $\tan\theta = (\omega - \omega_R)/\gamma = g$。因此，啁啾可被视作将某些复 gammatone 的反对称相位响应耦合为振幅响应不对称的一种方式。

与实 gammatone 相同，实 gammachirp 的零点也在实轴上，其位置与所有参数相关，因此其频率响应的低频尾部更为复杂多变，如图 9-11 所示。

在语音分析/合成系统的数字滤波器中使用了对 gammachirp 的有理近似（Irino and Unoki，1999）。通过 4 个额外的极点对和 4 个额外的零点对，可近似地将 gammatone 滤波

器转换为 gammachirp 滤波器。在 s 平面或 z 平面生成的零极点图包含了 16 个极点及 11 或 12 个零点。所增加的零极点可针对阻尼及啁啾参数进行优化（Unoki et al.，2001）。

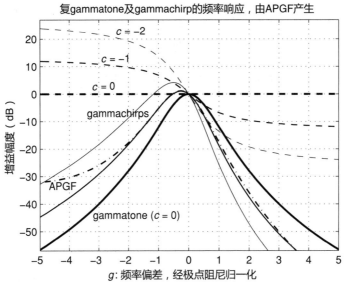

图 9-10   具有 $c \leqslant 0$ 的 4 阶复 gammachirp 滤波器的振幅频率响应（实线），包括复 gammatone （粗对称曲线）。虚曲线显示的是将 gammatone 转换为 gammachirp 的非对称对数 增益函数。图中还显示了一个全极点 gammatone 滤波器 APGF，$\zeta=0.2$（点虚 线），与 $c=-1$ 的 gammachirp 大致对齐，以比较其不对称性。对于实 gammatone 和 gammachirp，低频尾部可能会略高于或低于复滤波器尾部

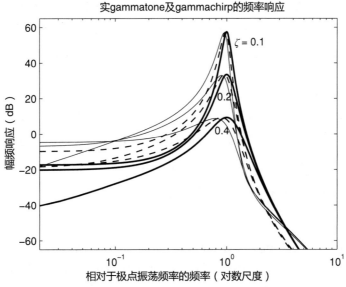

图 9-11   冲激响应的傅里叶变换，针对前面几幅图中的 3 个冲激响应，并对阻尼值做了取半 和加倍的调整。$c=-1$ 时的 gammachirp（虚线）在尾部具有非单调阻尼相关性，当 阻尼减少时，零点会移至 $s=0$ 附近。在图中显示的几种情形下，零点移到 $s=0$ 附 近，会将低频尾部向下推；而另有一些情形，由复 gammachirp 及其共轭之间相互 作用而产生的另一伪零点，会使其高频侧也有下降。这些特性还与所用的 ϕ 值有 关；这里，我们使用与图 9-9 相同的值

9.7 变极点 Q

gammatone 族滤波器在机器听觉系统与听觉建模中一直很流行，因为它们的参数很少，却可相当准确地拟合心理物理学及生理学实验的大多数数据。

听觉系统的强度相关性作为一种重要的非线性，在许多实验中都有所反映，可通过信号相关的方式改变这些滤波器的极点 Q 对其建模，从而影响增益、带宽及振荡时间。由于极点均重合，因此只需一个阻尼或参数 Q 就可改变。来自耳蜗力学的数据表明，对于极低频率，响应传递函数的尾部几乎是恒定的（与强度无关），因此，为了与数据相匹配，需要一种滤波器形式，即当峰值增益随 Q 变化时，其低频尾部仍保持稳定（也就是，增益没有变化，使系统在低频时几乎线性），且可为弱声音提供高增益，为强声音提供低增益。当实轴上的零点随 Q 及其他参数移动时，这种线性尾部特性很难得到，这也就是 APGF 及 OZGF 在此应用中优于 gammatone 及 gammachirp 的原因。

9.8 非重极点

当谐振器组合成高阶滤波器时，没必要让极点完全重合，以产生类 gammatone 的响应。这一结论非常重要，使我们能够将简单的 gammatone 族滤波器与后续章节中构建的各种滤波器级联模型联系起来。

例如，Kim、Molnar 与 Pfeiffer（1973）的早期听觉模型使用了 10 个谐振器级联，其极点位置略带交错（这些系统也是非线性的，但在低强度线性区域内是全极点系统）。该滤波器每级具有 10 个极点对，阻尼 ζ=0.25（Q=2），且每个谐振器级的固有频率交错 3%（参见图 9-12），相对于其低频尾部增益达到 60dB 的峰值增益，3dB 带宽为峰值频率的 0.17 倍（滤波器 Q_{3dB}=6），非常接近 10 个重合极点对的 10 阶 APGF（Q_{3dB} 接近 $2\sqrt{10}$）。复传递函数如图 9-13 所示。

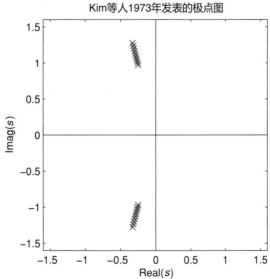

图 9-12 Kim、Molnar 与 Pfeiffer 的 10 极点对内耳流体力学滤波模型，以最低极点固有频率进行归一化

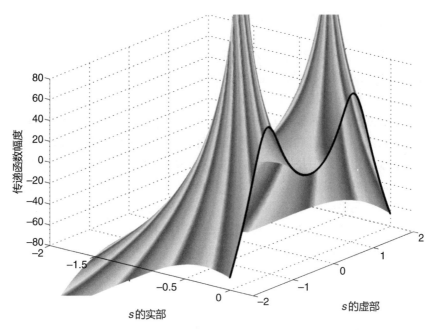

图 9-13   Kim 等人的滤波器的复传递函数。s 平面虚轴上切割线显示的是对数 – 幅度传递函数，零点频率位于中心。相位围绕每簇中的 10 个极点循环 10 次

9.9   数字滤波器

针对 gammatone 及其变体，研究人员已探索出不同方法，可有效地实现其数字式滤波器（Holdsworth et al.，1988；Van Compernolle，1991；Darling，1991；Cooke，1993；Slaney，1993；Irino and Unoki，1999；Van Immerseel and Peeters，2003）。最直接、最优雅地实现实 gammatone 的方法可能是 Darling（1991）的方法，即级联 N 个相同的单极点复滤波器，并取其输出的实数部分。从概念上讲，该方法适用于连续时间复滤波器，但对于数字离散时间滤波器则更为实用。图 9-14 对该方法进行了说明，其中利用了图 8-20 中的双极点耦合级。

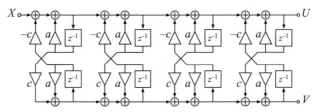

图 9-14 N 个复单极点滤波器的级联，具有实输入、实输出，若为连续时间滤波器，则可构成实 gammatone 滤波器。利用离散时间滤波器，如这些耦合式的级，可实现 gammatone 极佳的数字近似，其中还包括从输出中取实部而产生的零点。输出 U、V 是不同相位的数字式实 gammatone，而 $U+iV$ 是一种复 gammatone。所有系数 a、c 的等比例变化将会使所有极点一起移动，从而可在不改变振荡频率的情形下改变阻尼

我们在 7.9 节介绍的冲激不变性数字滤波器设计方法，可应用于由连续时间滤波器设计

离散时间滤波器，而离散时间滤波器冲激响应对应于对连续时间滤波器冲激响应的采样。对于全极点系统，此方法非常容易，对应于将极点位置单独映射或映射至复共轭对，并将所生成的简单滤波器级联起来。一位于复 s 平面的极点 $s_p = -\gamma + i\omega_R$ 映射为 z 平面极点 $s_p = a + ic = \exp(-\gamma T + i\omega_R T)$（在 z 平面上的位置：半径为 $r = \sqrt{a^2 + c^2} = \exp(-\gamma T)$、角度为 $\theta_R = \tan^{-1}(c/a) = \omega_R T$）。实现此极点的一阶复滤波器具有反馈系数 $a + ic = r\cos(\theta_R) + ir\sin(\theta_R)$；将其扩展到实数操作，将产生耦合式二阶滤波器，如图 8-20 所示。

由于到虚部输出的传递函数（图 8-20 中的 V）没有零点，因此，我们可采用耦合式滤波器级的低端输出来实现具有极点对的全极点实滤波器，并采用如图 9-15 所示的级联结构，由此可构建全极点 gammatone 滤波器。

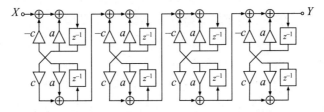

图 9-15　N 个相同的实双极点数字滤波器的级联，是全极点 gammatone 滤波器的冲激不变性数字实现，其冲激响应是连续时间 APGF 冲激响应的采样。该结构的每个耦合式滤波器级可视作单极点复滤波器，且只利用输出的虚部；等效地，每级都是一双极点实值滤波器，没有零点（$z=0$ 除外，如 8.8 节所述）。相同的结构，具有分级而非相同的极点频率，可实现 Kim 等人（1973）的滤波器或其他全极点滤波器级联

多个复数级级联的输出实部（如图 9-14）与单个级相比，产生了更复杂的实零点集，如我们在 9.4 节中所发现的，但此处是在 z 平面。也就是说，通过将复输出级联到复输入，并在末尾取实部或虚部，我们可实现对实 gammatone 零点及其所有参数值的离散时间近似。

对于具有虚部输出 V 的耦合式级，其传递函数为 $V(z)/X(z)$，我们称作 $H_A(z)$，与 8.2 节的全极点谐振器传递函数 $H_A(s)$ 类似：

$$H_A(z) = \frac{cz}{z^2 - 2az + (a^2 + c^2)}$$

且具有直流增益（$z=1$）

$$H_A(z)|_{z=1} = \frac{c}{1 - 2a + (a^2 + c^2)}$$

该直流增益可能会问题，因其随极点阻尼变化而变化，极点阻尼随 a、c 按比例变化。因此，我们有时会使用其他形式，比如直接型滤波器，输入信号以直流单位增益的方式连接，而不受系数影响。对于直接型，除增益外，相同的传递函数可写为系数形式：

$$H_A(z) = \frac{z^2 A}{z^2 + a_1 z + a_2}$$

此时，将增益设置为 $A=1+a_1+a_2$，可很容易实现直流单位增益，如图 8-18 所示，其中输入增益无须其他额外乘数。这样，这些级将构成全极点 gammatone 滤波器 APGF，在低频尾部具有稳定增益 1，如图 9-16 所示。

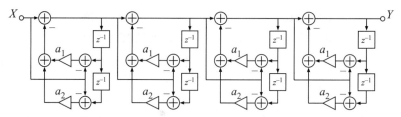

图 9-16   4 阶 APGF 的构建，采用图 8-18 中的直接型双极点级并经调整，无论极点因系数 a_1、a_2 如何移动，在直流处始终为单位增益

EE 关联：类似或相同滤波器的级联

在听觉领域，重极点滤波器的传递函数及冲激响应被称为 gammatone，但并非仅限于该领域；类似函数还存在于电子学、物理学和统计学等其他领域。

Papoulis 指出，对于级联平滑滤波器，即使有非重合极点，其冲激响应形状也非常接近于 gamma 分布，这是因果中心极限定理产生的效果。当极点不重合时，将 gamma 分布拟合到此类系统的冲激响应，会产生非整数 N，但利用最接近的整数 N 仍能得到一极佳的近似，从而可有效地将系统表示为 N 个相同单极点滤波器的级联（Papoulis，1962）。

这些滤波器的数学特性在统计领域具有相似性。Karl Pearson（1916）提出了一些概率密度函数，带有简单的参数，且一些性质在统计分析中非常有用。复 gammachirp 滤波器的功率增益频响曲线即属于 Pearson IV 型分布。其对称性特例，即为 gammatone，属于 Pearson VII 型分布，或学生 t 分布，其低阶极限、高阶极限分别为 Cauchy-Lorentz 分布和高斯分布，对应于通用谐振曲线和高斯滤波器。

在 20 世纪 40 年代，相同谐振滤波器级的级联被应用于无线电视和广播系统（Eaglesfield，1945；Tucker，1946），其包络阶跃响应是非完整 gamma 函数（gamma 分布的积分），与当前使用的 gammatone 等表述至少存有微弱联系。Tucker 的级联实现如图 9-17 所示。

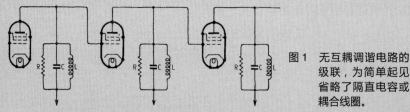

图 1   无互耦调谐电路的级联，为简单起见省略了隔直电容或耦合线圈。

图 9-17   Tucker（1946）在他的 gammatone 式滤波器级联（由带有缓冲放大器的并联 RLC 谐振器组成）中，将缓冲放大器表示为真空五极管。为便于当时的工程师理解，数学概念被简化为具体实现，他们对这种略为抽象的电路图更为熟悉。五极管充当转换器，将栅极电压转换为平板电流，滤波器是并联电路的阻抗，将五极管中的平板电流转换为下一五极管中的栅极电压。在直流时，电感器使电流对地短路，造成直流零点，因此该级联滤波器类似于第 8 章的滤波器 C〔图 1（Tucker，1946）获 SJP Business Media 复制授权〕

非线性系统

这些结果表明，耳蜗力学含有基本非线性，因此，对于相邻频谱分量，即使在低声音强度情形下，其线性叠加也不适用。

——"听觉非线性"，J. L. Goldstein（1967）

在这一章，我们将解除线性及时间不变性对系统的约束。系统是时变且强度相关的，用以在听觉中融入一些非线性现象。我们将讨论非线性系统描述的概念，如 Volterra 级数，以此将线性与非线性系统测量联系起来，还会对一些非线性系统示例进行讨论。

非线性系统无法依据对正弦波的响应得到完整的描述；然而，常用的方法还是利用数种不同的测量方法及制图手段，依据对不同振幅正弦波及成对正弦波的响应对非线性系统进行描述。为此，我们将就其中部分方法，在图形中所展现的非线性，进行比较。

非线性将使采样及混叠所面临的问题变得更为复杂，对此我们也将进行讨论。

听觉中的非线性系统响应通常相对于特征频率（Characteristic Frequency，CF）进行描述，CF 是系统在低声强下响应最大或最敏感的频率，即阈值最低的频率。它类似于带通滤波器的中心频率，但是最大响应或增益的频率会随强度变化，因此使用线性滤波器进行模拟时需要谨慎。对于耳蜗或听神经系统中的任何测量部位，可能都有明确的 CF，但 CF 并不是响应最大的频率，除非信号强度非常低。

10.1　Volterra 级数及其他描述

线性系统的输出等于输入与其冲激响应的卷积。若系统的非线性程度不很严重，则采用线性卷积模型加某些修正项便可有效地描述。Volterra 级数便是这样的一种描述（还有一种密切相关的级数，即 Wiener 级数，但本书不做讨论）。

Volterra 级数将输出表示为由不同阶 Volterra 核计算出的各项和，其中的一阶项是非线性系统线性化的冲激响应。如果系统对于某一范围内的低强度输入近似呈线性，在 Volterra 级数中，此一阶项对于非线性系统的描述通常是最为重要的。

在一阶核或冲激响应 $k_1(u)$ 之前，有时可能会有一零阶核 k_0，一个常数。线性系统对于零输入会有零输出，所以如果一个系统的输出有偏移，可用 k_0 项进行处理。

下一项是二阶 Volterra 核，利用乘积描述信号间的相互作用。在系统输出信号中增加一个与输入平方成比例的项，或更一般地，增加输入位移间的乘积：

$$y_2(t) \propto x(t - u_1)x(t - u_2)$$

当输入以这种方式自相乘时，正弦波将生成与幅度平方成正比的直流项及倍频项。当输入存在多个频率时，会由乘法生成新的分量，其频率为各输入频率的和及差，且可通过正弦与余弦的求和、求差公式进行验证。二阶 Volterra 核 $k_2(u_1, u_2)$ 是施加于此类项上的权重，且为两个相对于输出时间的时间偏移量的函数。系统包括零阶、一阶及二阶项，其输出近似为

$$y(t) = k_0 + \int_{-\infty}^{\infty} k_1(u)x(t-u)\mathrm{d}u + \frac{1}{2} \int_{-\infty}^{\infty} \int_{-\infty}^{\infty} k_2(u_1, u_2)x(t-u_1)x(t-u_2)\mathrm{d}u_1\mathrm{d}u_2$$

请注意，如果输入 x 加倍，则二阶项将加大到 4 倍。从输入到输出的平方关系正是二阶非线性特征。而三阶项具有从输入到输出的立方关系，其他项则可依此类推。

对于输入，至少在一定范围内，二阶形式可用于构建听神经元速率响应模型（Young and Calhoun，2005）。此外，二阶形式还可应用于刻画高层级神经元与声波相位非同步的响应，作为时频感受野（spectro-temporal receptive field）（Eggermont，1993；Pienkowski et al.，2009）。当然，滤波器组分析方法的性能更好（Eggermont et al.，1983）。

将内核限定为 delta 函数，则可摆脱积分，构建点非线性（point nonlinearity）模型，也称为无记忆非线性（memoryless nonlinearity）模型，其形式为 $x(t)$ 的简单多项式函数：

$$y(t) = k_0 + k_1x(t) + k_2x(t)^2 + k_3x(t)^3 + \cdots$$

这种受限形式的 Volterra 核，是一 Taylor 级数（Taylor series），可作为瞬时输入输出函数，比其一般形式要简单得多，但性能也要弱得多（Dawson and Lee，2004）。当输入由数个正弦组成时，利用多项式形式就足以解释所产生的组合音调的频率：若刺激频率为 f_1 和 f_2，二次项产生刺激频率的和与差，二阶差分音（Quadratic Difference Tone，QDT）频率有 f_2-f_1 与 f_1+f_2，三次项产生三阶差分音（Cubic Difference Tone，CDT）频率，如 $2f_1-f_2$。

尽管可正确预测出畸变音的频率，这很重要，但多项式非线性及全 Volterra 模型，都会引发对组合音调强度的误导性预测，且相对于刺激强度的增长，预测偏差很大。在这些模型中，畸变音强度的增长较刺激强度的增长快得多，对于某些系统可能确实如此，但对于耳朵却并非这样。在许多场景中，耳朵的非线性曲线更接近于常数或线性渐近线，而不是以 x 幂的形式增长，如此方可针对多种目的更恰当地刻画点非线性；而用多项式对这些非线性曲线进行建模也不是很有效。

线性与无记忆非线性系统交替级联常用于无线电设计及听觉模型（Pfeiffer，1970；Duifhuis，1976；Swerup，1978；Duifhuis and van de Vorst，1980；Pick，1980；Goldstein，1990；Eggermont，1993；Goldstein，1995；Meddis et al.，2001）。特别是，线 - 非 - 线（Linear-Nonlinear-Linear，LNL）或"三明治"结构，即一个线性系统与一个无记忆非线性，再与另一线性系统顺序级联，经常被分析研究（Middleton，1948；Davenport，1953），并被证实具有特殊性质，即当输入具有高斯分布时输入输出互相关函数除有一常数因子，非线性好像被剔除了（de Boer，1976a；Korenberg and Hunter，1986）。在记录听神经对高斯噪声响应时，可利用这种特性测定耳蜗滤波的"带通非线性"（BandPass NonLinear，BPNL）模型的参数。

对于某些非线性特性，特别是涉及强度相关参数慢变化的非线性特性，这些方法都不是非常有效；Harte、Elliott 与 Rice（2005）得出结论："之前尝试采用函数（即 Wiener 或 Volterra 级数）建模的依据可能是有问题的，因为这些方法无法表征具有如此多值特性的强

度相关非线性系统"。针对此类系统特性，构建模型——基于一子系统输出而显性地改变另一子系统参数，可以非常有效。这类系统有一个典型示例，就是无线电接收机中的自动增益控制（automatic gain control），我们将在下一章中予以讨论，并在后续章节中引至耳蜗模型。

10.2　基本非线性

Tartini 音调（请参阅第 1 章）是在耳蜗内产生的三阶畸变的感知相关物。若使用泰勒级数或 Volterra 核方法，则输入加倍将会使这种失真项加大到 8 倍，即三次方。利用线性电子音频放大器，有时可有效模拟三阶畸变对幅度可用范围的限制：在高强度下，随着信号波形峰值变得失真，畸变会迅速上升，直至信号质量不可接受。

但在听觉方面，耳蜗产生三阶畸变的特性有所不同，无法利用 Volterra 方法得出有效模型。这些三阶差分音 CDT 或组合音调（Combination Tone，CT）随信号强度缓慢增长，这与三阶 Volterra 项的结果完全不同。即使在非常低的声音强度下也可以检测到 CDT。在耳道中测量 CDT 甚至可以用于正常耳蜗功能的诊断（Janssen and Müller，2007）。

立方非线性失真可能一直存在，直至输入强度降到很低，因而可用于诊断模型的好坏。Goldstein（1967）将这种特性称为基本非线性："基本非线性是对事实的描述，而非假设，即立方 CT 的相对强度几乎与刺激强度无关。"

Goldstein and Kiang（1968）指出，系统基本非线性意味着，当我们应用线性系统时，需要谨慎对待这一概念：

> 频谱分析是所有现代听觉信号处理功能模型的关键特征，为心理物理及生理现象提供了定量的理论描述。组合音调与这些模型有关，因其所具有的性质对经典假设（听觉频谱滤波基本上是线性的、时不变的过程）的普适性提出了挑战。

相对于刺激强度，使畸变音调强度的增长与实际更为相符，并以此作为建模目标，仍然激励着人们对耳蜗模型不断进行改进（Goldstein and Kiang，1968；de Boer，1976b；Trahiotis and Robinson，1979；Brown，1993；Eguíluz et al.，2000；Ospeck et al.，2001；Duke and Jülicher，2003；Roberts and Rutherford，2008；Duke and Jülicher，2008）。在本书，适度的强度相关畸变，作为一个朴素的偶发特性，是我们所研究的自适应非线性滤波器级联模型的一个关键特征。

10.3　Hopf 分叉

最近，采用非线性振荡器的 Hopf 分叉（Hopf bifurcation）对耳蜗非线性进行诠释变得普遍起来（Brown，1993；Eguíluz et al.，2000；Ospeck et al.，2001；Roberts and Rutherford，2008；Duke and Jülicher，2008）。分叉（bifurcation）是指，在参数值连续变化的某个点，系统特性发生了质变。具体而言，Hopf 分叉，或称 Poincaré-Andronov-Hopf 分叉，是类似谐振器系统的特性发生了改变，对应于低阻尼参数改变其正负符号的点：该系统对于正阻尼是稳定的滤波器，对于负阻尼则是不稳定的滤波器或振荡器。在线性系统中，阻尼小于零表示非稳定系统，其极点位于 s 平面的右半部分，因此，其谐振幅度将随时间呈指数增长，而非衰减。在非线性系统场景中，低阻尼对应于一阶 Volterra 核模型的阻尼，基于此，系统在极低强度时呈现线性；这样，对于很低的输入输出强度，系统可能不稳定；但如果包含非线性压缩，则可在较高强度上保持稳定，并可能会表现出稳定的振荡特性，即所称的周期性极限环（periodic limit cycle）。

在耳朵中，从理论上讲，这种系统的参数值使其"稳定"在稳定边缘，即 Hopf 分叉，这样即使输入是零或很小，也会驱动产生足够高的输出，使得非线性开始生效，并以有限但非零的输出模式稳定系统。这类特性一般采用阻尼因子进行表征，包括与输出幅度或速度平方成正比的项，这样，更大输出会将更多阻尼累加到初始的零阻尼或稍负的低阻尼上。这种方法产生了近似立方根压缩的输入输出强度响应，甚至在非常低的输入强度下也能产生组合音调，这就是基本非线性。

但究竟如何将这些振荡器与耳蜗行波观点集成在一起，人们还未完全弄清楚。 Eguíluz 等人（2000）谈及非线性振荡器毛细胞模型时指出：

> 由于非线性波所穿越的耳蜗具有复杂的几何结构，将毛细胞单体贡献与器官整体特性联系起来，在理论与实验上仍然面临着挑战。

尽管如此，他们仍认为单谐振 Hopf 振荡器是刻画耳蜗内部运作最合理的模型（他们将三个观察到的效应称为"三个基本非线性效应"，但三者都是一种机制的效应）：

> 我们已经证实，通过调谐到 Hopf 分叉，可对三个已被反复论证的耳朵基本非线性进行解释：动态范围的压缩，更尖锐的耳蜗调谐以获得更柔和的声音，以及组合音调的产生。再生调谐策略的最大优点是它只需最少数量的有源元件；因为调谐器和放大器是一体的，所以这种机制从进化意义上是可行的。

然而，这种方法中"最少数量的有源元件"也是其弱点：它试图通过一个低阶局部模型来解释分布式系统特性。在这种方法中，当滤波器的所有增益都来自高 Q 单调谐共振时，在高增益或低强度时，调谐变得过于尖锐；响应图清楚地显示了这种效应（Eguíluz et al.，2000）。

Duke 与 Jülicher（2003）将 Hopf 或临界振荡器概念整合到了行波分析法中，但是由于有源振荡器的作用过于局部，结果在低强度下得到的响应仍然过于尖锐。Magnasco（2003）提出了另一种行波积分方法，其分布式效果更为突出，但仍带有不切实际的急剧过渡。尽管有许多人对 Hopf 模型带宽随增益增加而减小这一事实做出过评论，但他们很少意识到，由此产生的窄带宽与听觉实验中观察到的带宽数据，两者相去甚远。

在下一节，我们将利用同一类局部阻尼非线性滤波器，并将其级联起来运行，这样可模拟同一组非线性效应乃至更多效应，甚至不必在零阻尼分叉附近保持平衡，也不存在失实的窄带宽问题。

10.4   分布式带通非线性

将非线性分布在多个滤波器级上，这样的模型可实现高增益，且无须 Hopf 模型中过窄的调谐。该模型更好地整合了波在耳蜗中的传播方式，并将 Hopf 非线性思想应用到听觉模型，因此是一更好的建模方法。在此类模型中，无须将工作点调至过于接近临界无限增益的分叉点，因为大的增益可由几个中等程度的级增益的乘积得到。我们将在第三部分的第 14 章及后续各章中陆续讨论并研究这种模型。

Kim 等人（1973）提出的非线性滤波器级联模型（第 9 章对其描述中没有非线性）提供了一个极好的示例，可用以说明如何在滤波器级中加入非线性。其中利用了嵌在滤波器级中的瞬时非线性，以局部速度平方瞬时增加阻尼。此模型包括 10 个级联级，每一级方程与 Rayleigh 或 Van der Pol 振荡器方程基本相同（Duifhuis，2012），其阻尼与速度平方成正比，但特别设有正的小信号阻尼极限，这样，可使其远离分叉点且保持在稳定侧。对于第 i 级有非线性二阶微分方程（$i=1, \cdots, 10$，$x_0(t)$ 为输入）：

$$\ddot{x}_i(t) + 2D_i\left[1 + \eta \dot{x}_i^2(t)\right]\dot{x}_i(t) + \omega_{0i}^2 x_i(t) = Cx_{i-1}(t)$$

方括号中的因子 $[1+\eta \dot{x}_i^2(t)]$ 为正值且随响应增加而增加，在每一级中与小信号阻尼相乘。速度平方项 $\dot{x}_i^2(t)$ 会引发立方畸变非线性，因为 $\dot{x}_i^2(t)$ 会与速度项 $\dot{x}_i(t)$ 相乘。

在基底膜及听神经响应中，Kim 等人观察到了 9 种不同的非线性现象，并用这种非线性滤波器级联模型定性地再现了这些现象；在其摘要中：

> 针对低强度与高强度信号，该模型分别表现出良好的线性与非线性特性，这说明，单个非线性系统便足以描述外周听觉系统的下列频率相关的非线性现象：（1）输出强度的限制；（2）Q 值随输入强度增加而减小；（3）最有效频率随着输入强度增加而降低；（4）输出相位角随输入强度变化；（5）咔嚓声响应波形形状随输入强度变化；（6）$f_1 \approx$ CF 与 $f_2 >$ CF 的双音调抑制；（7）对 $f_1 < f_2$ 双音调响应产生的组合音调 $2f_1-f_2$；（8）咔嚓声对（click pair）响应中的"振幅"非线性；（9）咔嚓声对响应中的"时序"非线性。

此模型每级的立方非线性仍然会引发畸变随强度过度增长，且没有高强度线性限制，但这些想法，即通过级联线性滤波器各级的阻尼调节，用以构成单一非线性系统，在现代模型中仍然在采用，其中也包括本书中提出并发展的模型。除了无记忆非线性外，基于输出强度平滑反馈，实现对滤波器级阻尼缓慢的非线性调整，有助于将非线性效应扩展到更宽的输入动态范围，从而可使组合音调的强度相关特性与所观察到的"基本非线性"更加相符。

在峰值增益与带宽随信号强度变化的情况下，滤波器级联方法与 Hopf 分叉方法在特性表现上相似性很大，并可依据压缩输出强度产生组合音调。但由于 Hopf 非线性振荡器是由双极点单级所调整出的非线性，当增益变高时，其带宽会变得过窄。如第 9 章中的图所示，多级级联随增益变化可给出更为适当的带宽范围，且如在第 12 章中所讨论的，与耳蜗行波的相关性会更好。

10.5 非线性系统响应曲线

在这一节中，我们将讨论频率－阈值曲线（Frequency-Threshold Curve，FTC）与传递函数之间的关系，以及用于展示非线性系统调谐与压缩的其他方法。这些方法主要以正弦波响应为基础，但所处理的信号位于某一强度范围内。我们还将介绍正弦波对（pair of sinusoids）响应的处理方法。

一非线性系统对正弦波的响应，若非简单地与输入振幅成正比，可采用多种方式进行测量与刻画，且取决于输入强度、输出强度或频率是否保持为常参数，如图 10-1 所示。在这些图中，频率采用偏离特征频率（在极低输入强度下的最大响应频率）的倍频程做了归一化。

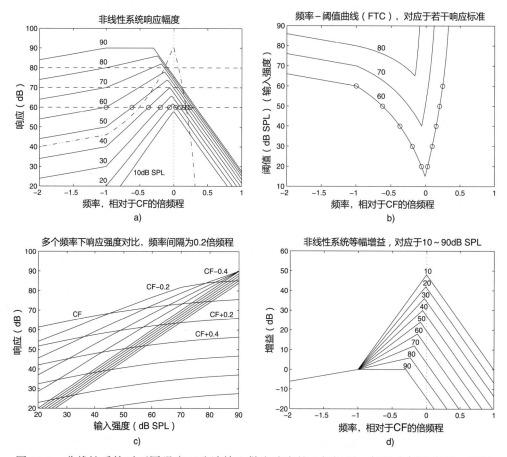

图 10-1　非线性系统对不同强度正弦波输入做出响应的 4 幅视图。如果我们指定某一视图曲线用于定义系统（完全足够），那么其他三个视图皆可从中推导出来。a）频响等幅或等强曲线，其中输入强度保持恒定，数值如曲线上的参数所示；垂直虚线表示特征频率（CF），即低强度时灵敏度最高的频率。b）等响应曲线，或频率–阈值曲线，对应于给定输出强度，或响应阈值、标准所需的输入强度；60dB、70dB 及80dB 响应标准对应于图 a 中水平虚线所示的强度，而 60dB 曲线上的对应点以圆圈标出。图 a 中的点虚线是图 b 中 60dB 曲线的映射，清晰地展示出等响应曲线比等强曲线"尖锐"得多。c）等频曲线，对应于不同频率下，输入强度与响应强度的对比。对于接近或高于特征频率 CF（CF、CF+0.2、CF+0.4）的频率，系统的压缩率很高：曲线的斜率很低。d）等幅增益曲线与线性系统的幅度频率响应相似，只是在不同输入强度下两者是不同的

有时我们会发现，如果被测系统是线性的，则基于正弦刺激对听觉数据进行解释是合理的；但根据更大范围内声音强度对非线性听觉系统进行测量的实际情况来看，这是不合理

的。例如，有很多实验表明，对于听神经纤维或耳蜗的力学响应，其频率－阈值曲线相当灵敏。从这些尖锐的曲线中，有时会产生错误的推断，得到的用于刻画耳蜗力学响应的频率或位置函数过于局部化；这样，或需增加一个不易解释的第二滤波器，以应对由其他测量所揭示的情形，即响应与频率或位置的关系较 FTC 所显示的更加平缓（Cooper et al.，2008）。

通过研究非线性滤波系统响应，我们可很好地理解为什么用 FTC 描述时看起来很尖锐，但在对传递函数、一阶 Volterra 核、其他线性或非线性系统特征进行描述时，却显得不那么尖锐。

Capranica（1992）提醒人们，不要用听神经元的调谐曲线来描述其特征，特别是当所关注的信息更多地出现在时域时：

> 在听觉系统中，抑制与其在视觉及化学感觉中一样，是普遍存在的。信号中的部分能量可以降低神经元对整体信号的兴奋反应程度，是一种高度非线性的操作。这向我们提出了一个警示，线性算子，如傅里叶变换，可能并不是合适的运算符，特别是对于中枢听觉系统。当一个信号产生时，它就是一个时间事件。听觉系统区别于其他所有感知模式的特殊之处，是其利用时间而非能量进行频率解析的能力。这一非凡专长可使听觉系统能够处理时域中的快速变化。

图 10-1 不同部分展示了同一非线性系统示例的不同表征曲线集。所选用的这些曲线对活体耳蜗响应曲线形状进行了定性模拟，并将其简化为 3 斜率参数的传递函数（Rhode，1978）。此处基于频率的测量及图示并未解决 Capranica 对时域特征所关注的问题，但确实有助于阐明：即使是正弦波，对其线性系统及频域的视图也需要有所保留。可以看出，即使响应－频率（固定输入强度，等强曲线）相当平缓，FTC（固定输出强度，等响应曲线）也很尖锐。图 10-2 展示了耳蜗实测数据对应的图形，其中，调谐锐度的差异更加明显。

从这些曲线中可明显看出，在非线性压缩系统中，等响应调谐曲线比基本的增益－频率线性传递函数更为陡峭，而等强曲线则不那么尖锐。这一观察结果在 Rhode（1971）发现非线性耳蜗力学响应后不久，该观察结果就被用以解释为什么他的响应曲线仍然不如典型的神经调谐曲线那么尖锐。与其他人假设存在锐度增强用第二滤波器不同，Rhode 另有解释：

> 基底膜振动似乎呈非线性，针对这一观察可有另一种解释。人们在绘制基底膜传递函数时，如果所用的数据来自那些使基底膜产生恒定位移的声压级，则传递函数的高频斜率将急剧增加到 -150dB/ 倍频程至 -300dB/ 倍频程。

尽管有 Rhode 等人的解释，但自此以后，这种曲线类型之间的混淆却反复出现多次。他针对"恒定位移"曲线使用了"传递函数"一词则更是不幸的，皆因与线性系统理论的这一联系是错误的，这与他试图阐明的观点完全相反。我曾试图帮助消除这一混淆（Lyon，1990），但时至今日却仍是一个话题（Eustaquio-Martín and Lopez-Poveda，2011）。在每本有关听觉的书中，几乎至少会有一处不恰当地将等响应调谐曲线与滤波器传递函数相比较。

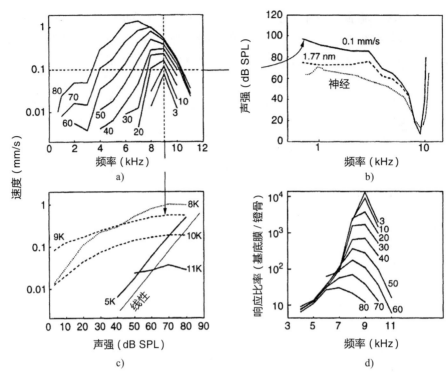

图 10-2 针对活体耳蜗响应的测量结果，采用图 10-1 所用的 4 种方式绘制，展示了剧烈的非
线性。在利用基底膜速度对响应进行的定量分析中，所用数据来自激光多普勒测速
仪（Ruggero，1992）。尽管图 a 在中高强度上展示了较宽平的响应区域，但图 b 所展
示的力学频率－阈值曲线，至少与神经 FTC 一样尖锐。图 c 展示，对于远低于 CF 的
频率，其响应接近于线性，而高于 CF 的频率，压缩最为严重。图 d 展示 CF 处增益
变化超过 50dB［基于图 1（Ruggero，1992）重新绘制的图 5-8（Geisler，1998），获
Dan Geisler、Mario Ruggero 和 Elsevier Science and Technology Journals 复制授权］

10.6 双音调响应

耳朵的非线性也体现在在指定位置上对音调对（pair of tones）的响应中。当两个正弦波
同时出现时，其响应可能会令人意想不到：响应强度可能会小于单独某一音调时的响应强
度，这种现象称为双音调抑制。为显示抑制区域，可将调谐曲线放大，如图 10-3 所示，其
中，在 CF 之上或 CF 之下添加第二个音调会降低对 CF 附近的低强度音调的响应，且本身
不会产生高于阈值的响应。神经调谐曲线一般会在 CF 之上及 CF 之下都有抑制区域出现，
而力学调谐仅显示出 CF 之上抑制器所造成的抑制（Versteegh and van der Heijden，2013），
这一差异尚无很好的解释。

这些区域之外的音调，要么对滤波器的峰值增益几乎没有压低效果，要么通过增强自身
响应以抵御来自第一音调的抑制，且输出强度没有净衰减。这些双音调抑制区域的形状提供
了额外的信息，揭示了滤波器峰值增益是如何被避开特征频率的信号能量所影响的，这是在
之前讨论的 4 种基于正弦波的视图中所看不到的。

双音调非线性中第二重要的现象是所产生的畸变音或互调分量（例如从音调频率 f_1、f_2 产生的
频率 f_2-f_1 与 $2f_1-f_2$）。在耳蜗力学响应中可发现这种互调分量或组合音调，且一般是可听见的。

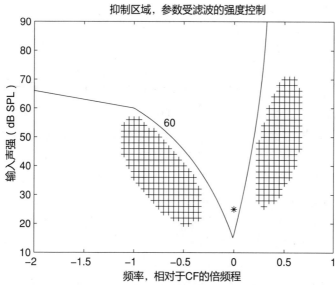

图 10-3　双音调抑制区域。第一音调的频率及幅度如"＊"号所示（CF 附近，强度较低但仍处于可检测级别，如图中所示的是相对于 60dB 响应标准），通过在 CF 之上或 CF 之下抑制区域添加第二音调，可确实压低系统的输出。这些区域的形状与大小取决于抑制标准（这里是总输出功率下降 1dB），还和系统参数对输入频谱的依赖程度有关（这里所采用的功率是通过以 CF 为中心、响应曲线宽平的滤波器检测得到的）

　　单正弦波测量对于非线性响应的基本机制或模型几乎没有给出任何有价值的线索，而双音测量则可增加我们对这类系统的理解。非线性模型有两种极端类型：无记忆及参数化。若将非线性系统以参数化线性系统方式实现，其中的参数依据声强级别设置，且假设参数变化缓慢可视为常数，则这样的系统不可能产生畸变音调。或者，如果将系统参数固定，但由于一个或多个无记忆非线性压缩，则系统输出或内部处于压缩状态，输出将可能包含强畸变音，如三阶差分音。当我们构建耳蜗模型时，我们会发现，如果同时包含了这两类机制，则针对大范围内不同声强，将会给模型与大范围内各种数据相匹配带来益处。

10.7　非线性与混叠

　　如果满足 Nyquist 准则 $2B < f_s$，对于仅包含频率小于带宽 B 的信号，则可用采样率 f_s 进行不失真采样。当我们处理这样的离散信号时，是否就可以避免混叠？很不幸，不行。对于线性系统，由于不会产生新的频率，我们可安全地对这些采样信号进行线性滤波；但对于非线性运算，情况变得复杂。特别是，二阶 Volterra 核（例如平方运算）将生成新的频率，分别为输入频率之和及之差，包括双倍的频率项。当这些新频率超过 $f_s/2$ 时，便会产生混叠；也就是，这些混叠将以其他较低的频率出现在输出中，可能会干扰所关注的信号。为避免在系统输出处出现这样的混叠，采样率需要额外加大 2 倍。对于更一般的非线性，问题甚至更加严重。在实践中，对于非线性采样系统，我们会做出折中，采用高于 Nyquist 准则所建议的采样率，并容许一些混叠。细节可参阅下面的示例专栏。

示例：AM 无线电解调

这里，以调幅（Amplitude-Modulation，AM）无线电接收器为例。所需收听的声音信号，以射频载波振幅变化形式被广播出去，我们希望回收该声音。在数字无线电系统中，有时设有一模拟连续时间前端，将所关注的信道周围的射频向下变频为固定的中频（Intermediate Frequency，IF），然后对 IF 信号进行采样，并进行后续的数字处理。假设 IF 频率（将载波频率转换为工作频带的中心频率）为 30kHz，我们以 100kHz 进行采样。对于间隔为 10kHz 的 AM 无线电信道，信号带宽为 5kHz（也可能稍高一些，这里以 5kHz 为例），且有两个边带，因此我们需关注 25～35kHz 的频率。我们可从数字带通 IF 滤波器开始，拾取所关注的频率，并去除其他所有成分。然后，通过平方运算转换为功率来检测调制信号幅度，这样，就会在载波与边带分量间产生二阶差分信号，其频率在 0～5kHz 范围内，这就是我们想要的解调音频信号分量。同时，还会生成 50～70kHz 范围内的累积分量及倍频分量；这些分量会在 30～50kHz 范围内产生频率混叠，但不会带来太大的麻烦，因为我们可以使用低通滤波器滤除这些混叠频率，且不会对我们想要的低频产生干扰。

但是，这种平方律检测器并非我们真正想要的，因为它会使音频失真，我们想要的音频应与幅度而非功率成正比。接下来，我们可以求平方根（功率来自围绕载波电平上下调制的幅度，始终为正，但也表示声音信号为零）。平方根运算代价很大。因此，为代替平方律检测器，我们可使用绝对值或全波整流检测器。但这种非线性，除二阶畸变以外，还会产生四阶、六阶畸变，依此类推。因此，它会产生一个 100～140kHz 频段，对应于 0～40kHz 混叠，以及 150～210kHz 频段，对应于 0～50kHz 混叠，等等，从而在目标音频频段中添加了一些多余的噪声。在这种情况下，我们可能希望采用更高的采样率，或其他解调技术，以获得更清晰的解调信号。最大的混叠分量来自载波本身的偶数倍（60kHz、120kHz、180kHz、240kHz、300kHz，混叠为 40kHz、20kHz、20kHz、40kHz、0kHz），这些分量是固定的，易于保持在目标频带之外至八阶畸变，所以结果还不坏。但是，如果载波从 30kHz 偏离仅 10Hz，则十阶非线性分量将混叠为 100Hz，并会发出嗡嗡声。

这类问题，尤其是采样率与载波之间的互调分量频率，在无线电设计中已经过仔细分析，有时在机器听觉中也会有所涉及，尤其是需要重构高品质声音的情形，例如助听器。对于强非线性，无论在何处使用，最好还是要考虑一下信号的谐波会混叠到哪里。而对于软非线性，如时变增益之类，如果仔细加以利用，则不太可能导致可听见的畸变及混叠，因为它们产生的畸变幅度非常小。

在耳蜗建模中，一个重要的强非线性是内毛细胞的非线性，大约相当于一半波整流器（Half-Wave Rectifier，HWR），在各个点上对基底膜运动做出响应，而这些点对应于我们的模型——级联滤波器组的输出。所产生的信号，用以表征听神经上的信号，至少需要数 kHz 带宽，且不应有太多的混叠。半波整流器会产生多阶（特别是二阶、四阶）畸变信号，因此不可避免地需要进行折中。在典型机器听觉系统中，部分折中是不再试图对整个可听频率范围进行处理，这一范围上至 20kHz。对于电话，典型带宽约为 3.8kHz。对于语音识别，上至 7kHz 左右的频率有助于区分不同的辅音。而对于音乐而言，更高的频率对于听众乃至机器听觉系统而言都很重要。如果我们将系统采样率设为 20kHz，那么上至 4kHz 信号的四阶畸变将高达 16kHz，并将混叠到 4kHz 以上的频率。而上至 6kHz 信号的三阶畸变将高达 18kHz，将混叠到 2kHz 以上的频率。根据需保护带宽以及需排除畸变的阶数，我们可以确定能够分析的最高频率。在实践中，我们可在高频信道容纳更多的混叠，以降低成本，以 20kHz 的采样率处理上至约 7kHz 的信号；这样，上至 14kHz 的二阶畸变将混叠到 6kHz 及以上，并保持在我们期望保护的数 kHz 频带之上，而三阶、四阶畸变还是很容易混叠到我们想要利用的低频中。

10.8　特别关注

当涉及线性系统、正弦分析等概念时，我们需倍加小心。我们已经看到，非线性是如何将线性系统理论下原本简单的事情复杂化的。对于耳朵，我们还将看到，在某些方面，它几乎就是一线性系统，这很重要；而在其他方面，它又是非线性的，这对于其表现特性则至关重要。

在听觉研究领域，针对耳蜗频率响应，将等响应与等强度两个视角进行不恰当的比较，仍不时会产生一些困扰。我们可在系统描述中明确地标识出重要的非线性，以消除这种混乱，这样，就不会在不相容的线性化视角中，将强度相关效应隐蔽起来。

在下一章，我们将研究自动增益控制的理论与实现。在系统中，对于必须处理的宽动态范围输入，自动增益控制是一关键的非线性工具。

自动增益控制

近年来，在放大器技术的各个领域，用于增益自动控制的装置的重要性日益增长。其中有一类装置基于以下原理：电子管放大器输出信号电流的一部分被提取、放大并送至整流器，然后利用所得到的整流信号电压调整电子管栅极电压。以这种方式，输出功率增加将导致增益减少。

—— "自动增益控制的动态特性研究"，Karl Küpfmüller（1928）

我本人一直将自动增益控制（Automatic Gain Control，AGC）功能视为耳蜗功能建模中最重要、最棘手的部分之一（Lyon，1982，1990）。要理解或设计这一重要的强度自适应函数，必须放在一个高度可变的非线性环境中，对反馈控制的动态特性有透彻的理解。

在本章中，我将介绍耳蜗模型所需利用的基本背景及分析技术。尤其是，将展示如何利用输出振幅来控制级联谐振器的阻尼因数，通过构建鲁棒的反馈控制系统，将输入的宽动态范围压缩为输出的窄动态范围，并利用相当常用的单通道 AGC 公式对该方法进行验证。

11.1 输入 – 输出强度压缩

利用检测到的输出强度作为反馈，调整系统参数以防输出强度变化过大，这样的系统被称为自动增益控制系统。该系统在本质上是非线性的，具有压缩的输入 – 输出函数：当输入变化达某个因子时，输出强度变化所达到的因子更接近于 1。长期以来，自动增益控制一直应用于无线通信系统（Wheeler，1928；Küpfmüller，1928），包括电视（De Forest，1942），而这一想法一直启发着相应的生物系统建模，包括视觉及听觉（Rose，1948，1973；Smith and Zwislocki，1975；Allen，1979）。对于听觉，自动增益控制是非线性耳蜗动力学功能的一个重要方面，正如 Duck Kim（1980）所指出的：

> 正如模型中所假设的，耳蜗隔膜的非线性等效阻尼随响应增加而增加，通过将耳蜗隔膜运动振幅压缩到适当程度，使得高强度刺激不会引发过多的信号畸变，从而产生了功能上意义重大的自动增益控制效应。通过将宽范围声音信号幅度转换为范围非常狭窄的毛细胞纤毛变形幅度，可使听觉动态范围达到非常宽的 100dB，而耳蜗隔膜运动这种幅度压缩可能在其中发挥了关键性作用。

"压缩"概念可从两个角度来理解：对于一系统，在高强度时为线性区域，而在低强度时增益增加；或者，在低强度时为线性区域，在高强度时增益降低。在工程上，倾向于将低强度的线性特性视为基线。然而，在听觉生理学中，更常见且有时更有意义的是，将高强度线性极限视为基线，对应于被动或死亡的耳蜗；而低强度的增益增加对应于主动放大。从其中任一角度将增益强度抽象为 AGC 系统，所得到的系统都可以有效地运行。某些系统对于高低强度都有线性区域，但这并非必要；有些系统可能根本没有线性区域。在本章，我们将从工程角度进行讨论，即系统在较低强度上接近于线性。在第 19 章，当该模型应用于耳蜗模型时，我们将利用饱和非线性检测，将其调整为高强度也具有线性极限。

关于"能级"[⊖]

对于概念能级（level），常用于强度级（intensity level）或响度级（loudness level），一般采用对数尺度表示，以 dB 为单位。20 世纪 60 年代，标准组织实际上开始将能级定义为强度与参考强度之比的对数，以便将 dB 转换为能级的单位，从而使 dB 的特性更像是常规单位而非对数。例如，美国国家标准学会（ANSI，1960）对能级的定义是："在声学中，一个量的能级是该量与同类参考量之比的对数。而对数的底数（base）、参考量及能级的种类（kind）必须予以明确。"但是，大多数工程人员并未学过有关"能级"的定义，而是更多地、非正式地将能级用作测量信号大小的一般概念，且对于是否为对数表征并不在意。

在自动增益控制环路中，我们通常会反馈一些输出"能级"的测量值以控制系统增益。在一些文献中，常假设所测得的输出"能级"是按对数处理的，但若模型很难在极低信号"能级"下正常工作，又常避免采用对数。

Wheeler（1928）所提及的"在检测器或整流器中保持所需的信号'能级'"，与我们在此处对待信号的方式非常相似。也就是，我们让非线性检测（整流器）提供一个信号来表示"能级"，而不会预设它是与功率、振幅、对数功率或其他量成正比。

在实际 AGC 系统中，信号代表声音，"能级"对应于系统的派生量，甚至是抽象量。检测器或整流器所产生的派生信号，其短时平均值可作为"能级"。但对于整流信号，无论是正的部分还是绝对值，都包含精细的时序结构，这肯定不属于我们所说的"能级"。只是在频率或时间尺度上，在"能级"的涨落与精细结构之间可能还存有未能彻底分离的部分。暂且，我们可视而不见。

11.2　非线性反馈控制

图 11-1 展示了一个较为通用的带有 AGC 的系统，其中的环路滤波器控制参数 b 可以是互逆增益，也可以是谐振器阻尼因子或分布式波传播介质中的阻尼。图 11-2 中展示了一个更为具体的形式，一个更易于分析的 AGC 系统；其中，有一个特殊的非线性检测器为半波整流器，该受控系统模型为线性系统连接可变增益 g，并利用单调递减非线性函数与环路滤波器输出 b 相连。还可使用其他非线性检测器，如全波整流器（绝对值）、平方律、高振幅

[⊖]　在译文中，为使语义更加清晰，对于原文中的"level"，我们尽可能地避免译作"能级"，而采用表示其实际物理意义的词汇。例如，将 level compression 译作"强度压缩"。——译者注

饱和整流器。而作为耳蜗模型一部分的内毛细胞模型，就是高振幅饱和整流器的一个示例，我们将在第 18 章予以介绍。

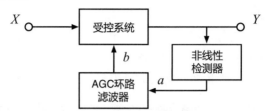

图 11-1　带有自动增益控制（AGC）的系统。环路滤波器输出 b 可控制受控系统中所有影响其增益的参数。环路滤波器结合受控系统及检测器的特性，可确定对输入强度变化的响应动态

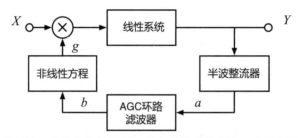

图 11-2　图 11-1 模型的一个易实施的特例，具有乘性增益环路。"受控系统"扩展为输入端具有可变增益的线性系统，增益 g 是控制参数 b 的递减非线性函数。图中的非线性检测器特别采用了半波整流器。可通过线性化环路对系统进行概略分析，并将其视为对应于信号强度的线性系统，而不是信号 X、Y 本身作为输入输出变量

　　参照图 11-1 与图 11-2，我们将强度 Y 定义为 a 的短时平均值。也就是，强度由检测器确定：

$$\text{level}(Y) \equiv \text{mean}(a)$$

其中取均值的时间要足够长，以忽略信号 Y 的精细时序细节，但又要足够短，以便分析增益控制环路的动态。因此，输出强度加上大部分可忽略的高频精细结构，构成了反馈路径中线性环路滤波器的输入。

　　我们按照 Küpfmüller（1928）的思路，首先，导出输入强度与输出强度之间的稳态关系公式，然后，采用线性方法分析微扰的平衡点，以此分析此类非线性 AGC 反馈网络。

11.3　平衡状态下的 AGC 压缩

　　如图 11-2 所示，若检测器为半波整流器（正的部分），则 a 的平均值将小于输出振幅峰值且取决于波的形状（对正弦输出取 $1/\pi$）。如果线性系统的增益较单位增益复杂，则需知道传递函数与 X 的谱，用以分析 X 与 Y 强度之间的关系。为简化分析过程，可假设 X 与 Y 为窄带信号，为此，可将线性系统视为增益 H（忽略相位）与增益 g 的串联，对应于相关信号的传递，同样还有各自的强度：

$$Y = gHX \quad \Longrightarrow \quad \text{level}(Y) = gH\,\text{level}(X)$$

这里，我们隐性地定义了 level(X) 与 level(Y) 的测量方式相同，即都是通过整流器，利用全波或半波整流器进行处理，并对输入乘以一个因子，对平均输出乘以同一因子；对于其他类

型的非线性检测，或输入强度的其他定义，分析过程可做适当修改。

为简化 AGC 环路分析，我们使用符号 x 与 y 表示相应强度，它们可以是时变的，而 x_{eq} 与 y_{eq} 则表示这些强度在系统平衡时的值，即利用所设置的增益，使得输入强度固定时，输出强度也保持固定不变。

在平衡状态下，输入输出强度设定为常数，但信号本身并非恒定值；输出信号的精细结构也会出现在 a 中，且 Y 为正时取 Y 正值，Y 为负时取零。为跟随输出信号强度或包络，环路滤波器须将 a 中快速波动的大部分予以清除，并以适当的动态驱动可变增益 g；我们将在之后的 11.6 节对此动态进行分析。

为了简单起见，在直流时，环路滤波器被限定具有单位增益，并假定对 a 实施充分的平滑，如此，系统平衡时可将 b 视为常数，且等于 $a：b=y_{eq}$ 的长时平均值。因此，当使用非线性函数 $g(b)$ 用于控制增益时，保持强度 X 与 Y 平衡的条件是：

$$y_{eq} = g(y_{eq}) H x_{eq}$$

即使不知道 $g(b)$ 的形式，作为输出强度函数的输入强度也很容易求出：

$$x_{eq} = \frac{y_{eq}}{g(y_{eq}) H}$$

对于不同的非线性函数 $g(b)$，我们可求出并绘出平衡状态下输入输出强度间的关系。为了分析，我们设非线性增益为图 11-3 中所示系列曲线中的某一条：

$$g(b) = (1 - b/K)^K$$

这里，K 为正或负（但不为零）。对于正的 K，当 $b > K$ 时，函数定义为零。

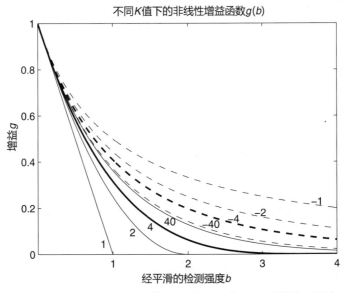

不同 K 值下的非线性增益函数 $g(b)$

图 11-3　用于 AGC 分析的非线性增益函数 $g(b)$ 族，参数 K 取不同值。所有函数在强度较小时接近于 $1-b$，但在强度较大时它们的特性取决于参数 K。负 K 值用虚线表示；$|K|=4$ 时的曲线用粗线表示，表明是典型系统设置。对于大 $|K|$ 值，函数趋近于 $g(b)=\exp(-b)$

对于这一非线性增益族，作为输出强度函数的输入强度的解是：

$$x_{eq} = \frac{y_{eq}}{H\left(1 - y_{eq}/K\right)^K}$$

依据这一关系，可绘出 K 取不同值时的平衡压缩曲线，见图 11-4。

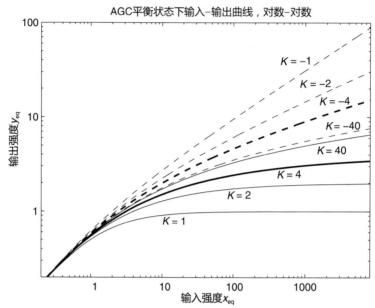

图 11-4   AGC 系统输入输出曲线，其非线性增益函数为 $g(b)=(1-b/K)^K$。曲线样式与图 11-3
           相同。在强度较低时，所有曲线近似线性；在强度较高时，压缩程度不同。负的 K
           值趋向于幂律（根）压缩，在这个对数－对数图中，趋向斜率为 $1/(1-K)$ 的直的渐
           近线，而正的 K 值则会导致向恒定输出 K（水平渐近线）压缩。对于大的 $|K|$ 值，
           在正 K 和负 K 的分界处，高强度响应接近于对数压缩（无直线渐近线）

11.4   多级联可变增益

当 K 为正整数或负整数时，我们可将非线性增益 $g(b)$ 解释为简单增益级级联的结
果，如图 11-5 所示，其中，$K=4$ 及 $K=-4$。对于这些 K 值，当 $b=1$ 时，增益分别减小到
$0.75^4=0.32$、$1.25^{-4}=0.41$，说明对于 $b\leqslant1$，当多个级级联时，乘法和除法方案没有太大的
区别（如图 11-3 中所见）。

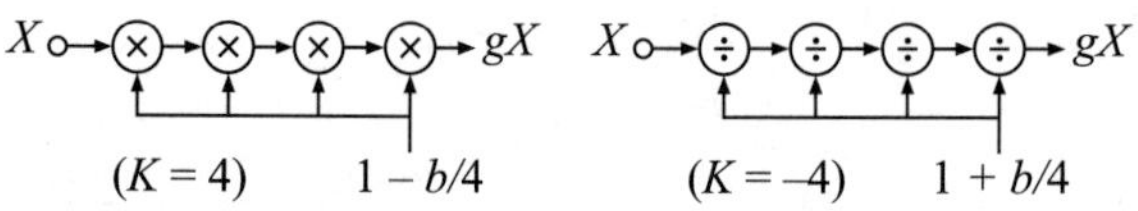

图 11-5   可变增益放大器（乘法器或除法器）级联。与受控变量动态范围相比，系统可在相
           当宽的动态范围内进行增益控制。这里，乘法器（左）对应于 $K=4$ 的非线性增益函
           数，除法器（右）对应于 $K=-4$

历史关联：Wheeler 自动音量控制

无线电制造商 Hazeltine 公司的 Harold A. Wheeler（1928）对 AM 广播无线电接收机

自动音量控制（Automatic Volume Control，AVC）中的几个可变增益放大器级联进行了分析。他的输入输出曲线如图 11-6 所示。

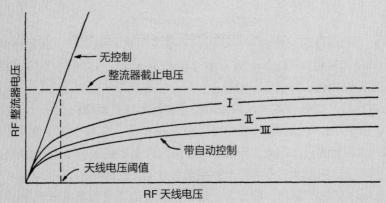

图 11-6　Wheeler（1928）的输入输出曲线，分别属于一、二、三个级联可变增益放大器系统，大约对应于我们的图 11-5 模型 *K* 取值 1～3。当输入强度（"RF 天线电压"）远高于"阈值"时，射频输出强度（"RF 整流器电压"）与输入强度无关 [图 3（Wheeler，1928）获 IEEE 复制授权]

我们的非线性增益函数族是数个可变增益放大器级联这一概念的推广。可变增益乘法器级联级数为 |*K*|。例如，如图 11-5 所示，4 级可用 1−*b*/4 乘 4 次，或用 1+*b*/4 除 4 次。非线性增益函数设置 *g*(0)=1，否则增益较小时（因为 *b* 是非负的），初始增益下降速率 d*g*/d*b*=−1 为负且与参数 *K* 无关。

Wheeler 放大器级采用的是真空五极管，其增益可由栅极电压控制；直至截止电压，增益近似线性减小到零。因此，他的 *K* 级非线性增益函数类似于 $g(b)=(1-b)^K$，与我们的函数很像，类似于 *g*(*b*) 及正的 *K*，而 *b* 表示输出强度反馈且充当栅极控制电压，但缺除数 *K*，这是我们用来保持初始增益下降速率独立于 *K* 的。

对于正的 *K*，随着输入强度的无限增长，会使增益 *g*(*b*) 趋近于零，若输出强度趋近于 *K* 是我们的公式，而输出强度趋近于 1 的则是 Wheeler 方法。因此，在他的图 11-6 中，所有曲线都趋向于相同的"截止"强度，而图 11-4 中的正 *K* 曲线趋向于不同强度。除了这种细微差异，除数 *K* 的使用还可使我们的公式泛化为负 *K* 值，这将消除对输出强度的极限限制，可更好地对耳蜗压缩进行建模。

Wheeler 指出，鉴于电子管放大器的某些限制，"不希望将每级放大率降低到其正常值约 1/10 以下。而当控制数只电子管时，这些限制便变得不那么重要了"。因此，通过三个电子管放大器串联，他获得了约 1000 倍或 60dB 的增益范围。在耳蜗模型中，通过将大的增益变化分配到多个级联滤波器级，我们也获得了类似的益处。

对于正的 *K*，当 *b* 趋近 *K* 时，*g*(*b*) 趋近于零，因此，输出强度将随着输入强度的无界增长而趋近于 *K*。也就是，系统将压缩到一个恒定的输出强度。

对于负的 *K*，在高强度下，输出强度以输入强度的 (1−*K*) 次根增长，*K*=−1 时为平方根，*K*=−2 时为立方根，并非趋向一个固定的极限。

众所周知，当 |*K*| 取值较大时，函数 $(1-b/K)^K$ 逼近 exp(−*b*)，在高强度下，给出对数压

缩（图 11-4 中，位于 $K=40$ 与 $K=-40$ 曲线间的窄隙中）：

$$x_{eq} = \frac{y_{eq}\exp(y_{eq})}{H}$$

$$\log(Hx_{eq}) = y_{eq} + \log(y_{eq})$$

在高强度下，$y_{eq} \gg \log(y_{eq})$，最后一项的相对贡献变得可忽略不计。在此情形下，y_{eq} 作为 Hx_{eq} 的函数，其精确解称为 Lambert W 函数（Corless et al.，1996）；在零强度附近，y_{eq} 接近于线性，而强度较大时，则接近于对数。

如果 b 是有界的，则图 11-5 中的每级增益在有限的增益范围内变化，从 1 降到 $1-b_{max}/K$（$K>0$）或从 1 降到 $1/(1+b_{max}/|K|)$（$K<0$）。对于高 K 值，总增益从 1 降到 $\exp(-b_{max})$，不需要用很多级放大器来逼近。因此，当级联足够多的可变增益运算时，无论是乘法还是除法，在级数适度的情形下，其结果几乎都是所预期的对数（或更准确的，是 Lambert W 式）压缩。

正如 Wheeler（1928）所指出的那样，这种多级方法因在很宽的输入范围内具有鲁棒的压缩特性而充满吸引力；此外，还因它是一个恰当的模型，可用以阐明在我们的耳蜗模型中增益控制是如何工作的。

11.5   由级联谐振器阻尼控制的增益控制

在由级联谐振器构成的听觉模型中，如第 9 章所描述的 gammatone 滤波器，改变谐振器阻尼系数将改变其增益，至少对于谐振峰附近的频率是这样，且通常要占输出功率中的绝大部分。

返回并参考图 11-1，假设受控系统是 4 阶全极点 gammatone，即一个由 4 谐振器组成的级联，且 b 用于线性改变其阻尼系数，自安静时的阻尼系数 ζ_0 开始：

$$\zeta = \zeta_0(1 + b/4)$$

每级谐振器有一个峰值增益且接近 $1/\zeta$，故而，4 级 gammatone 的峰值增益为：

$$g_{peak}(b) = \zeta_0^{-4}(1 + b/4)^{-4}$$

因此，当频率接近峰值频率时，对于以输出检测器反馈方式控制阻尼的可变阻尼 gammatone 滤波器，其特性与图 11-2 中的乘性增益环路一样，其中，$H=\zeta_0^{-4}$ 且 $K=-4$。

对于 $\zeta_0=0.1$，每级峰值增益的起始值约为 10。当输出强度 $b=12$ 时，阻尼增加到 4 倍至 0.4，谐振器带宽仅相对增加到 4 倍，但峰值增益改变 $4^{-4}=0.004$ 倍或 -48dB（振幅改变约 256 倍，功率约为 65 000 倍，接近于 5 次根压缩曲线）。远离滤波器峰值频率处的增益变化不大，因此，采用增益与谐振分离这种抽象，还无法对更为一般的受控系统的特性进行准确、完备的描述。

如果反馈信号是通过饱和非线性检测获得的，被限制为 $b \leqslant 12$，则示例中的增益范围被限制为 48dB。当输入强度足够大时，将驱动系统进入大强度的线性区域，而阻尼固定在 0.4。

11.6   AGC 动态特性

接下来是关于动态特性方面的内容，K 值再次在其中扮演了重要角色。我们使用图 11-7

所示的模型，在假设的平衡操作点附近将环路线性化，用以对 AGC 动态特性进行建模，其中线性化环路中的变量是微小变动，反馈是加性（线性）而非乘性。

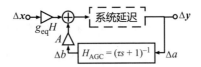

图 11-7　此线性系统是一个弱信号模型，刻画了在平衡状态下 AGC 对输入强度变化的动态响应。该线性模型的输入及输出是输入及输出强度的扰动：Δx 及 Δy。虚线框表示受控系统对强度的波动延迟；初始时可将其忽略，或与循环时间常数相比，假定延迟可忽略不计。负增益 A 表示斜率，用于控制参数 b 在此平衡点上的变化，进而对输出强度产生影响。为了保证后续分析的确定性，此处采用一阶平滑滤波器作为 AGC 环路滤波器

从某一输入强度上的平衡开始，其平衡增益为 $g_{eq}=g(y_{eq})$，我们来考虑图 11-2 中输入强度微小增量 Δx 的影响。增量以与输入输出比相同的比率（假设经半波或全波整流）$\Delta y/\Delta x= y/x=g_{eq}H$，即刻传递到输出（也就是，我们假设前向线性系统比 AGC 环路动态反应速度快）。由此产生的增量 $\Delta y=\Delta a$ 经滤波、平滑后变为 Δb，进而转为 $g(b)=g_{eq}+\Delta g$ 中的 Δg，以此对输出 Δy 产生影响，并形成闭合环路。在线性化分析过程中，向新平衡点移动的非线性效应被略去，只考虑了强度与增益微小变化的一阶效应。理想情况下，Δb 只会在合理的时间尺度上做出响应，而不会发生超调或振荡。

为计算针对强度变化的模型闭环传递函数，我们需要通过 Δg 得到 Δb 与 Δy 之间的关系。在线性化模型中，从 Δb 到 Δy 的增益 A 为平衡时的导数，并与输入强度和非线性函数 $g(b)$ 相关联。当 $g(b)$ 是 b 的递减函数时，A 为负数：

$$A = \left.\frac{\partial y}{\partial b}\right|_{b=y_{eq}} = H\,x_{eq}\left.\frac{\partial g}{\partial b}\right|_{b=y_{eq}}$$

g 的导数是：

$$\frac{\partial g}{\partial b} = \frac{\partial\,(1-b/K)^{K}}{\partial b} = -(1-b/K)^{K-1}$$

该导数取决于平衡点上的强度，即模型线性化所对应的强度；对于任何给定的平衡点，皆在设定 $b=y_{eq}$ 下进行求导。在输出强度项中，插入先前在 11.3 节中导出的 x_{eq} 表达式，可得该平衡点下所形成环路的线性化增益参数 A：

$$A = \frac{-H\,y_{eq}}{H\left(1-y_{eq}/K\right)^{K}}\left(1-y_{eq}/K\right)^{K-1}$$

$$= \frac{-y_{eq}}{1-y_{eq}/K}$$

注意，H 会对输入输出强度间关系产生影响，但不会对给定输出强度的环路动态特性产生影响。

回到 6.14 节中有关反馈系统的部分，其闭环传递函数为：

$$H_{\text{closed}} = \frac{H_{\text{forward}}}{1 - H_{\text{loop}}}$$

因此，对于线性化 AGC 模型，利用前向增益 $g_{\text{eq}}H$ 及环路增益 AH_{AGC}，我们有：

$$H_{\text{closed}} = \frac{g_{\text{eq}}H}{1 - A\,H_{\text{AGC}}}$$

为解析线性化闭环传递函数，对于环路滤波器 H_{AGC}，须有一个确定的传递函数。一个典型的简单办法就是使用单极低通滤波器，如图 11-7 所示：

$$H_{\text{AGC}} = \frac{1}{\tau s + 1}$$

其中的闭环传递函数为：

$$H_{\text{closed}} = \frac{g_{\text{eq}}H}{1 - \frac{A}{\tau s + 1}}$$

这里，我们定义因子 $M=1-A$；因 A 为负，所以 M 大于 1。这样就可操控闭环传递函数，使其响应在环路滤波器极点位置（$s=-1/\tau$）有一零点，并有一实的极点 $s=-M/\tau$：

$$H_{\text{closed}} = \frac{\frac{g_{\text{eq}}H}{M}(\tau s + 1)}{\frac{\tau}{M}s + 1}$$

所以，由于因子 M，闭环响应较环路滤波器响应更快，因其极点频率更高，抑或时间常数更短。

对于弱信号，A 会接近零而 M 接近 1，零极点近似抵消，系统会简单地将输入通过增益 $g_{\text{eq}}H$ 传递到输出。对于强信号，在 s 的极限内，同样的表达式会带给闭环传递函数高频增益，也就是说，针对高频扰动信号，因其频率足够高，所以在任何强度（任何 M）下，都不会有任何反馈增益效应对其进行压缩。对于足够低的频率且 $M>1$，闭环增益幅度会小于 $g_{\text{eq}}H$，这说明通过反馈增益控制减小了输出强度的扰动。

对于所有强度上的扰动，闭环响应在低频极限即直流增益为 $g_{\text{eq}}H/M$，以因子 M 减少。这意味着阶跃响应会稳定下来直至阶跃差消失，而其降低的因子与环路加速因子相同。也就是说，对输出强度实施严密控制的 AGC 环路，其响应必须非常迅速。

Nolle（1948）将平坦因子（flatness factor）命名为 M，用以描述自动音量控制（automatic volume control）放大器中的输入–输出压缩，而在他的环路分析中，相同的因子 M 充当了加速因子。与一些现行方法（Pérez et al., 2011）一样，Nolle 假设检测器与可变增益强度在 dB 尺度上是线性的（对数级检测器与指数非线性增益），从而产生了与强度无关的线性环路动态特性；对此，他进行了总结：

> 对自动音量控制放大器特性的分析，即输入电平突然变化后其表现的分析，是基于以下假设进行的，在许多实际的自动音量控制放大器中只是做了调整：（1）整流器产生的开路电压是放大器分贝尺度输出电平的线性函数；（2）受控级上的分贝尺度增益降低是增益控制电压的线性函数；（3）仅纳入一个电阻电容滤波器环节，这对于延迟整流器输出电压到增益控制点的传递很重要。从稳定性角度看来，最后一项是非常可取的。分析表明，在输入电平突然变化之后，要达到新的平衡点，分贝增益需变化到（1–1/e），所需时间为 $(RC)/M$ 秒。RC 是假设 3 中所规定的滤波器环节的时间常数，而 M 是无量纲"平坦因子"，定义为在平衡条件下产生 1dB 输出电平变化所需的输入电平的分贝变化。

而更广泛的分析表明，这个基本结果将加速耦合到平坦度的因子 $M=1-A$，且与这些假设无关，但在任何平衡状态下，对于任何带有单极反馈滤波器且线性化的环路都近似正确。我们的结果揭示了，真实系统中的环路动态特性是如何与强度相关联的；在何种情形下，检测器可以物理上合理的形式下降到低强度（而非对数式的）；在何种情形下，非线性增益是与实际相符且适用的。而与强度的关联性，可通过 M 与平衡状态下输出强度的关联性得到：

$$M = 1 - A = 1 + \frac{y_{eq}}{1 - y_{eq}/K}$$

而在图 11-8 中，利用的是输入强度，同样反映了环路动态特性与强度的关联性。如图所示，对于较小的 $|K|$ 值，在两种形式的非线性函数（正的 K 与负的 K）之间，动态特性存在着巨大差异。然而，如果增益被分解到数个（例如，$|K|=4$ 或更多）放大器强度上，则曲线变得更加接近，这意味着非线性的形式是乘法还是除法并不太重要。

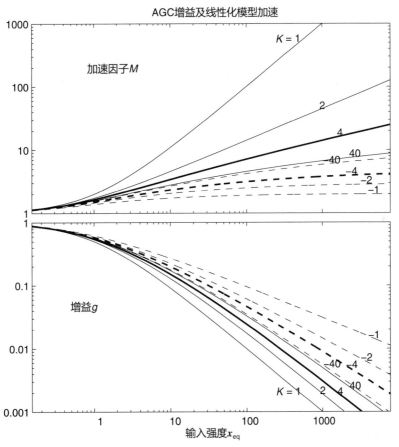

图 11-8 在平衡状态下，随着输入强度的增加，增益 g（下图）减小，线性化闭环系统通过加速因子 M（上图）变得更快，对应于 $H=1$ 的 AGC 环路示例（曲线样式与 K 值如图 11-3 所示）。两组粗线 $|K|=4$ 显示中等加速。较低的正 K 值引发非常低的增益，及相应的非常高的环路加速，这对实际系统的稳定性是一个挑战，因其环路中有附加延迟。我们所构建的耳蜗模型不会像这个模型那么简单，但其 AGC 特性与 $K=-4$（粗虚线）模型相似，具有控制良好的环路时间常数及压缩，但不能严格控制输出强度

图 11-9 和图 11-10 展示了 $K=-4$ 的 AGC 系统仿真，其线性化模型位于增益衰减 30dB 的平衡点。设定采样率为 20kHz，则仿真参数配置为：信号为 1250Hz 单音，时间常数为 10ms 的环路滤波器，而闭环响应时间常数约为 $\tau/M=3$ms，位于听觉 AGC 敏感范围的快速反应端。

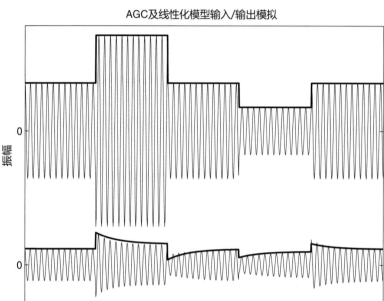

图 11-9　图 11-2 中的乘性 AGC 系统及其弱信号线性模型（参数见图 11-10）的模拟输入（顶部）与输出（底部），其输入振幅阶跃增加及降低的因子为 2。调幅正弦波是非线性 AGC 的模拟输入及输出，粗线是平衡状态下，线性化模型输入、输出所加载的强度，并被乘以放大因子 π，以便与正弦波的峰值进行比较。输出曲线并不完全匹配，这一事实表明，将平衡条件线性化用于非线性动态特性建模并不完美。从输入到输出的平衡增益为 $g_{eq}H=0.34$，这就是为什么输出曲线比输入曲线小得多

利用仿真中的这套参数，环路滤波器无法有效抑制来自控制变量 b 的信号精细时间结构，如图 11-10 所示。结果，在与信号相乘的增益中，包含了信号的频率成分，以及双倍及更多倍的成分，这将在乘法器处产生弱的二阶及高阶畸变音。

11.7　AGC 环路稳定性

与一般反馈控制系统一样，稳定性是 AGC 环路设计中的一个重要问题；非线性使其比线性系统更加难以分析，因此稳定性条件可能没有线性系统简单。一般地，如果环路对系统的调节不太快，环路滤波器没有过大的相移，则稳定性就不会有问题。出于这个原因，将优先选择有界加速因子（负的 K）或其变体。

下面，以 $H=1$ 及输入强度 $x_{eq}=1000$ 的系统为例，对 $K=4$ 及 $K=-4$ 的情形进行分析。此时，平衡输出强度分别为 $y_{eq}=3.06$、$y_{eq}=9.00$，其加速因子分别为 $M=14.1$、$M=3.8$。也就是，在正 K 情形下，系统输出约为 K 的渐近极限的 3/4，并以 14∶1 压缩弱强度变化，响应时间比环路滤波器快 14 倍；在负 K 情形下，输出高 3 倍，压缩率仅为 3.8∶1，响应速度仅比环

路滤波器的自然响应快 3.8 倍。如果环路中存在延迟，对于压缩更加紧密的正 K 系统，其加快的响应可能会在某强度上引发稳定性问题。而负 K 系统会更加鲁棒，但对输出强度的调控更为宽松（也就是，输出强度随输入强度改变而变化更大）。

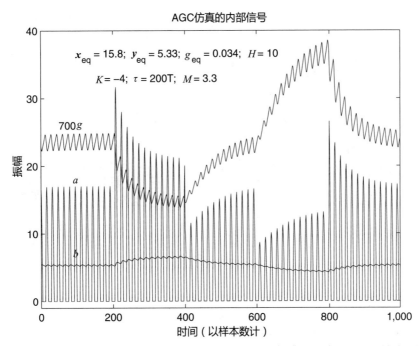

图 11-10　图 11-2 中的 AGC 系统的内部信号 a、b 及 g，仿真设置如图 11-9 所示，展示了半波整流输出如何被平滑但却不完全的情况，从而在增益 g 中产生了相当大的波纹。图上还显示了模拟参数；为减少混淆，将 g 信号做了放大处理。注意，加速因子（在线性近似时）是中等的 $M=3.3$，而平衡增益下降已相当严重，此时的 $g_{eq}=0.034$（相对于弱强度时的增益约 -30dB）

　　我们导出的弱信号模型是无条件稳定的，但实际系统却可能并非如此。若前向系统延迟（图 11-7 中的虚线框）与 τ/M 相当，则附加的延迟会使环路发生超调和振荡。图 11-11 展示了 $K=-4$、τ/M 附加延迟设置下的仿真；它的表现仍然不错，但在输入强度阶跃时出现了中等程度的增益超调。

　　在带延迟的正 K 系统中，若输入阶跃增加很大，则会使 b 变得很大，甚至可使 $1-b/K$ 变为负值，从而导致增益为零，并致使系统在恢复之前输出为零，这已远超出弱信号分析的适用范围。将增益下限设为一小的正值（或设 b 的上限小于 K），对于该问题的改善是一种有效的方法。增益下限的设置将引发一个强信号线性区域，其中的输入强度很高，使得输出强度也非常高，这样就迫使增益固定在其下限。

　　线性反馈环路的稳定有一个简单条件，就是在环绕环路的相移达到 180 度之前，环路增益幅度应降到 1 以下。如果我们忽略图 11-7 中的系统延迟，则环绕环路的相移会被限定在 90 度，因而环路是稳定的。在 $\omega=|A|/\tau\approx M/\tau$ 附近，环路增益减小到 1。在这个频率上，或 $D=\pi/(2\omega)=\pi\tau/2M$，附加的系统延迟 D 会另外增加大约 90 度的延迟，将会导致系统不稳定。因此，为稳定环路，加速因子越高，所能容忍的环路延迟就越小，或者，环路滤波器时间常数就必须加长。

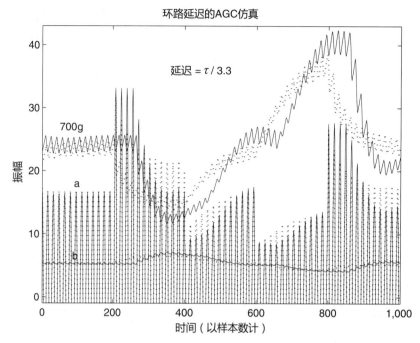

图 11-11   图 11-10 中所示的仿真在前向路径中延迟 $\tau/3.3$。新的仿真以实线显示，而点线则是复制了前一幅图中无延迟仿真系统的响应。这个延迟对应于 τ/M，利用初始平衡状态下线性化的 $M=3.3$。因延迟的存在，平滑后的输出估计 b 反应变得缓慢，且增益调节出现超调。输出强度偏移稍大。在这样大的延迟下，即使它仅是环路滤波器时间常数的一小部分，较大的加速因子 M 也将会使系统性能变得相当糟糕

我们还可利用有理传递函数，如单极平滑滤波器而不是纯延迟对受控系统响应的动态特性进行建模，这样就又可以用极点来分析环路了。用于表征系统的单极平滑器的时间常数若为 τ_s，则会有低频群延迟 τ_s 及限定于 90 度内的相移，因此所产生的极点永远也不会变得不稳定。但如果接近上述导出的延迟条件，环路仍可能会产生超调或振荡。因此，与环路加速时间常数相比，系统延迟应保持在较小值。

有一类称为补偿的技术可用于提高稳定性；基本上，就是通过减少环路滤波器相移，以削弱振荡，或容忍环路中有更多的延迟。在我们的 CARFAC 耳蜗模型中，如第 19 章所述，使用相移较小的环路滤波器，即使是在响应速度相当快的情形下，也可保持系统响应动态的稳定性。

有关稳定性及补偿的更多信息，可查阅控制理论著作。在著作 Dorf（1974）中，包含了有关线性化自动增益控制环路的清晰详尽的处理分析。

11.8   多环路 AGC

嵌套式增益控制环路可适用于很宽的动态范围，有助于实现高压缩，同时远离振荡及不稳定。外部慢循环可减少内部循环所须处理的动态范围，当然，启动迸发阶段除外。增加外环的环路增益会将强度压缩到对于内环相对较低的水平，使内环的平衡保持在较其他情形 M 值更低处，从而使内环增益远离环路延迟对其产生影响的点。

图 11-12 展示了两种将外部较慢环路与内部较快环路结合的方法，其中，我们在每个闭环上任意设置了因子为 2 的较高环路增益。在我们的耳蜗模型 AGC 中，每个环路的增益加倍是典型设置。第二种方法可以解释为本章所分析的乘性 AGC，只是所使用的环路滤波器不同。该环路滤波器具有多个实的零极点，可在较宽的频率范围内产生较低的相移，因而具有更好的动态特性，详见第 19 章中的分析。

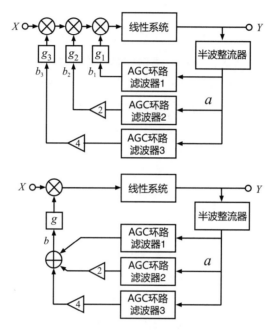

图 11-12　反馈路径中有多个滤波器的 AGC；每个滤波器通过单独的非线性增益函数（上图）控制一个独立增益，另一种配置方法是多时间常数的环路滤波器输出汇总相加以控制单个增益（下图）。如果最外层环路非常慢，则可用于缓慢的强度变化，而让更内侧的环路来处理变化更快、更小的强度变动。如果非线性增益函数 g_i 近似指数，即使对于中等 $|K|$，两个方案的效果也是相似的

分布式系统中的波

波沿基底膜的运动类似于光波在折射率不断变化的介质中的传播。虽然光速在穿过物质时发生变化，但只要折射率变化足够缓慢，就不会发生实质性的反射。

—— "耳蜗中的妥协"，Zweig，Lipes，and Pierce（1976）

耳蜗不是集总元件系统，而是分布式系统。分布式系统可以是线性的，也可以是非线性的；在对耳蜗进行讨论之前，我们需要研究更为简单的线性系统。线性系统理论仍适用于分布式系统，就像它适用于集总元件系统一样，但又变得有些复杂，因为传递函数不再像多项式比值那么简单，而且信号还是位置的函数，不再仅是时间的函数。

分布式系统的空间分布状态通常用波来进行描述，是连续时间与空间的函数，而不再是输入与输出的函数。从概念上，可将系统响应（传递函数、冲激响应或频率响应）看成在连续位置上的无穷多个输出，或在离散位置上的有限集输出，而输入则是某一特定位置上的波。

在集总元件系统中，系统具有有限自由度，可用常微分方程进行描述，并将每个状态变量的变化率与系统的状态及输入联系起来。在分布式系统中，每个点沿一个或多个维度连续介质的运动（位移、速度、压力、电流、电压或其他）是状态的一部分，因此，需用偏微分方程进行描述，其中涉及时间与空间的变化率。在这一章中，我们不会直接涉及偏微分方程，而是讨论这些波的解告诉了我们什么。

下面，我们将从均匀介质开始讨论行波的数学描述。在均匀介质中，分布式参数处处相同，且当波在介质中沿某一方向传播时，介质在此连续系列点上的响应相当于相同滤波器级联中各级的输出响应。然后，我们将讨论参数随位置变化的非均匀介质（如耳蜗），在此情形下，采用相同的结构，即用级联滤波器代表介质短段（但每级各不相同）仍是有效模型。进一步，我们会利用零极点或元件集总的低阶线性系统讨论级联级的模拟问题。最终，我们得到了一个非常普遍的方式，可用以模拟非均匀分布系统中的响应，如针对耳蜗的简单滤波器级联响应，而且易于计算机实现。

示例：延迟线与移动平均滤波器

延迟线是一种线性系统，其输出是对其早期输入延迟 T 后的复制：

$$y(t) = x(t - T)$$

其传递函数不能用有理函数表示，且没有零极点：

$$H(s) = \frac{Y(s)}{X(s)} = \exp(-sT)$$

其频率响应只是与频率成比例的相位滞后：

$$H(\mathrm{i}\omega) = \exp(-\mathrm{i}\omega T)$$

在 20 世纪 40 年代，J. Presper-Eckert 发明了用于雷达运动目标指示器的延迟线，后来又用作早期数字计算机的存储系统（Galison，1997）。在 UNIV AC 中，延迟线利用的是圆形水银管中的声压缩波，每根管子可存储 720 个可分辨脉冲（10 个词，每个词含 12 个 6 位字符）（Bell and Newell，1971）；也就是说，系统至少有 720 维状态空间。这样一个集总电器元件系统可能需要上千个部件来搭建。一百条这样的延迟线构成了 UNIV AC 的 1000 个词的循环存储器。

下面，我们来分析连续时间移动平均滤波器，其输出在任何时刻都是之前长度为 T 的时段内输入的均值。这个系统不能用常微分方程来描述，也不能用集总电路元件来实现，因为它的状态必须能够表征持续时间为 T 的前一时段内输入的所有细节，比如通过像延迟线一样的存储器。如果时间输入函数受频带限制，即最高频率是有界的，则移动平均可以通过集总电路进行有效的模拟，或利用离散时间系统对信号样本进行平滑来实现。或者，还可构建物理模拟，利用波传播设备、磁带延迟环路或其他分布式机制来保留连续时间分布状态。无论是通过分布式延迟线还是集总类似装置于一体，移动平均滤波器都可以参照图 12-1 进行实施。

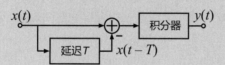

图 12-1　用于移动平均计算的线性时不变系统：$y(t) = \int_{t-T}^{t} x(t)\mathrm{d}t/T$。因而无法用数量有限的状态变量进行描述，延迟算子就被用以保存时长为 T 的时段内函数 $x(t)$ 的所有细节。因 $x(t)-x(t-T)$ 相减运算，积分器的输出是两个积分之差（如此，可能出现的常偏移的情形，除此之外，若输入为零的时间足够长，还可利用积分器对状态进行归零处理），积分截止时间分别为 t 与 $t-T$。在物理装置实现中，延迟可通过无损均匀介质传播的波或类似装置（如长度适中的同轴电缆或紧绷的弦）来实现

12.1　均匀线性介质中的波

声波以压力波的模式在空气（或水银延迟线）中传播，可作为体现分布式线性系统中波动特性的一个示例。而波在乐器弦上的传播则是另一示例。

无论是单方向波，还是多个方向波，或是驻波模式，只要系统是线性的，我们就可每次只处理一个方向。当只考虑一个传播方向时，每个点都可被视为一个输入，任何后续的或"下游"的点则可被视为一个输出，它们之间通过线性系统相关联。将这一观察扩展到非均匀（空间变化）介质，就为我们奠定了耳蜗建模方法的基础。

在分布式系统中，就像在集总元件系统中一样，在输入与输出之间或任意两个位置之

间，信号形状保持为正弦形式，或更为一般的复指数形式。如果系统是均匀（uniform）且无损（lossless）的，一般的实正弦（时间上的正弦变化）在空间中以正弦形式传播，并以恒定速度移动。因此，该运动可由时间与空间坐标线性组合的正弦函数来描述：

$$W(x, t) = A_1 \cos(-kx + \omega t - \phi)$$

其中 W 是分布（波）响应，k 是波数（取决于介质特性及频率 ω），x 是波传播方向上的空间坐标。这种波的描述没有输入、输出或因果关系的概念，但我们可通过在空间中选取一个点作为输入，而另一个点作为输出，从而纳入这些概念。

对于所描述的波 $W(x, t)$，波数 k 与频率 ω 之间的关系处处相同（即不依赖于 x），这就是所谓的均匀，即我们目前所考虑的、受限的波传播介质类型。对于声音传播，温度恒定的空气是均匀介质；同样，单位长度质量均等的、绷紧的吉他弦也是均匀介质。宽度与深度恒定的水槽，当水波沿其长度方向传播时，是均匀介质，而宽度或深度变化的水槽则不是。在非均匀系统中，时间上的正弦函数不再可以导出空间上相对应的正弦函数，因此，需要对波的描述进行泛化。

波数是波的空间频率（spatial frequency）或相位随距离的变化率，依照国际单位制，其单位为弧度 / 米。ω 是时间频率在空间上的量，即相位随时间的变化率，单位为弧度 / 秒。这些频率作为余弦函数的相位参数，符号相反（对于沿 +x 方向传播的波），因为正 x 处的波对应于空间上 $x=0$ 处且时间上 t 之前的波。

从波的相位描述中，我们可以看到在空间和时间上恒定相位点的轨迹。例如，对于零相位点 $0=-kx+\omega t-\phi$，可作为时间的函数来求解位置：$x=(\omega t-\phi)/k$。类似地，对于任意一相位恒定点，在 +x 方向上以速度（dx/dt）移动，称为相速度（phase velocity）：

$$v_\phi = \frac{\omega}{k}$$

已知余弦周期为 2π，显然，其波长（或空间周期）为：

$$\lambda = \frac{2\pi}{k} = \frac{2\pi v_\phi}{\omega}$$

其中波数、波长及相速度可写成 $k(\omega)$、$\lambda(\omega)$ 及 $v_\phi(\omega)$，用以明确与频率间的依赖关系。

EE 关联：线性电传输线

用电路模拟法模拟耳蜗等流体波动系统是很常见的做法。图 12-2 展示了串联电感与并联电容构成的梯形滤波器（ladder filter），用以模拟电传输线上单位长度的电感与电容。无损传输线在本质上是纯延迟（可由其波动方程导出，参见下面的推导），而离散化所形成的电感与电容电路，其特性近似于在谐振频率 $1/\sqrt{LC}$ 附近某一带宽上的延迟。

对于低频，集总元件电路中 Xn 点的响应与分布式线上一系列点的响应非常相似，前提是这些点可被数量相当的串联电感与并联电容隔离开。而对于高频，在 $\omega=1/\sqrt{LC}$ 附近，波数 $k(\omega)$ 很大，波长 $2\pi/k(\omega)$ 过小，无法与模拟分解出的分段间距相比，模拟失效。由于局部谐振，如此高的频率无法通过集总电路传播，这就是为什么可用这种方法制作低通滤波器。传统上，这种滤波器被称为电波滤波器（electric wave filter）（Campbell, 1922; Zobel, 1924）。

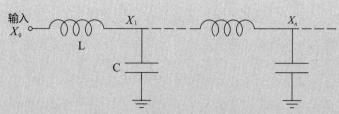

图 12-2 波以较光速稍慢些的速度沿有线传输线（包括电话线、同轴电缆、电力线等）传播。这样的线可由 LC 延迟线，如这里所示的集总元件迭代电路进行模拟或建模

和集总元件系统中的做法相同，我们可利用复指数将相位与振幅效应组合成复振幅。根据余弦的复指数定义，将 W 重写为两个相位相对的复波之和，然后将相位效应放到最前面的复常数中：

$$W(x, t) = \frac{A_1}{2} \left[\exp(-\mathrm{i}kx + \mathrm{i}\omega t - \mathrm{i}\phi) + \exp(\mathrm{i}kx - \mathrm{i}\omega t + \mathrm{i}\phi) \right]$$

$$W(x, t) = A \exp(-\mathrm{i}kx + \mathrm{i}\omega t) + A^* \exp(\mathrm{i}kx - \mathrm{i}\omega t)$$

其中 $A = (A_1/2)\exp(-\mathrm{i}\phi)$。为了简单起见，我们一般使用复波，且可通过添加复共轭波返回实信号：

$$W(x, t) = A \exp(-\mathrm{i}kx + \mathrm{i}\omega t)$$

如果线性介质是有损的，则波在传播时会释放部分能量，振幅随 x 呈指数衰减，如图 12-3 所示。x 的指数衰减由复数 k 描述，对应于波的公式中的附加因子：

$$W(x, t) = A \exp(k_{\mathrm{Im}} x) \exp(-\mathrm{i}k_{\mathrm{Re}} x + \mathrm{i}\omega t)$$

其中参数 k_{Re} 与 k_{Im} 是复波数 $k = k_{\mathrm{Re}} + \mathrm{i}k_{\mathrm{Im}}$ 的实部与虚部。利用复波数，我们可把波简写成常数乘以指数，虽然它是位置 x 的衰减（或增长）函数：

$$W(x, t) = A \exp(k_{\mathrm{Im}} x - \mathrm{i}k_{\mathrm{Re}} x + \mathrm{i}\omega t)$$

$$= A \exp(-\mathrm{i}kx + \mathrm{i}\omega t)$$

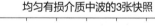

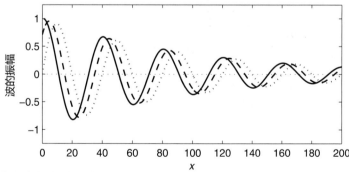

图 12-3 在均匀有损介质中波的 3 张快照：$\exp(-\mathrm{i}kx + \mathrm{i}\omega t)$ 的实部。该波在时间上是正弦波，而在空间上是衰减正弦波（由于介质波数 k 是复数）。这 3 个波形（实线、虚线及点线）以时间间隔 Δt 隔开，Δt 对应于正弦波 1/8 周期，或相位 $\pi/4$ 弧度（45 度）（时间长度为 $T = 8\Delta t = 2\pi/\omega$）。该波波长（$2\pi/k_{\mathrm{Re}}$）为 40 个距离单位（因此，$k$ 的实部为 $k_{\mathrm{Re}} = 2\pi/40$ 弧度 / 距离单位）。波幅随波传播而衰减，每 100 距离单位衰减 e 倍（因此，k 的虚部为 $k_{\mathrm{Im}} = -1/100$）

物理学关联：多维平面波

在一维以上的均匀系统中，我们可用简单泛化来表示任意方向的平面波：用空间向量（二维或三维空间中的位置）x 代替一维的 x，用波向量 k 代替波数 k，用点乘（dot product）（坐标维度积之和）$k \cdot x$ 代替乘积：

$$W(x, t) = A \exp(-i\, k \cdot x + i\omega t)$$

波向量指向波的传播方向。垂直于这个方向的平面称为波前平面。从位置 x_1 移动到位置 x_2 改变量为 x，可由向量差 $x_2 - x_1$ 计算。如果该向量差与波向量 k 正交，则对于给定时间，相位不会改变，因为点乘 $k \cdot x$ 为零而没有变化。这些位置在平面波的波前平面内（也有可能是非平面波，例如从点源产生的球面波，但在这里超出了我们所需考虑的范围）。

把 k 泛化到向量，再进一步泛化复 k，这就是为什么要将波更多地写成波数而非波长。

符号设定有所变化；这里，沿 $+x$ 方向移动的有损波由带有负虚部的 k 表示。同样，如果 k_{Im} 为正，则波随 x 增长。我们将这种增长称为行波的**主动放大**（active amplification）。对于波衰减（$k_{\text{Im}} < 0$）的物理系统，波能通常作为热能而耗散。相应地，在波增长（$k_{\text{Im}} > 0$）的物理系统中，主动放大需要能量源；因电源是有限的，故而主动 / 有源放大系统线性运行的范围会受到制约。

到目前为止，我们所考虑的波在时间上都是稳定的正弦波，但是如果我们使用更一般的复频率 s（拉普拉斯变换变量）而非 $i\omega$，一切仍然有效。这些稳定的、衰减的或增长的复指数构成了连续时间线性系统的全套本征函数，不仅适用于第 6 章所讨论的集总元件系统，而且对于本章所讨论的分布式波传播系统也同样适用。

EE 关联：更通用的传输线

在耳蜗中，模型中串联电感 L 类比的是流体质量，并联电容 C 类比的是膜的柔度（compliance）。柔度是指弹性程度，对应于单位力位移或单位应力应变，是刚度的倒数。对于更一般的介质，如有损传输线和主动耳蜗，如图 12-4 所示，可使用更一般的串联阻抗和并联导纳来表示质量、弹性及损耗或增益的组合。

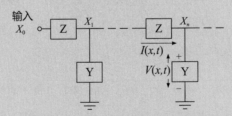

图 12-4　通用传输线模型，串联阻抗 Z 与分布式线路的单位长度串联阻抗成正比，并联导纳 Y 与线路的单位长度并联导纳成正比。用于分析的电信号是流经串联元件的电流及跨过并联元件的电压，如图所示。元件 Z 和 Y 比图 12-2 中的电感与电容更为通用；例如，每个元件可能包含若干集总元件的串联或并联连接

当传输线的串联及并联元件的阻抗或更精确的单位长度串联阻抗 $Z(\omega)$（欧姆 / 米）及单位长度并联导纳 $Y(\omega)$（西门子 / 米）已知且固定（不随位置变化）时，波数及特性阻抗（波动电压与电流振幅之比）是 Z 及 Y 的简单函数。

波数解可通过求解 Heaviside 电报员方程（telegrapher's equation）或时间谐波耦合传输线方程（coupled time-harmonic transmission line equation）获得，这些方程来自基本电路分析（Steinmetz，1910；Mohamed，2006）：

$$\frac{\mathrm{d}V}{\mathrm{d}x} = -ZI, \quad \frac{\mathrm{d}I}{\mathrm{d}x} = -YV$$

这些耦合方程引出了一对相似的电压与电流的波动方程，可通过将一个方程代入另一方程的导数得到：

$$\frac{\mathrm{d}^2 V}{\mathrm{d}x^2} = ZYV, \quad \frac{\mathrm{d}^2 I}{\mathrm{d}x^2} = ZYI$$

由于 $\exp(-\mathrm{i}kx+\mathrm{i}\omega t)$ 的空间二阶导数会产生 $-k^2$ 因子，因此，只要波数满足以下条件，就可通过频率为 ω 的正弦电压与电流来满足波动方程：

$$k(\omega)^2 = -Z(\omega)Y(\omega)$$

所得出的波幅之间比率是线路的特性阻抗 Z_0，由下式给出：

$$\frac{V}{I} = Z_0(\omega) = \sqrt{Z(\omega)/Y(\omega)}$$

在纯 LC 线路情形下，每个单位长度 $Z=\mathrm{i}\omega L$、$Y=\mathrm{i}\omega C$，k 满足关系式 $k^2=\omega^2 LC$，所以 k 与 ω 成正比，且可导出与频率无关的速度 $v=\omega/k=1/\sqrt{LC}$，或每个单位长度下的纯延迟 $\sqrt{LC}$。

EE 关联：单端及双端线路

到目前为止，我们所看到的传输线皆为单端（single-ended）线路，即利用一根导线将对地电压作为波动信号进行传输。传输线通常搭建或设计成平衡线（balanced line），如图 12-5 所示，在两条路径中具有相等的串联阻抗，如部分人所熟悉的 300 欧姆双引线电视天线。耳蜗的两个腔室也构成一个平衡或差分（differential）的结构。然而，在分析此类传输线时，通常会变换为只有一条串联阻抗线路的单端线路，并获取相对于地（ground）的对地电压，而不是两侧之间的差分。对于差分波而言，单端线路分析所得结果是等价的；也就是，对于任意相对中心反对称的波都是等价的。

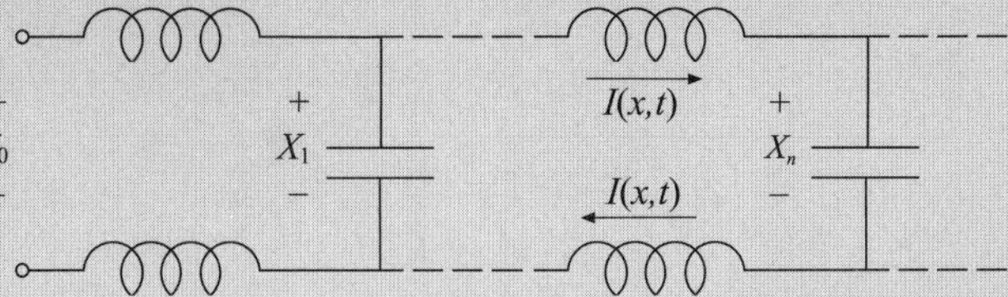

图 12-5　在平衡或差分延迟线上，令人感兴趣的信号是两侧电压之差，而不是相对于接地电位的电压。对称性允许将此类系统简化为等效的单端（single-ended）线路。通常情况下，跨耳蜗隔膜的耳蜗流体力学系统的近似对称性非常好，可利用单端传输线电路对耳蜗进行建模

相同的变换已应用于耳蜗流体力学分析中，也用在了转换成电等效的分析中，并基于假设：在耳蜗流体－膜中，波动的压力及纵向速度（像电流）在耳蜗隔膜两侧是相反的。与耳蜗隔膜非对称维度相比，只要波长足够长，这一类比就是有效的。

12.2   波数与传递函数

如专栏中内容所述，传输线是一种很好理解的一维分布式介质，常在其他系统中用作波传播的类比。如果类比正确，即力类比于电压、流体流量类比于电流，传输线的解将告诉我们对应的流体力学系统的解；从中我们可得到膜位移、动能与势能、功率通量等。

针对波只在 +x 方向传播的情形，任意两点 x_1、x_2 间且间距为 Δx 的传递函数，正是这些点上波的比率：

$$H(\omega) = \frac{A \exp(-\mathrm{i}k(\omega)x_2 + \mathrm{i}\omega t)}{A \exp(-\mathrm{i}k(\omega)x_1 + \mathrm{i}\omega t)} = \exp(-\mathrm{i}k(\omega)(x_2 - x_1)) = \exp(-\mathrm{i}k(\omega)\Delta x)$$

物理学关联：色散关系与双向波

波数 k 与频率 ω 之间的关系称为介质的色散关系（dispersion relation）。对于给定频率，通常有两个（有时更多）k 的解，分别表征在 +x 和 -x 方向上传播的波。我们有时忽略后者，即后向行波的波数，将 k 表征为 ω 的函数。有些系统的波传播也会有多个模式（mode），每个模式对于给定频率有各自的波数，代表一个色散关系的多个解（Watts, 2000）；同样，我们有时可忽略这些复杂性，但需当心，在某些耳蜗模型中，这些复杂性可能会成为影响很大的二阶效应。

假设波在介质 +x 方向传播。对于力学或流体介质，例如声波传播介质，这些波的特征可用位移与速度（例如，吉他弦上的点或空气中的点）进行刻画。位移与速度模式以正弦波 $W(x, t)$ 形式传播，如前所述。对于电线路，常用电压和电流来描述波，它们的传播方式类似：

$$V_+(x, t) = V_1 \exp(-\mathrm{i}k(\omega)x + \mathrm{i}\omega t)$$

$$I_+(x, t) = \frac{V_+(x, t)}{Z_0(\omega)}$$

其中 ω 为所分析的频率，$k(\omega)$ 是传播常数或波数，V_1 是电压在 +x 方向传播的复振幅（假设 k 为正或具有正实部），$Z_0(\omega)$ 是介质的特性阻抗。

波也可以向另一方向传播，对应于色散关系的另一个解；这时电线路的色散关系为

$$k^2 = -Z(\omega)Y(\omega)$$

$$k = \pm\sqrt{-Z(\omega)Y(\omega)}$$

当我们将 $k(\omega)$ 视为（单值）频率函数时，正如色散关系的平方根形式所表明的，逆向波通常具有波数 $-k(\omega)$（除了这一简单的传输线模型，在其他介质中，色散关系的多解可能不会有如此简单的关系）。

除了相位表达式中负的波数外，反向波还造成了电压与电流间反相的关系（因为我们

希望继续测量沿 +x 方向流动的电流):

$$V_-(x,t) = V_2 \exp(+ik(\omega)x + i\omega t)$$

$$I_-(x,t) = \frac{-V_-(x,t)}{Z_0(\omega)}$$

当波在两个方向上同时存在时,这些电流与电压线性相加,并保持解不变。

这个传递函数或频率响应一般不是有理函数。对于传递函数,有一点很关键,描述介质的分布式参数值表示为指数函数的变量,而不像集总元件系统参数那样是多项式的系数。对波数与基础物理或电路模型关系感兴趣的读者,可在专栏中查到关于这些主题的介绍。其他人只需要知道,当介质的物理性质可用偏微分方程或等效表示求解时,就可得到与复频率相关的解 $k(\omega)$,而这种解通常只有很少的几个参数。

物理学关联:反射波与驻波

当某个频率的波在两个方向上传播时(例如,由于线长有限,会有远端反射),介质中产生的波就成了前向波与后向波的电压、电流的累加,而下面有关波的表达式则强调了其时间模式处处是正弦:

$$V(x,t) = \exp(i\omega t)[V_1 \exp(-ik(\omega)x) + V_2 \exp(ik(\omega)x)]$$

$$I(x,t) = \exp(i\omega t)\frac{[V_1 \exp(-ik(\omega)x) - V_2 \exp(ik(\omega)x)]}{Z_0}$$

由于一个是和而另一个为差,电压电流比不可能是简单的特性阻抗 Z_0,因为唯有单一前向波才能是 Z_0,也不可能是 $-Z_0$,因其不是单一的后向波。

当正向波振幅 V_1 与反向波振幅 V_2 相等时,结果是一个纯驻波,在每一点上都呈正弦时间变化。但其正弦空间包络不会移动,对于某些与 V_1 及 V_2 的相位相关的 ϕ,在电压包络最大值处电流为零,而在电流包络最大值处电压为零:

$$V(x,t) = |V_1| \exp(i\omega t) \cos(k(\omega)x - \phi)$$

$$I(x,t) = \frac{|V_1|}{Z_0} \exp(i\omega t) \sin(k(\omega)x - \phi)$$

驻波可来自无损介质中的反射。更为一般地,由于是部分反射,会使得前后向波振幅不等。

传输线通常不会是无限长的;如果被负载电阻或阻抗终止,或由于短路或开路,则此终止会对该点的电压-电流关系产生约束,从而产生边值问题,且是前向波与后向波之和的 V 及 I 所必须满足的。该解将给出正向波与反射波共用的振幅与相位。仅在由特性阻抗终止的情况下才不会有反射波:正向波将其所有能量转移到终止阻抗中,就像它沿着无限长的传输线传播能量一样。相反,如果终端阻抗是无损的(短路或开路,或纯无功阻抗),则所有能量都将被反射,且后向振幅将等于前向振幅,而相位偏移取决于阻抗,从而产生驻波。在这两种情况之间,一部分能量将被传送到终止阻抗,一部分能量将被反射。

类似的分析也适用于介质间，如电的或其他介质间的边界。例如，当耳道中的声波击打耳鼓时，一些能量被传入，一些能量被反射；当中耳推动耳蜗流体时，一些能量被传入，一些能量被反射。高效率能量传输对应于波传播介质特性阻抗的匹配。在电子系统中，变压器被用来改变电压－电流比，以便在不同阻抗之间实施有效连接；在耳朵中，中耳骨的杠杆作用承担了这项工作。

若参数中的空间频率 $k(\omega)$ 是实数，且与时间频率成正比，则速度 $v=\omega/k$ 是常数，而且传输线是纯延迟。对于这样一条线路，其长度的传递函数只是与频率成正比的相位滞后，其值为 $k\Delta x=\omega\Delta x/v$ 弧度。但纯滞后的传递函数 $\exp(-i\omega\Delta x/v)$ 不是有理函数，因而没有零极点，也不能用有限的集总元件构建等效滤波器。类似地，大多数其他分布式系统的传递函数都不能精确地表示为有理函数。

如果 k 有负虚部，则传递函数的幅值 $\exp(k_{Im}\Delta x)$ 小于 1，并且传输线是有损的。相反，如果 k 的虚部为正，则系统有放大作用。

以图 12-7 所示的图 12-6 传输线的波数解为例。在较低频率下几乎是无损的，就像一个纯延迟。在接近并联导纳谐振频率处，波的能量中相当比例是被电阻吸收的，而不是被传播线路吸收的。如果 y 轴表示的是给定传输线长度下的 dB 尺度增益（k 的虚部）和相位（k 的实部），则波数图正是两点之间的传递函数图。

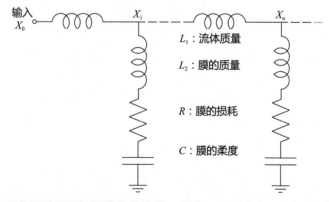

图 12-6　常用于模拟耳蜗内波传播的传输线，源自 Wegel 与 Lane（1924），其中假设基底膜具有一定的质量及摩擦损耗。质量与损耗类比为并联导纳支路中的电感与电阻，在低频时几乎没有任何影响，因类比基底膜柔度的电容限制了并联电流，使系统的表现像图 12-2 中的延迟线一样；在高频时，该模型表现出局部谐振及损耗

如果已知均匀分布式系统的色散关系（波数 k 与频率 ω 间的关系，由描述其物理过程的微分方程导出），那么我们可对该系统中波的传播进行建模，若波是朝一个方向传播到多点，则该过程可用滤波器级联表征为从每个点到下一点的分段传递函数，且该函数与波数成指数关系。将这种方法扩展到更为一般的非均匀介质，则是下一个我们要讨论的问题。

12.3　非均匀介质

耳蜗是一个支持波传播的分布式系统，可基于电路类比进行建模，但它不是均匀介质。

诸如耳蜗阶（耳蜗腔室）尺寸、膜宽度、质量及刚度等属性随耳蜗位置维度 x 的变化而变化。波在时间上呈正弦，在空间上却不是，之前的简单分析描述也不太适用。然而，对于波传播的描述，有一种基础非常牢固的分析方法，且复杂性只有少许增加。在空间上，它相当于将系统局部片段视作均匀的。这种方法启发我们，可将滤波器级联引入耳蜗建模。

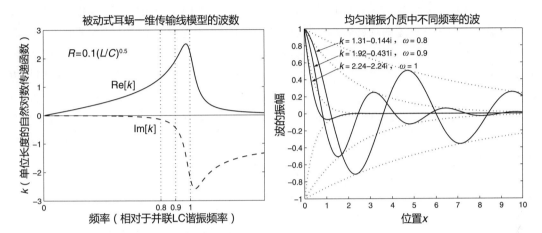

图 12-7　左图为图 12-6 中传输线的复波数（实部为实线，虚部为虚线）。如本章所述，也可将这些曲线图理解为传输线单位长度段的对数传递函数（实线为每段距离的滞后相位，虚线为对数增益）。右图为若干频率（0.8、0.9 和 1.0 倍并联谐振频率）的波形快照，并标注了相应的 k 值，用以说明在这些频率下，单位距离的相对相移 $\mathrm{Re}(k)$ 弧度，及单位距离的衰减因子 $\exp(\mathrm{Im}(k))$；空间包络以虚线显示。对于低频，k 的虚部可以忽略，波的传播较为容易；而谐振附近及以上的频率则衰减强烈

针对单向波，若波介质不均匀，例如水槽深度有变化，或耳蜗隔膜刚度有变化，通常我们可采用复波数 $k(\omega, x)$ 作为频率与位置的函数对其进行描述。对于 George Green（1837）所描述的基本方法，在 1911 年出版的《大英百科全书》的文章"波"中进行了总结，其中讨论了水槽中的长波（Britannica，1911）：

> ……G. Green（1837）与 Lord Rayleigh 进一步将该理论扩展到横截面尺寸可变的情形。如果变化足够缓慢，则不会有明显的反射，且行波速度总是与局部平均深度相对应。然而，这里存在着振幅的变化；依据能量恒定并结合连续性方程，要求任意特定位置的波高 η 应以 $b^{-\frac{1}{2}}h^{-\frac{1}{2}}$ 波动，其中 b 是水面宽度，h 是平均水深。

这里，"速度总是与局部平均深度相对应"是指速度 $v=\omega/k$ 与局部波数相对应。而对于处在深度为 h 的水槽中的长波，其波数与 $h^{-1/2}$ 成正比。在更为一般的非均匀介质中，在某些区域可能会使某一特定频率放大，而在其他区域则可能使其衰减（即 k 的虚部可改变符号）。然而，在合理条件下，这种介质中的每个点（即沿 x 维）都可用局部色散关系或波数作为频率的函数来表征，视同处在均匀介质中。

下面，我们对图 12-4 中的传输线进行分析，限定于无损延迟线，其中 $Z=\mathrm{i}\omega L$，$Y=\mathrm{i}\omega C$。波数为 $k(\omega)=\sqrt{-Z(\omega)Y(\omega)}=\omega\sqrt{LC}$。若 L 固定，C 随位置 x 增加，则 k 亦增加；也就是，波变慢，波长变短，与局部波数计算结果相符，就好像介质是均匀的。固定 C 与增大 L 可得到同样的与空间相关的波数解。但这些情形下的波会有很大的不同，我们可用特性阻抗的概

念，即电压波与电流波的比值来解释。特性阻抗为 $Z_0 = \sqrt{Z/Y} = \sqrt{L/C}$，随距离变化可增加、减小或保持不变。由于 LC 线路是无损耗的，即使波数改变，波在任意位置所传递的总功率也应保持不变。由于用电压表示的波功率是 V^2/Z_0，而用电流表示的是 I^2Z_0，因此，I 或 V 中的一个可能会随位置变化而增加，而另一个则会减少，这取决于 Z_0 的变化。因此，介质中不同位置波的解，其波数与振幅都有可能会发生变化，这取决于介质参数的变化。如果参数随位置变化非常缓慢，这些局部属性可联合起来，构成波的近似完备解。波数的解决定了波的相位及速度特性，而由特性阻抗可导出振幅校正因子，以确保能量守恒。相比于仅有一个距离维的传输线，对于具有更多维度的系统来说，影响波高的参数可能要比仅有一个阻抗更为复杂。

图 12-8 显示的是波数变化及相应波形的示例，基于图 12-6 所示的传输线，并对应于介质空间变化的情形。这里所分析的是固定频率的位置函数，与图 12-7 相反，那里所分析的是均匀介质位置的频率函数。

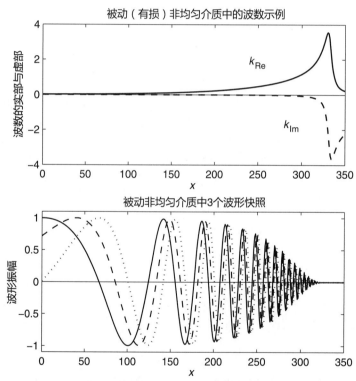

图 12-8   假设的非均匀介质中波数的实部与虚部（上图中的实线、虚线），其频率与介质右端附近的谐振频率相对应，以及相应的波形快照（下图中的曲线）。这种波在时间上呈正弦，但在空间上不是，因为介质空间特性的变化使谐振频率每 50 个距离单位减小 1/2。波数曲线类似于图 12-7，因为此处所使用的基础模型形式相同，但参数随空间变化。3 张快照（实线、虚线与点线）相互隔开，间隔时间等于 1/8 正弦周期或 $\pi/4$ 相位弧度（45 度）。通过比较峰值或过零点位置，可看出波在低 k 区（左侧）快速移动，并随着 k 的增加而减慢（右侧）。如图 12-7 所示，当波长降至约 6 个距离单位（波数升至约 1）时，衰减变大。波的能量在接近到达与波频率相等的谐振频率分流位置之前被完全耗散。波功率与所示振幅平方成正比；此处，没有针对波的变慢或系统物理参数变化对振幅进行校正处理

为刻画相距很远的点之间的关联，可采用近似于解微分方程的有效方法，将介质分解成长度为 dx 的无穷小的片段，并将所有传递函数因子与这些段即 exp(−ik(ω, x)dx)（可能需要振幅校正因子）相乘。这些因子是指数函数，指数的乘积是和的指数，因此所得乘积是沿 x 维积分的指数：

$$H(\omega) = \exp\left(-i \int_{x_a}^{x_b} k(\omega, x)\, dx\right)$$

这一频率相关的增益及相位因子 $H(\omega)$ 是非均匀介质中点 x_a 与 x_b 间的近似传递函数，是刻画均匀介质的精确传递函数 $H(\omega)=\exp(-ik(\omega)\Delta x)$ 的泛化。

该公式由 Schroeder（1973）提出，是"基底膜积分模型"的近似解。但他的方案忽略了特性阻抗变化的影响，导致当波从介质某一部分传播到另一部分时，违背了能量守恒定律。Zweig 等人（1976）提出通过空间变化幅度校正因子，可使 Schroeder 的解更接近于物理实际。针对跨耳蜗隔膜压力差波，且在单位长度串联阻抗（流体质量）恒定的条件下，该因子正比于 $k^{-1/2}$。而对于传递函数，点 x_a、x_b 间的因子之比正是所需的校正。在耳蜗传输线中，表征膜柔度的电容通常假定随 x 增大，从而导致 k 的增大及压力幅度的减小（传递函数幅度小于 1）。柔度的提高还导致单位压力差位移的增加，因此位移波的传递函数可能大于 1。压力波和位移波都遵循上述 Schroeder 的近似值，但需要进行不同的修正以保证能量守恒。对于位移幅度，$k^{+1/2}$ 可能更合适（甚至 k^{+1}，取决于系统参数）。Schroeder 实际使用的是 k^0，而 Zweig 的修正几乎与之相反，即便该修正对于压差是正确的。

在现代物理学中，这种方法（包括修正）被称为 Liouville-Green（LG）或 Wentzel-Kramers-Brillouin（WKB）方法。利用局部变化 k 的空间积分是 LG/WKB 方法的特点，该方法也称为相位积分法（因为 k 为实数时，kdx 为相位）。这种利用非均匀偏微分方程对波进行近似求解的方法，似乎已在 1817 年就由 Carlini 首次提出，并且已被重新发明了好几遍（Fröman and Fröman，2002）。

据悉这些近似方法相当准确，除非波在某种程度上超越最大响应位置，进入强烈衰减的区域。在该区域，如果需要更为准确的结果（Watts，2000），可将该方法推广至模式耦合 Liouville-Green 近似，用以将能量耦合到多模式，而多模式与从色散关系导出的 k 的多解相对应。

12.4　非均匀介质等效滤波器级联

WKB 方法提供了一种求解振幅校正因子与位置关系的数学方法，但基于能量守恒，利用物理参数进行推导可能更为容易（Zweig et al.，1976；Lighthill，1981）。有时我们可忽略这种渐进式修正，只是假设模型系统所使用的变量是经过调整的，可使功率与振幅在各处保持关系一致。也就是说，滤波器传播的波幅可以粗略地被视作功率的平方根，而不是物理变量，如压力、膜位移或速度。

上面讨论的频率响应 $H(\omega)$ 对应于线性系统传递函数 $H(s)$，尽管不是有理函数。它对位置的关联性来自复波数对频率及位置的关联性，且可从物理模型导出或通过与所观察的响应数据拟合得到。此外，我们可将此滤波器分解为几个滤波器的乘积或级联，通过将积分间隔

（从 x_a 到 x_b）分成 N 个较小的台阶：

$$H(\omega) = \prod_{j=1}^{N} \exp\left(-\mathrm{i}\int_{x_{j-1}}^{x_j} k(\omega, x)\mathrm{d}x\right)$$

无论台阶划分数量及大小，必然会带来分解问题。若台阶划分得非常小，则每个单独的滤波器均可利用 $\exp(-\mathrm{i}k\Delta x)$ 很好地近似于局部波数，其中 $\Delta x=(x_b-x_a)/N$ 是台阶尺寸，因而可非常容易地将滤波器与基础的波动力学局部模型绑定到一起：

$$H(\omega) \approx \prod_{j=1}^{N} \exp\left(-\mathrm{i}k(\omega, x_j)\Delta x\right) \approx \prod_{j=1}^{N} H_j(\omega)$$

这样，与基础波动力学的细节及维数无关，介质（如耳蜗隔膜）在一系列位置上的响应，就与一系列级联滤波器的输出响应 $H_j(\omega)$ 相等价，而级联滤波器结构如图 12-9 所示。当基础的物理条件已知时，LG/WKB 方法对这些滤波器的设计形成了约束（de Boer and Viergever，1982）。

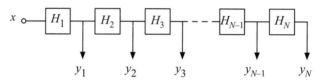

图 12-9   利用级联滤波器组模型刻画分布式系统中波的传播。其中，利用关系式 $H_j(\omega)\approx$ $\exp(-\mathrm{i}k(\omega, x_j)\Delta x)$，每级传递函数可很好地近似系统的局部色散关系效应

最后，利用 s 域有理函数设计的近似滤波器 H_j 可引导出级联滤波器组，不仅便于实现，且对于分布式系统原型，至少在定性上是非常好的近似。如果从测量或某种形式的数据中，仅能知道幅度或相位，我们仍可将其与因果关系及最小相位假设结合在一起，用于约束滤波器模型的设计。即使针对非线性与时变波动力学，我们也有理由相信，非线性且时变的滤波器级联的结构模拟将是有用的，其建模方法亦将是有效的，我们仍可利用局部滤波器对局部特性进行建模。

12.5   冲激响应

在耳蜗行波研究中，冲激响应通常是从耳蜗中一个或多个点的力学或神经测量中推断出来的。许多人认为这种冲激响应的一个特点是"啁啾"或"滑音"：在响应的短暂时段内，谐振冲激响应的瞬时频率不断变化。这种"频率调制"为建模制造了困难（Møller，2003）：

……检验揭示了这些冲激响应函数与普通带通滤波器的冲激响应函数之间的另一个区别。阻尼振荡的频率沿时间轴是变化的。通过观察，这一点变得愈加明显，即阻尼振荡各个波过零点之间的间隔在振荡的开始与结束时是不一样的……这种频率调制是由基底膜运动的行波性质造成的。此外，频率调制的功能含义是，由集总元件组成的普通滤波器或此类滤波器，是无法正确模拟基底膜运动的。这就意味着，这种模型甚至无法充分描述基底膜上单个点的滤波特性，只有包含或能够模拟分布式常数的模型才是适用的。

幸运的是,分布式系统不能利用集总元件系统进行有效建模,这一说法并不成立。Møller 在最后一句话中所提及的"模拟分布式常数"在有理传递函数空间很容易实现,如上一节所介绍的,可使用多级分段近似传递函数的级联。即使是简单的全极点 gammatone 滤波器也能产生合理的滑音(Lyon,1998),也可视作分布式系统的模拟。零极点滤波器级联响应中的滑音在第 16 章中会有说明。

12.6 群速度与群延迟

除了相速度 ω/k_{Re},波还有一个重要速度,称为群速度(group velocity),即能量在介质中传播的速度。群速度通常利用振幅调制的传播进行分析或解析。设定一慢变包络振幅 $A(t)$,则 $x=0$ 时对应的波为

$$W(t) = A(t)\exp(\mathrm{i}\omega t)$$

当波沿 +x 方向传播时,包络可能会以不同于载波的速率传播;我们在此强调,要利用速度而非波数来刻画与 x 的关联关系:

$$W(x,t) = A\left(t - \frac{x}{v_g}\right)\exp\left(\mathrm{i}\omega\left(t - \frac{x}{v_\phi}\right)\right)$$

群速度的推导非常简单(Elmore and Heald,1969),在此我们就不做赘述。其结果是,群速度取决于色散关系的导数:

$$v_g = \frac{\mathrm{d}\omega}{\mathrm{d}k_{\text{Re}}}$$

非色散介质中的波数与频率成正比,因此 v_ϕ 和 v_g 相等,且与频率无关。非色散意味着所有频率和调制以相同的速度传播,所有波都保持其形状。光波在真空中传播且不色散,但在玻璃中就会色散。声音在空气中传播且几乎不色散。但有许多介质是高度色散的。深水中的短波和耳蜗中的短波的 k 与 ω^2 成正比,在这种情况下,群速度等于相速度的一半(Rubin and Atkinson,2001),而调制移动速度仅为波峰与波谷移动速度的一半。在耳蜗中,在长波与短波之间的区域,三维几何关系会导致群速度甚至比相速度的一半还要小(Steele and Taber,1979;van der Heijden,2014)。

滤波器传递函数 $H(\omega)$ 与介质中两个间隔为 Δx 的位置有关,具有相应的相位延迟 D_ϕ 和群延迟 D_g,且可用速度或传递函数的相位 $\phi(\omega) = -k_{\text{Re}}(\omega)\Delta x$ 来表示,从而将滤波器延迟与波延迟有效地关联起来:

$$D_\phi = \frac{\Delta x}{v_\phi} = \frac{-\phi(\omega)}{\omega}$$

$$D_g = \frac{\Delta x}{v_g} = \frac{-\mathrm{d}\phi(\omega)}{\mathrm{d}\omega}$$

听 觉 外 周

第三部分致敬：Georg von Békésy

　　谨以此献给并纪念 Georg von Békésy（1899–1972），他是 1961 年诺贝尔生理学和医学奖的获得者，因其听觉研究工作而获此殊荣。我从未见过 Békésy，他去世时我还是名大学生。他在听觉领域孜孜以求，完成了一系列基础性观察实验，并通过模型向我们展示了基于行波传播的耳蜗运行机制，对此我深表敬佩，并在此表达我的敬意。我非常喜欢引用在他身后 1974 年发表的那篇文章（幸亏他及时投了稿），其中再次提及他所意识到的一个问题——"脱水猫以及傅里叶分析在听觉问题中的应用已越来越成为听觉研究的障碍（Békésy，1974）"。我认为我们现在已超越了猫的问题，但我仍希望通过这本书，能够促进听觉研究的进步，使得傅里叶分析也不再是障碍。

　　在本部分中，我们将对听觉外周进行探讨，并发展出具有听觉外周声音处理功能的机器模型。我们还将重新审视基于第二部分中某些滤波器类型所构建的听觉滤波模型，并利用人及动物数据对其进行拟合验证。

　　我们将对这些滤波器模型进行扩展，基于波传播的滤波器级联模型形成耳蜗的 CARFAC 表述，还将介绍机器实现的细节，直至耳蜗输出的最终步骤——由内毛细胞释放神经递质以刺激听神经。

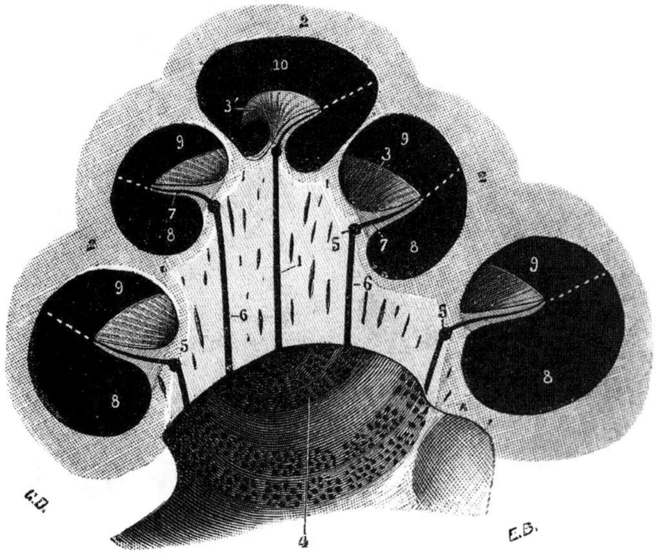

Fig. 890.

Coupe transversale du limaçon osseux : l'un des segments, vu par sa surface de coupe
(demi-schématique).

图　耳蜗，"骨蜗牛"的半示意性横切面图，由 Leo Testut（1897）绘制并发表

听觉滤波器模型

本研究的初衷是获取所假定的听觉滤波器振幅特性的数学表达，据此可推测给定噪声情形下音调的最小可闻功率。

——"听觉滤波器形状"，Patterson（1974）

听觉滤波器可被视为加权函数，用于表征特定中心频率处的频率选择性。其形状可由功率谱掩蔽模型导出，该模型假定：（1）在检测被掩蔽信号时，观察者所使用的是某输出信掩比最高的单个听觉滤波器；（2）阈值对应于该滤波器输出的固定信掩比。

——"基于频率与强度函数的频率选择性表述公式及其在激励
模式计算中的应用"，Moore and Glasberg（1987）

在过去的半个多世纪中，针对听觉相关问题，人们创建、分析及应用了许多听觉滤波器模型。其中包括线性滤波器模型，以及与实际情况更为相符的准线性强度相关模型。我们将对其中的数条发展路线进行回顾，探讨滤波器模型所必须满足的若干准则，揭示零极点滤波器级联（Pole-Zero Filter Cascade，PZFC）模型是如何达成这些所期望的特性的。

在早期利用滤波器描述听觉功能时，曾使用 3 类不同形状的滤波器：简单谐振器、高斯滤波器及矩形滤波器。而目前，绝大多数听觉滤波器模型可视为分属 3 个主要族系（详见 13.4.1 节）：圆滑指数 roex（rounded exponential）族、gammatone 族以及滤波器级联族。这里，有许多彼此独立的研究，它们的结果间存有某种相似性，但却未能进行统一命名或阐明其中的关联。对此我发现了其中的一些联系，比如 Jim Flanagan（1960，1962）在 20 世纪 60 年代早期所完成的工作，就包括了 gammatone、单零点 gammatone 以及用于描述基底膜位移的零极点滤波器模型，远比术语 gammatone 确定的时间要早。

基底膜波传播传输线模型甚至还要更早些，但这些系统之所以能够用级联结构滤波器模型进行近似，其基础机制一直不甚明了，直至 Zweig、Lipes 和 Pierce（1976）论文"耳蜗中的折中"发表，文中描述了如何应用 Wentzel-Kramers-Brillouin（WKB）近似。他们最终构建了一个电路模型，与 Wegel 和 Lane（1924）、Peterson 和 Bogert（1950）以及 Ranke（1950）所采用的旧的传输线模型非常相像，为此他们采用了 WKB 方法进行了解释与分析，进而导出了级联滤波器这类更宽泛的耳蜗模型，即滤波器组级联，该模型与传统的并联滤波器组完全不同（Lyon，1982，1998）。现在我们所采用的方法，就是基于与波动力学相关的这类级联，同时也借鉴了 gammatone 这一方向上的成果。

基本滤波器模型的非线性拓展更为复杂。在思考外周听觉处理中的非线性现象模型时，

Lopez-Poveda（2005）意识到："我们必须在模型的复杂性与其针对各种生理现象的解析能力之间进行折中"，而"最佳解决方案可能是将两种方法中的最佳方式（强度相关的线性系统和无记忆非线性系统）结合起来，只是结合方式尚不清楚"。而事实上，我们可选用一个简单模型以降低选择难度，在单一机制中包含两种类型的非线性（无记忆失真和强度相关的参数变量），且与底层机制显性相关；该模型以线性零极点滤波器级联为起点，通过增加极点阻尼进行反馈控制，并在级联滤波器的各级中实施立方非线性压缩。这种方法被纳入速动压缩非对称谐振器级联（Cascade of Asymmetric Resonators with Fast-Acting Compression，CARFAC）模型中，详见书中后续章节。

准线性滤波器

什么时候线性不再是线性？什么样的非线性系统能够让我们有效地利用线性系统进行描述？具有强压缩输入输出关系的强度相关滤波器如何描述为频率响应的线性滤波器？这些问题可由准线性滤波器概念来解决。

准线性滤波器实际上是一滤波器族，它们之间通常可用一个参数进行选择。这里考虑的是听觉滤波器模型，在此情形下，该参数是信号强度（输入强度或输出强度或这一类的某些参数）。该族系中的每个滤波器都是普通的时不变线性系统，采用频率响应描述或其他常规描述，例如冲激响应、零极点有理型函数、传递函数等。

当听觉系统的输入是特定强度的宽带噪声类信号时，其特性（无论是生理或心理观察得到的）用线性滤波描述通常都相当好。但对于不同输入强度，需要不同滤波器。强度在宽动态范围变化，相应的需要显著地改变增益、带宽等以拟合数据，则意味着一个强非线性过程。然而，针对任意一特定的强度，线性滤波器模型还是很适合的。

用准线性滤波器对听觉系统进行表征，包括线性滤波器族的组合以及该族系控制参数与所响应的强度测量值间的关系。需要明确的是，当强度改变时，AGC环路中强度及参数的动态变化并不包括在准线性模型中。

13.1　何谓听觉滤波器

我们这里讨论的听觉滤波器包括：部分源自心理声学实验（如掩蔽噪声中音调检测）所用的滤波器；另一部分则是复现所观察到的现象（如基底膜力学响应或听神经响应）而构建的滤波器。本书的一个论点是：单个模型就能很好地解决这两类问题，进而可为机器听觉系统提供良好的基础。由于耳蜗与心理声学感知之间的神经处理须经历若干阶段，因此，如果这些模型的最佳参数彼此不同，也就不足为奇了，但对于听觉感知中的线性及非线性滤波，耳蜗似乎已在其中充分发挥着作用，我们会发现只需一组参数就够了，至少对于一系列机器听觉应用是这样的。

Green（1958）在他的博士论文中对早期的听觉滤波模型发展状况以及临界频带的概念进行了总结。当时的测量技术还远不够完善，仅能用于确定带宽，他对不同滤波器形状（矩形、简单谐振及高斯）进行了比较，但对于如何确定更适合的滤波器形状，及如何理解这一问题，并未解决。他指出："理论界对如何实施频率分析提出了异议，并整理出生理与解剖数据用于支持他们的立场，相比较而言，心理物理学数据却未能用作关键性的证据"。他建议可通过更多的心理物理研究补充其他证据，进而取得进展。从那时起，心理物理实验，特别是在陷波噪声掩蔽中进行的正弦波检测实验，推进了与人类听觉拟合的滤波器形状研究，产生了具有强度相关带宽及不对称性的 roex 与 gammatone 滤波器族（Rosen and Baker，1994）。

除了滤波器形状与强度相关，其他非线性还会产生畸变音或组合音调，正如 100 多年前 Barton（1908）针对耳蜗谐振理论所进行的讨论。他指出，"在空气中，并不存在与组合音调相对应的显现的来回摇摆的振动，由此我们可得出结论，这种经常能听到的强烈的音调实际上是由耳朵本身产生的"。这种瞬时的非线性，以及强度相关的准线性型非线性，一直是听觉滤波器模型研究中的主题。

当我们讨论滤波器时，会想到存在一条可将滤波器的相对响应表征为频率函数的曲线，而且听觉系统也似乎是线性时不变带通滤波器。但到了 1970 年，人们对该滤波器概念的局限性以及临界频带的相关概念已有更深入的认识，正如 Jeffress（1970）所指出的：

> 把临界频带视作滤波器（类似于电子滤波器），这一类比在许多方面并不完美。电子滤波器的带宽在相当宽的强度测量范围内是相同的，而耳朵的带宽则不是。而且，滤波器的带宽是指在半功率（下降 3dB）点上的宽度，或等效的矩形带宽；但当滤波器响应像耳朵一样不对称时，这两种测度便都失去了某些意义（尤其是它们的推测值）。耳朵的滤波器裙边在高频侧比低频侧陡峭得多，也就是说，低频掩蔽高频比高频掩蔽低频更加有效。

Rhode（1971）的研究结果显示，在所设想的听觉滤波器主要载体——基底膜的力学响应中，即在听觉系统的初期阶段，这种非线性和不对称性中的大部分就已经很明显了。

尽管存在诸多局限性，听觉滤波器、等效矩形带宽甚至对称滤波器模型的概念，在接下来的几十年中，仍在许多方面发挥着重要作用。在听觉滤波器概念中包括非线性和非对称性已经变得很常见，但在与其相对应的声音处理系统中并非总是如此。采用合理的计算结构，实现听觉滤波器模型，并非寻常之事，而结构的合理性既与耳蜗底层力学系统有关，也与声音分析滤波器"组"所采用的高效的数字实现形式有关。滤波器级联是我们所知的唯一结构，从单通道模型可有效地依此扩展为多通道滤波器组。滤波器级联结构源自底层的力学机制；正如 Sarpeshkar（2000）所指出的，自然界选择了"采用滤波器级联对行波结构进行有效建模，而不是采用带通滤波器组"。

Duifhuis（2004）对耳蜗模型历史进行了回顾，并将其分为两类：传输线类和滤波器组类。他特别提到："主要区别在于第一类模型考虑了系统单元间的物理耦合，而第二类模型中各通道是相互独立的，耦合完全由公共输入决定。"滤波器级联是一个自然的可进行前向耦合的模型，而自动增益控制（Automatic Gain Control，AGC）反馈网络可在两个方向上模拟通道间的耦合，因此这些级联可视作 Duifhuis 两类模型间的桥梁：它们不像传输线那样支持反向行波，但可有效地利用滤波器组对前向波进行建模。我们的策略是借助滤波器级联将传输线模型抽象为可高效运行的滤波器模型。

对于听觉滤波器，我们的想法是，它包括了整个范围：从简单的线性对称临界频带概念，直至耳蜗非线性波动模型；尤其是那些可有效实施并应用于人与机器听觉问题的模型。而对于传输线模型，依据本章的定位，我们不会将其视作滤波器模型，除非已被抽象为滤波器级联的表征。

听觉滤波器模型所拟合的心理物理任务通常是检测噪声中的音调，检测方法是在滤波器输出处进行功率或能量估计。这种能量检测方法在早期的推测心理物理结果方面取得了成功，但依据理想观测者（ideal observer，理想观测者是一假设的信号分析器，其决策过程受噪声限制，但不受其自身任何缺陷的限制，可视作人类观测者性能的极限，有时还可作为人类观察者性能的近似）理论（Pfafflin and Mathews，1962）却未能推测出这些结果。将听觉滤波器模型拟合到人类观测者的掩蔽音调检测阈值，是本章主要的依据基础，也就是说，这些模型的形式更多地源自物理机制，但模型的优化主要依据心理物理数据。在某种程度上，物理机制模型若能很好地预测心理物理结果，我们便可认定该模型就是个好的模型。

13.2　从谐振器到高斯滤波器

在噪声中检测音调，所测得的阈值之类的实验数据并不能直接给出听觉滤波器的形状，因此研究人员通常依靠易于参数化的滤波器形状作为听觉滤波器模型，进而找出这些模型参数用于推测或解析实验数据。随着实验数据越来越好，它们不仅可用于选择这类模型的参数，还可通过一系列实验对不同的参数化形状模型进行比较。

简单谐振器常被试验用作听觉滤波器模型，其结局通常是被放弃。"单调谐滤波器"或"通用谐振曲线"被许多研究团队应用于临界频带概念及掩蔽数据（Schafer et al.，1950；Webster et al.，1952；Tanner et al.，1956；Mathews，1963；Patterson，1976）。结果发现，在某些情形下，它对心理物理数据的拟合比矩形滤波器要好，但仍不足够好。尤其是 Patterson（1976）发现这种滤波器形状的裙边不够陡峭，或是其峰顶太过尖锐。尖锐的峰顶且宽阔的裙边与 Mathews 及 Pfafflin（1965）所设计谐振器的特征相同，该谐振器"好"于矩形滤波器，这是因为对于相同的等效矩形带宽，它的功率输出变化较小；但该方向研究未能得到心理物理数据的支持。

Patterson（1974）采用"对称滤波器"形状获得了不错的结果，其实质是两个通用谐振器的级联，也可看作一个 2 阶复 gammatone。所得到的心理物理数据在当时看起来很不错，足以表明取得了改进，其形状介于谐振和高斯之间，但对于非对称性的拟合仍不足够好。

由于级联中有多个谐振器，与峰顶变得尖锐的速度相比，裙边变得陡峭来得更快，为解决简单谐振器形状的根本性限制，Patterson（1974）对结构进行了泛化与改进；利用 3~5 个相同谐振器的级联便可得到令人满意的听觉滤波器模型（Patterson et al.，1992）。多个简单谐振器级联会使滤波器接近高斯传递函数的形状，即高斯是高阶 gammatone 滤波器的极限。Tanner、Swets 和 Green（1956）引入高斯作为备选的听觉滤波器，而 Patterson（1976）观察到高斯裙边下降得太快而不够逼真。这个问题与他和其他人所发现的谐振器中的问题正好相反，谐振器可视作 gammatone 族的低阶极限。

Patterson 由此确定了两个极限，而好的听觉滤波器形状应在两者之间寻找；他和他的同事后来率先提出了 roex 族（Patterson and Nimmo-Smith，1980；Patterson et al.，1982），然后提出了 gammatone 族（Schofield，1985；Patterson et al.，1988），这些改进的听觉滤波器皆处这两个极限之间。在本章，我们讨论的所有滤波器模型都落在这个区域，即处在谐振

（ $N=1$ 的 gammatone）与高斯之间，如图 13-1 所示。这也是物理学家在分布式物理系统中用以刻画衍射峰形及其他现象的范围；有时他们甚至使用 Pearson VII 型分布在极限形状之间进行插值，该型分布具有普通 gammatone 频率响应的形状（Pecharsky and Zavalij，2009）。

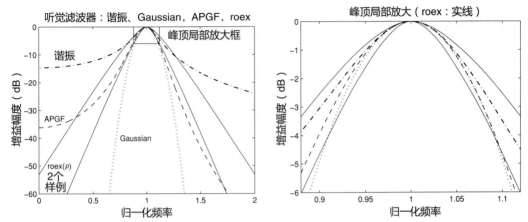

图 13-1　若干听觉滤波器模型的形状，显现出在简单双极点谐振器与高斯滤波器之间，存在着很大的各种形状可能的空间。作为中间形状的示例，包括不对称的 4 阶全极点 gammatone（APGF）和对称的 roex(p)。除了更尖锐的 roex(p) 这个情形外，所示的滤波器形状在峰顶处的曲率都相同。右侧为峰顶区域的放大显示，与其他滤波器形状对比，若 roex 峰顶曲率保持匹配将导致较宽的裙边，而更合理的裙边则会导致更为尖锐的峰顶

13.3　听觉滤波器模型应具备的十大优良特性

理想的听觉滤波器模型将充当各种角色，须具备各种特性（Lyon et al.，2010a）。而在某些情形下，我们更在意某些滤波器模型或滤波器模型族是如何满足或不满足这些准则的。具体模型将在后续章节中进行更为详细的阐述。

1. 表述的简洁性。对于滤波器模型，存在多种表述域，没有哪一种模型可在所有域中都能简洁地予以表述出来。例如，gammatone 和 gammachirp 可由简单的时域冲激响应予以表述，但其频域表述就非常复杂。全极点 gammatone 采用 s 域极点表述非常简洁，在频域中还算简洁，但在时域中就相当复杂。roex 滤波器（功率增益）频率响应公式很简洁，但很难找到与之等效的时域响应或数字滤波器实现。滤波器级联具有非常简洁的级的划分和简洁的结构描述，但总体上的响应很复杂。

2. 带宽控制。听觉滤波器特征中排第一位的是其带宽，在建模时，至少须将带宽作为特征频率 CF 的函数，而 CF 对应于滤波器所表征的耳蜗位置。在大多数模型中，带宽也作为信号强度的函数而进行调控，因为基于生理和心理物理数据，有一点已非常明确，即带宽在信号强度低时较窄，而在信号强度增高时会增加。

3. 峰顶与裙边之间的关系与实际情况相符且可调控。排在带宽之后的听觉滤波器特征，是滤波器的形状特征，即在频带边缘附近响应衰减的快慢。滤波器形状对于听觉滤波器非常重要，所有听觉滤波器模型都会提供某种方法对滤波器形状实施参数化调控，有些模型还可能将其与强度相关的带宽参数相耦合，从而使滤波器形状随信号强度的变化做更为接近实际的变化。

4. 滤波器形状不对称性。有数据表明，滤波器裙边在 CF 高频侧通常较在低频侧更为陡峭（Patterson and Nimmo-Smith，1980）。某些模型，例如 gammatone 和更简单的 roex 形式，本质上是对称的或几乎对称的，因此无法描述这种不对称性。其他的，如双侧 roex 和双侧 gammatone 形状，仅是简单地为高频侧和低频侧提供两种不同的模型。但是针对 gammatone 双侧的修正完全破坏了它作为有理传递函数的时域简洁性和可实现性。作为替代方案，gammachirp 被提出，在 gammatone 基础上增加了可调控的不对称性，可利用一个参数在任一方向上调倾斜度，同时保留了其他好的性质。

5. 峰值增益可变。滤波器增益如何随信号强度及带宽变化，这方面的心理物理实验数据不多但如果将听觉滤波器与机械波相关联，耳蜗力学上相关的生理数据则很多。对于某些滤波器模型，滤波器的峰值增益在带宽变化时是固定的，或可独立控制。最好还有一特性：峰值增益应该自然地随带宽变化，因此只需对强度相关进行建模。模型可利用零极点进行表述，其中的极点阻尼是强度相关的，可提供这种自然的耦合。

6. 稳定的低频尾部。当听觉滤波器的参数随信号强度变化时，理想的滤波器响应的低频尾部不应发生太大变化。这种约束给 gammatone 和 gammachirp 带来了难题，尽管有些近似实现可避免这个问题。全极点滤波器和滤波器级联具有固有的、稳定的低频尾部，即使极点阻尼可引发峰值增益和带宽在大范围内变化，也是如此。据观察，具有稳定低频尾部的峰值增益与强度相关的听觉滤波器，在高信号强度下其不对称性更大。

7. 易于数字滤波器实现。表述简洁并不总是意味着实施也简单，即只需利用一组听觉滤波器，便可让声音在上面运行，进而应用于机器听觉。为了构建更佳的数字滤波器，模型需采用零极点，或转换为零极点表述，或通过这样的表述来近似。这里，我们没有采用 roex 滤波器，是因为利用数字滤波器对其进行近似的代价过于昂贵。gammachirp 需要特设的 ad-hoc 近似才能实现，但效率要高很多。实 gammatone 最终可用一简洁的零极点表述，尽管直到 Van Compernolle（1991）和 Slaney（1993）对此进行分析时才知道或利用这点，他们的工作彼此独立并引出更为简洁的全极点 gammatone。滤波器级联从一开始就考虑了数字实现，因而具有简洁的双零双极滤波器级。

8. 与底层的行波流体动力学关联。除了级联，大多数滤波器模型只是抽象滤波器在现象或描述层面的关联。而滤波器级联一族，则是通过 WKB 方法（Lyon，1998）与波动滤波在数学层面关联，至少有可能直接与波传播参数相关联，并与底层的耳蜗力学相对应，无论是对于建模还是测量。

9. 逼真的冲激响应时序及相位特性。对于许多应用来说，如果滤波器的幅度频率响应合理，其延迟及相位特性可能并不重要；但为了在同一强度范围上与生理测量进行比较，这些细节可用于诊断模型是否逼真，借此还可了解模型是否深化了对于听觉机制的理解或解析。

10. 动态。除了依强度进行参数化之外，理想的滤波器还需支持动态可变，用于处理强度随时间变化的声音。滤波器组中的所有滤波器都需做出恰当的调整，以响应不同功率谱的信号，所有滤波器既不完全相同，也不完全独立。

在漫长的听觉滤波器模型发展历史中，有许多准则他人已做过介绍，只是有时是隐含的。也有人基于某些准则对某些滤波器模型的表现进行过评论（Irino and Patterson，1997）。

具体模型将在后续章节中进行介绍；表 13-1 是不同模型满足上述准则情况的汇总。

表 13-1 依据 10 项准则对各种听觉滤波器模型进行打分

	roex			gammatones				cascades		
	(p)	(p, r)	(pl, pu, r)	GTF	GCF	APGF	OZGF	APFC	PZFC	PZFC+
1. 简洁性	fd	fd	fd	td	td	ld	ld	ld/s	ld/s	ld/s
2. 带宽控制	+	+	+	+	+	+	+	+	+	+
3. 峰顶 / 裙边	−	*	*	+	+	−	+	*	+	+
4. 非对称性	−	−	+	−	+	+	+	+	+	+
5. 增益变化	−	−	−	−	*	+	+	+	+	+
6. 尾部稳定					*	+	+	+	+	+
7. 可运行性	−	−	−	+	*	+	+	+	+	+
8. 行波关联	−	−	−	−	−	+	+	+	+	+
9. 冲激响应				+	+	+	+	+	−	+
10. 动态	−	−	−	−	*	+	+	+	+	+

注：表达域的缩写：频域（fd）、时域（td）、拉普拉斯零极点域（ld）和每级的拉普拉斯（ld/s）。* 代表部分符合：对应于在 roex 及 APFC 峰顶 / 裙边形状评判标准下，实施了部分调控但又不完全符合；对于 gammachirp 滤波器，通过有效的零极点滤波器近似，可满足各种评判准则。

13.4 代表性听觉滤波器模型

13.4.1 听觉滤波器的三条发展路径

随着时间推移，听觉滤波器研究已发展出三个应用广泛的滤波器模型族系：首先是圆滑指数 roex（rounded exponential）族；然后是 gammatone 族，包括 gammachirp 及全极点变型；还有就是近期的滤波器级联，包括全极点及零极点变型。每个族系都有各自好的特性，针对其应用都有有效的解决方案。

听觉滤波器模型有一重要作用就是在应用中支持全体滤波器组高效地处理实际声音；这些应用采用了滤波器级联族系模型并从中受益，因为这些模型所进行的计算量最小化，所针对的是滤波器组总的计算复杂度，而非单个听觉滤波器通道的计算复杂度。滤波器级联因其结构的高效性，构成了大多数模拟 VLSI 听觉模型工作的基础（Sarpeshkar，2000）。

roex 族主要用作描述性模型，对听觉滤波器幅度传递函数形状进行参数化及描述；这类模型没有相应的相位，没有时域等效，也没有"可运行"的实现。

为获得高效、可实现的滤波器，人们发展出了 gammatone，尤其是人们注意到了其冲激响应与生理实验得到的逆相关函数匹配得很好（de Boer and de Jongh，1978），而逆相关函数则是采用猫的听神经中单个纤维上的动作电位的逆相关所估计的一阶 Volterra 核（Schofield，1985），其形状与 roex 的形状非常接近（Patterson et al.，1988，1992；Rosen and Baker，1994）。

gammatone 族滤波器是联系其他两族系（roex 和滤波器级联）的桥梁，不仅可用于描述滤波器形状，还可用于构建实际的模拟或数字滤波器进行声音处理。基本型 gammatone 应用非常广泛，但在精度或可控性上离我们的期望仍有差距。而它的变型（见第 9 章），包括

gammachirp 滤波器（GammaChirp Filter，GCF）、全极点 gammatone 滤波器（APGF）及单零点 gammatone 滤波器（One-Zero Gammatone Filter，OZGF），在这些方面则表现得很好。

当然还有其他发展路径，有些可很容易地与上述路径关联起来，有些也不尽然。这里，我们没有纳入特别复杂的模型，比如那些无法转换为滤波器的耳蜗模型，尤其是非单向（从输入到输出）的模型，即便是耳蜗反向行波和耳声发射（otoacoustic emissions，从耳朵发出的声音）这类模型，虽然各自有其重要作用，书中也不会涉及。

从这三个族系中，我们选择了几个特定的滤波器模型进行详细讨论，并利用上述测试准则进行评估。其结果在表 13-1 中进行了汇总，并将 PZFC 及其变型列为更有前景的模型，基于此可构建各类机器听觉应用。

13.4.2　三个圆滑指数滤波器

圆滑指数滤波器（或 roex 滤波器）可通过对峰顶进行圆滑处理并利用相对于峰值频率的偏离频率对裙边形状进行定型来实现，并摆脱三角形滤波器的"卡通"形状（Glasberg，1982；Formby，1990），使之定量上更为合理。

滤波器 roex(p) 只有一个形状参数 p，可视作带宽或裙边的陡度；图 13-1 中展示了两个不同 p 值滤波器的形状。滤波器 roex(p, r) 增加了一个参数用于控制裙边形状。而为了获得非对称的裙边，在滤波器 roex(pl, pu, r) 中采用了两个 p 参数分别控制低频边与高频边。人们还尝试过不同的变型及组合，参见图 13-2。

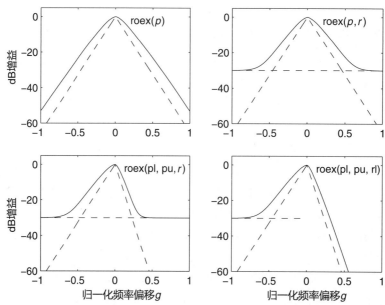

图 13-2　roex 滤波器族可利用多种参数，这里展示的只是其中的一部分。在 roex(p) 模型中（左上侧），因子 $1+p|g|$ 将滤波器功率增益对称的三角形做了圆滑处理。在 roex(p, r) 模型中（右上侧），底线设置为 r（这里 $r=0.001$）。在 roex(pl, pu, r) 模型中（左下侧），高低频两边具有不同的斜率。但底线相同。将底线分开设置，或高频边不带底线，如 Rosen 和 Baker（1994）所做的那样，可使滤波器形状具有更逼真的不对称性（右下侧）（这里我们不把它当作单独的模型，只是一个采用不同参数的非对称模型）。与真实模型相比，所有这些模型在峰顶附近还是有些过于尖锐（不够圆滑）

圆滑滤波器的功率增益形状可视作归一化频率偏移 g（相对于中心频率的偏移，并除以中心频率）的函数，等于指数裙边项与圆滑因子 $1+p|g|$ 的积，而正是该因子将低频边与高频边相交处的峰顶做了圆滑处理。参数 p 可视作用于带宽或是裙边陡度控制：

$$\text{roex}(p)(g) = (1 + p|g|) \exp(-p|g|)$$

将形状部分与限定动态范围的底线常数 r 相混合（patterson et al.，1982）：

$$\text{roex}(p, r)(g) = r + (1 - r)(1 + p|g|) \exp(-p|g|)$$

采用宽度因子 p_l、p_u 分别处理低、高频边，可产生非对称，并与人类生理数据吻合得更好；在典型情形下，常数 r 在高低频两边保持一致（Glasberg and Moore，1990），尽管可将其在高频边置为零，而只在低频尾部使用 r 可能会更好些。

roex 滤波器采用功率增益函数表示，而不是振幅增益频率响应，因为它们是用于加权噪声功率的，而非实际滤波器（Patterson et al.，1982）。也可以用 roex 形状作为振幅，用它的平方作为功率，这样可以得到更圆滑更合适的峰。在 roex 的最初概念中，采用的是更具一般性的多项式因子，还可以产生更圆滑的峰顶（Patterson and Nimmo-Smith，1980）。

roex 变型还有很多，对此我们不打算做详细讨论，例如 roex(p, w, t)，即不同指数斜率形状的 roex 加权组合（Patterson et al.，1982），以及带有 6 个参数的双边类型（Rosen et al.，1998）。这些变型可提供更多的形状控制，但在性质上与其他变型没有本质区别。Rosen、Baker 和 Darling（1998）认为这些参数设定可能过于灵活。

13.4.3　四个 gammatone 族滤波器

gammatone 滤波器 GTF（GammaTone Filter）应用极其广泛，主要是由于其在时域上可用 gamma 分布作为包络与音调相乘这样简洁的形式表示。虽然已有多种方法及近似用于实现这类滤波器，但通常都不是最直接的、基于其拉普拉斯域零极点分解的方式，因为直到 20 世纪 90 年代中期，该分解才被广泛理解。GTF 具有固有的非常接近于对称的频率响应，与听觉数据不是很匹配，但与 roex 滤波器相比，其峰顶 / 裙边形状要更好。

第 9 章详细介绍了 gammatone 族滤波器方程，所得到的滤波器形状如图 13-3 所示。这些滤波器方程通常不像 roex 那样简洁，因为它们是在其他域中确定的——或是冲激响应，或是零极点。

gammachirp 滤波器（Irino and Patterson，1997）是 GTF 的一种推广，具有实际的、可控的频域不对称性，在实际的时域中对应于"啁啾"，即冲激响应中瞬时频率的"滑音"。但它没有零极点分解，实现时需做其他近似。

全极点 gammatone 滤波器（All-Pole Gammatone Filter，APGF）提供了另一种实现非对称性的方法，同时还简化了 GTF 在拉普拉斯域的表示及实现。虽然 APCF 只是 GTF 实现的近似（Van Compernolle，1991；Slaney，1993），但在非对称性和冲激响应方面具有自身的优势（Lyon，1997）。

单零点 gammatone 滤波器（OZGF）是对 APGF 的略微改进，即在拉普拉斯域添加一个实数零点，以改善对低频尾部形状的控制（Lyon，1997；Katsiamis et al.，2009）。

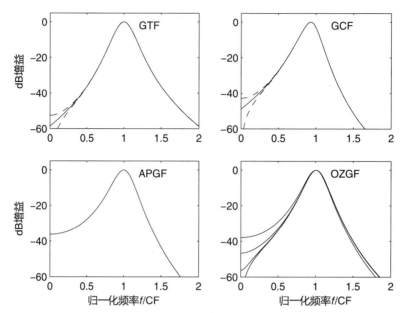

图 13-3   gammatone 族听觉滤波器模型的形状，包括实数及复数 gammatone（左上）和 gammachirp（右上），其中若干不同相位的实数类型显示为虚线；还包括全极点 gammatone 滤波器（左下）和单零点 gammatone 滤波器（右下）。OZGF 通过零点参数可显性地直接控制低频尾部的形状，而实数 GTF 及 GCF 尾部形状的变化只是其他参数的副产品

13.4.4　三种滤波器级联

我们所要讨论的 3 种滤波器级联模型分别是：APFC、PZFC 及 PZFC+ 模型。

全极点滤波器级联（APFC）（Lyon，1997，1998）是大多数硅基耳蜗系统的基础（Lyon and Mead，1988a；Watts et al.，1992；van Schaik et al.，1996；Sarpeshkar，2000）。这类级联滤波器通常很难实现足够窄的带宽，如若调到合理的频域形状，往往会带有过长的、与实际不符的延迟。

零极点滤波器级联（Pole-Zero Filter Cascade，PZFC）是由基于 Lyon（1998）提出的"2 零点 2 极点且更尖锐"的滤波器级构成，因其更接近于底层的波动力学，在时域与频域都具有更加逼真的响应，而且还没有那么复杂。另外还添加了一自由度，就是可在极点对附近放置零点对用于调整响应特性，如滤波器的延迟和高频边的陡度，同时保留全极点滤波器级联其他的理想特性。

在滤波器拟合实验中，我们将 PZFC 模型设为零点固定而极点随信号强度变动。我们试验了其他一系列零极点滤波器级联变型，最终确认了在冲激响应过零稳定性方面特别好的一个滤波器模型，并将其命名为 PZFC+。在该模型中，每阶的零点都随着极点移动，并与 Q 值或阻尼系数保持一定比例。

在 8.6 节中有一基于 D 型滤波器构建的级联属于 PZFC+，其中的零点随极点移动。但相对于典型的拟合 PZFC+，其零点的移动距离较小，与极点的移动距离一样，而不是像典型 PZFC+ 那样会多移动些。我们将这种受限 PZFC+ 称为 PZFC3（该名称是从我们的滤波器拟合实验软件中所继承的编号）。另有一种约束是保持零点的阻尼与极点的阻尼相等（而非仅是成比例）；这一受限类型与典型的拟合 PZFC+ 极为接近，我们将其命名为 PZFC2。在这个变型中，零点移动要比极点多，因为对应于相同因子，它们的频率要更高（通常因子取值为 $\sqrt{2}$ 或附近的拟合值）。对于绝大多数 PZFC+，其阻尼比例因子是模型的拟合参数。

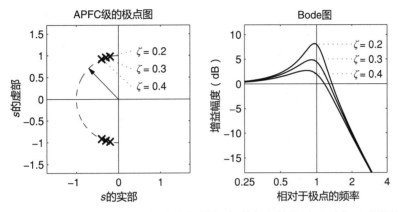

图 13-4 示意图中展示了一 APFC 级强度相关极点所产生的移动，对应于对增益控制反馈信号的响应，以及对谐振器频率响应的影响。在 s 平面图（左）中由交叉点表示的位置对应于极点阻尼比率（ζ）分别为 0.2、0.3 和 0.4。与之相对应的某一级谐振器的传递函数增益（右），在低频时没有改变，但在极点频率附近变化了几 dB

与图 13-3 中的 APGF 及 OZGF 相比，PZFC 及 PZFC+ 与之最为显著的差别还不是形状及可控性。这些模型结构简单，但是对于其谱的形状或冲激响应没有简单的方程。后续的章节中，尤其是第 16 章，我们会将这些级联模型与我们的 CARFAC 耳蜗模型联系起来。

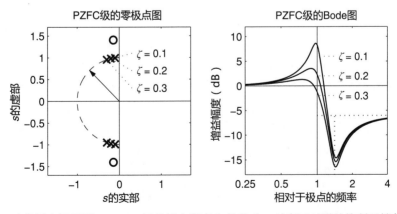

图 13-5 示意图中展示了一 PZFC 级的极点所产生的移动，对应于对增益控制反馈信号的响应，以及对谐振器频率响应的影响。在 s 平面图（左）中由交叉点表示的位置对应于极点阻尼比率（ζ）分别为 0.1、0.2 和 0.3，而零点阻尼比率维持在 0.1。与之相对应的某一级谐振器的传递函数增益（右），在低频时不改变，但在极点频率附近变化了几 dB。在下沉之后频段出现了增益重新上升这一现象，但对这些级的级联传递函数几乎没有影响

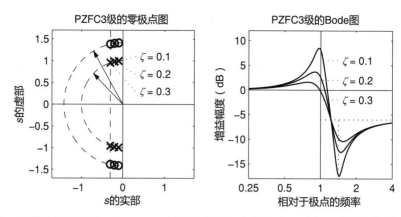

图 13-6   示意图中展示了一级 PZFC3 中零极点所产生的移动，对应于对增益控制反馈信号
的响应，以及对谐振器频率响应的影响。在 PZFC+ 中零点随极点移动；而对于这
类 PZFC3 类型，对它们的约束是保持零极点的实部相等

13.5   难点：时变与非线性听觉滤波器

线性时不变滤波器是所有频率分析包括听觉建模在内的基础，对于正弦输入的系统增益（包括相位），其所有特性均可表述。它们在输出端所产生的正弦波频率与其输入端相同。更为复杂的波形可表述为正弦波的和，将每个分量响应简单相加便可获得对复杂波形的响应。然而，早在 1924 年，Fletcher（1924）就曾对听觉非线性进行过评述："耳朵对外来压力表现出非线性响应。这种非线性会产生主观音调，所有的求和、差值、谐波频率以及外来压力频率本身都会产生神经刺激"。

听觉滤波器可近似为线性的，但我们也发现听觉无法用正弦波予以完整地解释，这一事实告诉我们，听觉中存有某些非线性。我们知道，听觉系统的响应不是线性的：即使在耳蜗力学最初加工阶段，输入加倍，响应不会也加倍。我们发现增益和带宽的变化是声音强度的函数；我们听到并在基底膜上也发现了输入中不存在的频率。其中一些非线性及强度相关效应出现在听觉外周中，其机制正是听觉滤波器所需建模刻画的，我们可以线性滤波器为基础，并在此之上构建模型。

线性滤波器可用多种参数表征。若将其中的某些参数不再限定为常数，使之可时变，则可得非线性滤波器或时变的线性滤波器。压缩 gammachirp（Irino and Patterson，2001）便是这类强度参数化滤波器中的一种，近似于零极点动态可变的 gammachirp。全极点 gammatone、单零点 gammatone、全极点滤波器级联、零极点滤波器级联都可很容易地通过移动极点实现非线性压缩响应（Lyon，1997）。

与声音频率相比，如果滤波器参数变化缓慢，且变化方式仅与声音本身相关，则这些滤波器就可像线性时不变滤波器那样运行，但却是强度相关的；当我们把这些模型视作强度相关线性滤波器时，可称之为准线性滤波器。如果这些与强度相关的参数变化足够缓慢，输入中不存在的其他频率在输出中就不会出现。尽管我们知道，有时像第 4 章提及的畸变音这类其他频率也很重要，但在许多场合，强度相关便可堪用。

出于本章的定位，我们仅考虑准线性滤波器用于听觉滤波器模型这类情形，但留有拓展的可能。非线性滤波器可能会很复杂，但是在许多场合下，只需一种性能有限的模型，即线性滤波器与无记忆非线性级联就足够了。它们既可作为强度函数提供总体非线性响应，又可输出数目合理的非线性畸变音。这类滤波器已应用于听觉问题，如夹在一对线性滤波器之间的带通非线性（BandPass NonLinear，BPNL）模型（Pfeiffer，1970；Duifhuis，1976），还有 Goldstein（1990，1995）、Meddis 等人（2001）、Lopez-Poveda 和 Meddis（2001）及 Sumner 等人（2003b）所采用的双谐振非线性（Dual-Resonance NonLinear，DRNL）模型，他们围绕着几个 gammatone 滤波器进行建模，结合了一个与 BPNL"顶部"滤波器并联的线性"尾部"滤波器。

Kim、Molnar 和 Pfeiffer（1973）引入了一个 10 级双极点滤波器模型，经调整其滤波器微分方程含有非线性阻尼项。在弱信号线性极限内，该系统是一个 10 级全极滤波器。它与 APGF 接近，但这 10 级的固有频率每一级会减小 3%（总范围小于半个倍频），因此它也是全极点滤波器级联（All-Pole Filter Cascade，APFC）的一小段。分布式非线性来源于流体波动机制，因此在这方面它也类似于一个非线性的 APFC。当时，在一台 PDP-12 小型计算机上，利用借来机时，他们只能模拟 10 级且只带一个输出这样的计算规模。受 Kim 等人模型的部分启发，Lyon 和 Mead（1988a）利用非线性双极点多级滤波器将该系统扩展到一个完整的多输出 APFC 模拟 VLSI 耳蜗。

在带有 AGC 的系统中，反馈环路有助于防止输出幅度变化太大。我们之所以将 AGC 应用于听觉滤波器，是因为强度相关参数须由滤波器输出强度控制，因此，AGC 模型最为适合。

陷波噪声掩蔽人体实验

人们设计了一系列精巧的实验，用于检测噪声中的音调，由此结果可推断出人类听觉滤波器的形状，其中有一特别方法就是在音调频率上下非对称地设置噪声带，如图 13-7 所示。

陷波噪声（notched noise，医学界又称切迹噪声）由两个噪声频带组成，它们之间有一个静音频带（噪声陷波）。自 20 世纪 50 年代（Webster et al.，1952）以来，这种噪声在音调测听实验中一直作为掩蔽物，用于检测听觉系统滤波特性；已经证实：受试测听掩蔽音调时所采用的策略是"偏离频率聆听"（off-frequency listening），此后，这种方法在 20 世纪 70 年代变得更为重要（Patterson，1976；Patterson and Nimmo-Smith，1980）。根据对实验数据的解读，在检测音调时，受试可有效利用的是具有更佳信噪比（SNR，或音调与掩蔽之比）的滤波器通道，而不是滤波器峰值频率与探测音调频率匹配的通道。考虑到这种效应，借助非对称陷波噪声（asymmetric notched noise），即利用偏离噪声陷波中心频率实施探测音调的实验，为人们提供了一种更好地评估听觉滤波器形状中不同部分所起作用的方法。

这些测试中的检测阈值是基于强制两选一（two-Alternative Forced-Choice，2AFC）实验，在两个刺激中有一个带有探测音调，并要求受试必须说出是哪一个。对于给定的噪声频谱及强度，音调检测阈值对应于受试正确率为 75% 的音调强度。然后，在给定噪声参数情形下，对这些所推测的实验阈值进行平方误差意义上的优化，可拟合得到滤波模型参数。

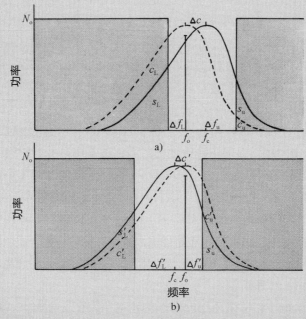

图 13-7　在非对称陷波噪声掩蔽实验中，有一假设：听觉滤波器（显示为实曲线，与其相对应的虚线是峰值为探测音调频率的滤波器）通过移位来找寻探测音调功率与噪声总功率间最为有利的比率，也就是滤波器是通过阈值信噪比来决定音调检测阈值的。在探测音调的低高频两侧使用各种不同的噪声陷波宽度，如 a、b 图所示，可获得来自人类受试对象的实验检测阈值数据，其中提供了有关滤波器两侧形状的间接信息 ［图 1（Patterson and Nimmo-Smith，1980）获 AIP Publishing 复制授权］

13.6　滤波器模型的拟合参数

将听觉滤波器模型拟合到实验数据有若干种方法。可对滤波器的幅度增益频率响应进行优化以推测人类掩蔽数据，或者对冲激响应（包括相位和延迟）进行优化以匹配动物听神经数据的某些特性。我们将这种优化叫作拟合（fitting），即调整模型参数，使得滤波器模型可以更好地匹配或推测实验结果。

13.6.1　拟合心理声学滤波器形状

有许多团队重复和扩展了在非对称陷波噪声掩蔽中进行的音调测听人体实验（Patterson，1976；Patterson and Nimmo-Smith，1980；Patterson et al.，1982；Lutfi and Patterson，1984；Glasberg et al.，1984；Moore et al.，1990；Rosen et al.，1998；Baker et al.，1998；Glasberg and Moore，2000；Baker and Rosen，2006）。另有研究则进行了更为深入的分析，进而导出听觉滤波器形状，可用于推测实验数据（Patterson and Moore，1986；Moore and Glasberg，1987；Glasberg and Moore，1990；Rosen and Baker，1994；Irino and Patterson，2001；

Patterson et al.，2003；Unoki et al.，2006）。

最近我们对上述方法进行了调整，采用同样的实验数据，对 OZGF 和滤波器级联模型解析数据的性能进行了评估，结果非常积极（Lyon，2011a）。为将 AGC 纳入进来，每个拟合模型类型都做了调整，即设置了由输出强度控制的参数，而非由输入强度控制，这与 Rosen、Baker 和 Darling（1998）所建议的相同，他们将两类模型进行了对比，分别由掩蔽强度（实质上就是滤波器的输入强度）、探测强度（探测音调强度更接近于滤波器的输出强度）控制增益参数：

> 和掩蔽相关模型相比，滤波器参数与探测强度相关的模型对数据拟合得更好。如此看来，听觉滤波器的形状似乎是由输出控制的，而非输入。如果在单一强度上进行陷波噪声测试，则应该使用固定的探测强度。用这种方法推导出的滤波器形状，经归一化后具有相同的尾部增益，很容易让人回想起直接在基底膜上进行的测量，包括由输入−输出函数所确认的压缩程度。

Unoki 等人（2006）的研究表明，在参数较少时 gammachirp 变型比 roex 模型拟合得更好。Lyon（2011a）发现，许多情形下，在参数较少时 OZGF 和 PZFC 比 gammachirp 模型拟合得更好。在那项研究中，我们采用 3～14 个拟合参数进行模型试验，但也发现在许多模型中多个参数是过拟合的，从某种意义上说，它们并没能很好地从一个训练数据集泛化到一个独立的测试数据集。因此，在本章中，我们将重点讨论参数相对较少的模型，参数个数只有 2～6 个。并将重点放在相应的可有效实现的滤波器组模型上，为此 roex 和 gammachirp 族系就不再涉及了。自 2011 年的研究以来，我们已发现了一些更好的参数组合；例如，对于大多数只有 4 个参数的模型，最适合的是 1 个带宽参数和 3 个二次频率相关因子，用于控制滤波器输出强度对带宽进行调整。

在计算拟合参数时，我们无须考虑结构的不同（包括模型类型和变型的选择，如 PZFC3），也不用考虑所采用的那些传统的固定的参数（比如在 PZFC 族系或 4 阶 OZGF 族系中，$\sqrt{2}$ 用作的零点频率与极点频率的比率）。这些约定将减少参数搜索空间的维度，但仍为寻找好模型留有一定的灵活性。

我们的实验证实，将增益、带宽及形状与强度相关参数进行自然耦合，这样的滤波器架构可提供一个极简约的模型，且不会损失逼真度（至少相对于所使用的数据集）。同时，级联结构提供了稳定的低频尾部，类似于强度相关的 roex 和 gammachirp 模型中所采用的复合结构（并联或级联）添加的低频尾部。

这些实验同时证实 AGC 反馈配置的实用性（Lyon，1990；Carney，1993），其中滤波器输出的强度被用于控制其参数。Unoki 等人（2006）分析了这类模型，结论是基于输出反馈的滤波器模型，与基于输入带噪频谱进行前向控制的模型相比，前者可以更少的参数获得更好的拟合。

利用滤波器自身输出调控其参数还有其他替代方案，其中典型的方法是采用线性的（非强度相关的）控制路径（control-path）滤波器，其输出用于控制信号通道参数（Zhang et al.，2001；Unoki et al.，2006；Rosen and Baker，1994；Tan and Carney，2003）。这种方法可更容易实现，因为这是一个没有反馈环路的前馈计算，但这种独立的控制路径滤波器的想法很难与听觉系统的结构相协调。本章中，只考虑基于反馈的模型。

13.6.2　OZGF 及 PZFC 变型采用更少参数产生更好拟合

我们曾预言 "OZGF 对于需要一个强度相关的或具备良好低频尾部特性的更佳模型的那些应用将大有益处"（Katsiamis et al., 2007）。这一预言由人类掩蔽阈值数据得到部分证实。如图 13-8 所示，利用 4～6 个参数，OZGF 模型针对实验数据产生的拟合是最佳的。对于其他族系，若我们为其配置一单零点参数以直接调控低频尾部强度，或许也可以有同样的表现甚至更好（还未出现）。2～4 个参数的 OZGF 由于没有零点，因而它们就成了全极点 APGF 变型，对于尾部的拟合就没有那些带有有限实零点的模型拟合得好；参数变少时，PZFC 族系仍可拟合得非常好。但一般地，这些模型间没有明显差别；除了 APFC，它们都可以与数据拟合得很好，均方根误差为 3.2～3.9dB。最终得到的模型滤波器的形状如图 13-9 和图 13-10 所示。

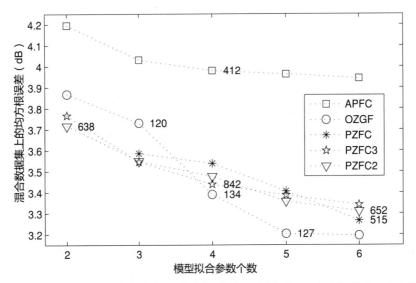

图 13-8　数个听觉滤波器模型阈值推测均方根误差，采用不同拟合参数数目，测试数据合并了 Baker 等人（1998）以及 Glasberg 与 Moore（2000）两个人类掩蔽阈值数据库。拟合数值仅供参考；不同滤波器模型用不同符号进行标识，如图例所示。对于不同模型类型，每个参数数目只显示了最小误差（对于每个参数数目，在模型拟合框架中可能会有不同的参数取值）。误差呈单调减小，因为新增一个自由参数不可能会增加误差。PZFC+ 变型（PZFC3 为五角星，PZFC2 为三角）由PZFC 调整而来，与原始 PZFC(*) 采用固定零点不同，其零点随强度变化且与极点同时移动

应当指出是，OZGF 滤波器与 Flanagan（1960）提出的用于基底膜位移建模的方法（"该函数在原点处有一简单零点，另有若干 3 阶复共轭极点"）非常接近，尽管当时还未预见到参数应与强度相关，而且也未发现他的滤波器与 gammatone 之间的联系，这是直到很久以后人们才意识到的（Lyon, 1997）。

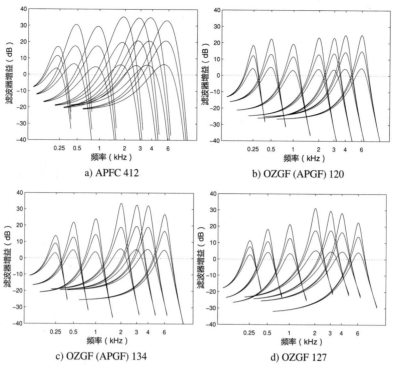

a) APFC 412

b) OZGF (APGF) 120

c) OZGF (APGF) 134

d) OZGF 127

图 13-9　听觉滤波器增益曲线，包括一个全极点级联以及若干 OZGF 模型类型，其中有 APGF（一个零点移到了无穷远处，如此就变成了全极点滤波器）。频率轴采用 ERB 比率尺度。每张子图中，每条滤波器增益曲线分别对应 30dB（最高曲线）、50dB 及 70dB（最低曲线）音调检测阈值。曲线间间距对应于输入－输出压缩程度：曲线彼此靠近，如 250Hz 时，对应于其响应只有较弱的压缩，而曲线间 15dB 的差距对应于 4:1 的压缩响应。APFC 在推测误差方面没有竞争力，因为它的带宽太大，并且在高频侧下滑太陡峭。可将这些曲线形状与图 10-1d 中概念性的强度相关滤波器增益曲线以及图 10-2d 中力学响应测量曲线进行对比

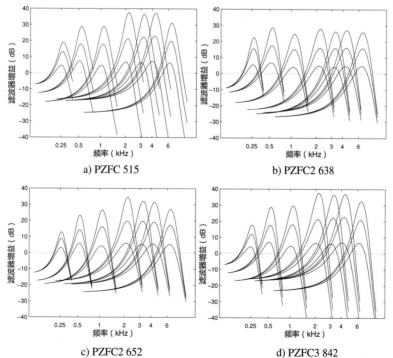

a) PZFC 515

b) PZFC2 638

c) PZFC2 652

d) PZFC3 842

图 13-10　若干 PZFC 模型类型听觉滤波器的增益曲线，包括 PZFC+ 中的 PZFC2、PZFC3 类型，其中零极点相对位置的约束有所不同

13.7 抑制

对于耳蜗模型，有一个挑战性问题是必须解决的，那就是要能够解释听觉生理上观察到的抑制现象：抑制音调会在某一个频率上降低对探测音调的神经或力学的响应，该频率接近于探测音调的最佳侦测位置，可以高于或低于探测频率。在其提出的抑制模型中，Allen（1981）采用 AGC 调整频率响应，用以解释从猫听神经所获得的双音调数据：

> 显然，第二音调的作用是改变神经信号的频率响应。人们将这种现象称为双音抑制，对其产生的原因已有广泛的研究。该现象与 Rhode 观察到的非线性基底膜反应有关……我确信，它应该是一种自动增益控制的特征。认清并理解这种非线性效应进而建模，是现代耳蜗研究的前沿。

神经同步抑制很容易用局部饱和非线性进行解释，但对速率抑制进行解释有些难度。Ruggero、Robles 和 Rich（1992）的研究表明，双音神经速率抑制有其耳蜗力学基础。一些非线性滤波器模型，如 Goldstein（1995）的多带通非线性（Multiple Bandpass Nonlinearity，MBPNL）模型，通过在非线性压缩前后结合并入具有非线性扩展的低频带通和 CF 带通滤波器，能够展现这种双音调抑制效应。但在实际的耳蜗力学中，并没有与这种动态范围扩展后的中间响应相对应的物理类比量。

另有一种方法是对位置交叉耦合进行建模，使得在抑制音的最佳位置附近的强响应能够影响并显著降低探测音在其自身最佳位置附近的响应。CARFAC 结构就提供了这样的位置交叉耦合，一方面通过其滤波器级联本身，可降低某级的增益进而影响最为突出位置的响应；还可以通过耦合的 AGC 反馈网络对传出系统的结构和功能进行建模，用于控制并将外毛细胞基底活动位移到最能激发传出的位置（Kim，1984；Lyon，1990；Warr，1992）。

据心理物理实验观察推测，抑制对掩蔽的形成有重要影响，且应该在同一个建模框架中得到解析。因此，耦合 AGC 反馈的精确模式及其动态特性应该可以拟合抑制数据，但是加噪音调门限数据集可能还不够丰富，不足以支持这种拟合。Irino 和 Patterson（2006a）发现，通过从较高 CF 的通道对它们的动态压缩 gammachirp 进行强度控制，可很好地拟合抑制数据，但由于滤波器级联向顶端传播效应，在 CARFAC 中可能不需要这种不对称性。Lyon 和 Dyer（1986）报告了在早期级联 – 并联模型中实现的抑制；其中展示了在 CF 上下实现的抑制，但没有校准，或者说是没有与实验数据相比较。

13.8 由生理数据导出冲激响应

在神经实验中，我们可以对冲激响应进行估计，实际上就是估计其一阶 Volterra 核，所采用的方法是逆相关（reverse correlation）：每当神经元对声音做出响应而触发动作电位时，触发该动作电位的这段噪声波形将被累加到一波形累积缓冲器，形成逆相关波形。如果声音是白噪声，则缓冲器中累积的形状，将与耳蜗中由神经元支配的那个点处所做的有效的逆时序冲激响应的形状相接近，对此 de Boer 和 de Jongh（1978）做出了如上解读。这些由相关导出的冲激响应称为逆相关函数（revcor function）。

我们希望滤波器模型的冲激响应与神经逆相关数据或相应的力学冲激响应数据相类似。事实上，gammatone 模型作为逆相关函数的简单近似，曾用于猫的蜗核测量（Johannesma，1972）。

力学及神经实验数据（Carney et al.，1999；Robles and Ruggero，2001b；Shera，2001）显示，在滤波器响应冲击的输出中，其过零时刻即局部相位，彼此间距不等，这点与gammatone 等间距过零是不同的，而且也不随信号强度变化，即便滤波器增益及形状是随强度变化的。这些观察对听觉滤波器模型的特性，即当强度相关参数变化时，模型应如何响应形成了重要约束。不同的过零间隔对应于冲激响应呈啁啾变频或瞬时频率滑变，同时过零对应强度变化会保持相对稳定，这些关键特性在近些年被学者们用于评估耳蜗模型的真实性（Tan and Carney，2003；Temchin et al.，2011）。

在 gammatone、gammachirp 及 APGF 模型情形下，其冲激响应的过零时刻仍保持严格稳定，即便指数衰减时间参数发生了变化；这种变化对应于滤波器极点在 s 平面内水平方向移动。在 gammachirp（及其特例 gammatone）情形下，其过零稳定性从其时域表示上是显见的；在时域上其可表达为：随时间衰减的包络乘以固定的振荡项，振荡项决定了其过零的特性，这一点，Irino 和 Patterson（2001）在他们将 gammachirp 滤波器拟合到人类掩蔽数据及猫的听神经冲激响应时就已指明：

$$h_{\text{gcf}}(t) = t^{N-1} \exp(-\gamma t) \cos(\omega_R t + c \log(t))$$

在 APGF 情形下，类似的关系也是显见的，在其冲激响应中采用相似的表达，只是 Bessel 函数代替了正弦函数：

$$h_{\text{apgf}}(t) = t^N \exp(-\gamma t) \, j_{N-1}(\omega_R t)$$

这里 j_{N-1} 是球形 Bessel 函数，参见文献 Abramowitz 和 Stegun（1972）中结合了 29.2.12 式性质的变换式 29.3.57。

Shera（2001）也曾报告，在基底膜阻抗模型中，在极点移动这个方向会使过零位置几乎固定。

对于 gammatone、APFC、OZGF、PZFC，以及其他可表征为有理传递函数的滤波器，如果其零极点在 s 平面上均做水平等量移动，则其过零会严格固定。这一发现是从拉普拉斯变换的位移性质得出的，该性质是指拉普拉斯变换位移 d 对应于冲激响应乘以 $\exp(dt)$。对于实数 d，对应地会使包络产生水平移动；而这一改变对于过零没有影响，相当于在上面等式中调整了因子 $\exp(-\gamma t)$ 中的实数 γ。

在某些系统中，更为自然的做法可能是改变阻尼或极点 Q 值，保持极点的固有频率不变，在这种情形下，极点在 s 平面中以原点为中心，以固有频率 ω_n 为半径，沿一圆移动。这就是我们在 PZFC 中所做的工作；对于听觉滤波器模型的参数拟合，不会带来变化，因为为每个数据点选择了最佳 CF。当阻尼接近零时，水平运动几乎与圆相切，因此这些方向没有太多的不同。但在评估模型与实测数据间的过零稳定性匹配度时，这些不同所产生的差异或可测出。从极点移出不同量的零点可以近似地补偿沿非水平轨迹移动的影响，至少在冲激响应的早期阶段是这样。若限定在长时条件下，衰减冲激响应将以极点的振荡频率振荡，且对应于其最长的时间常数。也就是说，在极点实部最接近零时，过零将由极点虚部确定，在级联中输出抽头之前最后一级的极点就是如此。

在滤波器级联模型中，我们假定每一级中的零极点相互协调移动，其位移量与频率成比例，因而位移性质并不完全适用。然而，通过仔细选择零极点移动的方向及数量，还是可以实现稳定的过零，如图 13-11 所示。第一张展示了 PZFC 模型的拟合状况，其中零点固定而极点移动，结果未能实现稳定过零，因为零点需要和极点一起移动且移动量相同。在 PZFC+ 变型中，每一级的零点带宽与极点带宽成比例变化，其比例常数可以为 1（对于 PZFC3），或一拟合优化参数约为 1.4；结果其对于掩蔽数据的拟合不如原始 PZFC 好。还有一类级联，将零点设置成接近于前一级极点，近似于消除了大多数级联的效应，只有针对特定位置所设置的各级的少数极点被保留下来；消减后"净"滤波器接近于一全极点模型，其拟合结果也非常接近于 APGF 或 OZGF，可参见对比图 13-9 与图 13-10。过零的稳定性虽不是强制的，但确定过零点移动量的自由参数在实施典型拟合的同时也使过零点稳定了下来。仅就过零稳定性而言，其他将零极点移动相耦合的方式的效果都不太好。

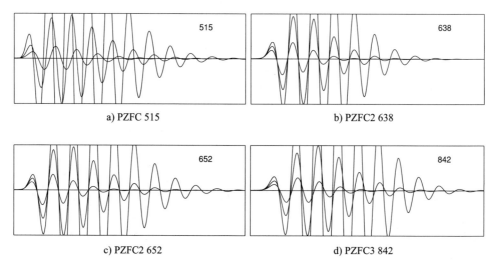

a) PZFC 515   b) PZFC2 638

c) PZFC2 652   d) PZFC3 842

图 13-11   3 型 PZFC 冲激响应图示，均为 1kHz 通道，噪声级对应于 3 个音调阈值级，分别为 30、50 和 70dB SPL。最大的（超出量程）曲线对应于噪声级为 30dB SPL 的音调阈值，中间的（满量程）曲线对应于 50dB，最小的曲线对应于 70dB。基础型 PZFC（左）带有固定零点，高低强度间的过零相位移动超过了 180 度。在 PZFC2 模型中，零点较极点移动要多，但零点的 Q 值或相对阻尼保持与极点的相同，结果其过零时刻稳定。在 PZFC3 变型中，限定零点在 s 平面的同一实部区域内随极点水平移动，如 8.6 节中的 D 型滤波器；对零点移动进行如此限定，结果是高低强度间的过零相位移动约为 45 度

通过逆相关和耳蜗力学实验所进行的冲激响应及瞬时频率分析揭示，在耳蜗响应中存在"滑音"或"啁啾"现象，在高 CF 处产生上翘滑音，而低 CF 处产生下坠滑音（Tan and Carney，2003）；这种滑音对应于上面提及的非等间距过零。一般地，若滤波器是最小相位，滑音方向将由频响增益的非对称性决定；带有陡峭高频边的滤波器会产生上翘滑音；也就是，响应的初始周期比后续周期的频率要低。如果响应位于滤波器模型非对称的右侧范围，只要滤波器是最小相位的，就会形成向右的滑音，而我们讨论的大多数模型都是最小相位（gammatone 和 gammachirp 滤波器不是，但其复数类型、全极点类型及近似类型是）。

冲激响应的另一重要方面是群延迟（见 12.6 节）；同样，在最小相位模型中，延迟也是由幅度响应所确定的。gammatone 滤波器的延迟与其滤波器形状及带宽绑定，阶数越高延迟越大且总体形状会有所不同。PZFC 模型中，可以通过调整零点留有调节延迟的空间，相对于典型的 4 阶 gammatone 族滤波器，其延迟可长可短。由于级联分段可划分得更细（每毫米耳蜗设置更多的级），使得 PZFC 具有一特性，即通过将零点向极点移动靠近，其总体形状和延迟可保持固定。但另一方面，对于全极点滤波器模型，若每毫米耳蜗设置太多的级，通常会使延迟更长且高频边更为陡峭。

13.9　耳蜗模型总结及应用

听觉滤波器，即具备准线性强度相关特性的耳蜗滤波模型，保留了线性系统原理的基本特性，据此使得多种分析及参数拟合成为可能。其中部分滤波器模型更接近于全耳蜗模型。早期的圆滑指数 roex 模型相对于矩形滤波器、谐振滤波器及高斯滤波器具备更大的优势；此类滤波器频谱形状较好，但没有与之对应的冲激响应或零极点表示。在机器学习应用中需要运行高效的滤波器，3～5 阶 gammatone 滤波器的频谱形状与 roex 非常接近，而且可以是实用性很高的数字滤波器。为满足非对称性改进的需求，出现了 gammachirp 及全极点 gammatone 滤波器。最终，利用耳蜗前向波动结构的优势构建了一滤波器模型，基于此可形成任意形状、计算量极小的全滤波器组，即滤波器级联模型；PZFC 族系已显现出具备了其他模型绝大多数优点。滤波器级联在频域及时域上都不太容易表示，但对于强度相关却可借助零极点位置进行简洁表征。

针对不同听觉滤波器模型间比较所依据的准则，我们也做了介绍。我们的评价准则或许不完备，但却提供了一个启始性框架，借此可应对不同目的，对现有模型的表现及新模型应达到的性能作出评价。在此准则下，针对机器学习目的，零极点滤波器级联提供了极为优异的基础。尤其是，这些模型实现效率很高，可用做耳蜗模型处理任意声音，而其他一些模型则未必能够做得到。为完备耳蜗模型的性能，首先需要扩展的是参数与强度间具备相关性，以响应任意声音。

PZFC 模型的推测数据拟合性好，PZFC+ 模型的过零时刻与强度相关性弱，两者无法同时实现，这是由于在零极点滤波器的各级中，零点位置需要做相应处理。基于 PZFC 模型，我们已在一系列机器听觉应用中获得成功，但零点要做可移动设计。而对于双耳应用，需要更为稳定的过零，这里耳间相位须保持与耳间强度相对无关。在 CARFAC 模型中（见第 16章），滤波器级是基于 PZFC+ 的变型 PZFC3，其中零点的移动受 D 型滤波器结构约束；在这个变型中，过零还留有轻微程度的强度相关，与近期在真实耳蜗研究中的发现非常相像（Recio-Spinoso et al.，2009）。

耳蜗建模

……"被动式"耳蜗的假设，即其基元的机械振荡仅由入射声所引起，是不成立的。耳蜗基元的谐振程度可以测量，但测量结果与其液体黏稠度所必然引起的重度阻尼并不相符。为此提出了"再生式假设"，假定耳蜗中存在机电活动，可借助电能抵消阻尼。

——"耳蜗活动的物理学基础"，Thomas Gold（1948）

耳蜗是耳朵的声音滤波及放大系统，主要包括：两条充满液体的通道，将两通道分隔开的膜，以及位于膜边缘微小的 Corti 器（organ of Corti），用于位移放大与检测。

那么，该如何表述和复制耳蜗的功能呢？自然是通过模型，特别是具有底层物理机制派生结构的模型，且已利用真实的人和动物听觉系统通过一系列测量得以验证。基于分布线性系统理论的模型，加上适当的非线性，可有效地表述耳蜗，并可导出复制耳蜗声音分析功能的有效算法或系统。

我们在第 12 章中回顾的系统理论涉及了非线性、增益控制、分布式谐振类滤波等内容。在概念上，我们可以把系统响应看作一个无限多的、连续位置上的输出，各个位置分别代表着不同的非线性系统；或更有效地，我们可关注于不同位置如何互为基础进行建模，并通过这种方法建立一个更强大、更紧凑的模型。

在耳蜗中，膜与受通道形状约束的液体相互作用，形成传导力学行波（traveling wave）的传输线。沿着这条传输线的位置对应着大量的输出，具有一系列不同的频率响应，与有关耳蜗功能的古老的 Helmholtz 谐振（resonance）观点非常吻合。正如我们之前所强调的，耳蜗具有重要的线性及非线性特性；它甚至还充当了分布式放大器，为行波增加能量，增强对微弱声音的响应。

如何通过将底层物理机制近似为非线性滤波器级联，进而将非线性声音预处理器建模为滤波器组，是本章的主旨。

对于耳蜗是如何安排来传导行波，以及如何放大和检测行波等细节，已有几十年的深入研究。本章将详细论述并阐明这些研究所涉及的各个方面，所采用的是我们提出的建模方法，该方法旨在获取足够的耳蜗特性，以有效满足机器听觉所需。

14.1 耳蜗结构

请参阅图 14-1 和图 14-2 中的解剖图。

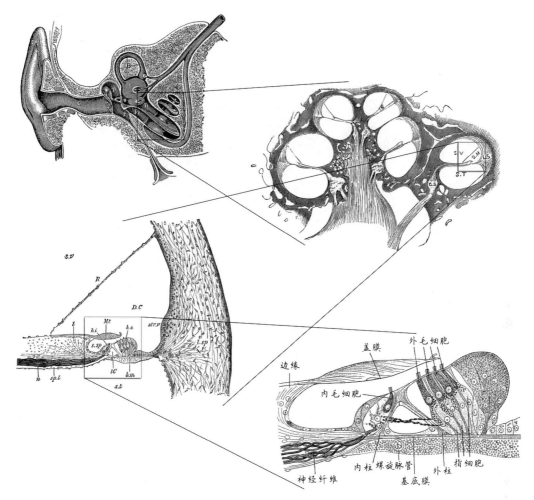

图 14-1 耳蜗的 4 个典型性横截面，从宏观到微观，之间的相互关系由方框和线条展示。左上：Leo Testut（1897）引用了由 Johann Czermak 绘制的外耳声路，通过耳道（G，ear canal）到鼓膜（T，tympanic membrane），以及中耳骨（middle ear bone），通过卵圆窗膜（O，oval window）将声音耦合到内耳耳蜗。右上：穿过耳蜗的 Gray 解剖切片。在突显区域，为将前庭阶（S.V.，scala vestibuli）与鼓阶（S.T.，scala tympani）分开的结构，详细介绍见后图。左下：Anders Retzius（1884）绘制的哺乳动物耳蜗中一圈的横截面，显示了耳蜗导管（D.C，cochlear duct，在前图中显示为中阶（S.M.，scala media））、前庭阶（s.v，scala vestibuli）、鼓阶（s.t，scala tympani）、基底膜（b.m，basilar membrane）、Reissner 膜（R，Reissner's membrane）、盖膜（Mt，tectorial membrane）、神经纤维（n，nerve fibers）和 Corti 器。右下：由 Retzius 绘制的 Gray 解剖图展示了 Corti 器的一部分，标出了一个内毛细胞和 4 个外毛细胞

通过中耳的听小骨（ossicles）：锤骨（malleus）、砧骨（incus）及镫骨（stapes），外耳空气中的声波被耦合到了耳蜗液体中。镫骨足板推拉着卵圆窗膜（oval window，或称卵圆窗前庭（fenestra vestibule），或卵圆窗（fenestra ovalis）），这是一种弹性膜，将耳蜗的液体与中耳的空气室分隔开来。

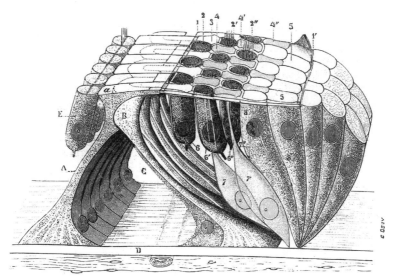

Fig. 918.

La même membrane, avec les cellules qui lui servent de substratum et dont l'empreinte lui donne son aspect réticulé (*schématique*).

图 14-2　三排外毛细胞（蓝色）以及一排内毛细胞（E）的上端和毛束通过网状层暴露于中阶的内淋巴液中，但其他部分则由柱细胞（A 和 B）、指细胞（7）和 Corti 器的其他细胞组成的密封屏障包围。这幅漂亮的彩色图像发表于 115 年前（Testut，1897）

耳蜗由颞骨中的一个腔体组成，呈蜗牛壳形状，中间由耳蜗隔膜（partition）分隔成两个充满液体的通道，即两个蜗阶（scala）。其中一个蜗阶由中耳骨直接驱动，接收并传递耳鼓或称鼓膜（tympanum）的能量，称为前庭阶（scala vestibuli）。另一通道只与中耳鼓室内的空气耦合，称为鼓阶（scala tympani）。 耳蜗隔膜有两个主要区域：硬质的骨架［bony shelf，亦称骨螺旋板（osseus spiral lamina）］及稍柔韧些、带有弹性的基底膜（Basilar Membrane，BM）。

由于耳蜗内的液体基本上是不可压缩的，所以任何通过卵圆窗膜推入的液体体积都必须从其他地方推出；圆窗膜（round window，或称鼓膜窗（fenestra tympani），或圆形窗（fenestra rotunda））与非驱动通道鼓阶相接，因此，当卵圆窗膜推动前庭阶内的液体时，它会凸出。由此产生的流体运动在隔膜两侧大致为反对称，流体在一个通道向上运动，在另一个通道则向下运动。与反对称流体加速有关的力或压力在整个耳蜗隔膜上产生压力差，因此基底膜的弹性部分也会在其形变允许范围内发生偏转。

基底膜有其力学上的重要作用，作为各蜗阶间的隔离物，带有些硬度，支撑着 Corti 器。Corti 器中含有内外毛细胞，外毛细胞为行波增添能量，内毛细胞检测声音诱发的运动。与 Corti 器相关的是覆盖在毛细胞毛束上的盖膜（Tectorial Membrane，TM）。基底膜运动形成有效刺激可由内毛细胞检测并转化为神经递质释放出来，进而引发螺旋神经节中初级听神经元的脉冲，并通过听神经向大脑发送声音诱发信号。

前庭阶有一个额外子区域，称为蜗管（cochlear duct）或中阶（scala media），由 Reissner 膜（Reissner's membrane）分隔出来，这是一种薄的柔性膜，几乎没有机械效应，但是它将两类具有重要电特性的液体：中阶中的内淋巴液（endolymph）和其他蜗阶中的外淋巴液（perilymph）分隔开来。两类液体中的离子浓度相差很大，它们的电位（电压）相差 80mV。

这个高压区通过 Reissner 膜与前庭阶隔开，通过螺旋韧带（spiral ligament）和血管纹（stria vascularis）与骨骼隔开，通过网状层（Reticular Lamina，RL）与大部耳蜗隔膜隔开，这是一层坚韧的指细胞（phalangeal cell），又称 Dieters 细胞，是固定毛细胞的纤维状支撑细胞。

每个毛细胞的毛束末端都穿过网状层，暴露在内淋巴液的正电位和高浓度钾离子中，其细胞体则被更为中性的外淋巴液电位所包围。这些毛细胞利用它们的能量将正钾离子和钙离子泵出，它们内部电位大致是负的，约为 −70mV，而与它们末端外、容纳敏感纤毛（cilia）的区域的压差则为 150mV。这 150mV 被称为耳蜗内电位（Endocochlear Potential，EP），是人体内所发现的最大电位差，以此驱动这些细胞完成敏锐且迅速的机电转换。

14.2　行波

在任何介质中，声波通过动能和势能间的连续能量交换得以传播。在空气中，声音以压缩波的形式传播，空气质量的运动携带动能，而可压缩的空气则是压缩保持势能的弹簧。在水（或耳蜗内的液体）中，声音也可以类似地传播。水的可压缩性要低得多，比空气重得多，所以流体压缩波的传播速度比空气快得多，压力更大，位移更小。

由于位移及速度相差很大，即使可利用中耳的转换功能，声音从空气耦合到水中的效率也非常低。在耳蜗中，还有一种波的模式可使中耳实现高效地耦合（Shera and Zweig，1991）：液体运动仍然产生动能，但势能转化为基底膜的弯曲和位移。通过弯曲中等硬度的基底膜要比压缩液体容易得多，所以与快速压缩波相比，这种模式下的位移更大，压力更小。而且这种波的速度也慢许多，甚至比空气中的声波还要慢，所以其波长可以很短，甚至可与耳蜗各个维度上的尺寸相比较。这种短波长在耳蜗的二维和三维建模中同样重要，因为它与声能如何有效地传递到 Corti 器有很大关系。

当镫骨推动卵圆窗膜时，液体沿着前庭阶流动，"经过"基底膜时会使这个具有一定硬度的膜发生扭曲，然后沿着鼓阶向后移动，并将圆窗膜向外延展，圆窗膜可视作向中耳空气腔室的泄压连接。基底膜并不是简单地向鼓阶凸出，而是传导一个波，这样就会有向上和向下的凸起，并沿着膜移动。考虑到耳蜗壁是刚性的，且液体几乎不可压缩，所以两个蜗阶中的液体体积几乎保持不变，两个窗口处的液体位移大致相等且方向相反。

对于高频声音，行波沿耳蜗传导不远就消失了。较低的频率传导得更远。对于非常低的频率，行波可以一直抵达耳蜗螺旋的末端，在那里基底膜上有一个洞，称为蜗孔（helicotrema），连通鼓阶与前庭阶的外淋巴液。这个开口使得两个蜗阶间的平均压力相等，也就不存在使基底膜凸起的平均力。在非常低的频率下，两个腔体中的液体体积各自并不恒定，但它们的总和是恒定的，基底膜整体性上下移动也较小，其位移量小于半个波长。

Békésy 观察耳蜗行波时，采用的是一死体耳蜗，所以必然是一被动系统。借助第 12 章的方法以及图 12-8 风格的绘图，我们可以估计出该波可能的形态。如图 14-3 和图 14-4 所示，二者对比了死体耳蜗与中等活跃度耳蜗中的波形，使用了零极点非对称谐振器级来定义波数。中度活跃的情形对应于典型的语音声音强度，大约 70dB SPL。在健康耳蜗中，低声强响应峰顶的定位依然甚至更加清晰，这使得在这种情形下更难以说明波的行进性质，因为峰顶附近的振幅比波所通过的更接近蜗底区域的振幅要大数百倍。

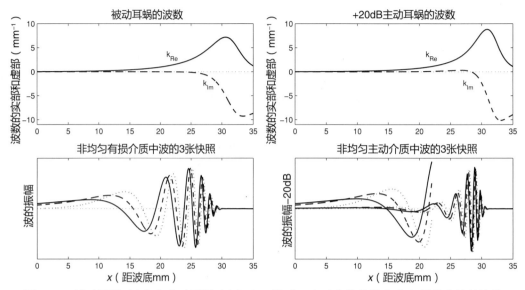

图 14-3　被动耳蜗（左）和主动耳蜗（右）中，针对一个正弦信号做出响应所形成的行波的3张快照。上面一行为利用第 12 章中的方法估算出的波数，并与第 16 章中非对称谐振器级联（CAR）模型相对应。右边稍正的虚部对应于有效增益。波形是利用WKB 近似计算得出的，比通常在滤波器组中建模的点要多。在被动情形下，振幅峰值的定位不是很清晰。为展示主动耳蜗中被放大信号，我们只显示了接近于蜗底且与被动情形下相近的部分波形，又显示了增益降低 10 倍（−20dB）后的行波波形。为观察更多的振荡，从蜗底到蜗顶每毫米设置 10 个滤波器级，即总共 350级，这比机器听觉系统通常使用的要多（也就是说，以 mm^{-1} 为单位绘制的波数是滤波器级传递函数的自然对数的 10 倍）

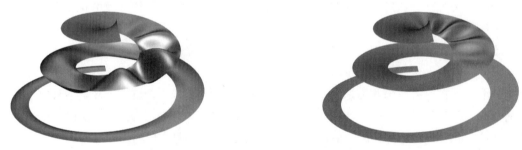

图 14-4　图 14-3 中所示的行波在这里被映射到一个基底膜的 3D 模型上，这个模型被极大地放大，并利用彩色进行着色处理。对于衰减 30dB 的输入信号，在主动耳蜗呈现20dB 增益（右）补偿，也就是在相同尺度下，系统对于输入功率衰减 1000 倍对应的响应，相当于实施了立方根压缩（输入信号变化 30dB 时，输出信号变化 10dB）

耳蜗隔膜上的行波运动使毛细胞相对于盖膜发生移动，主要是以剪切（shear）形式来回运动并造成毛束弯曲，如图 14-5 所示。毛束向一个方向弯曲几乎不产生任何功效，但向另一个方向则会打开通道允许正电荷离子快速流入细胞。由此产生的细胞内电位变化称为毛细胞的受体电位（receptor potential），被认定驱动了后续阶段对声音的响应，包括外毛细胞机械长度的变化和内毛细胞释放神经递质。

两个蜗阶中的液体以我们在差分信号传输线中看到的那种对称性移动着，如图 12-5 所示，而非单端（single-ended）线。也就是说，液体在一个蜗阶中向前移动而在另一个蜗阶中向后移动相同的量。液体中还有一部分与膜"上下"同时移动，在两侧以相同的方向移动。

由于对称性，当频率不是那么低时，以至于因液体可以流过蜗孔，我们通常可忽略一个蜗阶，且将系统简单地视为一个具有可扩张膜的充满液体的腔体。

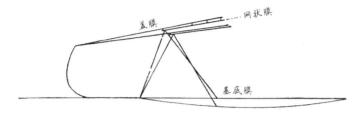

图 14-5　基底膜的铰链边缘如何倾斜 Corti 器，在其顶部，即毛细胞纤毛所在的网状层与盖膜之间，发生剪切位移的示意图（Kuile，1900）。图中的三角形代表了 Corti 隧管周围的柱细胞（pillar cell），也就是 Corti 柱细胞（rod of Corti）

不同频率在不同位置的传导特性受蜗阶和基底膜力学特性变化的控制。蜗阶的横截面积开始较大并逐渐变小，而基底膜，从蜗底（base，靠近窗膜）移动到蜗顶（apex，靠近蜗孔）位置，由开始的较窄和较硬逐步变得更宽和更柔顺（不太硬）。当正弦波从蜗底向蜗顶传导时，其速度逐步减慢，同时基底膜的位移随着基底膜变得更加柔顺而相应增加。在超过频率对应区域之后，波长会变得很短，而波很快就减弱了。因此，每个频率都有一个特定的最大响应位置，从而形成了频率－位置图（frequency-place map），也称为耳蜗位置图（cochlear place map）。

以上描述简略解释了耳蜗结构如何产生类似滤波器组那样的功能，在不同位置针对不同频率具有最佳响应。为了加深理解，我们将采用第 12 章中介绍的技术来讨论在非均匀分布系统中波的数学表达。

利用多种实验数据（Robles and Ruggero，2001a），基底膜对声音的响应已得到非常细致的刻画，但基底膜上的波如何与毛细胞及盖膜相互作用，这一问题被称为耳蜗微观力学（micromechanics），在某种程度上仍然是开放性（Dallos，2003；Cooper and Kemp，2009）。

耳蜗谐振和波的早期概念

虽然基底膜开始较窄并逐步变宽，但是耳蜗隔膜的另一部分——骨架（以及整个隔膜）却是开始较宽而逐步变窄。这样的骨性结构误导了 17 世纪法国解剖学家 Joseph-Guichard Duverney（1683），他得出的结论是，在蜗底附近耳蜗被调谐到低频，而在蜗顶附近则为高频，参见图 14-6。18 世纪意大利人 Domenico Cotugno 意识到，负责调谐的结构更可能是基底膜，并将其调整为今天依旧使用的方案；他还发现，耳蜗通常充满液体，而不是以前所认为的空气。其他研究频率－位置调谐思想的 18 世纪科学家还包括 Valsalva、Boerhave、Zinn、Haller 和 Goeffry（Shambaugh，1910）。在 19 世纪，Hermann von Helmholtz 将局部谐振理论与心理声学及数学方面的支持联系了起来。

几乎同时，Helmholtz 独立谐振器（类比大键琴拉伸的弦）的概念受到了其他人的抨击，他们认为这在物理上是不可能成立的。但无论如何，这一清晰易懂的描述与分析是由 Helmholtz 给出的，同时也是其地位和权威的一个例证；而且这个观点一直存在着，时至今日它仍然影响着许多人对耳蜗工作原理的思考。在 1928 年 Békésy 观察到耳蜗行波之前，对于耳蜗功能有许多早期的、不够成熟的想法，这些交替出现的解释在那段时期很难立得住。即使在行波被观察到之后，仍存在着某些困难，因为与 Békésy 所观察到的宽调谐波相符的模型，对于心理物理及神经调谐中的敏锐性仍然无法解释。

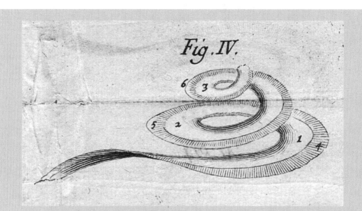

图 14-6　Duverney 绘制于 1683 年的耳蜗螺旋结构。内部通道（靠近轴，标以数字 1—2—3）假定代表骨架，耳蜗隔膜中不可弯曲的部分在蜗底附近开始较宽，在蜗顶附近变窄。外部部分（4—5—6），如果它代表基底膜，应该开始较窄并逐步变宽，但他的看法却并非如此

Charles Herbert Hurst（1895）提出了一种非谐振行波理论，依靠反射符合（coincidence of reflection）过滤出不同的音高。之后不久有学者对此进行了描述（McKendrick，1899；McKendrick and Gray，1900）：

> Hurst 认为，随着镫骨每一次内外运动，都会产生特殊的波，该波沿着前庭阶向上传播，穿过蜗孔进入鼓阶，然后沿着基底膜向下到达圆窗膜。这种波不仅仅是基底膜的波动，还会在两个蜗阶中都引起流体的往复运动，并产生一种特殊的压力波。当一个波上升而另一个波下降时，二者在基底膜上的交汇点处会产生运动（或压力），运动主要朝着盖膜方向，所以盖膜会突然撞击毛细胞，从而刺激神经。波的交汇点位取决于音符的音调，或者说，取决于两个波之间的时间间隔。如果没有共鸣出现，耳蜗就会以这种方式在一定程度内对不同音调的音高做出响应。当然，盖膜相对于毛细胞的运动强度对应于音调的强度。

这个想法朝着行波理论迈出了一步，但却是与实际并不相符的一步。

14.3　1D、2D 及 3D 流体力学

采用电路模拟、传输线等手段，对耳蜗进行流体力学分析和建模，已经是一项非常成熟的工作，涉及许多成熟的、不同维度的线性和非线性方法。在这一节中，我们将对线性方法做一概略回顾，并着重于均匀结构分析，进而导出用于滤波器设计的色散关系。

在一维方法中，蜗阶宽度及高度上的压力变化是被忽略的；液体压力和运动仅为 x 的函数（其维度为沿行波运动方向，数值为沿基底膜距蜗底的距离），即液体仅在 x 方向运动。由液体波运动引起的局部体积变化可通过基底膜扭曲引起的蜗阶横截面扩张来吸纳。当波长较蜗阶高度及宽度更长时，这种一维方法是精确的，因此这种方法也被称为长波近似。

这类模型（Wegel and Lane，1924）一开始采用电路模拟进行表征，其中电感作为串联元件，用于类比流体质量，电容用于类比基底膜的柔度，与类比质量的电感相串联构成的谐

振器作为分流元件。

　　类似模型的研发与分析持续了几十年，通常在并联阻抗中还引入电阻用于模拟能量吸收（Peterson and Bogert，1950；Zwislocki，1950；Caldwell et al.，1962；Zweig et al.，1976）。在这些一维或长波模型中，通常使用信号传输线类比，如图 12-6 所示。

耳蜗波概念的发展

　　Emile Kuile（1900）提出了一种替代理论——非谐振行波理论，即对于不同频率，声音将在运动中在基底膜的不同长度上产生影响，低频所影响的长度大于高频（Stewart，1901；Fletcher，1922）。

　　Max Meyer（1907）发表了一篇关于内耳力学的报告，文中，他基于基底膜特性分析，否定了局部谐振假设。他认为基底膜没有受到张力，因此不会表现出弹性；任何通过位移传导的波的波长与耳蜗相比都要长，因此从根本上可以推断基底膜应做整体性移动。他似乎没有想到可用刚度代替张力也能获得弹性位移；他认为基底膜有一非线性位移极限，因此针对所有频率成分的位移，其中的大部分会被音量更大的所取代。他解释了在镫骨驱动下蜗阶中液体的反对称运动，但没有触及基底膜上波的响应，因而错失了用更具物理特质的波理论代替谐振理论的机会。

　　大约同时，George Shambaugh（1910）和其他人发展了一种理论，认为对毛细胞的有效刺激是所覆盖的盖膜的谐振。Shambaugh 认为盖膜在"响应内淋巴液中声波脉冲"时产生了谐振，并和那一时期的其他人一样，在他的观念中，耳蜗中的声波是一种快速的声波。他支持 Helmholtz 谐振理论，同时认定基底膜不可能是"振动结构"，Luciani（1917）在他著名的生理学教科书中支持了这一观点。

　　转而对耳蜗行波进行更深刻的数学及物理建模则始于 H. E. Roaf（1922），他写道：

> 　　液体的质量运动可以两种方式之一进行：液体通过前庭阶（scala vestibuli）经蜗孔（helicotrema）并沿鼓阶（scala tympani）向下流动，或是将中阶（scala media）推向鼓阶。对这些运动起妨碍作用的，在前一情形下是移动液体质量的惯性，及液体与其所接触管壁的摩擦；在后一情形下，是基底膜的张力（Reissner 膜通常呈现为松弛状态）。

　　利用膜的刚度（弹性）而非张力，这种方法得到了进一步细化，并由 Wegel 与 Lane（1924）将其转换为电路类比；而当 Békésy（1928）报告在基底膜上观察到了行波时，这种方法更是获得了极大的推动。

　　Otto Ranke（1931）指出，当预测波长小于管道高度时，Wegel 与 Lane 的一维模型或长波模型在最大响应点处不够准确，此时二维模型或简化的短波模型会更加有效。

　　Wever（1962）回顾了耳蜗行波模型的发展，但既未提及长波和短波的概念，也未提到线性和非线性的概念。直到后来完成了非线性主动式放大实验观察（Kemp，1979），耳蜗模型才开始能够从心理物理学角度诠释精妙的听觉。有兴趣的读者可参见系列历史概述（Shambaugh，1910；Luciani，1917；Fletcher，1922；Wever，1949，1962；Hawkins，2001；Hachmeister，2003）。

　　对于较某个位置特征频率足够低的频率（也就是较某频率对应的最佳位置离蜗底更远），液体流量（或电流）很小，压力（电压）很大；膜的质量和损耗可以忽略不计，膜的阻抗是单纯的柔度（即并联导纳中若有电感及电阻，其阻抗与电容的阻抗相比可忽略不计）。在这个区域，传输线模型本质上类似于图 12-2 中的纯延迟线。长波近似在这里是准确的，具有无色散的色散关系，即波数 k（弧度 / 米）与频率 ω（弧度 / 秒）成正比，所有频率以相同的速度传导：

$$k^2 = K\omega^2$$

这种色散关系源自用于描述物理系统的偏微分方程（Lyon and Mead，1988b）；其中的平方关系允许解在两个方向上传播：$k = \sqrt{K}\omega$ 和 $k = -\sqrt{K}\omega$。

　　为了得到更大的调谐响应，一维模型传统上采用串联谐振电路作为分路导纳，膜质量和损耗均继承了局部谐振器的 Helmholtz 概念。但已经证实（Shera and Zweig，1991），这样的传输线模型会引入与实际不符的来自中耳的输入阻抗，这与实验证据不符，且意味着中耳的耦合效率较低。另一种方法是只需要一个电容器作为分流导纳，类比基底膜的刚度且质量非常小。对于直接测量耳蜗中的波数，最好采取这样的模型，其中膜的质量要足够小，除了对于非常高的频率，不会产生明显的影响，如此膜质量尽可以忽略，除非处于非常接近于蜗底位置（La Rochefoucauld and Olson，2007）。如果与膜运动相关的阻力很小，对于较低的波数设为负，对于较高的波数设为正，则仍有可能获得类似谐振的响应，尽管不像传统的基底膜谐振模型那样尖锐。

　　传输线模型和分析所采用的增益机制大多数是被动式而非主动式，尽管主动式负阻尼（undamping）或负电阻元件很早就提出了（Gold，1948）。后来有许多听力研究人员参与了这些主动式模型的开发（Zwicker，1979；Kim et al.，1980；Davis，1983；Neely and Kim，1983；Dallos，1992）。具有强度饱和的负阻尼（例如电路模型中的负电阻）可用于构建耳蜗模型且效果不错，适用于低强度时的主动增益、高强度时响应的非线性增长及各种双音调抑制效应（Geisler，1998），且在定性上与耳蜗力学的观察结果一致（Ruggero et al.，1992）。

　　一维模型存在一个普遍性问题，就是这些模型所预测的波长在接近谐振时会非常短，使其在长波范围内的精度下降。二维模型可用简单的短波近似替代，或可考虑纳入 2D 效应使模型更为精确，如此可更好地模拟长、短波区域及两者间的过渡区域。

14.4　长波、短波及 2D 模型

　　在二维方法中（Ranke，1931，1950；Siebert，1974；Lighthill，1981），流体运动随着距基底膜距离 y 的变化被纳入模型，也就是除了包括随蜗阶轴向这一维度移动的部分，还包括在蜗阶的截面方向随基底膜移动的部分，需要 x 和 y 两个维度的压力梯度。在图 14-7 Ranke 所绘的概略图中，展示了在长、短波过渡区两侧，波的压力及流动形式。

　　Rayleigh 勋爵（Strutt，1878）和 Horace Lamb 爵士（1879，1895）研究并公布了此类波的特征，特别是有限水深中表面波的特征。从流体力学和数学的角度，对波长作为频率、速度、能量传输特性、水中二维波的模式等的函数进行了全面的刻画。在其解决方案中，包括了长、短波及两者间的过渡区域，而这正是对耳蜗介质中的波进行完整的二维分析所必需的。奇怪的是，在早期（Ranke 之前）支持耳蜗行波的人中居然没有人想到要应用此类比，

即用基底膜弹力取代水表面的重力效应。Ranke 似乎并没有立即将 Lamb 的分析应用到他的
物理模型中，而是得出了一个近似值。

在仅考虑柔度的基底膜模型中，柔度相当于 LC 延迟线中的电容，基底膜处二维模型的
波数色散关系与 Rayleigh 和 Lamb 的浅水中波的色散关系相同：

$$k \tanh(kh) = K\omega^2$$

其中 h 是蜗阶的高度（从基底膜到刚性壁的距离），对于参数 K 则与其他物理参数有关，如
流体密度和基底膜柔度（或水表面波情形下的重力和水密度）。

当参数很小时，双曲正切函数几乎与参数相等，因此对于低频及长波长，这种关系类似
于一维或长波模型，其中 k^2 与 ω^2 成正比，表明在流体沿蜗阶轴向运动的区域，传递函数本
质上是非色散函数。这些长波像浅水重力波一样传播，由于波长比深度大，所以水的运动大
部分是沿水平方向的。

在另一个极端情形下，对于足够高的频率或波数，或足够短的波长，tanh 函数在 ± 1 处
饱和，且色散关系表现为 $|k|$ 与 ω^2 近似于成正比。在波长小于蜗阶高度 h 的短波区域，流
体运动模式呈现为大部分运动靠近膜，并随距膜的距离 y 呈指数形式如 $\exp(-k|y|)$ 下降。这
种模式与所谓的深水波是一样的，由于水的深度远比波长大，因而水不会发生移动。Lamb
（1895）已经讨论了波的 tanh 公式的受限区域，以及在一般情形下对波速的影响。图 14-7
显示了 Ranke 在短波 - 长波分界两侧波的模式图。

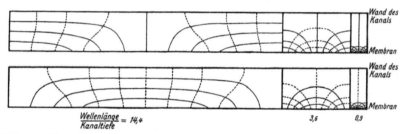

Abb. 2. Verteilung der Potentialströmung über die Kanaltiefe bei ver-
schiedenen Wellenlängen.

图 14-7　Otto Ranke（1931）计算了由弹性膜隔离开的两个狭窄通道中三个波长的波的二维流
　　　　线和等压线，并给出总结："因此，在长波时，几乎所有的压力振幅都会施加到通道
　　　　壁上，而在短波时，通道壁上的压力几乎保持不变，所有的处理仅在膜的紧邻区域
　　　　进行。"耳蜗中的波就是以这种方式将声能集中于 Corti 器附近。在左、中两个子图
　　　　中，波长与通道高度之比（Wellenlänge/Kanaltiefe）分别为 14.4 和 3.6，对应于波
　　　　数高度积 $kh=2\pi/14.4=0.44$ 和 $kh=2\pi/3.6=1.75$，跨过了所定义的长、短波边界 $kh=1$

上面所给出的色散关系具有实数（无损）解。当系统中存在损耗，还存在或仅存在主动
增益机制时，需要将它们合并到色散关系中，以获得恰当的复波数。添加黏度损失项很简单。
但对耳蜗主动增益进行建模，须依据微观物理学假设，则超出了当前讨论的范围。近年来，
人们对这种主动性机制的认识愈发清晰，该机制依赖于一种特殊的马达（motor）蛋白，即外
毛细胞壁中的 Prestin 蛋白。外毛细胞基于 Prestin 蛋白中的电动势与行波相耦合，为主动增益
增添能量，就此建立的模型与观察的结果一致性非常好（Yoon，Steele and Puria，2011）。

针对某一固定频率，对应于位置 x，具有损耗及增益假设函数的特定二维模型（不基于
任何微观物理学分析）中 k 的解如图 14-8 所示。通过对比所示的压力波和位移波，可以看

出，在蜗底端，压力波在长波区以其振幅缓慢下降的形式传播，在长波区以外则以几乎恒定的振幅传播。对应于滤波器级数，具有单位直流增益和持续下降的固有频率的零极滤波器级联可产生类似的波的模式。

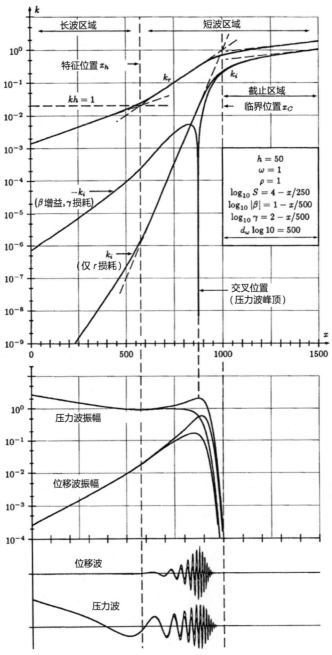

图 14-8　展示了作为位置 x 函数的二维模型的波数计算，图中绘制了有 / 无主动增益情形下波数 k 的实部和虚部，以及有 / 无主动增益情形下压力波及位移波；来自 Lyon 和 Mead（1988b）。压力波和位移波的差异主要在蜗底区，此处膜很硬，而频率比特征频率（Characteristic Frequency，CF）低，所以能量以较低的位移和较高的压力进行传播。对于主动和被动情形的细节，可对比参见图 14-3，此处数据不是直接源自二维模型，而是滤波器级联，除了在截止区域，其给出的波数是可比的

流体流型模式的一般解包括一个双曲余弦形式的 y（距离膜的深度）相关，来自两个指数项，约束为由基底膜进入刚性壁（或液体以下进入底部）的流速为零。除了基底膜处一维复波数外，还可以求解流体中这些指数深度分量的二维波向量。该波向量不仅显示了波前的方向，也显示了能量传播的方向。当基底膜边界条件中存在一个能量源时，较大分量的波数将指向沿蜗阶轴向，但稍微远离基底膜，则显示能量从基底膜流入蜗阶。在基底膜是有损耗的情形下，波向量指向另一个方向，显示能量传输到了基底膜，在此处，能量拖拽着内部毛细胞的纤毛对运动进行检测，且被耗散——很可能主要是被边界层的黏度耗散掉的。二维波解决方案的本质是将行波的能量集中到靠近基底膜的较小区域，因为波的速度变慢，波长变短，最终将所有的能量直接传递到基底膜本身，在那里由 Corti 器的内部毛细胞检出。

在三维方法中，在长、短波间的过渡区域，蜗阶超出基底膜之外的宽度会有显著的影响。对于这类模型，不存在一简单的色散关系表征公式；因而通常采用数值求解，例如，在真实尺寸条件下，将基底膜模型参数与实际生理数据相匹配（Steele and Taber，1979；Lim and Steele，2002）。由此得出了一个结论，除了在上面提到的非常高的 CF 位置，基底膜质量几乎可忽略不计。

14.5 主动式微观力学

构建基底膜 2D 或 3D 模型的关键是对基底膜的主动及有损特性进行有效建模。大量实验数据表明，对于略低于或接近所考察位置 CF 的频率，耳蜗隔膜是有源的，会为经过的波添加能量（Lukashkin et al.，2007）。与此相反，对于过高的频率，耳蜗隔膜是有损的，会从波中吸收能量。反过来，从一特定频率波的角度，当其从较 CF 小的位置经过时，该波先是被放大，接着在与波频率匹配的 CF 位置附近达到最大振幅，而通过该位置后迅速衰减。

尽管对 Corti 器毛细胞与周围结构的主动式微观力学已进行了大量研究与建模，试图寻找更佳的力学 / 数学模型用以解释损失或增益参数与频率或波长的关联性，但这方面的进展却一直很缓慢。很容易地，对于给定的与膜上的流体速度成比例的力，为描述其对应的膜表面黏性损耗，可设置类电阻项。同样，也可很容易地设置负的"负阻尼"项；但问题的关键是，如何解释负损耗是怎样产生的，以及它是如何随频率而降低的。近期对 Corti 器的微观力学研究揭示了外毛细胞及指状突（phalangeal proces）的倾斜方向的不对称性，分析显示，该不对称性为外毛细胞主动式活动所需的空间相移提供了负阻尼效应（Yoon et al.，2007，2011）。

在耳蜗波建模与测量过程中，对于作为频率与位置函数的波数数据，我们将不断改进，之后会利用这些数据约束滤波器组模型的设计。

14.6 尺度对称性与耳蜗频率 – 位置图

在某些系统中，介质的局部特性，如波数，或是各处相同的，但对于频率尺度的标定则

是例外，为此可采用一波数原型或母函数 k_M 表示

$k(\omega) = k_M(\omega/\omega_r)$ ，其中 ω_r 为一位置的局部标定频率或谐振频率。
如果尺度随位置呈指数变化，则以 $x=-\infty$ 无穷远处为起点，总体上该传递函数也会呈现为
这种尺度对称性。这种标定也称为对数标定，因为位置坐标呈线性映射到频率标定因子的
对数。

在这类系统中，对于任意位置 x 传递函数 $H(\omega, x)$ 可采用一个变量的传递母函数
表示：

$$H_M(\omega/\omega_x) = H_M(r) = A(r) \exp\left(-i \int_{-\infty}^{r} k_M(u)\,du\right)$$

其中 $r=\omega/\omega_x$ 是归一化频率参数，ω_x 是与位置 x 相关的参照频率，且 $\omega_x=\exp(x/d_\omega)$ ，这里
d_ω 为特征长度，$k_M(u)$ 是 $k(\omega, x)$ 的母函数，$A(r)$ 则是为考虑能量守恒而引入的幅度修订
因子。

对于真实的哺乳动物耳蜗，在耳蜗中间一半的范围内，这类尺度对称性的精度都非常
高；但在接近蜗底时偏差会变得显著，原因在于：起始点总是有限的，且对于极高频率
须考虑膜质量的影响；在接近蜗顶时，由于蜗阶的长度及宽度是有限的，因而对数标定
不可能无限延展下去。这类系统可用级联滤波器进行建模，其极点频率呈几何间隔，而
在低频段则过渡到线性间隔，并与 Greenwood 图的尺度或类似的尺度相符；参见图 14-9 及
图 14-10。

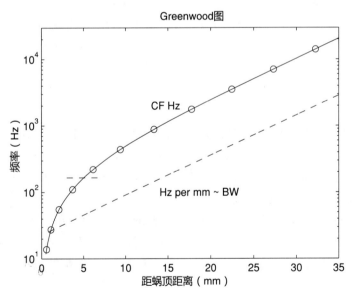

图 14-9   Greenwood 频率 – 位置图（Greenwood，1990），展示了位置与其对应的 CF 间
的关系。图中圆圈标示的点对应于八度（倍频程）标定的频率（2 的某次幂乘以
A-440）。在大多数距离上，二者的映射近似呈几何或对数关系。虚线表示频率
随位置的变化率，单位是 Hz/mm，与各位置上的标称带宽成比例。有一种获取
Greenwood 图的方法是按照距蜗顶的距离将位置指数带宽进行累加，从零中心频
率开始但带宽不为零

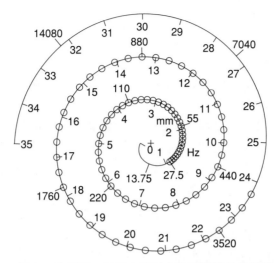

图 14-10 Greenwood 频率–位置图，展示在近似人类耳蜗形状的螺旋上。距蜗顶的距离标示在螺旋内侧，单位为 mm，以八度计的频率则标示在螺旋外侧。钢琴的 88 键音调的基频或音高用圆圈标示出来。这些八度或音调的频率呈几何间隔，即大致是等间隔的，在耳蜗蜗底和中部，每个八度约占 5mm，但在接近蜗顶时会愈加聚集，钢琴的最低八度只占约 1mm。人类耳蜗大致有 $2\frac{3}{4}$ 圈，最后 $\frac{1}{4}$ 圈（最后 1mm）处于中心位置，所映射的频率为零，应对应于蜗孔

14.7 滤波器级联耳蜗模型

现在我们可将级联的滤波器级合并，以构成滤波器组用于对耳蜗内的波传播进行建模。Ren 等人（2011）将其中的每一级称为"局部传递函数"，即耳蜗内沿波的传导方向从一点到另一点的传递函数。

对于滤波器级，为便于电路或数字技术实现，须采用有理型传递函数，即采用零极点进行表示。这类耳蜗建模方法引出了在第 13 章中讨论的零极点滤波器级联听觉模型，及相应的实用的动态数字模型，我们将其称为速动压缩非对称谐振器级联（Cascade of Asymmetric Resonators with Fast-Acting Compression，CARFAC），会在第 15 章进行讨论。

在 Zweig、Lipes 及 Pierce（1976）提出的长波传输线模型中，采用了串联谐振电路，受其启发，我们（Lyon，1982）在滤波器级联中利用零极点对构建抗谐振陷波滤波器，进而构成了稍微复杂些的级联并联滤波器结构。稍后，通过分析具有伪谐振行为的 2D 短波模型，我们将注意力转向较为简单的双极点滤波器级的级联（Lyon and Mead，1988a）。但对于这些全极点滤波器级联（All-Pole Filter Cascade，APFC），在高频侧下降足够陡峭的同时，很难做到又没有过多的时延。重新采用零极点配对的方法，将零点频率设置得高一些，结果得到了陡峭的下降，同时又减少了总体时延（Lyon，1998）。我们将其命名为零极点滤波器级联（Pole-Zero Filter Cascade，PZFC），用于区分 APFC 及早期更为复杂的级联并联零极点结构。

耳蜗在各个位置都有相当大的波传播延迟，大约是该位置上 CF 的几个周期。滤波器级联，如 APFC 及 PZFC，即便它们都是最小相位系统，也会呈现相应的大的群延迟。这种群延迟与增益响应的高频侧陡降有关。滤波器组延迟可通过零极点相对位置进行某种程度的调节。

由于利用简单的二阶滤波器就可获得各级与耳蜗相像的响应，而各级滤波器又可利用 s 平面上的复共轭极点对和复共轭零点对进行描述，因此我们将系统实现的难度限定于 PZFC 程度。当然，如果以后从耳蜗力学中发现了更好的数据，我们可根据需要修订滤波器级模型，或许是采用更高的阶数。在频率上，每个极点的设置较对应的零点要稍低些，如此会使增益峰值出现在极点频率附近，接着会使稍高频率的增益剧烈衰减，此后的增益会小于 1 且趋于平缓。

这些滤波器可通过映射到 z 平面实现数字化，我们将在第 16 章中予以介绍。

对于强度相关听觉滤波器的建模，滤波器级联是通过移动零极点位置进而提升或降低阻尼来实现的；图 14-11 展示了滤波器调整的效果。在初始阶段，每一级的零极点都设置在对应于弱信号的低阻尼位置；而对于强度相关的非线性调整，每一级则是通过响应滤波器组的输出进而动态地增加极点阻尼来实现的。极点阻尼或等效的极点 Q 值的调整，对应于极点在 s 平面上做水平移动或沿圆形轨迹移动；我们采用的是水平移动，如图 14-12 所示。当阻尼及带宽增加时，谐振的峰值频率会稍微有所降低，但偏移幅度要比沿恒定固有频率圆移动来得小。

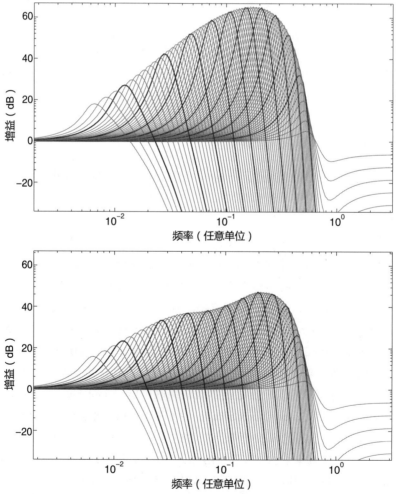

图 14-11　针对 Lyon 等人（2010b）的 PZFC 模型，对总体滤波器组响应在每级输出抽头处进行了自适应调整。上图显示了自适应前滤波器组的初始响应。下图则显示了对持续时间 0.6 秒、人发出的元音 /a/ 的自适应后的响应。图中显示，自适应会影响峰值增益（所示滤波器曲线的上包络），而尾部则呈线性，且保持不变

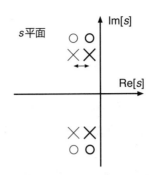

图14-12 针对CARFAC的增益控制参数，即滤波器级的零极点产生的移动。与高阻尼位置（较细符号）相比，低阻尼位置（较粗符号）使得极点频率附近的增益被抬高

极点频率初始值是参照耳蜗频率－位置图上的等距离进行设置的。与此相等价地，每个频率与下一个频率相隔一个与名义上的局部听觉滤波器带宽成比例的频率差，例如可表示为等效矩形带宽（Equivalent Rectangular Bandwidth，ERB）尺度（Glasberg and Moore，1990）。对于200Hz以上的频率，各级CF近似呈几何序列（频率间呈等比例），而对于较低频率，则近似呈算术序列（频率间等间隔），并一直下降到接近零频率。各级中的零点被设置在高于极点的某个频率上，例如高出40%。由此产生的传递函数的"凸起"则是对耳蜗增益凸起的一个简单近似，而耳蜗的这种增益凸起，则是在剧烈的衰减陡降区之前，由主动放大及波长缩短造成的。

取决于具体应用，极点频率或特征频率的跨度约为7或8个八度（倍频程），比如从25Hz～7kHz，通常每个八度划分为8～24级，总共56～192级或通道。相对于低频增益（或直流增益），每级可能的最大增益约为6dB，但由于每级CF会有稍许变化且是许多级的级联，级联的峰值增益可达50dB或更高。每一级在频率超出CF后会有几dB的衰减，但级联将产生一个陡且深的高频截止。

14.8 外毛细胞等效主动增益元件

在听觉系统运行过程中，外毛细胞作为元件发挥着神奇的作用。声创伤或耳毒性药物［如抗生素类的卡那霉素（kanamycin）］对其造成的损害会对我们的听觉灵敏度带来灾难性的影响。然而，对于其中发生了什么以及如何发生的，我们的理解还远不够充分。

但有一点已非常清晰，就是当外毛细胞工作时，对微弱声音输入的力学响应，可由基底膜位移或速度测得，其值要比不工作时大得多。在响应的极值附近，传送到Corti器的声学能量要较通过中耳传入的声学能量大得多（Lukashkin et al.，2007）。也就是说，外毛细胞通过与细胞内电信号间的双向转换运动，以流体力学的形式参与了主动式功率放大的过程。近几十年来，其中的许多工作细节得以揭示（Ashmore，2008），但在这里，我们不准备过多地涉及这些细节，我们只需知道：对于小信号，外毛细胞会引发某种主动负阻尼波动，且对能量的大小是有限定的，即小信号会被放大而大信号则不会。

卡铂（carboplatin）会选择性地损害内毛细胞而非外毛细胞（Takeno et al.，1994），如此也会导致听力丧失，但模式不同，这种情形下外毛细胞仍可放大行波并产生耳声发射，且与内毛细胞的状况无关（Trautwein et al., 1996）。而另一种药物呋塞米（furosemide），也被用于耳蜗的分析研究。它能降低耳蜗内电位（Endocochlear Potential，EP），进而削弱内外毛细胞传导信号的能力，且药效是可逆的。实验结果显示：在神经元最敏感的频率附近，神经灵敏度降低了40dB或更多，原因可能是外毛细胞无法放大行波；而在极低频率处，神经灵敏度也会降低大约10～15dB，此处主动放大已几乎不起作用，但内毛细胞的灵敏度仍保持着（Sewell, 1984）。对神经调谐曲线、耳声发射和其他信号进行不同药物效应的反应探测，是理清耳蜗各部分功能的重要研究方法。

外毛细胞以一定比例对基底膜运动做出力学正反馈，这种能力是有限度的，通常可采用S形（sigmoid）非线性函数进行建模，如类似于图14-13中所示的对数几率函数（logistic function）或双曲正切函数。对于特别小的输入，函数位于小信号线性运行区间，这时系统整体上呈现为一线性系统，失真小。对于非常大的输入，函数将会饱和，对系统响应的影响可忽略不计，因此系统再次接近于线性极限，且失真也小。在这两个极端之间，S形函数实质上以非线性运行，且对系统增益贡献很大，输出强度随输入强度非线性增长，因而结果会有一定程度却又适度的失真。非线性的另一个来源，是影响外毛细胞主动程度的增益控制环路，它有助于控制系统增益并使系统增益始终远离线性极限，因此在绝大多数情形下，系统可视为始终处于中间非线性状态。

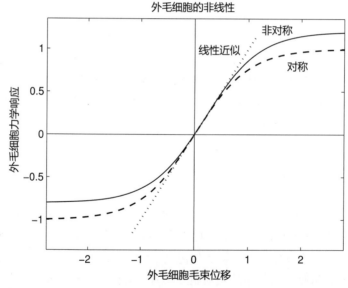

图14-13 外毛细胞的转换非线性呈某种程度不对称的sigmoid曲线（实线），有时采用对称的sigmoid函数进行建模，如双曲正切曲线（虚线）。该曲线斜率实际上是增益或主动负阻尼参数，在静止（零位移）处有最大值

耳蜗力学 AGC 概念的发展

利用其自研的新的 Mössbauer 技术，William Rhode（1971）观察到了耳蜗力学中一强烈的非线性输入 - 输出关系。同年，Rose 等人（1971）率先提出，对听神经尖峰序列模式的观察清晰地表明，耳蜗内存在着力学"灵敏度控制"：

当刺激大大超过引起饱和放电速率的声压级时，针对刺激波形，神经纤维的响应能力表明耳蜗存在灵敏度控制机制，该机制本质上可能是但或许不必是力学的。……在结论中纳入非线性是对经典的极大修正，但仍令人难以置信，经典性结论认为，在阈值范围内，受体的敏感程度达到可察觉比氢原子直径还要小的偏移。此外，人们也不难想到，受体所承受的振动幅度，并不像传统观点所假定的那样会有巨大变化。事实上，近期有直接的证据表明（Rhode，1971），在最大振幅区域内，耳蜗隔膜的运动明显是非线性。因此，在非常高的声压级下，通过观察值线性外推来计算阈值处的位移振幅，可能会导致巨大的误差。

到 20 世纪 70 年代末，从事建模的学者开始关注到这一问题。Jont Allen（1979）提出了 AGC 的应用，采用的是工程人员熟知的术语，并开始与传出反馈联系起来：

鉴于我们反复提及此问题，读者们自然会问：耳蜗非线性总体上起什么作用。对熟悉相关数据的人来说，其答案似乎是显而易见的：在 CF 附近，非线性阻尼（在非线性耳蜗模型中所提出的）起到压缩（衰减）神经激发频率分量的作用，以增加滤波器的动态范围。为此，非线性阻尼起到力学自动增益控制的作用。

……

外毛细胞与传出系统相耦合，而交叉橄榄蜗束（Crossed Olivocochlear Bundle，COCB）刺激，即通过传出系统对外毛细胞的刺激，引发了对 CF 调谐范围的扩大，（据我们所知）所采用的方式与非线性程度相关的力学阻尼非常相似。这一实验事实似乎是理解耳蜗非线性的一个重要线索。

Allen（1981）在后续有关耳蜗建模进展的系列论文中继续解释：

Rhode 的数据中有一个非常重要的特征，他发现在截止频率附近的频率处存在非线性压缩。其结果是，对于接近最佳频率的频率，输出（基底膜上的位移或速度）的变化远小于镫骨输入位移或速度的变化。随着研究的进行，这一重要发现的意义将愈发清晰，但在我看来，它是一个自动增益控制系统的预处理器，该系统似乎内置于耳蜗滤波器中。……自动增益控制的非线性也解释了为什么谐波扭曲在强度上总是低于基波，并且在高输入强度下不会像幂律非线性所预测的那样增大。

……

目前看来，这种扭曲的来源显然不是某些部件设计缺陷所带来的副产品。在正常工作的耳蜗的力学运动中，它很可能只是复杂的局部反馈机制中可忽略的残差，如前面提到的自动增益控制系统。

14.9　力学模型与实验中的色散关系

我们可通过零 – 极滤波器级的级联构成滤波器组应对底层分布式波传播系统中的色散关系，该系统有望成为主动耳蜗的有效模型。为确认滤波器级联模型的色散关系是否有效，需与其他方法的结果进行比较。特别地，我们需要研究从耳蜗力学响应实验数据得出的色散关系，以及从含有有源外毛细胞微观力学的流体力学模型得出的耳蜗模型的色散关系。

不幸的是，能够体现色散关系且可用于比较的有效数据相对较少。许多源自物理学的模型都是在数值上求解，无法为色散关系生成可用的公式或曲线。大多数力学测量则是在单个点上进行，因此很难将其转换为色散关系。还好，有文献为我们提供了一些可用于比较的例子。

我们在图 14-8 所展示的 Lyon 和 Mead（1988b）给出的色散关系来自局部有源 2D 模型，只是其正阻尼和负阻尼的形式都是假设的，既不是基于微力学模型也不是基于响应测量数据。但是，这对于说明局部有源模型的概念以及与滤波器级联模型进行比较很有用。

Zweig（1991）研究了 Rhode（1971）的力学数据，用复波数的平方倒数 $\bar{\lambda}^2$ 表示。像其他模型一样，他的拟合显示：主动增益直到波峰点为止，其后是能量吸收区域。但是该拟合不够规则，无法用于更详细的比较。

Shera（2007）的数据拟合不是力学的，而是基于灰鼠（chinchilla）未受损耳蜗对低声音强度信号听神经响应的一阶维纳核，以及猫的类似信号分析（van der Heijden and Joris，2003）；在两种情况下，它们都被认为与底层的力学响应密切相关。Shera 用他所命名的传播函数和增益函数来表示色散关系，其中的复波数实部和虚部分别作为位置和频率的函数，并得出结论：

> ……在所有被检测的位置上，增益函数都显示存在对应于某一波峰的正功率增益区域。结果证实了包括蜗顶在内的整个耳蜗都存在行波放大。

此外，Shera 的平滑数据图显示，波峰之前的增益突增，接着是波峰之后的下降，类似于我们的 PZFC 或 CARFAC 级的增益函数。他的传播函数在波峰处显示有最大值（波长或波速最小值），与 PZFC 吻合得很好（请参阅第 16 章中的图）。Shera 拟合的平均传播常数的最大值约为 6rad/mm，最小波长约为 1mm。使用我们的 PZFC 模型级，每级代表约 0.4mm（在蜗底附近，CF 每八度有 12 级），对应于每级最大大约 150 度相移，大约是 PZFC 每级所产生的两倍。我们还没试过更为定量的比较或参数拟合，但是如果采用两倍的级数，看起来我们的方法可能会更好。

Liu 和 Neely（2009）的物理模型使用被倾斜外毛细胞的微观力学细致模型来推导具有局部主动增益的模型的波动方程。他们提出了一个实用的色散关系方程，可以将 k 作为 ω 的函数进行求解。但是他们的模型显示了波长非常短的一个波峰，对应于外毛细胞倾斜的距离约 0.07mm。相对于大多数数据而言，这似乎太短了。据报道，耳蜗力学中的最小波长观测值在 0.4～0.8mm 的范围内（Wilson，1973，1992；Ren et al.，2011）。太短的波长对应于基底膜上太长的延迟和太多的波周期。我们的 PZFC 方法每倍频程需要 100 多级才能获得足够的延迟来接近 Liu 的色散关系。尽管如此，以这种形式构建的模型还是很棒的，因为可以进行参数调整和比较，以了解不同建模方法之间的关系。而在文献中公开的其他具有局部主动增益的模型，其中大多数所采用的形式都不易于比较。

14.10   内毛细胞等效检测器

到目前为止，我们已讨论了如何利用级联滤波器构造滤波器组，对局部波传播进行建模，以实现对输入声音的多带通滤波；而有关滤波器更为详尽的信息，还请参阅第 16 章。

为在耳蜗模型中实现并完备前向信号处理流程，我们需要对内毛细胞的检测过程进行建模，这是一种非线性自适应整流过程，其输出表示听神经将发送到大脑的信号。

在滤波器输出端，有时我们会简单（理想化）地利用半波整流器来模拟神经活动模式，但这一内毛细胞模型还不够好。我们知道，内毛细胞具有适调能力，在信号抵达后会迅速降低其响应增益。针对这种情形，已提出了多种有效模型，我们将在第18章中进行讨论。

14.11 传出控制用于对声音的适应

耳蜗通过内毛细胞和听神经向大脑发送信号，这一过程将在后续章节中进行讨论；这类从外周进入大脑的信号被称为传入（afferent）信号，相应的神经元称为传入神经元。而大脑也通过传出神经元向外周发出传出（efferent）信号。大约5%的听神经神经元是传出神经元，其中大部分与外毛细胞相连，构成了14.8节中所提到的控制环路。相关解剖细节详见图14-14和图14-15。

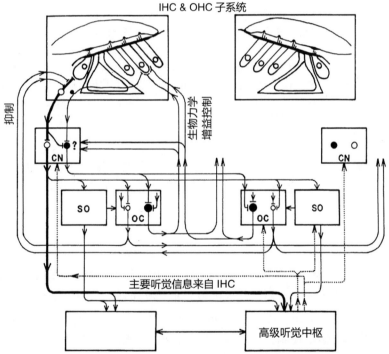

图14-14 Duck Kim（1984）创建了该框图，描述了所假设的"由耳蜗和脑干上至上橄榄复合体的内外毛细胞子系统，及其与听觉系统其余部分的连接"。上橄榄复合体（Superior Olivary complex，SO）驱动橄榄蜗神经元（OlivoCochlear neuron，OC），后者从大脑向耳蜗提供反馈，既控制生物力学增益，又抑制从内毛细胞（Inner Hair Cell，IHC）向蜗核（Cochlear Nucleu，CN）发送听觉信息的初级听神经响应。大部分反馈是通过交叉橄榄蜗束（Crossed OlivoCochlear Bundle，COCB，图中未标出）在左右两侧交叉，该位置便于注入电信号，直接控制耳蜗的增益，包括力学和神经上的增益。图中填充圆代表外毛细胞（Outer Hair Cell，OHC）子系统中的神经元。在此之后，在蜗前腹侧核（Anteroventral Cochlear Nucleu，AVCN）的边缘壳体中发现了所假想但还存疑的CN神经元（Ye et al., 2000）[图7-3（Kim, 1984）获Duck On Kim复制授权]

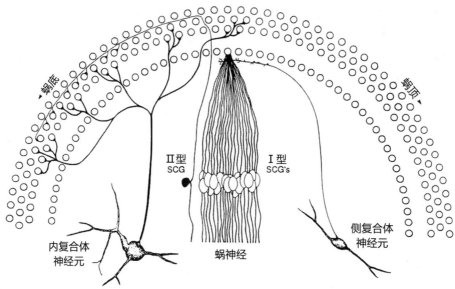

图 14-15   Bruce Warr（1992）提出了等频单元（isofrequency unit）假设："由耳蜗中部的
传入和传出神经支配等同的频率单元"。图中展示了不同神经元类型构成的集合
对应于同一 CF，及其与耳蜗位置的对应关系（Warr，1992）。小圆圈代表螺旋
Corti 器中的一排内毛细胞和三排外毛细胞。对于给定的 CF，从内侧橄榄复合体
（Olivary Complex，OC）传出的反馈神经元控制着从驱动耳蜗神经传入位置始指
向蜗底约半个八度范围的外毛细胞（I 型螺旋神经节细胞，Spiral Ganglion Cell，
SGC），因此它们可调节外毛细胞的活动，从而放大来自蜗底（从图的左侧开始）
的行波［图 7-12（Warr，1992），获 Springer 复制授权］

通过多种实验我们已知道，传出活动，尤其是内侧橄榄蜗（Medial Olivo-Cochlear，
MOC）传出，即 MOC 神经元的活动，会降低外毛细胞向耳蜗波提供的主动增益（Kim，
1984；Darrow et al.，2006；Guinan，2010）。也就是说，大脑可通过减少耳蜗流体力学放
大器的增益来降低耳蜗对声音的灵敏度，或不要那么敏锐地响应，进而减少对内毛细胞的有
效刺激。

另一种由侧橄榄蜗（Lateral Olivo-Cochlear，LOC）传出神经元，即 LOC 神经元介导的
抑制作用，发生在传出神经元与初级传入听神经元形成抑制性突触的位置，并靠近内毛细胞
形成兴奋性突触的位置（Kim，1984；Guinan，2010）。这种效应出现在听神经响应而非力
学响应中。对于这两种传出控制，在安静状态下，系统的默认状态处于最大增益；响应声音
时，传出被激活，增益降低。

这种系统的工程模型就是自动增益控制（AGC），如第 11 章所描述的，并在第 19 章对
其在耳蜗模型的应用进行了详细阐述。虽然系统是非线性的，但在参数固定的情况下，对于
稳定的信号强度，前向系统仍可做线性分析；其反馈系统可采用线性控制环路进行建模，而
参数与前向系统参数相关。控制环路的时间常数可能要比正向系统的要长，这样会便于分
析。或还有其他可能，因为我们知道，感觉系统在任意时间尺度上都存在自适应效应。

听觉传出纤维调整的范围比传入初级听神经纤维更广（Kaiser and Manley，1994），究
其原因可能是传入信号在一定范围内聚集所致。传出神经所支配的外毛细胞分布于某一范
围，主要位于受 CF 传入信号所支配的数毫米基底范围内（Warr，1992）。所有受传出信号

影响的外毛细胞都参与了将行波放大传向更近蜗顶位置的过程，因此这是另一种增益控制效应的位置间传播机制。由于所有这些原因，强信号会导致其他频率信号的增益降低，包括更高和更低的频率，从而会影响到所观察的掩蔽和抑制模式。

传出信号也会对进入任意一只耳朵的声音做出反应。所以形成了一只耳朵里的声音对另一只耳朵产生影响的机制！这种机制被称为"双耳增益控制"（Brugge，1992）。交叉频率AGC 和耳间 AGC 都是耦合的示例，或耦合 AGC 的示例（Lyon，1984），即通过耦合来自某一位置（包括另一只耳朵）的反馈，降低另一位置的增益。

AGC 想法曾被 Albert Rose（1948）应用于视觉系统的适调（不要与 Jerzy Rose 在听觉系统上的工作混淆），而近期的工作则更多。耳蜗 AGC，或称生物力学控制，不迟于 20 世纪 70 年代，就一直有研究在开展（Rose et al.，1971；Allen，1979；Evans，1980；Allen，1981；Lyon，1982；Kim，1984；Kick and Simmons，1984；Lyon，1984；Geisler and Greenberg，1986；Weintraub，1987；Lyon，1990；Patuzzi，1996；Zwislocki et al.，1997；Zhang et al.，2003；van der Heijden，2005；Recio-Spinoso et al.，2009）。

14.12　总结及拓展阅读

耳蜗所具备的类似滤波器组的功能可采用简单滤波器的级联结构进行有效的模拟。这种结构遵循行波模型，并与自动增益控制概念相结合，最晚自 1982 年，就一直应用于机器听觉前端的数字滤波器实现（Lyon，1982）。而与恰当的非线性机制直接结合，可使非线性滤波器组更接近于真实耳蜗，尽管对应的解剖及生理机制相当复杂。

若需对相关物理及数学原理做更深入的了解，读者可参见近期 Reichenbach 与 Hudspeth（2014）所发表的对耳蜗主动力学更为详尽的介绍。

耳蜗流体力学行波及 AGC 这类非线性压缩的概念已相当成熟，但对其微观力学细节的了解仍不够清晰。对于外毛细胞向行波增添能量这一观点，虽已被广泛接受，但尚未被普遍接受，在得到更为可靠的证明之前，我们有很多理由暂不做出决断。例如，Allen 和 Fahey（1992）及 de Boer 等人（2005）对于同一组耳蜗放大器测量实验的讨论就持相反的观点；van der Heijden 和 Versteegh（2015）对主动放大观点从技术上进行了有理有据的反驳。幸运的是，这个问题无论如何解决，滤波器级联作为局部色散关系模型应该还是有效的。

第 15 章

Human and Machine Hearing: Extracting Meaning from Sound

CARFAC 数字耳蜗模型

与低通滤波器模型相同，改进的传输线模型也是一种有源系统，并可通过调整滤波器 Q 值来改变滤波器的形状和增益……对于声音强度在 0～100dB SPL 范围内的输入，由于 Q 值可随声强变化，可使耳蜗输出压缩比保持在 2.5∶1 这一数值几乎不变。

—— "耳蜗模型中的精确调谐曲线"，James Kates（1993a）

多输出的速动压缩非对称谐振器级联（Cascade of Asymmetric Resonators with Fast-Acting Compression，CARFAC）模型结合了前面几章的众多概念，其首要目标是为支持机器听觉应用提供有效的声音分析器。

CARFAC 模型另一重要目标是与已知的听觉生理学、心理物理学知识紧密联系，实现众多令人感兴趣的听觉现象的可视化及诠释。而要做到物理意义准确、数值精确标定，或与外周听觉处理每一细节保持一致，却并非该模型的研究目标，尽管可用作实现此类目标的研究起点。

除了我自己近期的工作（Lyon et al.，2010b；Lyon，2010；Lyon et al.，2010a；Lyon，2011b,a），文献中与 CARFAC 最为接近的数字耳蜗模型是 Kates（1993a）所描述的 Q 值可变的级联－并联模型，该模型也采用了由其零极点确定的非对称谐振器级联；详见本章开篇所引用的论文。所不同的是，该模型中的级在每个抽头处还包含第二个滤波器，并使用完全不同的零极点模式，其初衷是要匹配等速率神经调谐曲线；而我们的出发点是要匹配心理物理滤波器及生理冲激响应，如第 13 章中所述。

15.1 各部分汇总

CARFAC 耳蜗模型将我们在前 9 章中讨论过的知识点汇总在了一起。

利用第 12 章提出的级联架构，我们可将第 8 章中耦合型非对称谐振器组合成为第 9 章中所描述的具有 gammatone 类响应的滤波器组。第 6 章的线性系统理论及其对应的第 7 章中的离散时间形式，特别是采用零极点描述的线性系统，让我们了解了这些简单滤波器级联的参数是如何确定传递函数进而定义滤波器组的。与所有线性滤波器组相比，引入从第 10 章学到的非线性特性，可使 CARFAC 模型更加切合实际；尤其是采用第 11 章的自动增益控制概念，可使 CARFAC 与强度动态相关。之前，我们在第 13 章分析了强度相关但实为线性的听觉滤波器模型，展示了如何通过滤波器极点阻尼因子来改变滤波器增益，进而导出了更为逼真的准线性听觉滤波器模型——体现了线性滤波器理论与耳蜗的非线性 CARFAC 模型之间的完美联系。在第 14 章，我们采用第 12 章中的技术通过滤波器级联模拟了行波的色散关系，并将其与耳蜗物理特性的关系进行了更为细致的研究。

　　将这些知识点汇总在一起，CARFAC 成为具有逼真的动态强度相关滤波特性的非线性级联滤波器组；而逼真的非线性畸变音和逼真的非线性检测构成了神经活动模式输出，可应用于听神经系统的进一步分析。CARFAC 的源代码已经全部开源，且计算效率很高。

15.2　CARFAC 模型框架

　　CARFAC 滤波是基于 PZFC 实现的，但与我们在第 13 章所分析的拉普拉斯域 PZFC 滤波器有所不同。拉普拉斯域 PZFC 描述的是耳蜗滤波通道模型，可用多种方式建模。PZFC 听觉滤波器基于滤波器级联，但它是耳蜗位置连续体中一个点的模型，需要将其离散化，而且还是一个静态的强度相关线性模型。我们需要将其搭建成多输出滤波器组，并使其所有输出都具有动态非线性（自适应压缩），以支持数字计算机进行常规的声音分析。基于标准数字滤波器的实现方法和级联结构，听觉滤波器与机器听觉前端之间的连接就变得非常简单。但这种连接需要面对少许复杂性及折中，例如采样率的选择就涉及我们所设定的机器能听到的声音频率范围，以及某些特定的非线性。

　　本章中所探讨的 CARFAC 结构是真正多输出的实用型级联滤波器组。其结构并不复杂，但其中的某些重要细节须做特别处理，包括滤波，内、外毛细胞模型，以及担负了模型大部分压缩任务的耦合自动增益控制（AGC）网络等内容。

15.3　生理要素

　　不同学者对耳蜗和听神经系统功能要素的描述有不同的方式。Dallos（1992）所做的结构示意图可能是与 CARFAC 模型最为接近的，图 15-1 对其做了调整（在 Dallos 的图中没有标出环路，而为对比 OHC 动作的不同方面，曾在不同版本中将 OHC 马达分别标作"直流马达"和"交流马达"）。

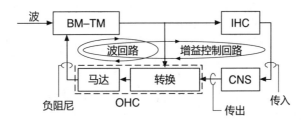

图 15-1　该示意图改编自 Dallos（1992）并加注了说明，图中展示了耳蜗某一位置上的功能生理要素，可视作一对反馈环路。短环路所定义的是工作在音频频率上的流体波动滤波系统，包括基底膜和盖膜（BM-TM）以及来自外毛细胞（OHC）的主动反馈。长且慢的环路是来自内毛细胞（IHC）的传入/传出环路，经过听觉中枢神经系统（Central Nervous System，CNS）中的脑干然后返回，控制外毛细胞的活动水平，使系统对声音强度自适应。瞬时的波动与较慢的传出反馈在外毛细胞中相互作用，而外毛细胞是非线性单元，其"马达"动作通过波动力学的主动负阻尼提供增益

　　基底膜 / 盖膜上波动建模所用的非对称谐振器级联（Cascade of Asymmetric Resonator，CAR），其非对称谐振器采用的是双零 - 双极点滤波器，类似于 8.2 节的滤波器 D。其频响曲线呈凸起接下倾形状，作为对带有增益后接损耗的耳蜗分布式波色散关系的近似非常合理。增益凸起的高度，可通过谐振器级极点的阻尼来设置，低的极点阻尼对应于高增益。对于增益凸起区域内的频率，大的级增益对应于行波的主动放大。在实际耳蜗中，放大是由外毛细胞提供的，而增益的大小是由传出的连接调节的。该数字化模型包括一外毛细胞模型，通过每级的极点阻尼参数来确定放大量或峰值增益；它还包括一个反馈环路，作为自动增益控制环路的一部分，该反馈环路控制外毛细胞转向低阻尼的推动力度。这些要素及其他要素间如何连接可参见图 15-2 来了解。结果表明，基底膜的响应输出，可用于声音重建系统，如助听器等；而神经活动模式（Neural Activity Pattern，NAP）的输出，则可用于表征大脑通过听神经从耳朵获得的信息。

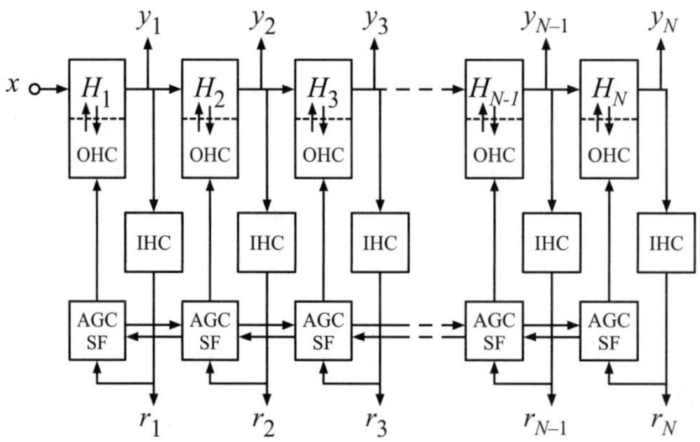

图 15-2　非对称谐振器级联采用图 12-9 中的级联结构，由不完全线性传递函数 H_1 至 H_N 组成，构建基底膜运动模型。速动压缩由其他要素实现，包括与滤波器级紧密集成并赋予其非线性的 OHC 模型，以及调节外毛细胞控制滤波器参数的耦合 AGC 的平滑滤波器（Smoothing Filter，SF）。这些主要部件之间是非线性检测器，如 IHC 模型，其自身可带有某种程度的压缩及自适应状态。平滑滤波器的横向互连允许在空间和时间上进行扩散型的平滑或耦合。CARFAC 的输出包括基底膜运动 y_i（一组压缩的近似线性滤波器组输出），以及瞬时听神经放电速率 r_i 平均估计，即神经活动模式

　　图 15-3 展示了 CARFAC 模型所逼近的输入 - 输出压缩曲线，与 Kates（1993a）给出的输入 - 输出曲线非常类似。对灰鼠的研究表明，与尸体解剖相比，活体的压缩区斜率低至 0.2，且在低声音强度下增益超过 60dB（Ruggero et al., 1997）。

　　在生理要素和模型组件之间建立明确的对应关系显然是有益的，但对于我们的主要目标而言并非一定必需。在某些情形下，我们可将多个生理要素抽象为单个模型要素。例如，AGC 环路中的平滑滤波器既可对传出系统的效应进行建模，还能同时对似乎定位于 Corti 器中的快速自适应效应进行建模。

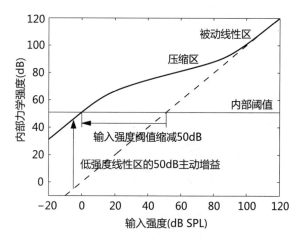

图 15-3 由 CARFAC 模型模拟的耳蜗力学表现的压缩输入－输出曲线（实线）与被动线性
或"死亡"耳蜗响应（虚线）的比较，展示出低强度区的额外增益降低了低强度输
入的力学响应阈值。这里，所选取的力学阈值对应于 0dB SPL，低声强时增益为
50dB。该曲线所体现的是位于基底膜中间位置或特征频率中频段的特性，而非蜗
底或蜗顶区域，两端区域的主动增益和压缩程度较小

15.4 模拟模型与双向模型

我们的 CARFAC 模型是为软件或硬件数字化实现而设计的，且只针对"前向"传播方
向的波。在这两点上，还有一些不错的外周模型有所不同。在 20 世纪 80 年代和 90 年代，
在摩尔定律将数字计算效率提高了一个数量级之前，模拟模型很流行，但此后便不再像数
字模型那么有吸引力了。而模拟双向 VLSI 模型的探索已经非常深入（Watts et al.，1991；
Hamilton et al.，2008；Wen and Boahen，2012），但针对实际问题的应用却不多。双向模型
对于那些研究并理解耳声发射的学者来说仍然很重要，但是对于机器听觉任务来说，只与前
向波相关。

Eberhard Zwicker（1986）提出的双向模拟模型，其意义在于在非线性外毛细胞反馈
中引入了显性的主动负阻尼，包括对活动程度的传出反馈控制，这一点与我们的模型相
同，详见图 15-4。而在被称为波数字滤波器的结构中，数字双向模型结合了某些与此相同
的概念，无论是用于线性近似（Strube，1985）还是非线性（Friedman，1990；Giguère and
Woodland，1993；Baumgarte，1999）处理。有些模型，如 Zwicker 和 Peisl（1990）及
Baumgarte（1999）的模型，也与我们的模型一样，在传出的反馈中引入了跨越相邻通道的
平滑处理。

其他数字级联模型很少。Ambikairajah、Black 和 Linggard（1989）提出了一个双零三
极点滤波器级的级联模型。数字级联－并联模型出现得较多，这些模型包括与级联抽头相
连的并联谐振器或第二滤波器组（Lyon，1982；Zwicker and Peisl，1990；Kates，1991，
1993a）。而在另一方面，在模拟 VLSI 耳蜗模型中，级联结构占据着主导（Sarpeshkar，
2000），这可能是因为我的第一个模拟耳蜗（Lyon and Mead，1988a）是级联的。

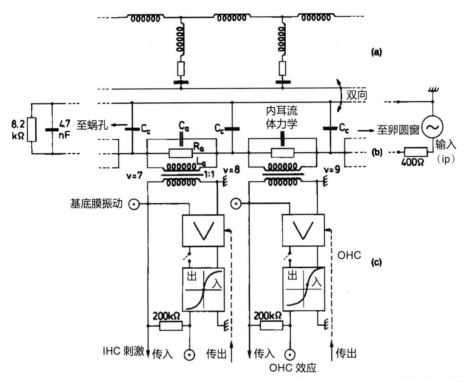

图 15-4   Zwicker（1986）的模拟双向传输线模型具有饱和的 OHC 非线性和传出的反馈控制，预先揭示了数字 CARFAC 的功能。请注意对 OHC 传出控制［图 1（Zwicker and Peisl，1990），获 AIP Publishing 复制授权］

15.5   开源软件

　　此处所介绍的以及将在后续各章中详细介绍的 CARFAC 模型是利用开源代码实现的，使用了图 15-2 中所示模块（CAR／OHC、IHC、AGC）的简单底层函数。其目的是使代码可实现本书所描述的所有内容（尽管随时间推移可能稍有变化），并应易于封装成库，而非特定环境相关。同时支持功能相同的 Matlab 和 C++ 版本（CARFAC 已上传 GitHub，或会迁移）。

15.6   CARFAC 总结

　　本章较为简短，介绍了外周听觉功能 CARFAC 数字滤波器模型的结构，我们将其设计为高效声音处理器。该模型的关键模块包括：CAR，动态控制 CAR 阻尼的 OHC 模型，针对 CAR 输出产生非线性检测的 IHC 模型，以及基于 IHC 运行结果且用于 OHC 调整的 AGC 环路。CARFAC 的总体模型如图 15-2 所示。所有这些部件都在 FAC 时发挥作用。

　　CAR、OHC、IHC 及 AGC 正是后续 4 章的主题。

非对称谐振器级联

超出神经系统阈值之后，频率分析过程的整体轮廓还是相当清晰的。毫无疑问，该过程的第一步实质上就是滤波。而对于单输入多输出的电子滤波器，很可能会选用选择性并联网络结构，且共用同一反馈源。然而，级联网络也并非罕见，可在其各个交界处设置抽头以模拟耳蜗分析器，总体而言，其模拟相当精准。输入对应于耳蜗隔膜的蜗底端，而各抽头对应于沿隔膜纵向分布的感知器或神经末梢。

——"听觉频率分析"，J. C. R. Licklider（1956）

16.1 线性耳蜗模型

模型的起点是非对称谐振器级联（Cascade of Asymmetric Resonator，CAR）：线性双零 – 双极点滤波器。在某一强度范围内，我们只需要一张参数配置表，如要用多少级，如何设置滤波器系数，便可得到与人类耳蜗匹配更为合理的线性模型。

这里，可采用第 14 章中讨论的 Greenwood 映射，在耳蜗位置维度上等间距设置极点频率。零点则设置高出极点频率零点几个八度。

我们的设想是，通过移动零极点将此线性滤波器扩展，使其具有非线性。为做到这点，我们可从优化滤波器形式开始。直接型双零双极点滤波器级的输入连接如图 8-19 所示，其直流增益不随系数变化。在此前的文献中，我们将该实现称为 PZFC（Lyon et al.，2010b；Lyon，2010），并在多个耳蜗建模概念的应用中使用。但由于零点不随极点移动，因而与生理学观察到的状态，即冲激响应过零点几乎不随强度变化（Carney et al.，1999），不甚相符。为此，我们还需移动零点。图 16-1 所示的是耦合型滤波器，可很容易将零点移动与极点移动相同的量，这种状况几乎就是我们想要的。这种配置还可保持

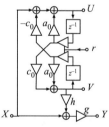

图 16-1　通过把输入与滤波后输出 V 混合，可将 2 个零点加入耦合型滤波器中，如第 8 章中的滤波器 D。在 z 平面上，所得滤波器的零点半径与其极点半径相同，这个位置极佳，可使零极点协调移动以防冲激响应过零点移动过大。系数 h 用于控制零点与极点的频率比率，系数 g 用于调整总增益。如图所示，利用显性的极点半径参数 r 的分解因数对阻尼进行动态控制。这里，极点半径与阻尼因子 ζ 相关，其中 $r = \exp(-\zeta\omega_N T) = \exp(-\gamma T)$，与 8.2 节相同，$\gamma = \zeta\omega_N$ 是极点在 s 平面位置的负实部，可通过 $z = \exp(sT)$ 映射到 z 平面。参数 a_0、c_0 为极点角的余弦和正弦，分别表示零阻尼（$r = 1$）情形下的极点位置 $z = a_0 \pm ic_0$

较小的过零强度相关性（每 10dB 大约为 1/16 周期，如下所示），因为其零点的移动量不会像 13.8 节中 PZFC2 模型那么大。

16.2   耦合型滤波器实现

双零双极点滤波器级可用传统的直接型予以实现，或其他多种形式。耦合型具有良好的特性，可很容易控制系数，使零极点一起移动，改变滤波器的衰减时间常数，并保持过零时刻几近不变。而且与其他某些形式配置不同，耦合型具有"优良的参数表现"，可在极点动态移动的同时保持系统稳定（Mathews and Smith，2003；Massie，2012）。

耦合型可很容易地用一个具有复状态变量和单复极点的一阶滤波器表示。调用输入 X 和复输出 $W = U+\mathrm{i}V$，图 8-20 中网络的传递函数可由 8.7 节所描述的 W 查到：

$$\frac{W}{X} = \frac{z}{z-(a+\mathrm{i}c)}$$

$$\frac{U}{X} = \frac{1}{2}\left(\frac{W(z)}{X(z)} + \frac{W^*(z^*)}{X^*(z^*)}\right) = \frac{z(z-a)}{z^2 - 2az + (a^2+c^2)}$$

$$\frac{V}{X} = \frac{1}{2\mathrm{i}}\left(\frac{W(z)}{X(z)} - \frac{W^*(z^*)}{X^*(z^*)}\right) = \frac{zc}{z^2 - 2az + (a^2+c^2)}$$

在拉普拉斯域，当双极点谐振器的传递函数加上一对零点时，会使得传递函数的分子分母都成为二阶，与 8.6 节中的滤波器 D 相同，其 Bode 图的高频渐近线将是平的（请参见图 8-14），而非 V/X 的 12dB/ 倍频程的衰减（分子恒定且二阶分母）或 U/X 的 6dB/ 倍频程的衰减（一阶分母，或单零点分子）。将一些输入 X 与输出 U 和 V 中的一个或两个混合，就可生成一对零点，便可产生平坦的高频渐近线。在 z 域中，没有高频渐近线，但一对复零点会产生相应的作用，可使频率响应在下倾后出现一平坦区域。

将输入与谐振器输出 V 混合，并将一个零点设置在 $z=0$，在 z 平面上将零点半径设成与极点相同，如图 8-21 所示；将输出提前一个采样点，可使滤波器的极点部分在分子上具有 z^2 因子的最小相位；或将输出延迟一个采样点，从分子中移除 z，在滤波器 D 对应位置就不再有零点。由于滤波器 D 中的这一对应正是我们所期望的，针对这一特殊情形而采取上述方案，可避免额外系数用于显性地控制零位置。相应的结果流程图如图 16-1 所示，其传递函数为：

$$\begin{aligned}\frac{Y}{X} &= g\left[1 + \frac{hcz}{z^2 - 2az + (a^2+c^2)}\right]\\[2mm] &= g\left[\frac{z^2 + (-2a+hc)z + (a^2+c^2)}{z^2 - 2az + (a^2+c^2)}\right]\\[2mm] &= g\left[\frac{z^2 + (-2r\cos\theta_R + hr\sin\theta_R)z + r^2}{z^2 - 2r\cos\theta_R z + r^2}\right]\end{aligned}$$

其中，θ_R 为归一化极点振荡频率，以弧度/样本为单位，或为 z 平面上的极点角度；r 为零极点在 z 平面上的半径。图 16-2 为多个频率和阻尼的零极点星座图。

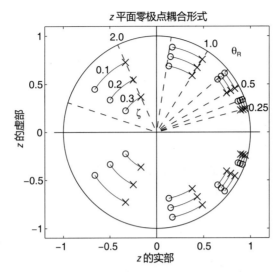

图 16-2 图 16-1 中滤波器级的零极点图，展示了在 $h = \sin\theta_R$ 的情形下以倍频程为间隔的多
个极点频率，分别为 $\theta_R = 0.25$、0.5、1.0 和 2.0 弧度 / 样本，对应的阻尼因子 $\zeta =$
0.1、0.2 和 0.3；零点通过实细弧连接到其对应的极点。除在最高的极点频率处，h
值将零点放置在高于极点约半个倍频程的位置；图中虚线为比率为 $\sqrt{2}$ 的径向线，通
过比较可看出：在较高的极点频率处，零点更贴近极点而未达到虚线。 我们可通过
改变与 $r = \exp(-\zeta\omega_N T)$ 成正比的系数 a 和 c，或像此处，通过 $r = 1-\zeta\omega_N T = 1-\gamma T$
来近似沿径向线移动零极点。我们可将 γ/ω_R 近似视作阻尼，虽然这样不是特别精确

为简便起见，设参数 $a_0 = \cos\theta_R = a/r$ 及 $c_0 = \sin\theta_R = c/r$，系数 a 与 c 的值对应于负阻
尼（$r = 1$）情形。这样，我们仅改变 r 值，同时移动零极点，就可改变阻尼。采用这些参
数，有传递函数：

$$H(z) = \frac{Y}{X} = g\left[\frac{z^2 + (-2a_0 + hc_0)rz + r^2}{z^2 - 2a_0rz + r^2}\right]$$

从分子和分母中的常数和二次系数（r^2 和 1）可以看出，只要极点和零点是复数，零点
就与极点的半径 r 相同。传递函数可被分解成显性的极点和零点位置，并以参数半径 r、极
点振荡角 θ_R 及零点角 θ_Z 表示：

$$H(z) = g\left[\frac{(z - z_{\text{zero}})(z - z_{\text{zero}}^*)}{(z - z_{\text{pole}})(z - z_{\text{pole}}^*)}\right]$$

$$z_{\text{pole}} = r\cos\theta_R + ir\sin\theta_R, \quad \cos\theta_R = a_0$$

$$z_{\text{zero}} = r\cos\theta_Z + ir\sin\theta_Z, \quad \cos\theta_Z = a_0 - hc_0/2$$

复零点的条件与高频通道有关，对于 $\cos\theta_R<0$：

$$a_0 - hc_0/2 > -1$$

$$h < \frac{2 + 2a_0}{c_0}$$

对于 CARFAC，我们令 $h=c_0$，在这种情形下，零点频率将比极点频率高出大约半个倍
频程，如图 16-2 所示。对于较低的 h，零点将更接近极点，使响应的峰顶更加不对称；相
反，较高的 h 将零点移到更远的地方，使响应更像是单独的极点响应。

16.2.1   级的直流增益

在我们所关注的范围内，级的直流增益与 r 之间仅存弱相关：

$$H_{DC} = g\left[1 + \frac{hc_0 r}{1 - 2a_0 r + r^2}\right]$$

为得到直流单位增益，可对 g 进行求解：

$$g = \frac{1 - 2a_0 r + r^2}{1 - (2a_0 - hc_0)r + r^2}$$

为得到负阻尼（$r = 1$）情形下的单位增益并作为 g 的值，可利用简化公式：

$$g_0 = \frac{2 - 2a_0}{2 - 2a_0 + hc_0}$$

当极点频率较低时，该值约为 0.5，其中 $2-2a_0$ 约为 θ_R^2，若 $h=c_0=\sin\theta_R$，hc_0 也约为 θ_R^2。当 θ_R 较高时，g_0 将更接近于 1。若将 g 固定为 g_0 值，然后从零开始增加阻尼，则直流增益将降至略小于 1，如图 16-3 所示。为获得更为逼真的低频段线性尾部，我们希望能够阻止直流增益随阻尼增加而下降，因而可使用更精确的 g 值。由于多级都是级联的，每级不会引起直流增益发生大的变化，亦不会对滤波器级联的低 CF 输出通道的增益产生大的影响。

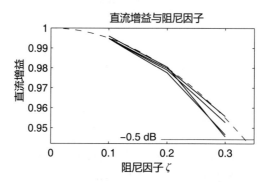

图 16-3   滤波器级的直流增益，其零极点位置为图 16-2 中所示，而增益系数 g 则固定为负阻尼情形下给出的单位增益的值。近似值 $1-\zeta^2/2$（虚线）在 θ_R 值较小时最精确。靠近底部的细线表示损失了 0.5dB

实际上，在耳蜗模型中，除非输入声音特别响亮，阻尼一般不会超过 0.3（粗略地讲，此处增益凸起不复存在），如此，约 100 级的级联所累积的增益衰减大致为 30dB（输入声强在非常大的范围内变化），这是可接受的，尽管可能会引发不真实的高频对低频的抑制。系数 g 可基于所计算的阻尼值来调整，以保证高 CF 通道的阻尼不受低 CF 通道增益的影响，或引入附加计算或额外的近似增益校正因子 $1+\zeta^2/2$。由于我们仍不清楚尾部增益变化对于机器听觉系统是否真的是个问题，为此我们利用 r 来调整 g，以使 CARFAC 模型更为精确。

16.2.2   级响应与级联响应

图 16-4 和图 16-5 展示了典型的双零双极点滤波器级的增益及相位响应，阻尼系数分别为 0.1、0.2 和 0.3。

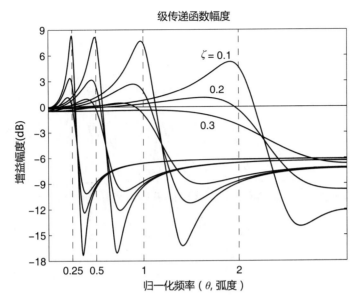

图 16-4 图 16-2 所示的 4 个极点频率和 3 个阻尼系数的 CAR 级的频率 – 响应增益。对于这些曲线，g 是固定的，当阻尼增加时，允许直流增益稍微偏离单位增益。曲线下半部分有深的"陷波"，使得级联响应的高频斜率非常陡峭；事实上，陷波后增益会回升一些，但对级联滤波器形状几乎没有影响，因为在该区域级联增益基本为零

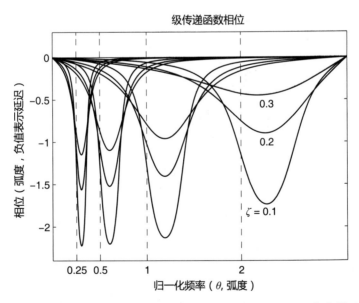

图 16-5 各级的相位响应，其参数如上图所示。随着阻尼的变化，相位在低于极点频率的某个频率大致保持恒定，但过 CF 点的斜率有变化，表示群延迟是变化的。在 CF 之外，当响应变小时，相位滞后量变小，因而此时群延迟是负的

级联的各级连接在一起，形成了一个单输入到多个级间输出抽头的滤波器族。所得的滤波器具有极高的峰值增益，且可随级的阻尼参数在很宽的范围内变化，如图 16-6 所示。

级联响应也可通过其冲激响应的过零时刻和瞬时频率来表征，如图 16-7 所示。不同阻尼下的典型冲激响应如图 16-8 所示，其中过零时刻的变化显然是适度的。

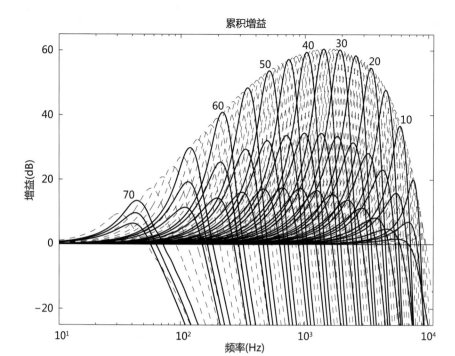

图 16-6 零极点 CAR 级联的累积频率响应（Bode 图），在高频段每倍频程有 12 级，共计 71 级。每 5 个输出抽头（或通道）显示为粗实线，且有与上文相同的 3 个阻尼系数。其他通道在最低阻尼情形下的响应均以细虚线绘制。根据 Greenwood 映射上的等距间隔和 22.050kHz 采样率，极点频率范围大约从 9900Hz（2.818 弧度 / 样本）降至 30Hz。最低阻尼下响应的峰值位置定义了后续曲线中使用的 CF 的值

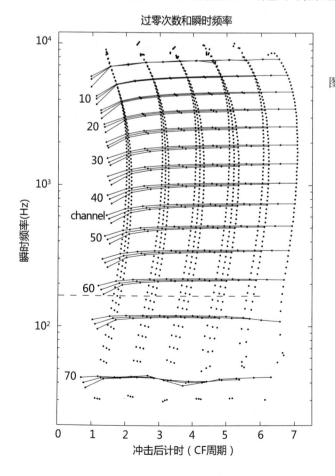

图 16-7 在 3 个阻尼级别下，71 个 CAR 通道的冲激响应的瞬时频率可视作归一化时间（冲击后 CF 周期）的函数。图中的点标记每个通道的正向过零点，及每 5 个通道的负向过零点。对于高阻尼的冲激响应，由于其阻尼衰减较快，故所绘出的过零次数较少。在每个过零点附近，可通过冲激响应的希尔伯特变换估算瞬时频率。对于高 CF 通道，瞬时频率大约有 20％ 的向上滑变，非常明显。而低 CF 通道的向上滑变较少，而据报告听神经中向下滑变的也不多（Carney et al., 1999）。水平虚线用以标记 Greenwood 频率映射图（见图 14-9）中的拐点频率（break frequency），在此之下，通道频率间隔接近线性而非几何的。当系统调整其增益，在约 40dB 的范围内，可看到过零时刻的偏移量小于 1/4 个周期

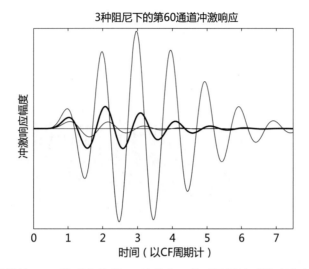

图 16-8 71 通道线性 CAR 模型中的第 60 通道在 3 种不同阻尼下的冲激响应。过零点没有
完全对齐，且很明显。较小的冲激响应对应于较高的阻尼，会在较大强度下应用。
显示区域跨越了 7.5 个 CF 周期，因此本图中的过零点与上图中的点是对齐的。群
延迟的范围从高阻尼（高强度）下的约 2 个周期到低阻尼（低强度）下的约 3.5 个
周期；参见下图

级联中各个输出总的群延迟如图 16-9 所示，并以 CF 周期归一化。在低阻尼情形下，
延迟最多可以达到 5 个周期。

阻尼改变的效果类似于耳蜗力学中抑制对增益、相位和延迟的影响。随着阻尼的增加，
CF 附近的群延迟大幅度减少，这与 Versteegh 和 van der Heijden（2013）关于相位反转的实
验结果在定性上是一致的，他们观察了多种不同的抑制器，

> ……探测频率（probe frequency）在很大范围内，这 3 种改变刺激强度的方法具有几
> 乎相同的非线性效应。基于这 3 个数据集，在对 CF 以上的频率探测中发现了最强烈的非
> 线性振幅变化，相应的相位变化是系统性的，但很复杂。当强度从 0dB 增加到 50dB SPL
> 时，相位围绕 CF 附近的频率发生反转。低于反转频率时，相位滞后；高于反转频率时，
> 相位超前。

因此，我们可以看到，当 CAR 的参数（极点半径或阻尼）保持恒定时，它是一个线性
系统，但正如后续章节所要介绍的，在速动反馈控制各级阻尼的情形下，它成了一个非线性
系统。线性与非线性特性的这种紧密集成，使得这种级联有望成为高效的耳蜗模型。

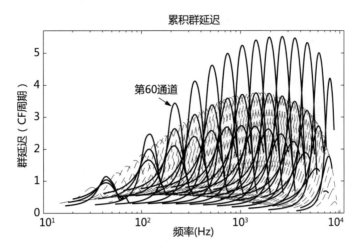

图 16-9　线性滤波器级联的群延迟，以通道的 CF 的周期为单位，阻尼系数为 0.1、0.2 和 0.3，如图 16-6 所示。第 60 通道，其冲激响应如上图所示，其 CF 接近 220Hz。与图 16-6 相比，可以看到位于 CF 附近的延迟峰值。为使绘图更加清晰，在低频侧低于 1dB 或在高频侧低于 −3dB 时，其级联增益曲线不再绘出。滤波器在其峰值附近每 10dB 增益大约会延迟一个周期。靠近蜗顶或低频末端有最大延迟，其绝对时间约为 20ms，即 50Hz 的一个周期或 100Hz 的两个周期。与图 16-6 相同，每隔 5 个通道显示一次，而其他通道的中间阻尼的群延迟以虚线显示

外毛细胞

耳蜗放大器（Cochlear Amplifier，CA）模型可用于解释：时间及频率上微小差异的检测，耳蜗电图的双重特征，耳蜗听力损伤后响度的恢复，对于近阈值声音正常神经响应的长延迟，声发射（包括受激和自发），以及在暴露音调频率范围内的临时阈值偏移（Temporary Threshold Shift，TTS）轨迹。经典的高强度系统及低强度的主动耳蜗放大器系统都是高度非线性的，它们结合在一起，将听觉巨大的动态范围压缩为极为狭窄的内毛细胞纤毛力学运动范围。

——"耳蜗力学中的主动过程"，Hallowell Davis（1983）

为了模拟耳蜗中主动并压缩式放大波的传播，采用数字外毛细胞（Digital Outer Hair Cell，DOHC）结构，CARFAC 的级引入了动态非线性即速动压缩（Fast Acting Compression，FAC），如图 17-1 所示。通过改变系数公式中的 r 来改变它们在 z 平面上的半径 r，这种结构可改变零极点的位置。针对响亮的声音，r 取被动值；而针对微弱的声音，r 值会增加以主动减小阻尼。或者说，r 值为了响应声音，可从安静时的最大值下降到最小值或被动值。

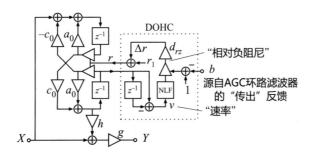

图 17-1　图 16-1 中的线性滤波器级通过零极点半径 r 动态变化融入非线性，得到了扩展，其中涉及了 DOHC 模块中的 NLF 函数。该模块首先利用相邻两个样本的差值计算变化速率，然后计算阻尼（实际上是相对负阻尼），最后计算并应用相应的系数 r，其间结合了基于速率的局部瞬时非线性以及来自 AGC 环路滤波器的"传出"反馈

通过控制低强度声音的放大，压缩较宽的输入动态范围，是该部件的主要功能，这是哺乳动物听觉系统所特有的。外毛细胞在改变增益的同时，不可避免地会产生失真，该副产品作为有益的线索，可用于对人类及机器模型的诊断。畸变音有时能够听见，可帮助感知声音间的差异。

使外毛细胞成为主动"马达"的细胞膜蛋白通道被称为 Prestin。很有意思的是，对于具有良好高频回声定位能力的物种，如蝙蝠和海豚，它们的 Prestin 基因呈现出趋同进化，极有可能是为了支持对弱回声中高频的有效放大（Li et al.，2010）。

17.1　单一机制中的多重效应

由 CARFC 构建的 DOHC 是一种机制，可将瞬时、参数化的非线性集成于单一的阻尼控制。高于被动值 r 的增量由滤波器局部状态的瞬时非线性函数（NonLinear Function，NLF）控制，该函数由多时间常数 AGC 环路反馈调节。在系统中，设置了低阻尼（高增益）弱信号线性极限及高阻尼（低增益）大信号线性极限，而在两个极限间的广大范围内，则是参照实际的压缩与失真模式，所针对的是典型的声音强度。

DOHC 产生的压缩是速动的（fast acting），因为它不仅包含了多时间尺度动态增益控制（强度自适应）环路，而且还包含了瞬时（抑制）效应，二者都是通过同一个可变阻尼机制实现的。阻尼变化的瞬时部分，或许还有一些较快的反馈部分，与行波信号相互作用，产生畸变音或组合音调，它们也沿着级联向下传播，并在它们的调谐区域引发响应。所有这些都是由每级各样本通过有限的算术运算完成的，无须对每个样本开根或利用先验函数来求值。

在图 17-1 中，对应于高强度极限或被动式极限的最大阻尼，是通过最小半径参数 r_1 设置的，且该参数与级的 CF 相关。"速率"信号是耦合型滤波器内部状态变量的变化率。系数 d_{rz} 用于控制相对负阻尼对极点半径 r 的影响比率；若 d_{rz} 取值为 $1-r_1$ 的 70%，则可消除 70% 的阻尼。因此，变量 Δr 的范围从高强度被动情形（b 接近 1，或高瞬时 v 产生低 NLF 输出）的 0，到低强度（b 接近 0）的约 $0.7(1-r_1)$ 相对负阻尼；由于 NLF 输出和传出反馈 b 都在 0 和 1 之间，因而相对负阻尼的值介于 0、1 之间。减少 70% 的阻尼可使级增益增加约 $1/(1-0.7)$ 倍，或约 10dB；调整这些参数可使压缩增益产生或多或少的变化。

17.2　非线性函数

在非线性耳蜗模型中，速率或位移的非线性函数会增加阻尼，是三阶差分音 CDT 和振幅压缩特性的典型来源。例如，在 Kim、Molnar 和 Pfeiffer（1973）非线性系统中，10 级级联滤波器中的每一级都使用了与速率平方成正比的阻尼增量；从图 9-12 中，我们可查出该系统的低强度线性极限，而在 10.4 节中，我们讨论了其分布式非线性带通滤波器方程。其10 级级联谐振器中的每一级都由一个非线性微分方程表述，与 Johannesma（1980）的方程非常相似，只是对 Johannesma 方程中的符号略做简化：

$$\ddot{y} + (b_0 + b_2 y^2)\dot{y} + \omega_0^2 y = x$$

其中 b_0 是低强度阻尼，而 b_2 则基于谐振器输出平方，控制着阻尼的增加量。这是 Van der Pol 谐振器（若 $b_0>0$，可使其稳定）或 Van der Pol 振荡器（若 $b_0<0$，使其产生周期性极限环）的方程式（van der Pol，1926）。当弱信号阻尼为零时，即为稳定区域与振荡区域间的界限，称为 Hopf 分叉（还可称为 Poincaré-Andronov-Hopf 分叉，因其由数名学者各自独立提出）。

Kim 谐振器级与此类似，是通过设置与 $\dot{y}^2$ 成正比的阻尼形成非线性的，但使用平方速率代替了 Johannesma 的 y^2。正如 Johannesma 指出的那样，在这种情况下，应称为 Rayleigh

方程而非 Van der Pol 方程。他指出:"如果阻尼同时取决于 y 和 $\dot{y}$,就会发生可比较的现象"。有时这些方程被归为 Rayleigh-Van der Pol 振荡器。Hopf 振荡器与之相似,不同之处在于它使用一对耦合状态变量(或状态复变量)的幅度,因此它的失真较小,但在运行时具有类似的非线性压缩幅度特性。

van Netten 和 Duifhuis(1983)将 Van der Pol 振荡器作为毛细胞非线性模型进行了分析,此后,还有许多其他模型,将这种和其他表现出 Hopf 分叉的非线性系统,用于耳蜗非线性建模。Duifhuis(2011)比较了用于"抛物线阻尼曲线"的各种方程,并将其在听觉模型中的历史追溯到 Hall(1974),我们发现 Hall 预言了我们当前的建模方法,他说:

> 利用基底膜的非线性模型,Kim、Molnar 和 Pfeiffer 解决了许多非线性听觉现象。而我们的模型与 Kim 的有所不同,它可以表示整个长度的基底膜,且可使我们能够观察到在膜模型某个位置上生成的畸变音,然后传到另一个位置。本文使用的模型是面向物理学的(即尝试将模型要素与耳蜗的物理要素相关联),它代表了基底膜的整个长度,而且我们还引入了不对称及对称的非线性。

我们的 DOHC 经过传出修正,实现了与传出相关联的非线性阻尼控制,如图 17-1 所示。我们将其参数设置为远离分叉,即远离阻尼为零的不稳定条件;其形式上也有意地保持了阻尼边界约束,以生成高强度线性特性。

van den Raadt 和 Duifhuis(1990)(另见 Duifhuis(1992))提出了将阻尼修正为较小速率的二次饱和函数的想法,他写道:

> 最初,……采用的是经典抛物线型阻尼线。然而,我们的着重点转向了可能与实际更为相符的生物物理模型。对于阻尼项,我们现在使用一个可区分成两部分的函数。其一,具有指数"尾部"的无源(正的)部分,可对外部刺激产生具有对数特征的响应。其二,具有有源(负的)部分,如果足够强,可对外部刺激产生净有源/主动响应(负阻尼=产生能量)。

他们的负阻尼中心区域和正阻尼"尾部"分别对应于图 17-2 中 NLF 的中心峰和尾部,而我们使用的功能形式与之并不完全相同。

CDT 的出现是因为阻尼项与差分方程中的信号速率相乘,因此二次阻尼会导致三次失真。如果非线性函数具有奇数分量(与偶数对称分量(如 $\dot{y}^2$)相对比),则它也可生成二阶差分音 QDT。请记住,正如在第 10 章中讨论的那样,采用立方和平方项表示的多项式来表征非线性,可能不如采用奇、偶数这类简单的方法有效,应避免采用失真增长与强度相关这类方式来表征非线性。对于频率的推导,一味坚持使用低阶多项式概念或许会很方便,但 Duifhuis(2012)指出,此处 QDT 和 CDT 这两个术语具有误导性,因为奇、偶畸变分量通常会产生高于 2、3 次的高次畸变音。Smoorenburg(1972)与 Duifhuis(1989)提出了耳蜗非线性压缩的替代形式,他们使用了指数介于 0 和 1 之间的幂律函数;这些形式可以调整以避免 0 点处出现无限斜率,但我们没有采纳这种形式,因为与普通的算术运算相比,幂计算的开销过大。

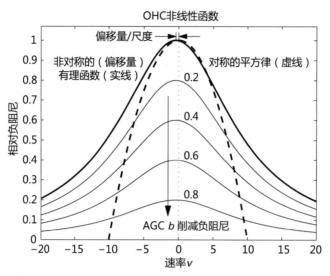

图 17-2　图 17-1 中 DOHC 模块的 NLF 显示为粗实线。虚线表示在 Hopf 振荡器、Kim 模型及其他各种耳蜗模型中经常使用的对称二次非线性。细实线显示为 NLF 输出乘以 $1-b$，NLF 输入的是 AGC 环路滤波器的反馈，如此可减少 DOHC 通过 NLF 提供的相对负阻尼

对于偶数对称（例如平方）非线性，滤波器系数的波动（图 17-1 中的 rc_0 和 ra_0）将包含一个双频项，与基底膜波相互作用形成 CDT，两音调相互作用会产生频率（如 $2f_1 - f_2$）的 CDT，若 $f_1 < f_2$，CDT 将通过后续滤波器的级联传播，并在其到达较自身低的 CF 定位位置之前被放大。例如，800Hz 和 1000Hz 会产生 600 Hz 的 CDT，该 CDT 会传播并定位在比基波音调更后些的滤波器级（对应于更顶端的位置）上。

将非线性中心偏离零速率点是一种有效方法，可使其具有奇数分量，这将导致阻尼控制在基波频率上有分量。一阶阻尼系数的波动将与波的基波频率相互作用，并产生平方畸变项，如 $f_2 - f_1$，或一般的包络分量，它们会传播到位于级联的低 CF 端附近。例如，800Hz 和 1000Hz 将产生 200Hz 的 QDT 分量，该分量的传播和定位远比基波更接近顶端。

速率平方效应在高速率值下增长太快，因此我们的非线性函数公式（图 17-1 中的 NLF，如图 17-2 中所示）是一个饱和值趋向为零的有理函数，使阻尼饱和趋向一个高强度极限：

$$\text{NLF}(v) = \frac{1}{1 + (v \cdot \text{scale} + \text{offset})^2}$$

其中参数 scale=0.1，offset=0.04。

DOHC 中的 NLF 可认为是 OHC 的 S 形非线性转导的斜率；当 S 形在正向或负向饱和时，斜率接近零。根据 Geisler 等人（1990）的说法，这种饱和度可充分解释耳蜗中的双音调抑制。图 17-2 中的下半部分曲线反映了从传导器到放大器耦合的减弱，因其受到 AGC 环路滤波器传出反馈的控制（参见图 15-1）。

17.3　DOHC 的 AGC 效应

如图 17-1 所示，NLF 可很容易与 AGC 环路滤波器反馈信号 b 集成在一起，用于控制

主动负阻尼：将 NLF 输出乘以 $1-b$，可缩小负阻尼效应来降低增益。这个过程有多次反转：高输入强度→高 b→低 $1-b$→低负阻尼→高阻尼（低 r）→低增益→降低（压缩）输出强度。

如图 17-1 所示，通过参数 d_{rz} 调整，将阻尼减小到最小的弱信号阻尼值，可得到最大负阻尼效果。如果弱信号阻尼为零或略微为负，则弱信号增益无限大；但若如此，输出强度会将阻尼调整为正，进而将增益减小至有限值。如此，系统便是所称的位于分叉处，介于稳定和不稳定区域之间（Moreau et al., 2003）。如果通过添加能量主动控制负阻尼，则阻尼就有可能被调整为零或负，从而产生自发输出。这种分叉在耳蜗中发生是有可能的；至于是正常现象还是客观耳鸣，可能要取决于自发声音的响度。而面向机器听觉，保持阻尼为正且增益有限似乎更为妥当。

CAR 滤波器通道的增益大约是阻尼倒数的幂——通常约为 4 次方，这要取决于在一个频率上重叠了多少级谐振峰。阻尼的增加与 AGC 反馈强度 b 成正比，所以 AGC 增益类似于第 10 章中分析的情形，即 $K = -4\mathrm{AGC}$。由于内毛细胞的饱和强度检测器的限制，b 值被限定不超过 1，详情可参阅第 18 章。

NLF 和 AGC 反馈 b 通过以下公式影响极点半径：

$$r = r_1 + d_{rz}(1 - b)\mathrm{NLF}(v)$$

其中 v 是局部底膜上的位移速率。对于高速率，无论其正负，NLF 都接近零，因而从生理数据中可以看到，在强的低频信号通过的两相（正、负速率区域）区间，由于主动负阻尼而产生的增益受到了抑制（Ruggero et al., 1992）。

通过模型中的偏置参数我们可知，这种抑制是不对称的，因此所产生的畸变不会是纯粹的奇数阶或偶数阶，而是混合的。只需少量偏置，便可使 QDT 获得主动增益，传播到较低的 CF 位置并引起明显的响应。这些畸变音调在机器听觉应用中是否有用尚不清楚，但似乎在正常的声音感知中发挥着作用（Pressnitzer and Patterson, 2001）。

在前期论文中，Jont Allen（1981）阐述了外毛细胞非线性整合到耳蜗 AGC 概念，及其对畸变音相对强度的影响：

> 自动增益控制非线性也解释了为什么谐波畸变在强度上总是低于基波，而且也没有像幂律非线性预测的那样在大的输入强度下增大。事实上，相对于基波信号，互调畸变似乎从来没有大于 −15dB 等效耳道声压级。
>
> 尽管我们有充足的理由相信，非线性的产生与外毛细胞的静纤毛运动有关，但其根源仍属未知。目前看来，这一畸变源显然不是由于部件设计不良而带来的副产品，而更可能是在正常运作的耳蜗的力学运动中由复杂局部反馈机制产生的可忽略的残差，如前面提到的自动增益控制系统。

Allen 做出"相对于基波信号 −15dB 等效耳道声压级"的比较结论，与图 17-3 所示的小于 15dB 的响应强度差异是一致且合理的，应归因于压缩。

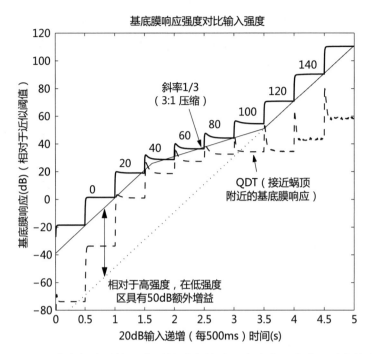

图 17-3　CARFAC 响应与阶跃输入声强的对应关系，响应在两个位置（实线和虚线）上
测得，输入为复合四调音（1.6kHz、1.8kHz、2.0kHz 及 2.2kHz）。对于在大约
1.7kHz CF 位置（实线）的响应是压缩的，但对于非常高和非常低的强度则接近
线性；细线近似于对每个阶跃输入稳定后的稳态响应。与高强度线性区相比，低
强度线性区有 50dB 的增益；可与图 15-3 相比较。采用含有偏置不对称的 DOHC
方案，会使得在大约 200Hz CF 位置（虚线）对 QDT 的响应强度相当高，可在大
部分正常压缩听力范围内，跟得上对基波音调的响应强度的变化。低强度与高强
度线性区域产生的畸变相对较小，如 QDT 处的相对响应强度所示。对于真实的
耳朵，在高强度区域，听觉系统的其他部分有可能会产生严重扭曲

17.4　典型性畸变响应模式

对于外部毛细胞模型，我们很难进行单独评估或表征，为此我们将在完整的 CARFAC
场景下阐明其响应模式，包括将在后续章节详细介绍的组件的反馈环路。

图 17-3 展示了基底膜处的输入－输出强度响应（不是 IHC 或神经响应，而是波动力学
测量值）。其中包括，在靠近蜗顶通道中所测得的 QDT 的输出强度，及靠近蜗底通道的近似
线性响应。刺激是一个余弦相位的复合四调音（1.6kHz、1.8kHz、2.0kHz 及 2.2kHz），其谱
包络有一个尖峰，并引发一个很响的嗡嗡声，且带有 200Hz 的音高感知。

线性－压缩－线性，三个区域的输入－输出响应是 CAR、IHC、AGC 和 OHC 组件的
协同作用的结果。在低强度时，AGC 反馈可以忽略不计，最大限度地提供最大负阻尼；而
在高强度时，OHC 提供的负阻尼可忽略不计，因此，在这两个区域都是线性滤波器组。中
间区域有约 3:1（立方根）的压缩，对于复合四调音，在输入强度 75dB 变化范围内，其增益
改变了约 50dB。

QDT 与强度间的关联关系非常复杂（Cooper and Rhode，1997）。在弱信号区域，固有的就

是二次（可更高阶次）畸变。在配置为默认参数的 CARFAC 中，在一般听觉强度范围内（至少 40～80dB SPL），200Hz QDT 的响应强度与基波音调的响应强度大致成比例，大约降低了 8～10dB，如图 17-3 所示。根据 Pressnitzer 和 Patterson（2001）的观察，这个强度可能高得离谱，而我们还没试过采用他们提出的抵消范式来进行量化。

响应强度与位置的关系如图 17-4 所示。Cooper 和 Rhode（1997）描述的 QDT 响应具有强烈的压缩性和非单调性（在第 60 通道附近），非常显著，尽管他是在非常低的强度下观察到的非单调性。

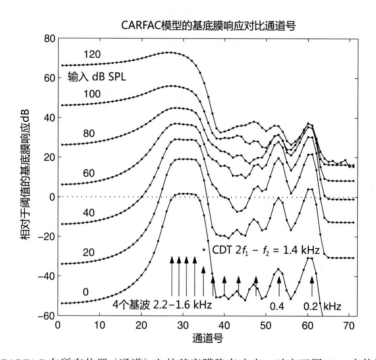

图 17-4 CARFAC 在所有位置（通道）上的基底膜稳态响应，对应于图 17-3 中使用的输入。输入为复合了 1.6kHz、1.8kHz、2.0kHz、2.2 kHz 的复合四调音，长箭头用于标记与基波对应的 CF 位置。在 200Hz 低倍数的 CF 位置处（短箭头）也会产生响应，尤其是在 200Hz 及 400Hz 处的平方畸变。第一个低边奇数阶畸变频率为 1400Hz，其位置用星号标出，可解释为两个最低基波频率的 $2f_1-f_2$ CDT。虽然从空间上无法分辨，但这个位置的响应主要是 1400Hz 的分量。在 0dB 响应强度上的水平虚线表示近似的检测阈值，这表明即使对于低至 20dB SPL 的输入声强，二次失真或许也能听到

图 17-5 展示了由外毛细胞产生的基底膜速率样本散点图，以及由此产生的瞬时相对负阻尼，对应于不同强度、同一个复合四调音的输入。在极低输入强度下，相对负阻尼保持接近于 1.0，从而将 CAR 级的阻尼从 0.35 降低至 0.1。在每个强度下，阻尼在适度范围内变化，尽管在一个强输入启动处，可能会即刻从接近 1 下降到接近于 0。对于散点图，只采样对基波音调最敏感的通道，且只在响应强度稳定后才进行采样。输入每增加 20dB，所采样的基底膜速率值的范围大约翻倍（响应增加 6dB），接近于立方根压缩。

图 17-6 展示了对于复合四调音输入，基底膜所有通道 20ms 时段的响应，以及 OHC NLF 的响应，条件改为零偏置不对称，当输入声压级为 60dB 时，QDT 的相对强度最大。

有无偏置量，对于 QDT 之间的差异是显而易见的。不太明显的是，即使在零偏置情况下，仍然存在弱 QDT 响应（因太小而无法在图中看到），这是因为 AGC 平滑滤波器输出中存在微弱的基波音调频率波纹，就像 NLF 输出的奇数分量一样，该波纹与信号发生了相互作用。这是我们上一代模型中唯一的平方畸变机制，Patterson 等人（2013）对此进行了讨论。

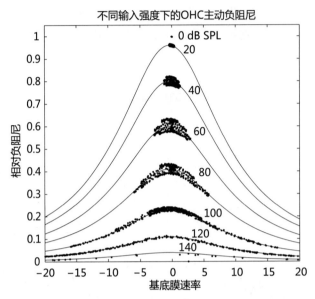

图 17-5 OHC 在不同输入强度下的主动负阻尼效应，对应输入为 0～140dB SPL。输入信号是一个 1.6kHz～2.2kHz 的复合四调音，其 OHC 效应是在最敏感位置进行的采样。细实曲线是由 NLF 做尺度变换后形成的，采样点大致会落在上面，也就是说，这些点可能对应于参数 b 的稳定值，参照图 17-2 所示。在最高及最低强度下，在整个刺激周期内，阻尼几乎是恒定的，因此产生的畸变相对较小（在 140dB SPL，基底膜速率延伸到远超出绘制区域，所以中间小的凸起的效果非常有限）

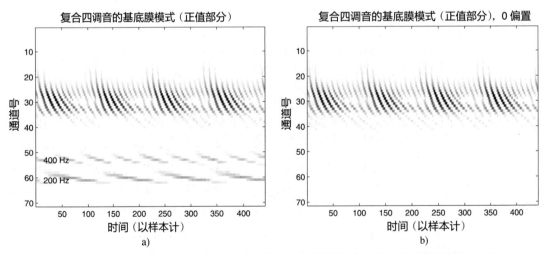

图 17-6 这些耳蜗谱图显示了 60dB SPL 复合四调音刺激的基底膜运动（滤波器输出）的正值部分，在默认 NLF 偏置参数下，200Hz 和 400Hz 的 QDT 的相对量最高。左图（a）对应于默认参数值下的 CARFAC，右图（b）对应于 NLF 中零偏置。20ms 时段内包括了 4 个周期的 200Hz 缺失基音。图 17-2 和图 17-5 所示的相对较小的偏置不对称足以导致相对较大的 QDT

CDT 通常采用频谱分析进行估算，因为它们通常不会在位置维度上产生可分辨的峰。图 17-7 展示了所有通道的基底膜响应的谱，是通过对图 17-6 所示的时段（带有 OHC 偏置的左侧时段）进行傅里叶变换获得的。在输入声压级为 60dB 时，所有阶次的畸变音调都可看到。在输入较低（40dB SPL）时，会发现 800Hz、1000Hz 的响应很小，QDT 从 200Hz、400Hz 和 600Hz 逐次上升，而 CDT 从 1400Hz、1200Hz 逐次下降。

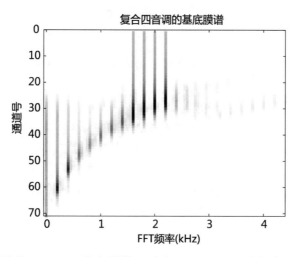

图 17-7　所有通道的 CARFAC 基底膜谱，对应于 60dB SPL 下复合四调音的响应；即图 17-6a 所示的 20 ms 时段的 FFT 幅度谱，每个通道谱绘制为一行。可查见的畸变分量包括 QDT（包括直流响应）和所有的 CDT。例如，第 35～40 通道展示了强 CDT $2f_1-f_2$（1400Hz）及 $3f_1-2f_2$（1200Hz）分量（对应于两个最低频基波）。峰值上方的尾部展示了每个畸变音调分量的传播来源：来自蜗底的基波，以及来自对基波强烈响应区域的畸变音。高侧畸变音非常弱，因为它们没有机会可以通过某个区域放大使其得以传播。振幅的尺度采用了立方根压缩（功率的 6 次根）以使弱分量在图中可见

17.5　形成闭环

在本章，我们重点讨论了 OHC 模型，但也揭示了系统响应与 CARFAC 其他模块也有关系，包括 IHC 模型，以及将在后续章节中介绍的 AGC 环路滤波器，以便形成完整的反馈控制环路。这里，我们主要关注稳定环路的相关特性，因环路已经构成，故 AGC 环路动态特性分析并不重要，尽管我们确实也看到了对图 17-3 中阶跃的一些动态响应，以及图 17-5 中由于 AGC 平滑不完善引起的一些抖动。

在下一章，关于 IHC，我们将看到：对于实现高强度被动线性区域，检测器的饱和输出是如何发挥重要作用的。然后，我们将在第三部分的最后一章介绍 CARFAC 与 AGC 环路滤波器神奇地耦合，该环路滤波器控制参数 b 输入 DOHC 的动态以响应强度的变化。

第 18 章

Human and Machine Hearing: Extracting Meaning from Sound

内 毛 细 胞

毛细胞的灵敏度非常高：每微米位移对应的输入－输出曲线斜率可达 20mV。如果毛细胞像感光细胞一样，可以突触传递统计学意义上的显著信号，即 10μV 受体电势，则两栖球囊（amphibian sacculus）的阈值灵敏度将接近 500pm（5Å）。

—— "脊椎动物毛细胞针对受控力学刺激反应的灵敏度、极性及电导率变化"，

Hudspeth 与 Corey（1977）

内毛细胞是一种传感器，可感知声音在耳蜗隔膜上产生的运动，并将结果作为传入信号传递给神经系统。它们在 Corti 器中的位置如图 18-1 所示。

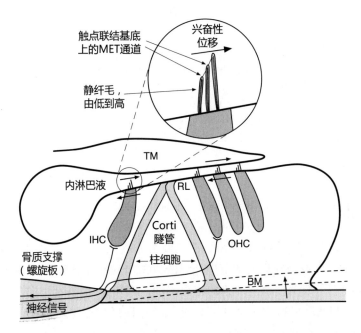

图 18-1 在 Corti 器中，由于基底膜（BM）的位移（虚线所展示的是放大的位移位置），使得 Corti 器绕 Corti 隧管内角旋转，造成内毛细胞（IHC）和外毛细胞（OHC）的毛束在网状层（RL）和盖层（TM）之间发生剪切运动而产生位移。当运动沿箭头方向时，相邻静纤毛之间的触点联结打开了机电传导器（MET）的通道，允许正离子电流在短纤毛端点处从内淋巴液流入毛细胞。OHC 将能量反馈到流体力学波中，并在一定程度上受到来自大脑的神经信号控制，而 IHC 则是向大脑发送神经信号

生物物理学关联：毛细胞如何工作

Hudspeth 和 Corey（1977）发现，毛束的偏转会导致进入毛细胞的离子电流发生变化，并呈 S 形曲线。后来，人们推测（Hudspeth，1982）并最终接受：这些电流主要流经静纤毛，经由其端点处的机电传导器（Mechano-Electrical Transducer，MET）通道（Jaramillo and Hudspeth，1991；Lumpkin and Hudspeth，1995）。更确切地说，是电流流入每一个静纤毛，通过触点联结（tip link）连接到下一个纤长的蛋白质链；当毛束朝一个方向弯曲时，蛋白质链就会拉紧；当毛束朝另一方向弯曲时，蛋白质链就会松开。参见图 18-1。

触点联结对 MET 通道进行机械开启、闭合操作，内淋巴液中的正离子（大部分为钾、钙）通过该通道进入毛细胞，完成了从机械到神经传导的第一步。尽管还有细节尚未明了（Fettiplace and Kim，2014；Zhao and Müller，2015），但有关传导器工作的许多细节已经清晰了，包括触点联结的分子机制（Gillespie and Müller，2009；Sakaguchi et al.，2009）。

接下来，在热扰动中，MET 通道在开启、闭合之间快速切换（flicker），开启的概率约为 0.1 或更大。在某些点上，对于大位移，大多数通道的是开启的，但更大的位移并不会使电流加大；而对于另一方向的位移，大多数通道则是闭合的，电流接近于零。尽管每个静纤毛大约仅有两个通道，但每个通道都可以传导较大的离子电流。对这些电导波动进行统计，所得到检测数据呈 S 形非线性。

耳蜗液体－膜系统中的振荡波，在 CARFAC 模型中表示为图 15-2 中基底膜的输出 y_i，与 IHC 的静纤毛相耦合，控制受体电流，从而改变毛细胞的胞内电位和离子浓度。IHC 对这些受体效应的反应与其他感知细胞的反应一样，例如，与视网膜视锥细胞对光的反应非常相像，会通过释放神经递质刺激相连的神经元激发（产生动作电位）。IHC 本身不会像神经元那样激发，但相连的初级听神经元会发出激发。

IHC 充当检测器或整流器，将零均值带通信号转换为神经放电速率和精细时间结构。除波动检测外，IHC 还有其他信号处理功能，包括强化信号启动，在一定的时间尺度范围内对时序结构进行响应，以及通过自适应非线性机制实现进一步的动态范围压缩。在这些机制中，IHC 的短时平均输出在控制着自适应增益和畸变的 AGC 反馈环路中起着关键性作用。在 CARFAC 模型中，IHC 模块需要在其他要素共同参与下进行设计和评估。OHC 模型依赖于 IHC 的饱和检测特性，借此实施对 AGC 平滑滤波器产生的反馈信号的约束。IHC 内部的 AGC 也依赖于这种饱和特性。

18.1　利用 S 形函数实现整流

正如第 14 章中所述，检测非线性并非严格意义上的半波整流器。一个方向的纤毛运动会增加受体电流，正离子电流进入细胞，而另一方向则使其关闭，但电流曲线在零位移处并不是锐角。流入的离子电流致使细胞去极化，也就是使毛细胞内外的电位差减小。去极化这个方向对应着神经元和毛细胞的兴奋反应。另一方面，关闭离子通道会引发细胞的超极化，这个方向对应着抑制反应。

相对于静止电位为零，受体电位通常显示为去极化为正，超极化为负。但在这里，我们采用另一种方法，即将零电导或超极化极限设置为零，而将安静时的电导显示为微弱的正响应。在概念上，安静状态下的这种非零电导响应，与安静状态下听神经元所具有的微小的自发放电速率有关。交流电导与直流电导、受体电位、神经递质释放以及神经元放电速率之间的关系，由毛细胞和神经元模型确定，这些关系不一定简单。

图 18-2 所展示的有理函数 S 形非线性检测，正是我们在 CARFAC 模型中所使用的，其中位移峰值幅度 2.0 表示很强的力学响应，几乎处于饱和状态，如图 18-3 所示。

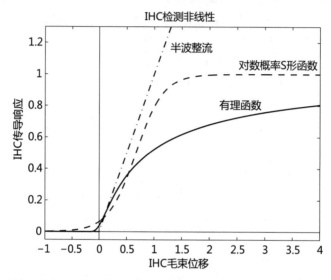

图 18-2   IHC 的传导非线性是某种 S 形曲线，例如，经偏移的对数几率函数（虚线），或建模时简化为半波整流器（点虚线）。也可采用其他功能形式，例如，零响应时设为常数，与有理函数（三次多项式的比率）构成的其余线段（实曲线）相连，其根部为三次曲线，中间区域近乎线性，上部呈缓慢饱和

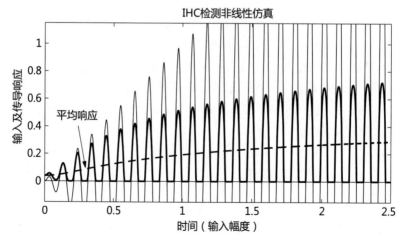

图 18-3   图 18-2 中有理函数检测非线性输出（粗实线）的仿真，由幅度递增的正弦波作为输入驱动（细实线）；输出时间函数是在 18.3 节的数字 IHC 模型中使用的电导 $g(t)$。图中还展示了平均响应（虚线），且是在输入正弦曲线多个相位上取平均得到的结果

如果检测非线性在零点没有锐角，则非常弱的信号的响应接近线性（非整流），还会再

加上一点点平方畸变（平方律整流或功率检测）。在足够安静的条件下，会有一个非零的平均输出，该输出对信号强度相对不敏感，在平均响应与对数强度的关系图上呈现为一平坦的低强度区域。即使当信号足够大使响应波动时，均值也不会受到太大影响，直至信号足够强并产生明显的二阶畸变为止，如图18-4所示。后续听神经元的放电速率，包括平均放电速率及瞬时放电速率，将反映毛细胞的响应。

相对于安静状态下的响应，平均响应显著增加的强度被称为平均响应阈值；而对于附属的螺旋神经节传入（初级听神经元）神经激发的情形，则称为平均速率阈值。某种意义上，这里并没有实际的阈值机制在起作用，即存在一个门限，跨越门限就会触发某一事件或关闭开关。事实上，心理物理声音检测阈值低于平均速率阈值。我们能够通过几乎随机的神经元放电模式听到微弱的声音，所利用的是对称地调制或高或低于其安静状态下平均速率的瞬时速率。神经元利用自身噪声，即随机激发来增强那些过弱信号的可检测性，所应用的是抖动（dithering）和随机共振（stochastic resonance）概念（McDonnell and Abbott，2009）。

在对整流非线性位移尺度实施任意方式归一化后，平均响应阈值约为0.1，而在该阈值以下仍存在显著的近线性同步响应，如图18-4所示。由于检测实施之前的耳蜗力学压缩，从阈值到饱和的实际声音强度动态范围远大于毛细胞处的26dB的差异。在功能正常的耳蜗中，毛细胞在中频段响应的动态范围超过70dB（Cheatham and Dallos，2000），相当于波到达IHC之前力学上实施了约3:1的压缩。

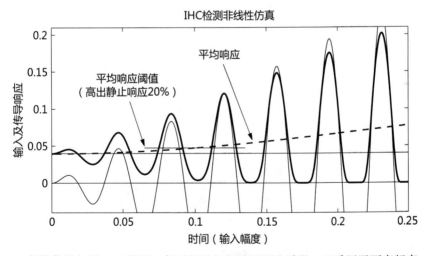

图18-4　刺激信号如图18-3所示，但时间及振幅范围更为受限，且采用了更高频率，以更好地阐明从低振幅的近似线性响应到高振幅的整流响应的过渡。平均响应（虚线曲线）在响应接近线性的情况下增长非常缓慢（最初为二次曲线）。当输入振幅增加到约0.1时，响应从静止增加了20%，其畸变已到达开始出现整流且可辨识的程度

18.2　自适应纤毛 – 细胞模型

Davis（1957，1965）提出了纤毛 – 细胞传导模型，其中采用了毛束位移调制来调节毛细胞与耳蜗内淋巴液界面的电导或电阻，并利用了整流函数（如上述描述的S形函数）。而后他的模型得到了改进与完善；本节将就这些更新的模型进行评论。

IHC 不仅具有检测非线性，它还是自适应的，并由此产生压缩，信号一旦出现就迅速降低响应增益，减小输出动态范围。针对 IHC 这种特性，建立了各种有效的模型，通常涉及一个或多个神经递质或电位或其他关键成分的储存，这些储存消耗可以很快，而补充却非常缓慢。在简化模型中，进入细胞的受体电流与流出的神经递质电流是相同的信号；电流与电导、整流后的输入信号及模型的自适应状态变量成正比，而自适应变量可解释为细胞内电位或可用神经递质的总量。

现代研究（Gillespie and Müller，2009）表明，至少存在两个与传导通道本身相关的自适应时间常数，分别约为 1ms 和 10ms。我们还尚未将这些效应纳入模型中。

18.2.1　Schroeder-Hall 模型

在 Schroeder-Hall 模型（Schroeder and Hall，1974）中，采用位移软半波整流器（Soft Half-Wave Rectifier，Soft HWR）函数以刻画神经递质由储存流向输出的电导 $g(t)$（位移函数，为时间的函数），如图 18-5 所示。软半波整流器在高端与直接型半波整流器相一致，但在低端有一条平滑曲线趋向于零，而不是一个锐角。在一阶 RC 电路中，储存（由电容器所存电荷建模）以有限的速率进行补给，如图 18-5 所示。

$$C\frac{dv}{dt} = I - \frac{v}{R} - y \quad \text{其中} \ y = gv \ \text{是输出电流}$$

强信号平均输出受补给率上限的限制，因此即使检测非线性尚未达到，平均输出也会饱和。但如果输入，即基底膜位移控制的 $g(t)$，很大，则瞬时输出可能会很大。电导过大会导致对强信号启动的响应过于强烈；因此，对于该模型，饱和 S 形仍可能是更好的检测非线性。

模型恢复的时间常数为 RC 乘积，通常设置为约 10ms，由它确定 $g(t)$ 归零后储存电势呈指数的补给时间。然而，用于降低强启动时增益的起效或启动时间，或是 $v(t)$ 所能迅速下降的时长，可能要短得多。根据第 11 章中分析的自动增益控制概念，较快的起效时间对应于 AGC 环路中的加速因子 $K = 1$。

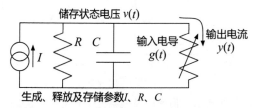

图 18-5　此电路原理图描述了 Schroeder-Hall 纤毛－细胞模型。状态变量是电容器两端的电压 $v(t)$，由电流源 I 充电，经固定电阻 R 及由输入控制的可变电阻电流放电，可变电阻的电导率为（电阻的倒数）$g(t)$。流经可变电阻器（标有箭头的电阻符号）的电流为输出信号。同一示意图还可用于描述 Allen 模型，但对于 $g(t)$ 检测非线性，采用的是饱和非线性而非半波整流，并增加了输出平滑滤波器以削减与高频的同步

18.2.2　Allen 模型

Allen（1983）的纤毛－细胞模型与 Schroeder-Hall 模型相似，但使用的是 S 形非线性而不是软半波整流 HWR 对毛束位移效应进行建模。尽管 Allen 对模型所做的设计及刻画有所

不同，但仍可应用图 18-5 所示的相同电路。与神经递质储存相反，Allen 通过细胞内受体电位确认电容器状态。该模型的响应更为恰当，因其 S 形电导非线性可避免强启动时的过度反应。

此外，Allen 模型中还包括反应神经递质效应的高阶低通动态特性，可平滑输出电流信号，从而降低约 1kHz 频率以上与波形同步的细节成分。Allen 建议的低通滤波器是一个扩散模型，可采用多级 RC 电路实现，对应若干实极点。这种滤波器的确切细节并不重要；其冲激响应接近于 Gamma 分布（Papoulis，1962）。

图 18-6 中展示了有理函数应用于 Allen 模型对高低频的仿真。

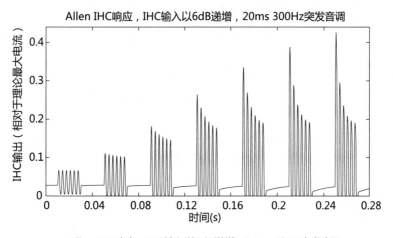

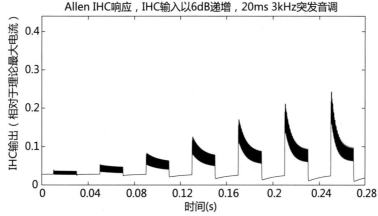

图 18-6　Allen IHC 模型对突发音调的响应，时长为 20ms，音调频率 300Hz（上图）和 3kHz（下图），幅度以 6dB 递增，起始信号低于平均响应阈值 6dB（无耳蜗滤波）。如图所示，针对高强度输入，表现出强烈的启动强化，是 IHC 及其模型的一个关键特性；3kHz 的同步被低通滤波器衰减；与启动的同步保持得很好

18.2.3　Meddis 模型

Meddis（1986，1988）模型添加了更多的状态变量，用于刻画其中可能储存神经递质的其他位置。特别是采用了再摄取机制，循环利用存在突触间隙中的神经递质，与引入新的神经递质相比，可快速增加自由递质池中待用神经递质。再摄取机制还可减少神经递质释放对突触后细胞（初级听神经元）的前向效应，因其降低了突触间隙中的浓度。

Meddis 还在神经递质因子与自由递质池之间加入了一个局部存储，一额外的 RC 滤波器级。而且他使用了一种软饱和非线性，与图 18-2 中的曲线非常类似。

18.2.4 模型选择

Van Compernolle（1991）对 Schroeder-Hall 模型和 Meddis 模型进行了分析比较。类似地，Hewitt 和 Meddis（1991）对各种模型也进行了研究与参数调整，并针对大范围的刺激强度及其递变，着重研究了同步性、激发率和启动强化（onset emphasis）。但是这两项工作都是在分段线性基底膜模型背景下进行的，也就是说，非线性压缩全部由纤毛 – 细胞模型负担。在后期论文中，Meddis 和他的同事提出了 IHC 模型，引入了滤波器组用以模拟耳蜗力学压缩（Sumner et al.，2002，2003a）。在这些模型中，所应用的纤毛 – 细胞及神经机制非常细致，可能有助于模型对一系列现象实施更加准确的刻画，但或许超出了机器听觉应用所需的范畴。

在上述测试中，线性声音作为各种纤毛 – 细胞模型的输入，Schroeder-Hall 模型中的软半波整流非线性会导致启动激发率过高。受限 S 形非线性和非线性滤波器组均可用于该缺陷的修复。但这些模型都不如具有更多状态变量的那些模型实用，如 Meddis 模型及其各代版本。作为折中，我们在 CARFAC 实施过程中对 Allen 模型进行了改动，采用了 S 形有理数函数实施非线性饱和检测，可实现与 Meddis 模型相应的大多数效果且更为简单。

18.3 数字 IHC 模型

图 18-7 展示了我们的数字内毛细胞（Digital Inner Hair Cell，DIHC）框图。除输入输出处的线性滤波器之外，还可以结合图 18-2 或类似的电导非线性，从图 18-5 电路中导出 DIHC 的更新方程。

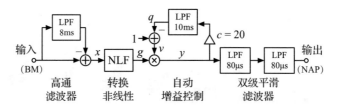

图 18-7 数字 IHC 框图，是 Schroeder-Hall 与 Allen IHC 模型的混合改进版。该模型采用了 4 个图 7-1 中一阶 IIR 数字滤波器，并配置为平滑滤波器（直流时为单位增益的低通）。框图中，低通滤波器标记为 LPF 及各自的时间常数。用第一个 LPF 输出去减输入信号构成了一个高通滤波器，用于抑制在基底膜波传播平方畸变时产生的 20Hz 以下的频率。第二个 LPF 是自动增益控制环路中的环路滤波器，如图 11-2 所示，其中非线性增益控制函数参数 $K = 1$，但是在可变增益之前而非之后应用整流非线性。整流非线性函数将基底膜运动转换为基底膜电导，所用的是一种 S 形有理函数软整流曲线，如图 18-2 所示。可变增益 v 用于对图 18-5 中电容器电压的建模。最后两个 LPF 用于平滑输出

非线性函数（NLF）检测非线性（采用图 18-2 所示的 S 形有理函数）的计算方法如下：

$$u = \mathrm{HWR}(x + 0.175)$$

$$g = \frac{u^3}{u^3 + u^2 + 0.1}$$

其中，x 是基底膜运动经高通滤波（在 EE 术语中亦称交流耦合）的输出，这一高通滤波器是专门用于抑制低于 20Hz 频率的。在实际耳蜗中，这类低频大部分会被来自蜗孔的短路反射所抵消；蜗孔位于耳蜗顶端，仅有次声频率可以抵达。由于我们在级联滤波器组中没有针对反向波进行建模，因此我们转而在 IHC 输入处直接对次声频率进行抑制。HWR 是正幅半波整流，借助该运算可使中间变量 u 得到 NLF 零点段与有理函数数段之间的分界。NLF 定义中还包括两个常数 0.175 和 0.1。

以电导 $g(t)$ 为输入，模型自适应增益部分以 $v(t)$ 为增益，其工作方式类似于第 11 章的 $K = 1$ 的 AGC 环路（尽管信号名称不同），计算方式是：

$$v = 1-q \text{（低通环路滤波器状态为 } q \text{）}$$
$$y = gv$$
$$q_{NEW} = q+a(cy-q) \text{（环路滤波器状态递进量更新）}$$

系数 $c = 20$（见图 18-7）实际上是将 IHC 中 AGC 的输出强度定义为 cy。$K = 1$ 增益函数（$v = 1-q$）保持平均输出强度低于 1，该强度会将增益 v 降至零，从而会使 IHC 平均输出 y 保持在 1/20 以下。LPF 平滑系数 a 对应着滤波器时间常数 RC（在 22 050Hz 采样率下，对应时间常数 $RC = 10$ms，$a = 1/220.5 = 0.004\ 5$）。在 CARFAC 模型中，将这些值指定为两个时间常数：10ms 的储存充电（输入）时间常数，0.5ms 对应于放电（输出）时间常数，而输出在 $y = 1$ 时达到饱和（$c = 20$ 为时间常数比率）。

然后输出 y 通过两级时间常数为 $80\mu s$ 的一阶滤波进行低通滤波（拐点频率为 12 500 弧度 / 秒或约 2kHz）。公式中，g、v、y 与最后平滑的神经活动模式（Neural Activity Pattern，NAP）的值始终处在 0～1 之间；如果需要，它们可以缩放并与物理单位相关联，例如，与生物物理模型相比较。因为有 NLF 饱和，基底膜输入 x 不必受限，但由于存在耳蜗波动力学压缩，通常被控制在中等动态范围内，而峰值不会超过 1 太多。

CARFAC 中一组 DIHCS 的输出示例如图 18-8 所示，输入为图 17-6a 中的基底膜响应段。灰色背景对应于安静条件下非零静止强度输出。

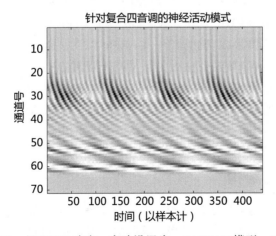

图 18-8　NAP 对应于一组 DIHC 响应，实验设置为：CARFAC 模型，17.4 节的复合四音调刺激，声压级为 60dB。至少在概念上，NAP 可用以表征附属于每个 IHC 初级听神经元群的瞬时放电速率

AGC 环路滤波器

对于接近最佳频率的频率，输出的基底膜位移或速度的变化远小于镫骨输入的位移或速度的变化。随着研究的深入，这一重要发现的意义将变得愈加显著。但在我看来，这意味着耳蜗滤波器中或许内置了一个自动增益控制系统。

——"耳蜗模型——1980,"Jont B. Allen（1981）

19.1　CARFAC 的 AGC 环路

Allen（1979，1981）是最早针对耳蜗力学（与神经响应相对）AGC 功能进行表述的学者之一，他所利用的是基于 Rhode 非线性力学响应观察所构建的模型（Rhode，1971）。Kim（1984）更为明确地定义了 IHC、OHC 子系统及内侧橄榄耳蜗（Medial Olivo-Cochlear，MOC）传出在耳蜗综合非线性系统中的作用：

> 大型 MOC 神经元的功能，是通过突触介导的 OHC 膜电位及电导的调节，减少 OHC 释放的机械能，从而对 Corti 器实施生物力学增益控制。

与上文所引用的 Allen 的概念不同，我最初提出的耦合 AGC（Lyon，1982）并不是"内置在耳蜗滤波器中"，但与 Allen 和 Kim 的概念以及我们目前的模型相去不远。它是连接线性滤波器组之后通过乘法耦合实现的多通道增益控制，而非通过改变滤波器阻尼因子来实现增益变化。

在本章，我们将阐述：CARFAC 如何对 MOC 反馈及更为局部的反馈进行建模，通过所构成的 AGC 环路滤波器，将 IHC 模型（检测器）反馈给前两章所述的 OHC（增益效应器）。

与第 11 章中讨论的简单 AGC 模型相比，CARFAC 中的 AGC 环路滤波器具有多方面特点，形成了其特色。第一，有 4 个单极平滑滤波器，将其输出组合在一起，可涵盖一个时间常数范围，而非单一的特定时间常数或拐点频率。第二，这 4 个滤波器的每一级在相邻通道之间都有耦合，而且在双耳或多麦克风版本中，在双耳或多耳之间也有耦合。第三，为降低计算量，环路滤波器状态的更新速率很低，远比 CAR 滤波器本身的采样率低得多。下面，我们会依次予以介绍。

19.2　AGC 滤波器结构

在图 15-2 中的 CARFAC 总体方案中，大多数复杂细节被掩盖了，其中 AGC 环路滤波器显示为平滑滤波器。实际上，在低频段，这些滤波器并非单位增益，反而是通过调整低频增益建立一接口因子，借此协调检测非线性或 IHC 模型强度期望范围与滤波器所需阻尼因子范围之间的匹配。该因子将在最后进行调整，用于"闭合环路"。

整个时空滤波器网络的具体实现可采用几种不同的方式。我们采用了 4 个具有不同平滑时间常数的级，如图 19-1 所示。我们选择右边方法是因为其抽取方案实现高效，且最为容易，可在低采样率下运行更慢的级，对此我们将在 19.6 节中予以讨论。

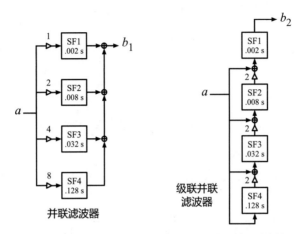

图 19-1 在概念上，每个 AGC 通道中的滤波器都是由 4 个具有不同增益和时间常数的一阶低通平滑滤波器并联构成的，如左图所示，详见图 11-12 的介绍。平滑滤波器（SFi）传递函数为 $1/(\tau_i s + 1)$，其中的时间常数 $\tau_1 = 2\text{ms}$，其他以 4 的倍数递增，直至 $\tau_4 = 128\text{ms}$。但我们使用的是右图所示的变体：将这些一阶滤波器级联并联组合，在级联中共享处理片段，这种安排可更容易在低采样率下运行长时间常数的滤波器

19.3 平滑滤波器零极点分析

将不同时间常数的平滑滤波器并联在一起，其目的是使增益控制环路保持稳定并留有裕度，其方法是使环路滤波器的响应逐渐下降，而不是像 –6dB/ 倍频程那样陡峭，且相移远小于 90 度。4 个滤波器的增益以因子 2 递增，而时间常数以因子 4 变化；这样可使 Bode 图拐点具有 –3dB/ 倍频程的斜率，如图 19-2 所示。而相移接近 90 度出现的位置只会远超最高拐点频率。

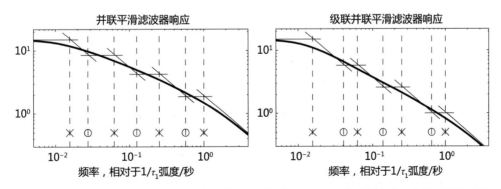

图 19-2 由于实极、零点在 Bode 图渐近线中导致每倍频程 6dB 的斜率变化，我们可以依据所计算出的极、零点频率直接绘制四极点平滑滤波器 Bode 图的梗概。每个极点或零点都对应于斜率 0 与 –6 线段相交的一个拐点；由于斜率已知，仅凭频率就足以轻松勾勒出 Bode 图的梗概，如图所示。传递函数将是一条光滑的曲线，被约束在上下交替出现的这些拐点之间，且斜率也位于这些渐近线斜率之间。对于给定的时间常数和增益，并联滤波器（左）与级联–并联滤波器（右）的零点频率和产生的斜率略有不同

让我们回顾一下 6.14 节，并思考多滤波器并联设置的含义。4 个单极点平滑滤波器并联的传递函数（如图 19-1 左侧所示）可通过将单极点滤波器的复传递函数相加得到：

$$H(s) = \frac{1}{\tau_1 s + 1} + \frac{2}{\tau_2 s + 1} + \frac{4}{\tau_3 s + 1} + \frac{8}{\tau_4 s + 1}$$

对于级联并联滤波器（在图 19-1 的右侧），通过将不同阶的级联传递函数相加得到：

$$H(s) = \frac{1}{\tau_1 s + 1} + \frac{2}{(\tau_2 s + 1)(\tau_1 s + 1)} + \frac{4}{(\tau_3 s + 1)(\tau_2 s + 1)(\tau_1 s + 1)}$$
$$+ \frac{8}{(\tau_4 s + 1)(\tau_3 s + 1)(\tau_2 s + 1)(\tau_1 s + 1)}$$

在这两种情况下，将 4 个极点并入公分母会得到一个三阶分子，其根即为导入的零点（这里我们将其简化为一个时间常数参数 τ_1，使其他的乘以因子 4 予以放大）：

$$H(s) = \frac{a_3 s^3 + a_2 s^2 + a_1 s + a_0}{(\tau_4 s + 1)(\tau_3 s + 1)(\tau_2 s + 1)(\tau_1 s + 1)}$$
$$= \frac{a_3 s^3 + a_2 s^2 + a_1 s + a_0}{(64\tau_1 s + 1)(16\tau_1 s + 1)(4\tau_1 s + 1)(\tau_1 s + 1)}$$
$$= \frac{a_3 s^3 + a_2 s^2 + a_1 s + a_0}{4096\tau_1^4 s^4 + 5440\tau_1^3 s^3 + 1428\tau_1^2 s^2 + 85\tau_1 s + 1}$$

系数 a_i 可通过简单代数运算得到，并进行了简化，其中时间常数的固定级数因子为 4、增益的因子为 2。对于更为简单的并联情形：

$$[a_3, a_2, a_1, a_0] = [7680\tau_1^3, 5520\tau_1^2, 690\tau_1, 15]$$

对于级联并联情形：

$$[a_3, a_2, a_1, a_0] = [4096\tau_1^3, 3392\tau_1^2, 500\tau_1, 15]$$

这些数字本身并不太重要，只是用于说明结果的不同；但我们可以求出这些分子的根，来比较一下零点的位置。在这两种情况下，根是 3 个实数零点，交错出现在 4 个极点之间。两者的极点位置都是

$$\left[\frac{-1}{\tau_1}, \frac{-1}{4\tau_1}, \frac{-1}{16\tau_1}, \frac{-1}{64\tau_1} \right]$$

其中，并联结构的零点为：

$$\left[\frac{-1}{1.76\tau_1}, \frac{-1}{8.00\tau_1}, \frac{-1}{36.23\tau_1} \right]$$

级联并联结构的零点为：

$$\left[\frac{-1}{1.54\tau_1}, \frac{-1}{7.20\tau_1}, \frac{-1}{24.59\tau_1} \right]$$

这两组点的位置都不是唯一适用的解，而采用实零极点交错排列的方法制作滤波器却是一种非常有效的方法，可确保滤波器在很宽的频率范围内具有适度的衰减斜率，如图 19-2

所示。适度的斜率对应于适度的相位滞后，可使相位滞后远低于 90 度。

　　保持相位适度滞后（小于 90 度）直至增益幅度下降到足够低，是保持反馈控制系统稳定的有效策略。由于环路中的其他延迟，例如 CAR 滤波器组输出对其阻尼控制输入的反应延迟，以及采用低速率子采样运行 AGC 滤波器而引入的额外延迟，若频率足够高，对应的相位滞后最终将超过 180 度。若在环路增益小于 1 之前发生这种情况，控制系统将变得不稳定。

　　出于稳定性方面的考虑，促使我们采用第 11 章介绍的具有适度"加速因子"的 AGC 环路设计。加速因子可反映线性环路增益随信号强度增加的情况。当环路中存在延迟时，如果强信号使环路增益增加过多，则控制环路可能会变得不稳定。如果加速因子不受限制，则任何额外的环路延迟（由于 AGC 平滑滤波器本身的原因，使得净相移大于 90 度的延迟）都无法容忍。在 CARFAC 中，IHC 饱和非线性检测对进入环路滤波器的输出强度施加了限制，即使在 CAR 响应和平滑滤波器实施过程中不可避免地引入额外延迟，也有助于保持环路稳定。

19.4　AGC 滤波器的时域响应

　　图 19-3 所示的平滑滤波器时域冲激响应的形状，在某种程度上类似于神经系统中听觉响应的形状，都没有确切的时间尺度。这种特性类似于具有 $1/f$ 功率谱（$-3\mathrm{dB}$ / 倍频程）或自相似性的时序过程，没有特定的时间常数（Hausdorff and Peng，1996）。有时，此类现象会被视为各指数的累积和，且基于假设：不同的时间常数来自不同的机制，而知道时间常数将有助于发现或理解这些机制。但是在实际数据中，这种指数分析是一个不适定的（ill-posed）问题或难解的数值问题，尤其是存在两个以上时间常数或系统为非线性的情形下。在听觉中，常采用快速、短时及长时三个术语来描述自适应调整的多时间尺度特性。在我们的时间常数定义中，$2\sim8\mathrm{ms}$ 属于"快速"范围，而 $32\sim128\mathrm{ms}$ 属于"短时"范围。

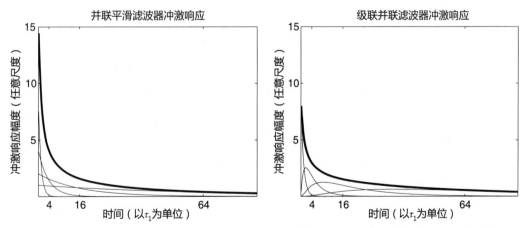

图 19-3　通过将 4 个并联成分的冲激响应相加，很容易得到四极点平滑滤波器的冲激响应，如图所示。左边部分是单个一阶滤波器的指数衰减，右边部分是 1、2、3 或 4 个一阶滤波器级联的冲激响应。当然，由于这两个系统有相同的极点，所以两个系统的总冲激响应可以描述为左图中这些指数衰减的加权和，但权重不同。因此，如果把增益泛化，这两种结构可以完全等价；但对于默认的 CARFAC，级联并联的增益因子会设为 2

OHC 活动的"快速"适调可能太快而无法实施传出介导。近年来，研究人员发现 Corti 器的局部机制可能介导了这种 AGC。Thiers 等人（2008）指出，"研究结果表明，OHC 区复杂的局部神经元回路由 II 型神经元树突构成并受橄榄蜗系统调节，可能是哺乳动物耳蜗的一项基础性特性，而非灵长类耳朵所特有的奇异特性。该网络可在整个耳蜗螺旋中介导 OHC 的局部反馈控制和其间的双向通信"。

我们还可通过添加时间常数为 0.5s 及 2.0s 的 AGC 滤波器级，使 AGC 得以扩展而具备"长时"适调能力。有时我们会讨论更长的时间常数，长达数分钟范围内的"超长时"。这些更长的适调时间尺度可能更适合交由后面某级处理。随着对机制与时间常数的对应关系有更多的了解，我们可以将影响行波的反馈与毛细胞及听神经元中其他适应机制进行权衡。不同机制的混合效应往往很难从实验数据里区分出来。

数值求和是计算频率响应的另一种简单方法，可替代零极点分析和评估。将每个频率上的 4 个全极点传递函数求和（以复数形式），可得到幅度与相位 Bode 图，如图 19-4 所示。在这两种情况下，平滑滤波器在 1～100Hz 之间保持一个适度的斜率，且相位滞后远低于 90 度，在此范围内，对于强度波动，AGC 将倾向于做出反应。

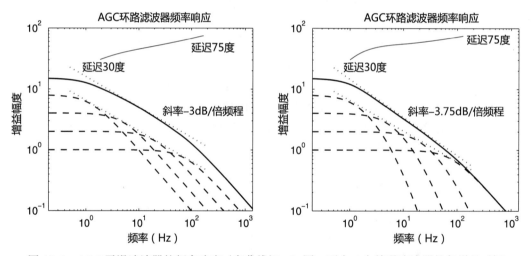

图 19-4 AGC 平滑滤波器的频率响应（实曲线）Bode 图，可由 4 个并联滤波器的复增益（幅度显示为虚线）直接相加得到，而不是如图 19-2 所示的由零极点分析得出。左边显示的是一阶滤波器（图 19-1 中最左边的滤波器）纯并联互连产生的响应，而级联并联变体产生的响应显示在右边。在超过两个数量级的频率范围，相位滞后（上曲线，相位滞后角度，对数尺度）保持在 30～75 度这一合适范围内。结果与图 19-2 中 τ_1=0.002s 的结果吻合

在图 19-5 中，进一步详细展示了 AGC 中所使用的滤波器结构，并且展示了在每级通道间的空间耦合，但仍未确切展示耦合是如何实现的。对于环路滤波器的时域或频域特性，可独立于空间平滑予以考虑。交叉耦合设置为扩散类型，使其仅在空间梯度存在的情形发挥作用；因此当附近的所有通道状态变量都相等时，交叉耦合不起作用，在此情形下，滤波器特性与上面分析的纯时域滤波器一致。

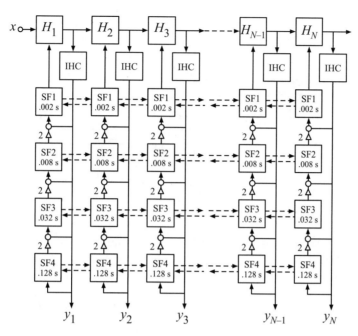

图 19-5   所有 AGC 通道中的滤波器均基于图 19-1 中的级联并联类型。在这个配置中，快速滤波器用
          于确定短时（局部）循环，而且以低采样率运行长时低速滤波器也很方便，因为在控制 CAR
          滤波器级阻尼之前，它们输出的步进增量会被其他滤波器平滑。若忽略采样率，环路滤波器
          传递函数可参照图 19-4 右侧。空间横向互连以虚线显示；而空间交叉耦合的机制将在下图详
          细说明

19.5 AGC 滤波器的空间响应

跨位置平滑或空间平滑，是耦合 AGC 概念的关键。利用滤波器通道响应降低附近其他
通道的增益，空间耦合会使相邻通道的增益彼此接近。局部相似的增益会维系局部频谱间的
对比，同时减小动态范围。若不经空间耦合，频谱对比度也将被压缩或部分归一化。在感
觉系统中，这种空间分布反馈增益控制被称为侧向抑制（lateral inhibition）（Békésy，1967）。
这种抑制作用已在哺乳动物的听神经和蜗核中做过阐述（Rhode and Greenberg，1994），并
被用作耳蜗神经信号处理模型以增强语音频谱的表征（Shamma，1985）。

在 CARFAC 的 AGC 中，空间耦合是通过线性空间滤波处理实现的，即在 4 个时域平
滑滤波器中的每个滤波器上对空间样本进行操作，并将滤波器状态替换为空间平滑滤波器状
态，其结构的详细说明见图 19-6。在该结构中，3 点空间 FIR 平滑与一阶 IIR 时间平滑被集
成在一起，构成了 AGC 环路滤波器的一个单元。有效空间冲激响应可通过固定单个通道上
的输入并将其他通道输入置零，然后计算出来，如图 19-7 所示。

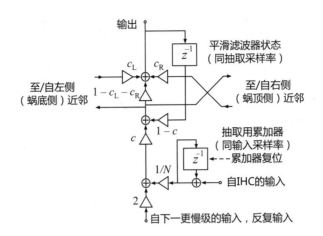

图 19-6   图 19-5 所采用的耦合 AGC 滤波器的平滑滤波器单位（单级，单通道），按从下到上流向绘制。在右下角，对高采样率输入值（来自 IHC，同 CAR 的音频采样率）进行累加，直至设备开始工作。在累加了 N 个样本后（N 为抽取因子），累加器值除以 N，用作平滑滤波器的输入，而后累加器复位。来自下一更慢级的输入（如果有）也被累加进来，权重为 2；如果该级的抽取因子较高，则可将其输出样本反复多次用作输入。系数 c 用于控制时域平滑时间常数。在空间平滑部分中，3 点 FIR 滤波器 $[c_L, (1-c_L-c_R), c_R]$ 对左侧值的权重为 c_L，对右侧值的权重为 c_R，调整当前通道增益以保持总的混合增益等于 1

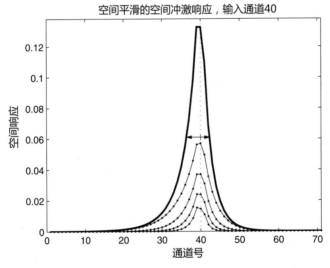

图 19-7   AGC 环路滤波器空间平滑滤波器的空间冲激响应（下面 4 条曲线，已包括各自 2 次幂的权重）及其汇总（上面的粗线），仅针对第 40 通道处输入。滤波器的设计带有中等不对称性，如箭头所示，其扩展方向朝着较早通道（朝向耳蜗蜗底，即 CF 较高端）。滤波器是 3 点 FIR 滤波器，在每个 AGC 更新时间点作用于 AGC 低通滤波器状态数列，并利用时间平滑的长时常数进行多次有效迭代。对于本图及下图，并行路径使每个部分保持分离，以便我们可以看到各自的响应。对于最快及最为局部的级，用于此响应的系数为：$c_L = 0.286$，$c_R = 0.404$，$c = 0.166$。这个 c 值代表抽取率约为 6 个样本的时间常数，因此 3 点 FIR 可对每个时间常数进行大约 6 次有效平滑，其结果是最低曲线呈现类似高斯的扩展。对于更慢的级，其扩展时间更多，扩展范围更远

19.6　带抽取的时空平滑

与大多数声音频率相比，AGC 更改滤波器参数的速度相对较慢，因此，只要注意保持其平稳运行且没有太多额外的延迟，AGC 环路就可以经抽取后以更低的采样率运行。在我们默认的操作中，当耳蜗滤波器以 22 050Hz 运行时，对于最快的 AGC 级，我们每 8 个采样周期（采样率约 2750Hz，时间常数为 2ms）才做一次更新，而后续 AGC 级的更新速率以因子 2 降低。若基于因子 4 加大时间常数，我们甚至可以实施更重度的抽取，但这对于 3 点 FIR 平滑器，要利用其实现理想的空间平滑扩展效果，难度会有所增加。

如图 19-6 所示，在该级的采样周期内对高速率输入进行平均，以进行输入采样。慢速级的输出被简单地重复并累加到新的输入样本中；随后，通过执行更高速率的平滑滤波器级来平滑更新时所得到的步进增量。最终的输出驱动做插值处理，作为反馈连接到 DOHC，而每个步进增量的变化被扩散到 8 个样本上。最终的结果是，AGC 能够以较低的计算成本和相当简单的代码平稳、快速地调整 CAR 极点。

在高频段，平滑滤波器的响应降低了 20dB 以上（见图 19-4），平滑滤波器的衰减斜率增加到 −6dB/ 倍频程，其滞后接近 90 度；8 点抽取则为输入平均和输出插值再增加约 8 个采样的延迟，或在 1/32 采样率下延迟 90 度以上（即在 687Hz 时，级联并联型平滑滤波器下降超过 35dB）。如果原始采样率为 24kHz，则 8 个采样为 0.333ms，约为最快级时间常数 2ms 的 1/6。由于在环路相移接近 180 度之前环路滤波器的频率响应幅度已降到很低，因而 AGC 环路在这些参数下运行非常稳定。

我们已经实现了几种近似等价的空间平滑方法：3 点和 5 点 FIR（非递归）滤波器，以及双通（前后向）各路单极点 IIR 平滑滤波器。这些滤波器经调整后，输出等量的"扩展"和"位移"，作为所设计的参数，可用于控制增益控制在相邻通道上的扩展程度并呈现所期望的不对称性。若将空间冲激响应视为概率分布，这些参数对应于响应的标准差和均值。当平滑被有效实施 N_τ 次（有效次数是时间平滑滤波器每时间常数内空间平滑的实际应用次数）时，分布的方差（扩展的平方）和位移量会被乘以 N_τ，这是由于冲激响应的卷积类似于独立同分布随机变量。

对于某些设计参数，利用 3 点 FIR 平滑滤波器，在每个时间常数上对一定数量的时间样本实施滤波，可能无法产生所期望的空间扩展量和位移量。在这种情况下，一种选择是，在每个 AGC 采样时间内，将 3 点 FIR 步进运行若干次，以期扩展得更广；另一种选择是使用 5 点 FIR 滤波器；还有一种选择是选用 IIR 滤波器以获得更广的扩展。如果 3 点滤波器需要经多次迭代才能达成指定的扩展量，AGC 滤波器程序代码将切换到 5 点 FIR 滤波器；如果每个样本在一次迭代中仍然没有足够的扩展，则采用 IIR 滤波器。在默认情形下，滤波器采用高采样率来运行，如此，在每个样本时间内，采用 3 点 FIR，一步便可完成任务，如图 19-6 所示。

19.7　适调特性

为适应声音而对 AGC 状态进行调控时，CAR 滤波器组会更改其传递函数，进而改变其应用于声音的增益。图 19-8 展示的是典型的针对语音及音调的适应性调整状态，图 19-9 显示了相应的适调传递函数。

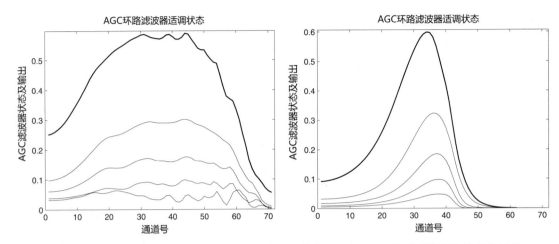

图 19-8　针对语音（左图）和 1kHz 音调（右图）信号，4 个 AGC 并联平滑滤波器的典型状态（下方曲线，滤波器源自图 19-1 中左图）及其总和（上方粗线，信号 y_1）。这里演示的是并联滤波器的状态，而非级联并联滤波器，因此每条曲线代表一个时间尺度及其权重；图 19-5 中级联并联形式的实际状态是这些状态累积和的粗略缩放，最终结果类似。空间平滑在最低曲线、最快滤波器的状态上值最小，在最慢滤波器的状态上值最大。空间平滑被设计得呈些许不对称，向更早（更接近蜗底，更高 CF）通道的扩展比向更晚（更接近蜗顶，更低 CF）通道的扩展更多，用于模拟 MOC 传出向蜗底部位扩散更多（见图 14-15）。尤其是，对 1kHz 音调最敏感的位置是第 37 通道，但最强的 AGC 滤波器反馈来自第 34 通道

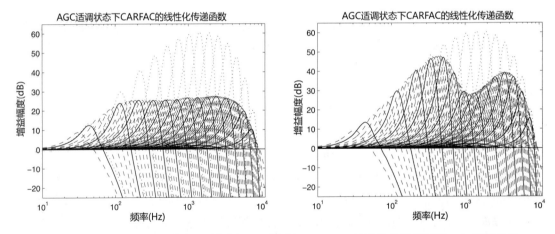

图 19-9　在适调的 AGC 状态下（如图 19-8 所示）CARFAC 的线性化传递函数。与安静状态下的增益相比（选定通道显示为上方的虚线），中间的高增益通道的增益对语音信号（左图）的响应下降了 30dB 以上。当针对 1kHz 音调（右图）适调后，增益降低更多地局限于 1～2kHz 区域附近

19.8　双耳或多耳操作

耦合 AGC 还有一种扭曲操作：耳朵之间的耦合。在每个时间步进周期，每只耳朵配备的 AGC 平滑滤波器的状态彼此被拉向相互接近，减少了其间的差异。这种跨耳耦合是对生理学进行建模，在生理上，大多数 MOC 传出由同侧耳朵（同侧耳蜗）驱动，但极少数情形

下，可能高达三分之一的传出是由对侧耳朵驱动的。这种影响似乎主要来自"未交叉"的橄榄耳蜗传出（olivocochlear efferent），这意味着来自对侧耳朵的信息在其传入通道（afferent pathway）中越过了中线（Warren and Liberman，1989；Guinan，2010）。

耳间耦合效果体现为对声强的压缩较对耳间声强差的压缩要大。也就是说，两只耳朵的增益会在某种程度上相互跟随，即当一只耳朵中的声音较另一只中的大时，与绝对响度相比，响度差异程度保存下来的更大。因此，跨耳耦合是另一种形式的侧向抑制，有助于保持双耳间的声强对比度，为声源空间定位保存了线索。通过保持增益在双耳间的密切关联，耦合还有助于维持冲激响应时序（过零时刻）间任意差别的最小化，从而也有助于保持双耳间的时差线索。

在每次更新时，4 级平滑滤波器的每级都会进行交叉通道线性混合，每级的混合系数均被调整到各自的采样率及时间常数，并受混合规范控制，该规范规定了两侧均值在输出中各自所占的比例。基于均值的耦合可很容易地推广到多于两只"耳朵"的系统。在最快级，我们通常采用零耦合以节省时间，因为它可能代表耳蜗中更为局部的机制，而非 MOC 效应。对于其他 3 个级，均值比例设为 0.5，在双耳系统中，等效于 25% 对侧效应加 75% 同侧效应。而只在 AGC 最慢级进行交叉耦合，可能与实际情形更为接近。

19.9 CARFAC 和其他系统中的耦合及多级 AGC

耦合的 AGC 将许多生理效应组合到仅具有中等复杂度的平滑滤波器中，利用通道间及耳间耦合，在极力抑制绝对强度的同时，还可帮助耳蜗保留频谱对比度及双耳线索。作为 CARFAC 数字系统的一部分，它的运行非常高效，因为它可在降低采样率情形下运行。

CARFAC 响应将这个 AGC 滤波器与 CAR、OHC 及 IHC 一起构成一个环路，并输出图 19-10 的平均速率耳蜗谱图或 NAP（可与图 5-9 中的线性尺度频谱图及图 5-10 中的 mel 尺度频谱图相比较）。图 18-8 展示了具有精细时序结构、放大的 NAP。强度压缩的整体效果如图 17-3 所示。

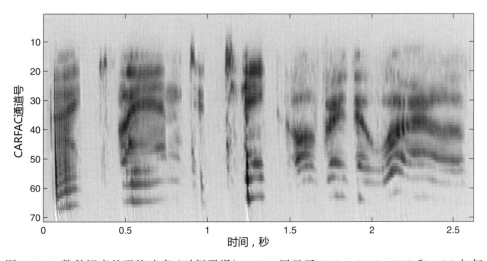

图 19-10　数秒语音的平均速率（时间平滑）NAP，展示了 CAR、OHC、IHC 和 AGC 如何协同工作，生成一幅清晰的、可替代频谱图的图。有时，我们会将静止响应强度剔除，背景由灰色被删减成白色

还有类似的多时间尺度增益控制模型被提出并应用于非线性视觉自适应建模。例如，Hateren 和 Snippe（2001）写道：

> 最佳模型由两个分开的反馈环路级联并后接一静态非线性组成，其表现接近于这个最大性能。第一个反馈环路是快速的，可有效压缩刺激中快速且大的瞬变。第二个反馈环路还包含了慢速组件，使感光器可缓慢适应对大强度阶跃的响应。所有超出感光器动态范围剩余的峰值交由最终的非线性压缩处理。

这样的生物增益控制系统比工程师通常设计的要复杂些，但在高动态范围的真实世界中，这些多机制及多时间常数确实会对实现系统的高鲁棒性有所帮助。

第四部分

Human and Machine Hearing: Extracting Meaning from Sound

听神经系统

第四部分致敬：J. C. R. Licklider

谨以此献给并纪念 Joseph Carl Robnett Licklider（1915—1990）。因其在 ARPA 所发挥的领导力，以及《人机共生》《通信设备计算机》等著作，"Lick"被誉为"互联网之父"之一（Poole et al., 2005），而这一称号似乎更广为传颂。

但除了计算机网络及系统专家，在之前，Lick 还是一名听觉心理学家和建模大师（November, 2012）。他在音调感知方面的工作，以"双重理论"为代表，将耳蜗输出与复杂声音感知及神经处理联系了起来，是许多近期听力工作（包括我自己的在内）的基础。

1984 年，我有幸在海军主办的"人工智能与仿生学"研讨会上与 Lick 有过一次会面。我想他多少会有些吃惊，因为他看到，在他提出双重理论 30 年后，这一理论作为一种实用计算方法重新回归了。此刻，它变得更加实用，部分应归功于他在计算机方面的创新。

在本部分，我们将讨论听神经系统中处理的各个层级。我们提出了听觉图像的概念，可认为这是一种由脑干和中脑提取出来并投射到听觉皮层的图像。

我们直接从电话听觉理论中的"电缆"——听神经开始，正是听神经把耳蜗毛细胞检测到的振动传递到脑干的第一站——蜗核。而这部分内容我们在最后一部分就不再涉及了。

蜗核中有几类处理，诸如单耳或双耳提取音高及音色，既支持双耳听觉又支持特征提取。我们将这些特征提取汇入稳定听觉图像（Stabilized Auditory Image, SAI）中，作为机器听觉系统中的声音表征，同时也是中脑下丘表征模型的基础。我们还将讨论双耳空间处理和脑干的橄榄复合体。在本部分的最后，我们将讨论听觉大脑的主要研究目的——听觉场景分析（Auditory Scene Analysis，ACA），以及一些关于如何在丘脑和皮层中进行这类分析的概念，以用于最终的"意义提取"。

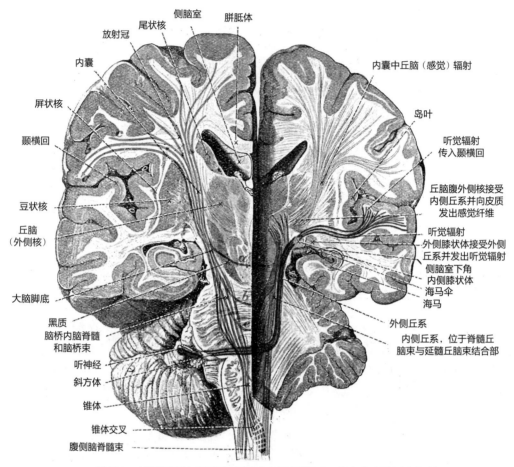

图506　大脑垂直横向剖面展示了整个中枢听觉通路。左半球（图的右侧）剖面较右半球剖面稍后。运动纤维呈红色，感觉纤维呈蓝色，听觉纤维呈黄色。

图　早在一百年前，听神经系统示意图就已绘制得非常漂亮，正如《Cunningham 解剖学教程》中的这张插图所示（Cunningham and Robinson, 1918）。此处的听觉纤维呈深灰色，而在彩图中则呈黄色

听神经与蜗核

我用这种方式进行了实验，最终发现可沿兔子的神经每秒发送多达 352 次脉冲，并从每秒 352 次振动的肌肉中获得对应的基音音符……但当我尝试通过更快的神经刺激从肌肉中获得更高音符时，却失败了……那么，由于无法从肌肉中获得比 352 次振动更高的音符，我是否可以得出结论：沿神经发送的振动每秒钟不可能超过 352 次？绝对不能这样说……

——"关于听觉的讲座" Rutherford（1887）

发源于耳蜗螺旋神经节的听神经（Auditory Nerve，AN）将耳蜗 IHC 的输出信号传送到仅几厘米远脑干同侧的蜗核（Cochlear Nucleus，CN）中，如图 20-1 所示。在很大程度上，CN 的输入和输出可以告诉我们：大脑从耳中获得了什么信息，以及处理这些信息时，至关重要的第一步是什么。

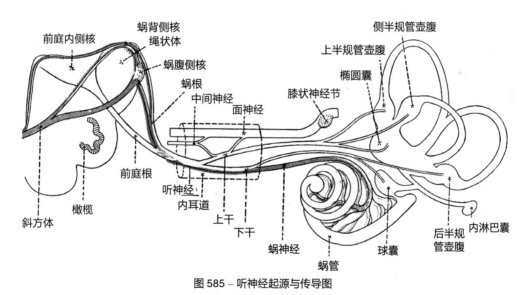

图 585 – 听神经起源与传导图

图 20-1　如 Cunningham and Robinson（1918）的插图所示，听神经或第八脑神经包括为听觉服务的蜗区（蓝色）和为平衡功能服务的前庭区（红色）。在抵达蜗核的背侧和腹侧区后，听觉通路分支进入三个听纹，其中一条为腹侧听纹（此处为下面一条），穿过斜方体，然后通向两侧的上橄榄。面神经（黄色）通过膝状神经节将传出信号带回内耳镫骨肌，可提供保护性听觉反射

对 CN 生理特性的观察，支持了我们所强调的，在声音表征中应利用精细时序结构，这与我们在第 2 章所回顾的 Fletcher（1930）的"时空模式理论"以及 Wever 与 Bray（1930b）

的"逆发理论"是一致的。CN 的输入和输出可视作事件，在 CN 的某些部分，会以非常精确、鲁棒的方式与声音波形结构同步；而在其他部分，同步则不甚严格；当然，各个部分对应于后续不同的处理通路。

在 CN 中，通路会分化，以支持并行处理多项功能，分别应用于双耳处理、周期性检测和其他单耳特征提取。听神经的音调拓扑组构（tonotopic organization）是作为一个空间维度来维护的，其后各大脑区域使用另一空间维度，用于组织所提取的特征，形成各种我们所称的听觉图像。

20.1 从毛细胞到神经放电

自从 Wever 与 Bray（1930b）证实了猫听神经产生电信号后，人们就知道听神经纤维放电与声音波形同步，这些电信号可通过电极接收，经放大重构成可理解的语音波形。在过去的几十年中，人们对神经放电对音调、咔嚓声、噪声、语音等刺激响应的同步性进行了广泛研究与分析（Galambos and Davis，1943；Kiang，1965；Rose et al.，1967；Young and Sachs，1979；Palmer and Russell，1986；Evans，1989）。

听神经传向大脑的传入（afferent）信号可表述为随机点过程（随机事件），近似表征 IHC 在连续时间上的连续幅值输出，反过来可反映基底膜上的整流波。在任意给定的短时区间内，听神经纤维上动作电位或放电的概率是 IHC 输出的函数，IHC 输出的值是神经递质的数量，它本身也是耳蜗力学响应的函数。这些函数之所以复杂，是因为它们也是毛细胞、神经及其间突触的近期历史——亦即状态——的函数。

在我们的机器听觉系统中，我们倾向于对激发信号进行抽象，使用（几乎）数值连续但时间离散的信号来表征毛细胞和初级听觉纤维的输出。我们放弃了对听神经进行详尽建模，但获得了标准的数字信号处理的能力。另一方面，为理解我们所需达成的功能，有一点非常重要，就是要了解真实听神经中的各种数据。

另有其他的机器听觉方法采用离散事件来表征所分析声音。例如，Liu 等人（2010）的 AER-EAR 系统，这是一 VLSI 硬件听觉系统，使用地址事件表征（Address-Event Representation，AER），将分析的声音作为简单事件进行通信和处理。

传统上，听神经系统中主要的听神经信号及之后的神经放电强度都是通过激发的频率及同步性来研究的。发射率是相当简单的，复杂的是为估计发射率，需确定是哪个时间间隔，以及要测量怎样的刺激空间。同步性分析汇总了多种技术，如刺激后时间直方图（Post-Stimulus-Time Histogram，PST Histogram）、周期直方图和区间直方图，利用这些技术可显示神经放电时间或放电间隔与刺激时间或参数的关系。图 20-2 展示了咔嚓声响应的刺激后时间直方图；每张图显示的是某一听神经纤维尖峰时刻相对于咔嚓声刺激时间的直方图，由多次重复刺激累积而成。对于周期性刺激，例如简单或复合音调，周期直方图用于显示相对于刺激周期的尖峰时刻；参见图 4-8，可查看从几个听神经纤维到元音的周期直方图。区间直方图用于汇总峰尖间的时间，而不必参照刺激时间。一阶区间直方图汇总了从每个尖峰到下一尖峰的时间；全阶直方图（Delgutte and Cariani，1992；Cariani and Delgutte，1996a）显示的是更远的间隔，本质上是尖峰序列的自相关函数，就像成排的听觉图像（见

第 21 章）。

人们已经发现，声音的许多方面，如音高和方向，在时间模式中比速率 – 位置模式表现得更为鲁棒。

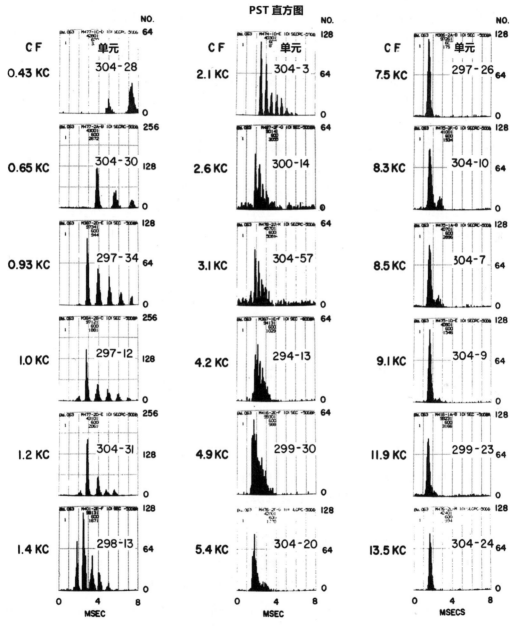

图 20-2　Kiang（1965）记录了猫听神经纤维上的动作电位次数，所响应的刺激是短暂的咔嚓声，每秒 10 次，并将神经激发次数汇总为 PST 直方图。每个直方图都用神经纤维的 CF（"单元"）来标记，其中的 KC 是 20 世纪 60 年代所用的 kHz 术语（每张图上所标单元数字代表动物编号及特定的神经元）。注意，对于 CF 高达 4kHz 的单元，耳蜗带通滤波器振荡的精细时间结构也反映在 PST 直方图中。此处，所有的图根据耳蜗位置或 CF 进行排序，第一次响应的分级延迟也很显著，大约 1ms 再加上 2 个 CF 周期 [图 4.2（Kiang，1965）获 MIT Press 复制授权]

20.2 音调拓扑组构

听觉外围通过频率（或时间尺度）传播声音，并通过听神经将一系列波形传递到大脑。听神经和听神经系统的后续部分发育出了一种令人称奇的能力，就是维持了听神经及其后大脑区域中的空间秩序，即音调拓扑（tonotopy）。通过某种方法，从螺旋神经节开始就在一起的神经元纤维被维持在了一起，起源时的相邻关系一直维持不变。有一早期发育机制对控制这种组织结构有帮助，即 IHC 的自发激发。但是，尽管成熟的 IHC 是特殊神经元，却不会产生激发。而是在早期发育过程中，发起于 IHC 的激发尖峰，由支配该 IHC 的所有初级听神经所携带，并充当标记用于维持这些初级纤维的相邻关系（Kros，2007）。确切地说，相邻的神经纤维如何维系在一起，进而维持音调拓扑组构，仍不太清楚，但有可能依赖于沿蜗底 – 蜗顶轴的尖峰模式突发度的变化（Johnson et al.，2011）。

每个耳蜗位置向纤维发送不同的自发激发速率。高自发纤维会在低声音强度甚至安静的情形下放电，从而提供了一个基底，针对信号强度太低的情形，虽无法提高激发速率，但却可通过调制其定时来传递信号存在的信息。这些纤维会在中高强度时处于速率饱和状态，就像介导夜间视力的眼睛中的杆状细胞在日光下饱和一样。而低自发纤维，和视锥细胞一样，在更高强度时才会饱和。在特别高的强度下，它们中的大部分处于饱和状态，只有很少或几乎没有纤维可用于速率 – 位置表征声音频谱。

初级纤维分叉成 CN 的腹侧和背侧。随着通路在此处及随后级的分裂，多个音调拓扑组构区域浮现出来。

20.3 耳蜗谱图中的精细时间结构

尽管耳蜗滤波器的带宽可能只有几十到几百赫兹，但听神经中的每个频道都可使用迸发（多根神经上的放电群，在时间上合在一起），形成高达几千赫兹的带宽用于波形细节的表征。这种相对较高的神经带宽既可有效表征低 CF 通道中的半波整流波形，又可很好地表征高 CF 通道中的快速调制，且具有足够的定时精度，可基于数十微秒的耳间时差实现双耳定向。这种时间精度或高带宽波形信息被称为精细时间结构或精细时序结构，我们曾经遇到过。

我们将从耳蜗经听神经发送的信息图形表征命名为耳蜗谱图（cochleagram）。耳蜗谱图通常组织得很像频谱图的时频平面，图上的每一行代表一时域信号，该信号由某一耳蜗位置上的神经纤维或某一通道的模型输出所传递。每一列都会显示此时刻来自所有位置的信号。沿各维度进行信息采样时，在位置维度上，通常是耳蜗位置上的每毫米或每临界频带采用几个样本，而在时间维度上，每秒要采用数十乃至数千个样本。

如果要将耳蜗谱图的尺寸调整至一幅图容纳一秒钟或更长的声音，则需将每个通道压缩至约一千个像素，这就需要重新采样，每秒采集 1000 个或更少的样本，从而将仅能保留数百赫兹的时序结构带宽。精细的时间结构在重采样滤波器中将被平滑掉，和宽带频谱图中的一样，只剩下不超过基音周期调制的短时频谱表征。对于大多数应用，耳蜗谱图常常仅以每秒 100 或 200 个样本（频谱分帧）进行采样，作为对频谱图的听觉增强。

另有替代方案，可按保持精细时间结构的尺度显示耳蜗谱图，例如每秒声音具有一万或更多像素，如图 20-3 所示。在这种情况下，图像的宽度太大，无法一次看到很多声音，因此需要进行滚动或翻页查看。如果将图像切成片，每片代表 1/10s 的声音，然后将这些片按顺序显示，就像电影一样，结果可能会造成混乱。当输入声音是周期性的，其周期为 1/10s（或 1/20s、1/30s，等等）时，则将在每帧中产生相同的图像，图像将保持稳定，且可用于检测。但是，如果声音是周期性的，但重复间隔稍长或稍短，则图像会在帧间左右滑动。很小的周期性差异就会产生强烈的运动模式，并且由于在电影每帧中出现的位置不同，精细时间结构很难被察看。声音表征的总体效果将在很大程度上取决于所选定的帧频，因其引入了武断、人为的时间周期偏好设置。

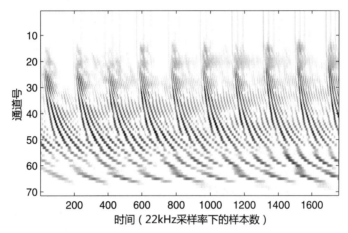

图 20-3　一段元音发音响应的耳蜗谱图，展示了作为时间函数的 71 个通道。对 IHC 输出做了偏置，以将静止响应的强度设为零（白色）；偏置后，正的部分绘制为深色区域，低于静止的部分则裁剪为白色。这个耳蜗谱图的声音跨度不到 1/10s，甚至不足一个语音音节

因此，如果我们想要制作一个能够在时空域中展示的类似电影的听觉图像，类似于视网膜发送到视觉大脑的运动图像，我们需要某种稳定化操作，即将精细时序结构转换为稳定的精细空间结构。听神经提供了时序结构，而听觉大脑的后续部分则产生并运行在变化非常缓慢的空间模式，我们将在后续章节对此进行讨论（尤其是第 21 章）。

20.4　蜗核中的细胞类型

蜗核（CN）细胞对声音刺激的响应有一系列不同的特点，通常根据其行为模式和结构特征将其分为不同类型。小球状或球形丛生细胞、星状或多极细胞、章鱼细胞以及梭形或锥体细胞是主要的结构类型。每种细胞主要出现在 CN 的不同部位。依据响应类型，这些细胞部分地对应于类初级型（primary-like）、斩波型、启动型、暂停型及其他类型，但不是一一对应的（Rhode and Greenberg，1992；Young and Oertel，2003）。有许多资料对这些模式、类型及其连接都做了详细介绍，在此我们只做少许评述。

从 CN 到听神经系统其他部位存在 3 条通路或听纹（acoustic stria），分别来自具有不同

响应模式的不同区域。显然，针对不同特征和功能，对不同通路进行了优化。

蜗前腹侧核（AnteroVentral Cochlear Nucleus，AVCN）的丛细胞具有类初级型（类似于 AN 的初级纤维，强化启动类型）到启动型（仅限启动响应时刻）的响应模式，并投射到橄榄复合体，此处还进行了双耳对比处理。该通路可能已针对速度及同步进行了优化，用于辅助对耳间时间的精确比较。启动强化响应似乎很适合作为优先效应的一部分（见 22.7 节）。通过几个称为 Held 终球（endbulbs of Held）的大突触，丛细胞将源自几个初级听觉传入的输入合并了起来，与初级型相比，与波形精细结构的时间同步更为紧密且非常显著、明确（Joris et al.，1994）。我们将在第 22 章中对此进行讨论，以期用于控制双耳稳定听觉图像形成的启动 - 触发事件。

其他通路则绕过了橄榄复合体，有可能针对单声道特征进行了优化。蜗背侧核（Dorsal Cochlear Nucleus，DCN）中的斩波细胞以规范的且与强度相关的速率产生尖峰，并且似乎特别增强了声谱的速率 - 位置表征（Blackburn and Sachs，1990）。

针对启动的响应，如蜗后腹侧核（Postero Ventral Cochlear Nucleus，PVCN）中章鱼细胞的精确同步放电，可能涉及音高检测（Golding et al.，1995；Langner，1997；Oertel et al.，2000；Winter et al.，2003）。这类细胞可用于生成触发事件，很可能正是基于这些事件实现了听觉图像的稳定。章鱼细胞可对数条同时到达的听神经纤维放电进行检测，这些细胞群的分布范围占据了整个音调拓扑组构的三分之一（Oertel et al.，2000）。因此，它们对于精确检测锐利（宽带）的起始点很有帮助，其激发延迟标准偏差通常约为 20～50μs（Golding et al.，1995）。这些响应非常快，不仅可在启动时激发，还可在诸如音调脉冲等每秒重复数百次的事件中激发。章鱼细胞投射到橄榄复合体和外侧丘系的核中，而在将信息发送到下丘之前主要进行单耳处理，但目前尚不清楚在此过程中实施音高映射图计算的位置。

根据 Golding 和 Oertel（2012）的研究，PVCN 章鱼细胞中精确的符合检测包括延迟补偿，用于更准确地检测沿耳蜗基底膜向下传播的宽带事件。这些细胞使用树突状延迟，其机制部分类似于内侧上橄榄（Medial Superior Olive，MSO）主细胞的机制，用于检测双耳中的共时事件并附带首选的耳间延迟（请参阅第 22 章）。所涉及的延迟通常小于 1ms，但相对于延迟扩展及时序不确定性的检测精度——仅几十微秒，仍是非常可观的。

20.5 抑制及其他计算

AN 和 CN 不仅仅是透明的通信中继。如上所述，一些 CN 细胞增强了波形事件的同步。对于 AN 和 CN 中的抑制机制，我们已经做过介绍，由该机制可实现侧向抑制（Rhode and Greenberg，1994），并帮助其他几类 CN 细胞，面对不同的声音强度与噪声级，保持速率 - 位置频谱表征的稳定性。尽管某些抑制来自耳蜗和 AN，是通过快速短时自适应过程实现的（Mountain and Hubbard，1996），对此我们已在耦合 AGC 进行了描述，但在 CN 的特定线路中还有额外的侧向抑制，尤其是针对斩波型和暂停型细胞。

DCN 中的其他细胞，如锥体细胞、垂直细胞，被认为利用了侧向抑制连接，用于检测声音中更为特定的特征，例如狭窄的频谱峰顶及陷波，或锐利的边缘（Young and Oertel，2003；Reiss and Young，2005）。CN 中还有其他一些所假定的功能：启动检测、周期性分析及去混响（Werner et al.，2010）。一些 DCN 细胞投射到介导听觉惊吓反射的区域，据推测它们可能参与并提供了有关惊吓事件方向的信息（来自单声道频谱的线索）（Young and Davis，2002）。

20.6　尖峰时序编码

一般来说，神经元在激发时会对信息进行编码。在视觉和听觉中，似乎有很多信息被编码成精细的尖峰时序模式。Cariani（1999）展示了不同 CN 区域不同细胞类型对元音的响应。它们都表现出清晰的时间同步性，AVCN 的类初级型单元对基音周期和共振峰的精细结构都表现出同步性，而 PVCN 的斩波型和 DCN 的暂停型单元对基音周期也表现出同步性。CN 斩波型和启动型单元显示出模式被锁定到周期性包络和声音信号（Laudanski et al.，2010），这意味着它们通常在刺激的每个周期以相同的时间模式放电。因此，其中的一些细胞类型的功能可能更多的是对包络或周期性而非频谱进行编码。

这类功能的机器模型能否会从使用类似的尖峰时序模型中受益，或能否可在大多数情况下忽略尖峰，继续采用通用的离散时间信号处理方法对这些系统的功能特性实施建模，还有待观察。在听神经层面，我们的几十个通道表征了听神经使用数万个尖峰纤维的相同信息。显式地表征尖峰可能在计算上开销很大；但如果尖峰密度很低，利用尖峰时序表征实现高精度定时，就有可能比采样数据法更为有效。

听觉图像

我们必须将神经排列看作在两个空间维度上的扩展。对应于频率的是 x 维，即耳蜗的纵向维度投射到神经的组织维度。用于确定自相关函数的整个排列被复制到 x 维上。在功能上，τ 维与 x 维正交，而且至少出于图形表示方便的考虑，在空间上也可视为正交。然后，整个系统便可针对刺激 $f(t)$ 产生两个空间维度加时间上的表征，即众多频带分量的移动自相关 $\varphi(t, \tau, x)$。

——"音高感知的双重理论"，J. C. R. Licklider（1951）

与二维视觉和躯体感受体表面相比，耳蜗仅能提供沿 Corti 器分布的声冲击能量的一维表示。而皮层频率映射图沿皮层第二维度扩展，可为信号处理提供更多区域，同时还保留与受体相关的近邻关系不会松动失序。

——"听觉皮层图的制作：原理、投影及可塑性"，Schreiner and Winer（2007）

稳定听觉图像（Stabilized Auditory Image，SAI）可从组成语音、音乐和其他重要声音事件的短小声音单元中捕获相当多的重要信息。作为传统短时谱表征声音的信息补充，SAI 允许对具有不同时间模式的声音片段（无论是周期性重复还是其他模式）进行部分分离。将概念扩展到更长时的延迟，SAI 还可采用类似于捕获音高的形式，捕获节拍及节奏信息。

21.1 声音的电影

Licklider 采用两个空间维度和一个时间维度的神经模式解释他的双重理论（duplex theory）。听觉图像中普遍采用了这种类似于电影的维度设置方法，因这类表征必须展示神经组织的各种 2D 切片（sheet），尤其是对主听觉皮层的投影，就像图像从视网膜投射到主视觉皮层并保留视网膜定位一样。

与 Licklider 一样，首先我们把 SAI 作为刺激（stimulus）的一种表征；此外，同样的概念还可用来创建派生的表征，一些离刺激更远些而离对刺激感知或解析更接近些的表征。

在本章中，我们主要关注早期的 Licklider 型听觉图像，作为单耳刺激或双耳中相互独立信号的表征。我们还将探讨 Licklider 的移动自相关（running autocorrelation）与 Patterson 的触发式时序积分（Triggered Temporal Integration，TTI）之间的关系，而触发式时序积分可用于 SAI（Licklider, 1951；Patterson et al., 1992；Patterson and Holdsworth, 1996）。

当刺激简单如纯正弦波时，其 NAP 和 SAI 也非常简单，如图 21-1 所示。对于这种或是所有稳定的刺激，影像也是稳定的，也就是说，每一帧图像看起来都是相似的。

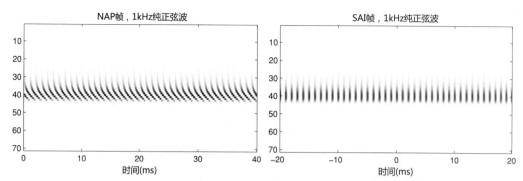

图 21-1　1kHz 纯音的 NAP（左图）和 SAI（右图）有很多共同点。两者都是简单模式，其周期
　　　　 与 1ms 的音调周期匹配。两个图像的顶部都显示：当 1 kHz 音调传播通过耳蜗时，
　　　　 高 CF 通道（低通道号）对其响应较弱；中部显示：CF 接近 1kHz 的位置有很强的响
　　　　 应；下部显示：低 CF 通道基本上没有响应。NAP 显示出弯曲模式，这是由耳蜗滤波
　　　　 传播延迟造成的，如图 18-8 所示，而且也没有一确定的时间起点可用于构建一稳定的
　　　　 空间模式。SAI 的稳定过程可使图案变直并使其稳定，且将峰顶对齐到零延迟点处

21.2　历史

　　简而言之，听觉图像可视为 Licklider 双重理论中移动自相关的一种形式：活动映射图
是频率（或耳蜗位置）与时序周期（或延迟时间）的函数，都随时间变化，就像电影一样。
若把突出的时序特征锚定到影片帧中的特定零延迟位置，便可将图像稳定下来。

　　在过去的几十年中，术语听觉图像（auditory image）被不同作者应用于多少有些不同
的概念。我们的用法主要承自 Patterson 等人（1992）的 SAI，是 Licklider 原理的一个实
现，而之前我们曾将其称为听觉自相关谱图（auditory autocorrelogram），或简称相关谱图
（correlogram）(Duda et al.，1990；Slaney and Lyon，1990，1993）。

　　该术语早期有多种不同的应用，包括 Altman 和 McAdams 所做的命名。Altman 和 Viskov
（1977）的命名——融合听觉图像（fused auditory image），是指双耳聆听时的空间声源感知，
即一种声源空间定位感知。McAdams（1982）也使用听觉图像这一术语，用以描述对听觉对
象或声源的感知，这与我们用于混合声音的内部表征完全不同。Yost（1991）对于声源感知
也采用了类似的表达。这些都不是"电影似"的表征，也和我们所说的听觉图像意义不同。

　　Patterson 等人（1992）表示，听觉图像"旨在表征我们对复杂声音的最初印象"，不是
表征所推断的声源，而且它所采用的实际上是动态图像格式。他们描述了如何将耳蜗模型输
出构造成 SAI，这里他们利用了触发机制和时序积分。他们将此方法与早期采用不同术语描
述的 Licklider 式的听觉图像进行了对比（Lyon，1984；Assmann and Summerfield，1989；
Meddis and Hewitt，1991）。

　　Cooke（1993）指出，大多数作者提到的所谓的自相关谱图（AutoCorreloGram，ACG），
是用以表征可从中开始声源分离，而非表征声音分离的输出。在早期 Mitch Weintraub 与我
进行的单声道与双声道声音分离实验中，使用的是另一种称谓——自动符合函数（Lyon，
1983，1984；Weintraub，1984，1987）。

21.3　稳定听觉图像

　　在 20.3 节中，为实现对存于听神经上的精细时间模式的图形化表征，我们需要进行某
种形式的稳定处理。短时自相关，或 Licklider 所提出的"移动自相关"，是将信号 $f(t)$ 的

精细时序模式关系转换为新参数 τ 的慢时变函数 $g(t,\tau)$。也就是，对耳蜗模型输出 $f(x,t)$ 的各频率通道（每个 x 坐标或每个位置）进行移动自相关分析，可产生缓慢变化的稳定的（stabilized）听觉图像 $g(t,\tau,x)$。

定义短时自相关的方式有多种。这里采用 Licklider 的方法：延迟 τ 的移动自相关 $g(t,\tau)$，是时间 t 的函数，可视作在 t 之前不久的时段内，$f(t)$ 与其自身延迟 $f(t-\tau)$ 乘积的加权平均：

$$g(t,\tau) = \int_0^\infty f(t-u)f(t-\tau-u)w(u)\mathrm{d}u$$

其中 w 是应用于乘积过往值的加权函数。而此处的积分运算实质上是乘积 $f(t)f(t-\tau)$ 与 $w(t)$ 的卷积，可表征为对乘积的简单线性滤波：

$$g(t,\tau) = (f(t)f(t-\tau)) \ast \underset{w}{\cdots}(t)$$

图 21-2 是对 Licklider 方法的展示，给出了从 $f(t)$ 到 2 维表面 $g(t,\tau)$（图中的 $\varphi(t,\tau)$）的计算过程。这个函数对于 t 变化缓慢，而沿维度 τ 则可捕获 $f(t)$ 的精细时序结构。他使用了指数加权，这样卷积操作就很容易由单极点平滑滤波器实现。

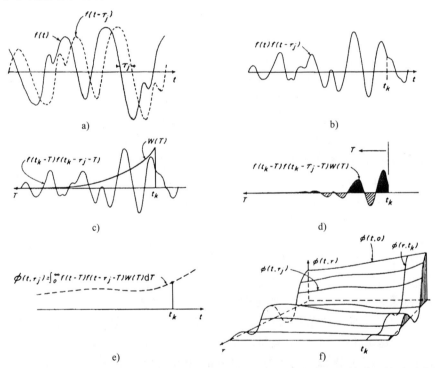

图 21-2　Licklider 对移动自相关函数的说明：将信号 $f(t)$ 与其自身延迟相乘，然后对乘积进行平滑（他使用 T 作为虚拟积分变量，而我们使用 u）。图中显示的各分栏：a) 输入信号及延迟的输入信号，其延迟或滞后为 τ_j；b) a 栏中信号的乘积；c) 乘积波形，重又标记了相对特定时间 t_k 的时间偏移 T，并叠加上了指数加权函数 $W(T)$（一阶平滑滤波器的反向时间冲激响应）；d) 加权乘积，在此例中，乘积为正的部分的面积大于负的部分的面积；e) d 栏中信号的积分 $\phi(t,\tau)$，对应于特定的 τ 值，且随着 t 变化；f) $\phi(t,\tau)$ 的 2 维表面，显示在 t（时间）、τ（延迟时间）不同值处的切片。注意，该表面在时间维度上变化缓慢，但在滞后维度上可捕获精细的时间信息［图 4（Licklider, 1951）获 Springer 复制授权］

该方法的优点是具有因果关系。也就是，对于较早的 t，$g(t,\tau)$ 的值仅取决于 $f(t)$，因此可以利用非线性电路（或通过数字离散计算逼近）轻松地进行实时计算。

我们通过一系列图，即一个通道上的 NAP 或 CARFAC 模型的 IHC 输出，来说明 Licklider 的方法：图 21-3 展示的是输入波形，来自 CARFAC 耳蜗滤波器组的一个通道；图 21-4 显示的是输入信号与其自身延迟的二维瞬时乘积；图 21-5 是经过时间平滑的乘积；图 21-6 是 $g(t, \tau)$ 的 4 个样本切片，彼此间隔 20ms。

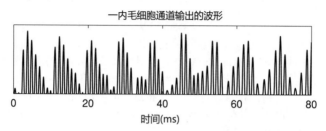

一内毛细胞通道输出的波形

图 21-3　来自单个 IHC 的信号波形图，所显示的是该位置上基底膜运动的非线性检测，而每个位置对应一个 CF，即一个频率通道。这里所显示的是一 80ms 片段，所响应的是基频约 120Hz 的元音发音，对应于图 20-3 中的耳蜗谱图的第 42 通道（CF 接近 800 Hz 的位置）。时序结构的几个层次是显见的。该信号代表的是下图所展示的计算的输入，类似于 Licklider 的输入信号，即图 21-2a 中的实线

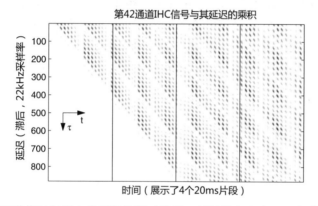

第42通道IHC信号与其延迟的乘积

图 21-4　第 42 通道信号与其自身延迟的瞬时乘积，延迟样本多达 880 个（最多 40ms）。垂直线标识的是 20ms 片段边界。这幅图像与 Licklider 的图 21-2b 类似，只是与单一滞后值相比，二维图展示了更多的滞后值，其中正的数值越大画得越黑

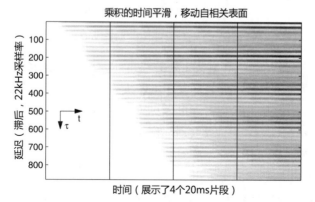

乘积的时间平滑，移动自相关表面

图 21-5　沿时间维对乘积进行平滑得到的 $g(t, \tau)$ 移动自相关图像，采用时间常数为 60ms 的一阶滤波器；精细时间结构展现在 τ 维度上，而函数在时间上的变化非常缓慢。此图类似于图 21-2f 中变化缓慢的 Licklider 短时自相关表面，可视作图 21-2e 中只包含单个延迟时间的缓变相关系数的全延迟版，而 e 是源自 b 的信号经由 c 及 d 中的指数加权平滑

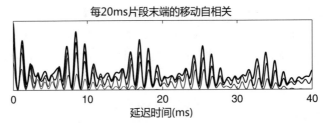

图 21-6   位于每 20ms 片段末端移动自相关 $g(t, \tau)$ 的 4 个切片，展示了滞后函数的缓慢变
化。越后的切片其显示的线越粗。每个切片都是对第 42 通道信号单边短时自相关
函数的良好估计。此处显示为正的 τ 值表示的是当前时间与过去的相关。在其他一
些图中，我们会将滞后轴反转过来，将过去时间放在左侧。这 4 个切片取自标记
间隔 20ms 的时刻，类似于 Licklider 的图 21-2f 中在时间 t_k 处的时间切片。它们在
零延迟位置都具有最大值

21.4   触发式时序积分

Patterson 提出了另一种计算 Licklider 式听觉图像的方法，该方法不是基于自相关，而
是基于一与其密切相关的过程，他称之为触发式时序积分（TTI）。此方法可理解为将自相关
修改为信号与自身稀疏化后的互相关。稀疏信号只是在触发时间发出的一组脉冲，而触发时
间与波形中的一些最为突显的峰顶重合。另有一种方法，是将该过程视为示波器显示时所提
供的那种触发同步。我们对这两种方法都进行了研究。

21.4.1   基于触发脉冲的互相关

对于 Licklider 的移动自相关函数：

$$g(t, \tau) = (f(t)f(t - \tau)) * w(t)$$

其中的 $f(t)$ 或 $f(t-\tau)$ 可替换为经由非线性导出的触发信号 $\hat{f}$，该信号只是时间上的脉冲触发
序列，用以生成并替换 SAI 中的元素，即像素

$$g_1(t, \tau) = (\hat{f}(t)f(t - \tau)) * w(t)$$

$$g_2(t, \tau) = (f(t)\hat{f}(t - \tau)) * w(t)$$

参数为 $t-\tau$ 的函数是延迟线在延迟 τ 处的输出。因此，g_1 表示连续函数 f 被设置在延
迟线的情形，而 g_2 则表示触发事件被设置在延迟线的情形。我们采纳的是前者，尽管在实
施过程中，后者所占用的延迟状态内存可以更少，尤其是在使用稀疏表征时（Weintraub，
1984）。对于图中的滞后轴，我们通常将滞后定义为 $-\tau$，从而触发事件之前的样本（从更早
的时间 $t-\tau$ 开始）就显示在滞后零点的左侧。

图 21-7 展示了一个示例，其中采用了一简单算法求解 NAP 中一行（对应于某一位置或
CF 通道）的 $\hat{f}(t)$ 触发点，即从每 20ms 片段中选取其最高点作为触发点；并作为关系比较，
展示了未与触发点对齐、与触发点对齐的 4 个片段，以及与触发点对齐的 4 个片段汇总后的
均值。

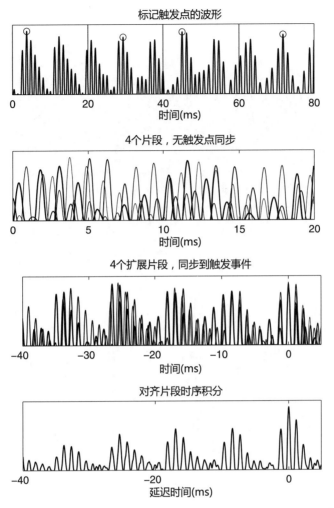

图 21-7 图 21-3 中的信号被分成了 20ms 的片段，每段的最大值用圆圈做了标记（顶部栏）。若将所有 20ms 片段放在一起显示，则会因没有对齐而看起来一团乱麻（第 2 栏）。相反，为集中反映波形随时间的变化，可基于触发事件将分段对齐并集中显示，则图像的混淆程度大为降低（第 3 栏）。这里，每个 20ms 片段中的相对最大值与 τ 的原点对齐，并绘出了每个触发事件之前 40ms 至之后 5ms 间的输入信号。该信号不是严格周期性的，因此，按时延原点对齐，且以此为起始的这些片段并不完全一致；但以近似一致的模式近似地重复，则是具见的。然后，对在 4 个不同触发时间上对齐的片段进行时序积分或平均，形成一帧 SAI 的一行（底栏）

g_1 最适合显示临近触发点信号中的相关性，而 g_2 则适合显示跟随在触发点后面信号的模式。这些模式在许多方面是相似的，特别是当信号为周期性时，与两者都源自移动自相关模式有关。

在任一种选择中，非线性触发函数 $\hat{f}(t)$ 可由单位冲激组成，或由峰值生成的脉冲组成且根据峰值大小对其进行缩放。

图 21-8 对示例进行了扩展，以显示 NAP 所有通道在选定段上的触发点，以及所生成的 SAI 帧与 SAI 的汇总。

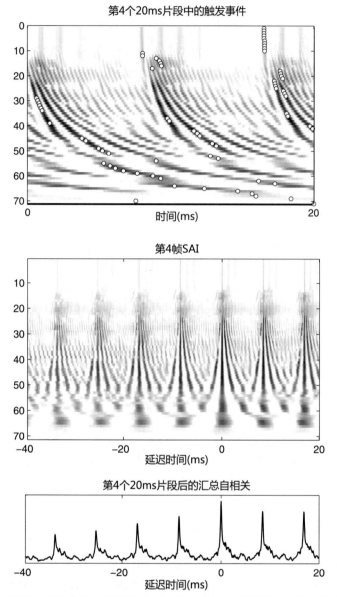

图 21-8   每个通道的触发事件在耳蜗谱图上显示为叠加上的圆圈，片段时长为 20ms，算法
为简单的最大值选择法，由于算法过于简单，导致结果不规则（上图）。用简单的
触发算法制作的 SAI 清楚地展示了基频，但也显示了行间的一些不连续性（中图）。
即使使用更复杂的触发算法，也会看到一些这种效果。沿听觉图像列的均值是 SAI
汇总（下图），有时也称汇总自相关谱图（Summary AutoCorreloGram，SACG），尤
其是如果这些行是由自相关计算得到。触发器的不规则对汇总的影响很小

21.4.2   触发同步

在示波器屏幕上显示语音信号和其他波形，需通过一触发过程，即当电压信号超过触发
电平时开始水平扫描。这种同步可使显示稳定下来，如此便可轻松查看信号相对于触发点的
结构。在经典示波器中，仅能显示触发之后发生的信号，但在现代示波器中，数字采样及缓
存功能使得每次触发事件之前发生的信号也可显示。我们也可以进行相同的操作，在正负滞

后范围内显示信号，这里的滞后由信号与触发事件信号的互相关确定，如前一小节所述。

Patterson TTI 概念中的时序积分部分是这些轨迹的时间平均。当我们观察示波器显示时，我们会在眼睛中进行平均。为生成 SAI，显式平均的时长采用约 10ms 或更长可能较为合适，还有对触发点处数值高的轨迹可能要使用更高的权重。

在图 21-9 中对前面的示例进行了扩展，以显示每个片段多个触发事件的情形。与每个片段只有一个触发的 SAI 相比，由于增加了额外的平均或时序积分，所产生的 SAI 更加连贯（撕裂或间断现象更少）。其汇总 SAI 没有显著差异。

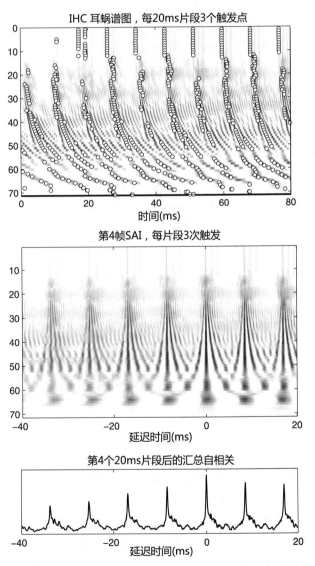

图 21-9　80ms 时长的耳蜗谱图触发点（上图），选取重叠正弦窗加权后的最大值点，窗长为两个片段，窗间相隔三分之一片段，每 20ms 片段选取三个峰值点。利用此方法，所选点有时不完全位于原始信号的峰值处（由于窗的加权），且同一时间点有时会被多次选择（由于窗的重叠）。在产生的 SAI（中图）中，不连续现象不是特别突出，这是由于触发点数量更多，有助于时序积分。SAI 汇总（下图）与图 21-8 中采用简单算法的 SAI 汇总并无太大区别

21.5　传统短时自相关

声学分析中有一种典型方法，就是对波形分段进行加窗处理。短时自相关函数 STACF 是波形加窗段的自相关函数，是稳定刻画信号重复结构的另一种方法。它使用的是 NAP 每行的加窗段，如图 21-10 所示，并从中生成一个对称 STACF，如图 21-11 所示。

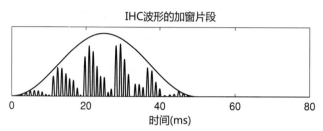

图 21-10　将图 21-3 中的 80ms 片段乘以 50ms 余弦抬升窗（汉宁窗），即可得到该加窗段。此类分段可在 20ms 后或任何所需的分帧时刻进行

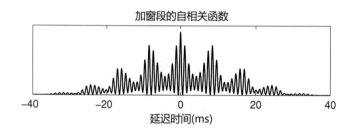

图 21-11　图 21-10 中加窗段的自相关函数是时延参数的对称函数。请注意，至少在中等延迟程度情况下，它与图 21-7 中的 TTI 的结果类似，但 TTI 的结果更尖锐且不对称

无论采用哪种方法计算短时自相关：Licklider 方法、TTI、加窗自相关或其他方法，都可以作为行堆叠在一起，形成一个听觉图像且时间上缓慢变化的二维空间函数。

21.6　非对称性

Patterson 和 Irino（1998）指出，基于 TTI 的 SAI 的不对称性可获得人类听觉中敏锐的相位灵敏度，而对称自相关谱图则会失去这种灵敏度。他们对"渐增"和"阻尼"正弦信号进行了对比实验，对于信号的峰，这些周期性声音信号呈现极强的时间不对称性，在其周期内，彼此变化方向相反；并且发现，听众可很容易区分这些信号，且基于相同的功率谱。Irino 和 Patterson（1996）报告：（对于 40Hz 调制），"阻尼正弦会产生一种单一感觉，就像鼓手在空心木块上演奏一样，而渐增正弦会产生一种双重成分的感觉，如同鼓手在非谐振面上演奏，背景中有一柔和、连续的正弦"。这些描述的关联物非常细微，仍可从图 21-12 的 SAI 中察见，其中渐增信号的 SAI 呈现出更多的连续正弦音调特征。在这张图中，自相关谱图亦展示出来用于比较；其中的细微差异是可察见的，但与感知描述的关联性相去甚远。

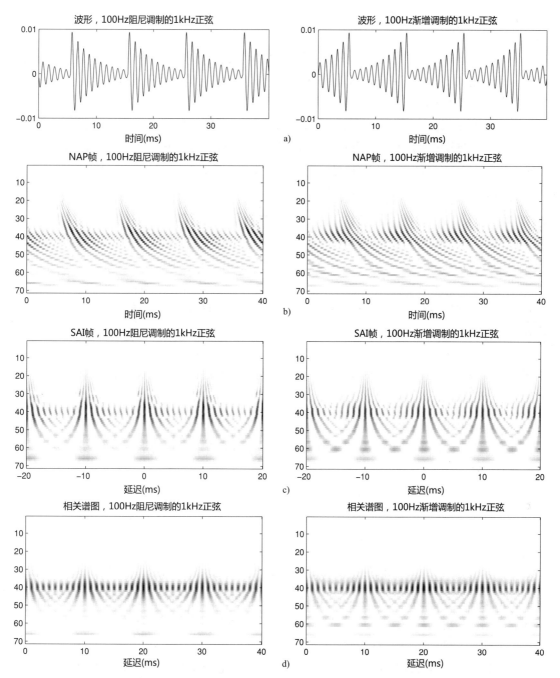

图 21-12　阻尼（左）与渐增（右）正弦曲线（a），对应的 NAP 帧（b），对应的 SAI 帧（c），及自相关谱图帧（d）。阻尼信号和渐增信号是彼此的时间反转，因此仅在其傅里叶分量相位上有所不同。二者的 SAI 显示出细微的差异，对应于细微的感知差异。还可与图 21-1 中 1kHz 纯音的 SAI 进行比较。对于相关谱图，虽然关于延迟是对称的，但阻尼与渐增间显示出某些差异，这是由于 NAP 的行彼此不是时间反转的。这种差异是由 AGC 增益变化滞后引起的，在阻尼情形下会导致更强的基频畸变音调，而在渐增情形下会导致更强的谐波

21.7　SAI 计算

上述关于连续时间信号的描述与 Licklider 公式及相关计算的传统数学表达有着密切关系。而若采用机器计算，我们则需切换至离散时间公式，无论是对 NAP 输入的处理，还是对采样率很低、类似电影的帧输出的处理。

通常我们采用恒定帧速制作 SAI 影像，例如，通过处理某个片段所有通道中的所有触发事件，将其与片段速率绑定。并利用位置或频率维度检索耳蜗模型通道；在此，我们使用 x 表示通道索引，有时将为 $f(t)$ 记作 $f(x, t)$ 显性地表示通道维度。

我们采用类似于之前基于触发的公式 g_1，其中 $\hat{f}(t)$ 是触发事件的稀疏序列且仅当 t_{trigger} 时为非零，而 $f(t-\tau)$ 是来自输入缓冲区的值。每当触发序列非零时，对于选定范围固定的离散 τ 值，可从输入缓冲区调取输入值 $f(t_{\text{trigger}}-\tau)$，且采用输入信号采样率。如果所选范围为非负，则仅需过往值（触发之前）；如果所选范围包括负的 τ 值，则需要触发事件之后的 NAP 样本，这样，输入缓冲区就需要包括这些未来值，而实质上这些未来值是通过延迟触发实现的，并在处理过程增加了一些延迟。对于 τ，每个通道应用相同的范围，以形成矩形图像。

我们可在每次触发事件时考虑更新图像，而不是连续地或在每个段末进行更新。我们没有采用平滑加权函数 $w(t)$ 定义时序积分，而每当触发事件出现时，我们就对图像 $I(x, \tau)$ 的行 x 实施离散更新规则：

$$I(x, \tau) \leftarrow \alpha f(x, t_{\text{trigger}} - \tau) + \beta I(x, \tau)$$

其中参数 α、β 或许是常数，或与距上次触发的时间有关，或与触发时的幅度有关，或两者皆有关系。

若 β 是距上次触发时间的指数衰减函数，那么这个更新规则就与 Licklider 所描述的指数平滑非常近似。或者，我们还可以将 β 固定，这样就可以得到一个指数平滑的合理近似。例如，当 $\beta = 0.9$ 且每帧有 4 个触发事件时，则平滑时间常数约为 10 个事件或 2.5 帧。

若我们选择 $\alpha = 1-\beta$，即与触发事件幅度无关，则该滤波器实质上是一个平滑滤波器，而且输出影像帧每行的平均值与 NAP 相同。若非如此，我们在 α 中包含一个触发峰值幅度因子，则结果将更具相关性，更加强调较大触发事件的时间结构，并将输出动态范围扩展为与输入范围平方成正比。

我们选择了一种强调较强触发事件但不扩大输出动态范围的方法，即针对 $0<\alpha<1$ 且 $\beta = 1-\alpha$，构建一触发事件幅度增大函数，进而生成一具有可变时间常数的一阶平滑滤波器。其结果是，较强触发事件将以较短的时间常数更新图像，因而其结果将会更迅速地显示出来；而较弱触发事件对图像影响相对较小，从而使较强事件的影响持续时间更长。这样，一个孤立的强烈事件将会被捕获并"延展"显示在多个 SAI 影像帧中。由于延展，平均输出将略高于平均输入，而峰值输出与峰值输入大致相同。

这种方法需要选定一个尺度对幅度进行映射，这样就可通过大小不同的 α 值来区分触发事件的"强""弱"（比如说，α 分别取值 0.5、0.1，对应的时间常数分别为 2、10 个事件）。

弱输入将导致长时间常数的平滑，而大多数 α 值接近于 1 的强输入将导致每帧中仅再现最新触发事件的模式，因此可能需要一些额外的自适应范围压缩，用以将 α 值保持在一个合理范围内；与听神经系统中传出反馈调整这类映射非常相像。现在，CARFAC SAI 开源代码中使用此类固定映射（其中的 f 值，若是 IHC 模型的输出，则大多数小于 1，但也可能很大）：

$$\alpha = \frac{f(x, t_{\text{trigger}})}{1 + f(x, t_{\text{trigger}})}$$

21.8 基音与频谱

听觉图像中的两个维度分别表示频率（或是 Ohm 与 Helmholtz 所强调傅里叶意义上的频谱）与基音（或是 Seebeck 所强调意义上的时序结构、周期性等），而二维图像则展示了两者间的相互作用。沿行求和是获得频谱估计的一种方法，而沿列求和则可得到汇总自相关谱图，该自相关谱图将在可能的基音周期处出现峰值。

这两个维度表征了 Licklider 所说的"双重"。频谱维度对人声共振峰、乐器音色，还有基音的某些方面进行了刻画。时序维度带有基音的另一个重要方面，即时间上的重复性，在大多数情况下这可能更为重要。

图 21-13 展示了一带有卡通效果的特征显著的局部形状，是由带通耳蜗通道的振荡与听觉图像中的重复时间分析相互作用产生。

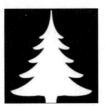

图 21-13　不时会有人提到，SAI 中的局部结构与 Atari 公司标志或圣诞树很相像。当波从耳蜗蜗底（靠近图片顶部的通道）向耳蜗蜗顶（靠近图片底部的通道）传播时，振荡频率降低，从而导致传向底部的条纹间隔变宽

21.9 音乐听觉图像

几乎所有类型的声音都可用于音乐制作，因此一帧音乐的 SAI 看起来几乎与任何声音的 SAI 都很相像。但在通常情况下，都是音高清晰的声音被用于传递旋律，而 SAI 清晰展示了旋律音高随时间的运动。有关如何在旋律识别中利用 SAI 这一属性，请参见第 27 章。

图 21-14 展示了两帧来自钢琴片段 SAI 的示例。图 21-15 展示了两帧来自音乐片段 SAI 的示例，其中含有打击乐与弦乐。在此类帧中，在任意时刻，极为重要的音高可能会模棱不清，但在"电影"中，音高间的运动及其相互关系更加清晰。

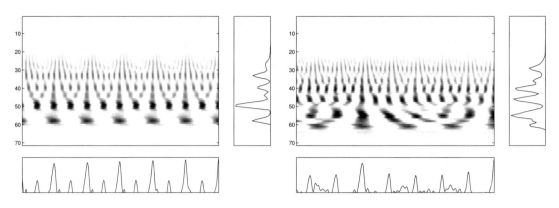

图 21-14　这些钢琴音符的 SAI 展示了触发事件之前的活动，所以触发时间是在右边缘对齐，其中左侧图为单音符，右侧图为和弦。在和弦中，底部绘制的时序轮廓线（沿列的平均值）显示根音高对应的周期为最高音符周期的 5 倍。右侧绘制的"听觉频谱"是对整体音色的某种刻画。可与图 4-10 中所示的一、二或三个稳定音符的 SAI 进行比较。在这些 SAI 的最上部，明显可见高次谐波的音高偏高，这是钢琴弦的一个特征

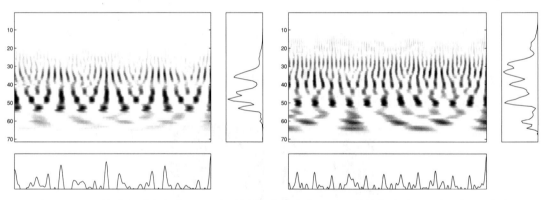

图 21-15　两帧爵士乐片段 SAI。左侧所表征的声音主要是牛铃类打击音，右侧则是具有多个音高、更为复杂的混合音

21.10　语音听觉图像

语音的声学特性在 SAI 中清晰可见。这是意料之中的，因为语音的演化就是为了适应听觉处理及表征，而 SAI 的设计就是为了捕获我们所理解的这些表征。

图 21-16 展示了元音和清辅音的典型 SAI 帧。SAI 行平均为听觉频谱，所捕获的信息通常应用于语音识别。这类信息没有必要通过 SAI 计算获得，因其近似等于 NAP 的短时平均。SAI 所提供的额外信息在于，可更清晰地表征存在于 SAI 列平均中的基频，且可在完整的 SAI 中将多个并发语音部分地分离出来。

当多个语音同时出现时，图像会更为复杂，如图 21-17 所示。SAI 影像中的一部分，将跟随一个声音或另一个声音的基音一起移动。图 21-18 展示了如何将一帧 SAI 解析为各个元音的部分显示，还解释了某些"鬼影"（ghost）特征，即两个元音基音脉冲在各帧间不稳定的相互关系。

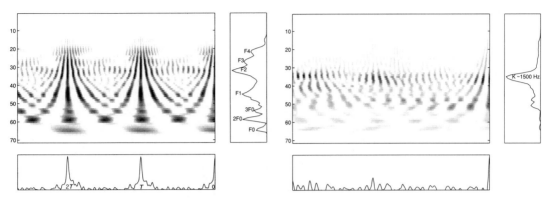

图 21-16　元音 /æ/（"plan"中的元音）的语音 SAI，其基频约为 122Hz，位于左栏；除阻爆破音 /k/（舌根清塞音）的语音 SAI，位于右栏，在行、列均值中元音基频（F0频率，周期 T）都显现出来了，但在时序轮廓线（沿列的均值，位于底部）中展示得更清楚、更直观。听觉频谱清楚地展示了共振峰，尤其是第一共振峰 F1 和第二共振峰 F2，它们对于确定所感知的元音类别最为重要。在右栏中，/k/ 的时序轮廓线显示其中不存在周期性。听觉频谱展示，在 F2 区有紧致的 /k/ 除阻爆破共振，这是舌根塞音除阻的典型特征

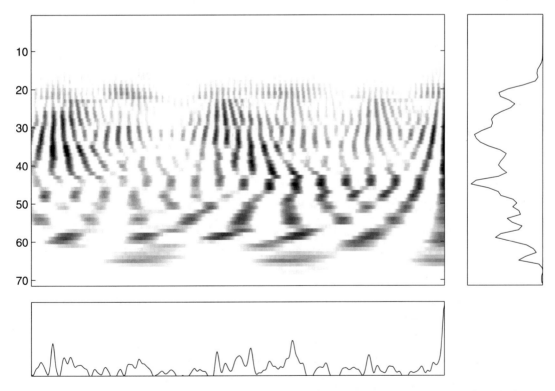

图 21-17　两个并发元音语音的 SAI，为图 21-16 中的 /æ/ 叠加上双元音 /ai/，后者亦由同一发音人所发但基频更低些的。行与列的汇总不再具有更多的信息量，但图像中"Atari"标志的部分结构分别对应着两个元音局部、分离的响应，且有一些"鬼影"响应，其滞后时间等于两个元音基频脉冲之间的间隔时间。作为电影观看时，SAI 展示了各个元音运动的连贯性。有关该混合 SAI 图像的分析可参见图 21-18

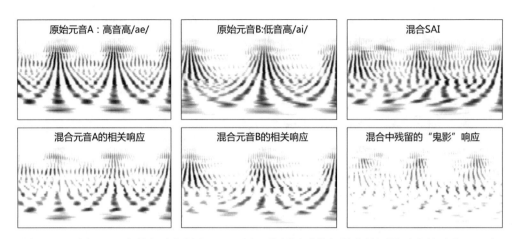

图 21-18   图 21-17 中并发元音混合 SAI，用以分析展示其与混合前原始干净的元音 SAI 之
间的关系。两个元音及其混合的 SAI 均显示在顶部。在原始 SAI 下方，对应展示
了匹配的混合分量（原始元音 SAI 与混合 SAI 匹配对应的每个点的最大值）。混
合 SAI 下方，展示了混合 SAI 与两个原始 SAI 最大值之间的差值，所产生的模
式与两个原始声音的模式皆不匹配，该"残影"或"鬼影"是由一个元音脉冲与
另一个元音脉冲相互关联所导致的

21.11   SAI 汇总轨迹：基音谱图

由 SAI 行均值形成的时间堆叠可产生一类听觉频谱图或耳蜗谱图，而列均值所形成的堆
叠，即 SAI 汇总，就是我们所说的"基音谱图"。其中的每一类都可用于声音时序演变的可视
化，尽管将其合在一起仍不如 SAI 影像表征的那么完备。图 21-19 和图 21-20 分别展示了钢琴
音乐、吉他音乐短片段组合的耳蜗谱图和基音谱图。图 21-21 展示了数秒钟语音对应的谱图。

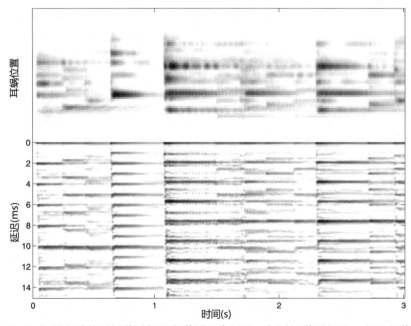

图 21-19   3s 钢琴音乐的耳蜗谱图与基音谱图组合展示。与耳蜗谱图相比，在基音谱图的下
半部，与谐波和弦及相同音高间隔相对应的周期关系，展示得更加清晰

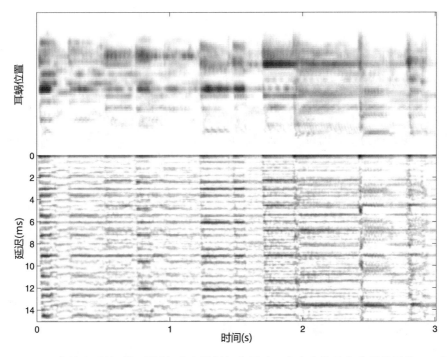

图 21-20　3s 吉他音乐的耳蜗谱图与基音谱图组合展示。多个音符及和弦所共同的 9ms 周期
　　　　 展示得非常清晰

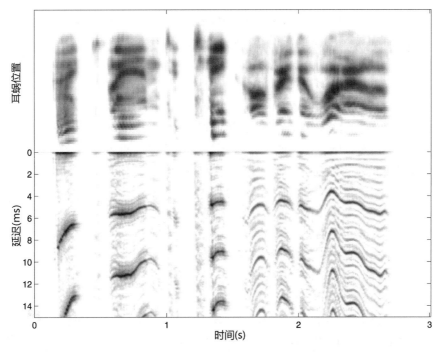

图 21-21　3s 语音的耳蜗谱图与基音谱图组合展示。顶部的耳蜗谱图类似于语音频谱图，而
　　　　 底部的基音谱图则清楚地展示了浊音段的基频轮廓

对于语音来说，基音谱图中通常会出现清晰的基音轨迹（以及若干数倍基音周期的轨

迹）。对于音乐，由于同时存在多个与谐波相关的基音，因此基音谱图通常会更加复杂、更加结构化。其他声音则会形成自身特色的基音谱图。

21.12 SAI 耳蜗谱图

由 TTI 所得 SAI 各行求平均而形成的耳蜗谱图与仅由对 NAP 进行平滑处理而形成的耳蜗谱图非常相似，因为 SAI 的每一行都是随时间推移的 NAP 行，或者是一些行的平均。

对于由传统短时自相关形成的 SAI，其零延迟列是很好的频谱估计，因为它所表征的是耳蜗通道输出的短时功率。但 TTI SAI 的零延迟列称不上是很好的频谱估计。它反映了触发事件所在的峰值幅度，但是，与声音频谱峰值或谐振匹配的通道具有更持续的输出且相对于峰值具有更高的均值，以上事实却没能反映出来。在原始 NAP 和 TTI SAI 中，很容易观察到高的功率附带持续振荡的现象，但在零延迟列中却没有发现。这就是沿 TTI SAI 行进行平均有其价值的原因，就像将沿列进行平均用于基音谱图一样。但是，截取任意数量的列进行平均，会使结果值与基音产生不恰当的相互作用，这是因为基音周期的倍数可能恰好落在平均范围之内或之外。因此，在零延迟时刻最大而在 SAI 最大延迟端下降到零，这样的加权窗对于形成更好的、类似于频谱的特征非常有用。

虽然 SAI 行平均对于生成类似频谱的特征仍然有意义，但直接对 NAP 进行平均更为简单，在本章中针对耳蜗谱图部分，我们也是这样实际操作的。

21.13 对数 – 延迟 SAI

SAI 的时间延迟（τ）或滞后维度有可能会扩展得非常长，但 SAI 影像中列数按最大滞后线性增长会不方便。因此，有时我们会对延迟轴进行非线性扭曲或重新采样。为使每个样本延迟变化比例保持基本不变，当长延迟时，会对延迟轴进行扭曲，以使列的位置与延迟对数成正比。我们称之为对数 – 延迟 SAI。

如果对 τ 轴进行重新采样以使 $\log(\tau)$ 轴延伸到较长的延迟，并在重新采样时进行适当的平滑处理以防止混叠，则 SAI 中最为精细的时间结构将会被平滑掉。如果触发脉冲以恒定的平均速率及大小出现，则表征纹理及节奏的长时相关性将无法得以更好的显现，这就需要保留一些平均幅度信息。也就是说，如果我们希望在长时延迟后还能看到好的自相关近似，那么我们要么保持幅度尺度，要么调整触发脉冲产生的速率，使之能够反映局部平均幅度。

有一种制作对数 – 延迟 SAI 的方法，是采用多尺度预平滑并消减 NAP，然后扭曲、融合相应不同尺度的 SAI。在长延迟时，我们更多使用预平滑，且在长延迟段中生成不多的触发点。在代表节拍与节奏的 1 秒左右的延迟处，每秒仅生成几个触发点，这样便可采用相同的架构，在显示基音的同时，可同样很好地显示节奏信息，尽管重复率相差几个数量级。

在长延迟时，汇总 SAI（对数 – 延迟扩展基音谱图）类似于 Jensen（2005，2007）引入的节奏谱图（rhythmogram）。在粗的尺度上，我们采用类似于 Jensen 的感知频谱通量（Perceptual Spectral Flux，PSF）特征用于检测时间平滑 NAP 通道的触发事件，该信号标识自峰值处发出，但我们在不同频道中采用不同参数。我们将扩展后的对数 – 延迟基音谱图称为基音 / 节奏谱图。

图 21-23、图 21-24 分别展示了音乐片段，包括钢琴、吉他的耳蜗谱图和对数 – 延迟基频 / 节奏谱图组合。图 21-25 展示了图 21-22 中的电话铃声是如何表征的。请注意，在基音周期与

节拍周期之间中等"粗糙度"的延迟区间（大约 1/32～1/8s）内，音乐片段中几乎不含结构，但电话铃声应用了该区间来吸引注意力。最后，图 21-26 展示了著名的肯尼迪就职演说中几秒钟的讲话。突显的时间模式在节奏谱图中清晰地得到呈现，最后还展示了掌声的粗糙度。

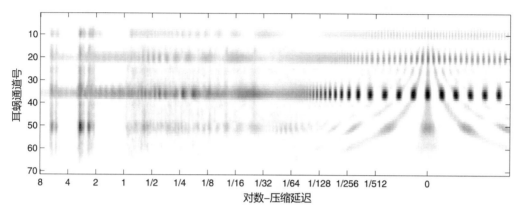

图 21-22   一帧电话振铃声（文件 BelgiqueBellPhone.mp3 来自 freesound.org）SAI，对长延迟进行了对数压缩。电话声在 3s 周期和 6s 双周期中表现出多个时间尺度上的结构，且在不同频率范围其结构有所不同

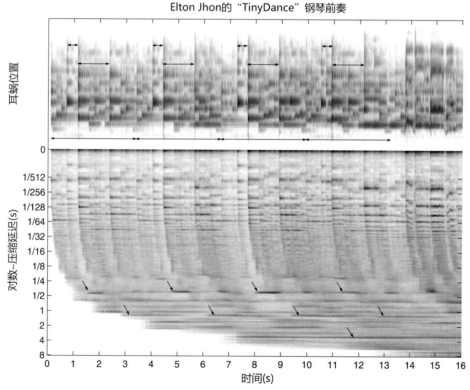

图 21-23   耳蜗谱图与对数 – 延迟基音谱图组合展示，声音为 Elton John 的"Tiny Dancer"的钢琴前奏，最后 2s 人声汇入。对各强和弦启动之间突显的时间间隔，用箭头全程做了标示，分别对应于 1/8 音符（0.4s）、3/8 音符（1.2s）时长；小节（3.2s）也做了标记。底部扫掠曲线反映了必要的缓冲、相关计算及平均运算所带来的在指数时间尺度上的延迟

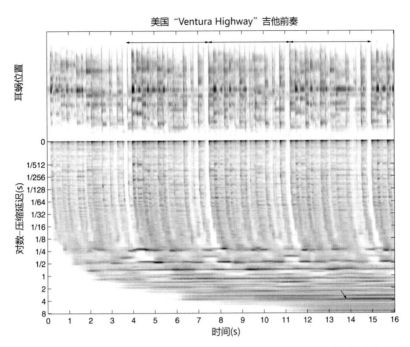

图 21-24　耳蜗谱图与对数 – 延迟基音 / 节奏谱图组合展示，声音为流行音乐美国 "Ventura Highway" 的开场吉他乐段。在音符之间出现了 1/4s、1/2s 及 3/4s 突显的时间间隔，出现了约 4s 重复的分句（用箭头做了标示），但 1s 或 2s 的时间间隔不多。这些时间模式汇总了这个乐段的节奏结构

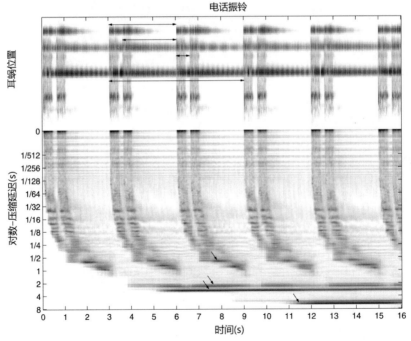

图 21-25　耳蜗谱图与对数 – 延迟基音 / 节奏谱图组合展示，声音为图 21-22 中的电话振铃声，长度为 16s，每 3s 有相隔 0.7s 的双铃声。这是在音乐中不太常用的延迟范围，在基音周期和节拍周期之间，充满了电话铃拍击间隔模式，约在 1/32～1/8s 之间。0.7s、2.25s、3s 及 6s 节奏性间隔也很明显，如箭头所指

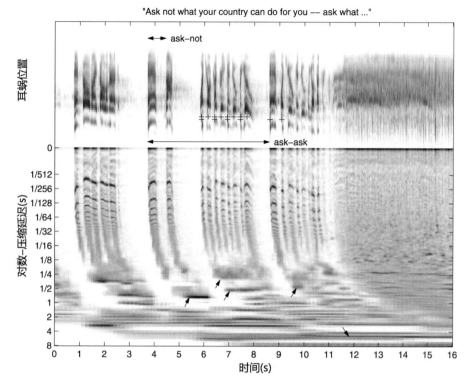

图 21-26 　耳蜗谱图与对数 – 延迟基音 / 节奏谱图组合展示，声音为 16s 的约翰 · 肯尼迪的就职演说："And so my fellow Americans: Ask not what your country can do for you—ask what you can do for your country [掌声]"。英语通常具有固定的节奏，但在这样的演讲中，其节奏大为改变。音节 ask-not 之间的间隔加长到约 0.75s（如图中标示），而在 what your country can do for you 中，音节间隔变为每秒约 4 音节，并略带节奏切分，呈 0.5s 的强节奏；这些节奏间隔采用十字及箭头符号做了标示，如 ask–what 之间 0.4s 的间隔。暂停后两次 ask 之间的间隔有 5s，显得相当精准

第 22 章

Human and Machine Hearing: Extracting Meaning from Sound

双耳空间听音

因未能区分以角度表示的相位 ϕ 与以时间表示的相位 t'，致使文献中出现了一些混乱。

—— "声定位位置理论"，Lloyd A. Jeffress（1948）

对于所有熟悉现代室内声学知识的人来说，令人最感困扰的问题之一一定是如何在混响房间中定位声音，更何况经常有报告提及听音定位相当精确。

—— "声音定位中的优先效应"，Wallach，Newman，and Rosenzweig（1949）

本质上双耳听觉系统是定位通道：人或动物的大脑机制通过比较到达两只耳朵的声音，找出事件在其周围何处发生。在所有听觉大脑处理机制中，对双耳系统低层的刻画可能是最清晰的。来自两耳的神经信号，直接抵达蜗核（Cochlear Nucleus，CN），之后在橄榄复合体（Olivary Complex，OC）中聚集并相互作用。在这里，两个耳蜗信号之间的差异被提取出来，并转换为某种便于更高层处理的形式。

双耳系统不仅可以定位声音，还可以帮助我们解析来自不同方向信号的混合声音。例如，对于室内混响语音，通过听双耳录音要比仅听一个声道更容易理解（Gelfand and Hochberg，1976）。究竟如何利用双耳的方向线索，通过什么通路来提升处理的准确性，目前仍尚不清楚，但已有许多宝贵的线索。

历史上，我们在双耳处理的思想上有一重要教训，就是不应将时差与相位差混为一谈，请注意本章开头对 Jeffress 的引用。不幸的是，这一问题一直延续到今天，因此，在本章中，我们将就其区别及历史进行深入探讨。

22.1 Rayleigh 双重理论：耳间强度及相位

在 19 世纪 70 年代，Rayleigh 勋爵（Strutt，1876，1877）发表了他对各种声音定位容易程度的实验观察。他指出分辨声音来自头部的左侧还是右侧非常容易，同时他还进行了其他一些重要观察和计算。特别地，对于偏离中心方向的声音，他将头 - 影效应视作频率的函数，然后计算了所预期的强度差，结果表明，耳间强度差作为线索具有很好的解释能力，但极低频音调（低于 200Hz）除外。这种低频的波长比头还要大，据他所做的衍射计算，不会有大的头 - 影效应；然而，他也发现这些音调很容易进行横向定位。至于究竟依据什么线索做到了这一点，当时并未解开这个谜。

30 年后，他发表了后续论文（Strutt，1907），文中他提出相位差线索可用以解释我们的低频定侧能力。他提出的理论同时包括强度差和相位差线索，被称为双耳定位双重理论。在他的理论中，相位差线索在低频时占主导地位，而强度差线索在高频时占主导地位。他主要使用纯音调，这是由于音叉是相当纯的正弦声波源，也是那个年代的声学家最主要的仪器之一，而且采用正弦输入对系统进行分析通常被认为是一个好主意。他计算得出，在大约640Hz 处，来自最左或最右的声音到达两只耳朵时的相位差将达到 180 度，因此在这种情况下，相位无法区分左和右。由于这种模糊性的存在，Rayleigh 得出结论，对于 640Hz 及更高频率，相位不可能是一个好的定位依据：

> 　　因此，尽管将声源偏置可能会产生左右感觉，但当声源确实就在耳边，且最需要确定方向时，这些感觉就会出错。在这种情形下，对相位差的感知似乎弊大于利。若音高稍微高一点，就必然会产生误导性和危险性的模糊。 例如，声源略微偏向左侧或完全偏向右侧，感觉可能是完全一样的。
>
> 　　总体上，在此音高区域内，由相位差获得的定侧感消失了，相位差变成了误导而可能带来危险……幸运的是，当相位差失效时，声强差赶来为我们提供帮助。

　　这种来自双耳信号的两种类型比较的"双重"概念，仍然是刻画双耳听音过程的标准模型，尽管耳间相位差（Interaural Phase Difference，IPD）的概念通常已由耳间时间差（Interaural Time Difference，ITD）所代替，因其适用性更为广泛而不仅限于正弦波。利用耳间声强差（Interaural Level Difference，ILD）的想法一直都存在着，尽管已泛化为沿独立频率维度进行的双耳频谱比较，并使其变得更为复杂、更有吸引力且信息更加丰富。

　　在 Rayleigh 首次观察后的数十年里，Helmholtz 无相位傅里叶分析的耳蜗概念似乎抑制了对于相位差、时间差的思考，直到 Rayleigh（Strutt，1907）自己最终跨出了相位差利用这一步，这是解释性更强的时间差的前身。在 Arthur Henry Pierce（1901）《听觉与视觉空间感知研究》一书中，有一事实还未提及，即从一侧传来的声波肯定是被这一侧的耳朵先听到。Pierce 对现有的理论进行了深入的研究，并投入了巨大的精力评估、比较双耳定位中的强度差和半规管理论，而后者是基于这样一种想法：内耳中这些所知甚少的部分肯定会对声音处理发挥某些作用。相位差与时间差的概念从未出现过，因为 Helmholtz 耳蜗模型有关傅里叶分量幅度提取的概念仍然弥漫在他的思想中。

历史关联："不受待见"的相位

　　认为双耳信号的相位可能存在相互作用这一想法，在针对双耳节拍（binaural beat）的研究过程被检验过，但被放弃了，因为得出的结论是，这种效应必定是由颅内声音传播引起的。

　　Sylvanus P.Thompson（1877）报告了他们所观察到的放送给双耳音调间的这些节拍。他设想"音调刺激沿各听神经传递到某个共同的大脑中枢，在这个中枢中产生了节拍"，但这一假设在当时就被忽略或拒绝，甚至在 Rayleigh 的双重理论之后也是"不受待见的"。例如，Wilson 与 Myers（1908）对"双耳相位差的影响"做出了批判性的评估：

> 　　在 Thompson 描述的实验中，两个音调在不同的房间中产生，并由管子引导，观察者每只耳朵接一根管子，这里，通过骨传导会将刺激物从一只耳朵传递到另一只，其重要性显而易见。这些音调由两个音叉产生，音高分别为每秒振动 246 次、256 次。众所周知，

在这种情况下可以听见节拍，就好像这两个音调是放送给同一只耳朵似的。Thompson 的结论是，在上述双耳听音条件下，音调刺激沿着每个听神经传递到一些共同的大脑中枢，在这个中枢，产生了节拍。但这个事实，以及也是由 Thompson 观察到的下一个令人感兴趣的事实，完全可以不借助于这样一个不受待见的假设来解释，因为我们还可以假设每一个音调都可以通过骨传导传递到另一只耳朵，而所听到的节拍是由两个不同频率的振动序列在同一个器官上的播放造成的。

Wilson 与 Myers 讨论了相位灵敏度意味着听神经可直接携带波形的可能性，但后来他们放弃了这个想法：

> 对于声音振动，尽管它们比光的振动要慢得多，但同样难以设想这些刺激特征实际上是可传递给听神经脉冲的。很难相信每个声波的每个波峰与波谷会在沿着每个听神经传递脉冲中产生一个完全对应的波峰和波谷，如果是这样，我们就不能再把感觉神经当作中间媒介，并认定感觉神经对外界刺激确切性质的了解，不会比电报线对发送电报的操作员的心理过程了解的更多。我们也不能再把感觉神经脉冲看作仅由与之相连的末梢器官的响应方法所决定的。
>
> 在此，我们希望表明我们的观点：这种根本性改变没有必要。

最终，研究人员不得不接受这种根本性的改变，并承认神经确实将波形细节传到中心部位进行了比较。随着证据的积累，以及我们在第 2 章中讨论过的 Wever 与 Bray 于 1930 年提出的逆发理论（volley theory）的出现，使得这些想法不那么"不受待见"了。

然而，与此同时，仍有许多工作尝试着解释双耳听音，但却仅仅依靠强度差异而忽视了所有中枢相位比较。其中之一是由 Henry J. Watt（1920）提出，实际上是一种类似听觉图像的模型：一种二维活动模式，其中的一个维度对应于音调拓扑组构，而另一个更窄的神经组织维度对应于双耳间的强度关系。

历史关联：从 IPD 到 ITD

Rayleigh（Strutt，1877）发表观察报告，实际上是恳请人们关注声音在双耳到达时间不同这一线索：

> 当一只耳朵塞住，音叉左右判断会出现问题，但对于其他声音的方向判断，诸如拍手或人声，结果往往比预想的要好得多。

大约从 1908 年开始，正弦波（声学家一直赞誉为"纯音"）相位差概念，逐渐被更为普遍的瞬态声的时间差所取代，但花了很长时间才被人们所接受。Mallock（1908）注意到子弹声音的显现方向很怪异，这是由子弹的弓形激波（微型音爆）造成的；经过一番实验和分析，他得出结论（见图 22-1）：

由脱体波（detached wave）引起的声音，如伴随子弹的声音，几乎不能说是有音高的，但与耳间距离相比，波长肯定很小，肯定可与子弹本身的尺寸相匹敌。因此，耳朵似乎不仅可以通过相位差，还可以利用单脉冲实际到达双耳的时间差，来确定声音的方向。

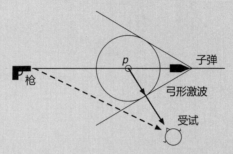

图 22-1　Mallock（1908）注意到，对于身处下方区域的受试来说，超音速子弹破裂声似乎来自与枪支不同的方向。子弹"音爆"或脱体弓形激波以声音速度移动，而位于子弹的波尖移动速度比声音快，从而产生了如图所示的波角。当受试的双耳面对声波法线时，声波同时到达两只耳朵，导致貌似朝向 p 点方向的感知

他发现观测值在所计算的波前方向几度以内（对应于数十微秒的时间差误差）便保持一致。而后，Hornbostel 与 Wertheimer（1920）发现咔嚓声之间的时间差可保持有效至 30 微秒，甚至在"有利条件下"可以更小。也是在 1920 年，Otto Klemm（1920）发表了一个更为详细的实验结果，发现某个观察对象的时间差阈值大约为 20 微秒，而另一观察对象的时间差阈值甚至小于 10 微秒！1921 年，有数名研究人员发表了 ITD 阈值：Aggazzotti（1921）的发现是 70 微秒，而 Pérot（1921）的发现是 55～80 微秒（较低声强时，阈值更大）。

尽管已进行了这些观察，但研究模式的转变，即将 ITD 视为可靠线索，其过程仍然很漫长。例如，Hartley 和 Fry（1922）分析了复合音调的定位问题，但却将其解析为正弦分量的独立定位，所利用的是正弦分量相位差与幅度差。

尽管这些想法仍在争论中，但在第一次世界大战期间，双方研究人员都将"双耳感知"用于军事应用，搜索飞机、潜艇和隧道挖掘机的方向，监听人员配备双耳喇叭及延时补偿器，用以操控收听方向（Yerkes，1920；Drysdale，1920；Ferry，1921）。1920 年，Hornbostel 与 Wertheimer（1920）发表的报告所利用的正是他们的德国战时设备。他们于 1915 年申请了指向性监听器"Richtungshörer"的专利，该专利采用了间距较大的两只号角，用以扩张时间差线索（King and Wertheimer，2007），其实物与图 22-2 中的类似，发明人将其称为"Wertbostel"。

1931 年，Erich von Hornbostel（1931）重新阐述了他的"时间理论"，作为"预先讨论"的一部分，而其他人对此表示强烈反对。他指出，相位差有过多的弱点，不能替代绝对时间差。他试图推动这一领域摆脱对音调的过度依赖，他说："理论和实验都必须考虑到这样一个事实，即在日常生活中，噪声比偶然出现的音乐声（混合及纯净音调）更为重要。因而，噪声定位比音调定位效果更好这一事实是有价值的"。

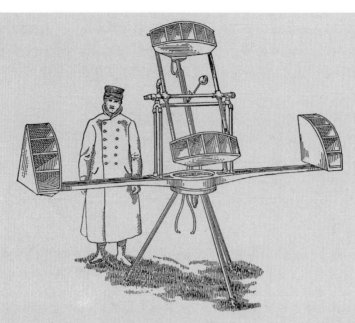

图 22-2 第一次世界大战时期的声学测角仪，用于定位"隐形飞机"（Ferry，1921）。操作员绕着垂直和水平轴旋转成对的拾音器喇叭，直到声音似乎正对目标前方。该设备的设计显然扩张了双耳时间差线索

历史关联：将焦点从正弦波移走

1936 年，Stevens 与 Newman（1936）在承认"相位差只是时间差的一种特殊情况"的同时，做出总结"低音调定位是基于双耳的相位差做出的，而高音调定位是基于强度差进行的。在 3000 周期附近存在一个中频频带，在此范围内，相位与强度都不是非常有效，而且定位效果最差"。

在 Scherer（1959）实验中，基于 ITD 线索比较了针对正弦信号与宽带信号的定侧能力。Rayleigh 已经阐明，对于约 640Hz 以上的正弦波，其 ITD 线索（即相位差）完全是模糊的；但 Scherer 发现，在 800Hz 时，对插入 20μs 延迟的检测能力只降低了一点点，并在 800～1600Hz 区间内逐渐下降。对于 1600Hz 正弦波，他的受试对象无法区分 0μs 和 20μs 的 ITD。但是当噪声被滤到 1600Hz 附近频带，甚至 3000Hz 频带，受试对象在检测 20μsITD 时，与在低频时一样出色。

根据 Hornbostel 和 Scherer 的结果，我们知道 Stevens 观察到在 2～4kHz 左右的下降，纯粹是由于实验音调的人工属性，这些音调具有固有的周期时间模糊性，就像机场手推车上那些恼人的蜂鸣器，你永远不会注意到手推车在你身后出现，因为车上的蜂鸣器无法定位。而对于该频率范围内更为典型的声音，我们可以很好地予以定位。

当 Jeffress（1948）审视这个研究领域时，他总结道："由此我们可以合理地假设，对咔嚓声与低频音调进行定位的基础是时间差。"他并不否认强度差也很重要，但也指出，时间差在整个频率范围内都有效，至少对含有时间定位事件的声音而言是这样的，如咔嚓声。

　　甚至噪声也不总是那么容易定位。某些正态或高斯振幅分布的典型噪声几乎没有很强的"异常"特征可用于鲁棒定位。对于具有"长尾"幅度分布或者是包络波动强烈的声音，以及典型振幅分布的尾部频繁出现特别事件的声音，都提供了特别有效的点位，可基于时间差对此进行定位，并可利用"包络线索"与"启动线索"（Kollmeier et al., 2008）。元音语音中基音脉冲的启动就是这样的点。正如 McFadden 和 Pasanen（1976）所说，"显而易见，听觉系统对高频的这种时间差异和低频的逐周期差异一样敏感。"

　　尽管已观察到针对事件启动所产生的精确的神经同步，以及针对瞬态事件很容易完成定侧，我们仍然看到有论文声称 ITD 仅在低频时才起作用，我们不太擅长在 2～4kHz 范围内定位。这些说法是正确的，但仅适用于正弦波或窄带信号；还可将这些说法与平面人 Flatlanders（Abbott, 1884）的观点进行比较，平面人的世界缺少一个维度，而这些说法仅限于由正弦波定义的声音空间中无穷小的切片。

　　Karino 等人（2011）在针对提取 ITD 线索的大脑区域的评论中，抨击了惯常的先入之见，即 ITD 应由较低频率主导，如同 Rayleigh 最初的概念："令人惊讶的是，传入末梢的音调拓扑分布表明，低特征频率在 MSO 中的代表性不足，而绝非过多。"我们希望，对于 ITD 在更高频率下的重要性，人们不必再感到惊讶。

　　在本章这三个"历史关联"专栏中，我们对 ITD 的研究历程进行了回顾，它经历了那么多考验与磨难，花费了一个多世纪才逐渐被接受。只是，这段艰难的旅程，我们还没完全走完。

22.2　ITD 与 ILD

　　首先，双耳空间听觉所利用的线索是声音到达两只耳朵时间上的差异——耳间时间差（ITD），以及声音强度上的差异——耳间声强差（ILD），也称为耳间强度差（Interaural Intensity Difference，IIL）。ITD 和 ILD 都是频率的函数，可认为是在融合形成方向感知之前，在不同耳蜗滤波器通道（或相邻通道组）中分别进行了感知。即使仅存在一个声源，随着声源的移动，或地面、墙壁、自身躯干、其他人及其他物品等的回声跟随声源的变化，这些线索也会随着时间而改变。

　　因此，双耳听觉问题可视作主要是如何提取并组合 ITD 及 ILD 线索。作为听觉图像方法的一部分，这些线索设定是以结构化映射图表征的。这些图中的结构模式与空间方向相关联。方位角并不是唯一影响 ITD 及 ILD 与频率的关系模式。仰角及前后差异也形成了其特定的模式。

　　对应于外部声源空间一致性感知，要求这些线索组合也是一致的。对于定侧或确定声源距中平面的距离（参见图 22-3），仅 ITD 就是一个很好的线索，据此可测定左右方向，但声源仰角仍不明确。将 ITD 视作主要线索时，我们通常采用图中所示的耳间极坐标系，该系统将 ITD 或声程差与方位角（近似地假设为球形头）做关联。而其他维度，如仰角或绕混淆锥的角度，则对应于更细微的频率相关线索。

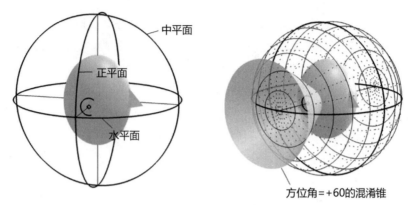

方位角＝+60的混淆锥

图 22-3 声音方向通常利用三个平面进行描述，见左图，椭球头周围的这三个平面由圆表示且确定下来，分别与穿过双耳的轴以及上下方向及前后方向的轴对齐。耳间极坐标系（interaural-polar coordinate system）如右图所示（Brown and Duda，1998）。在这个系统中，仰角就像经度，是指绕双耳间极轴的角度，从水平面中的本初子午线开始测量；仰角恒定的线显示为虚线。方位角就像纬度，是从中平面上的赤道开始测量的；方位角恒定的圆显示为实线。还展示了一个"混淆锥"：具有恒定方位角或近似恒定 ITD 的一组声音方向

22.3 头相关传递函数

由于受围绕头部的声音衍射的影响，波前到达双耳的时差实际上与频率有关。对于高频，时间差与声程差关联密切，实际声程包括环绕头部到达远耳的弯曲路径，如图 22-4 所示。对于方位角为 θ，在水平面内绕半径为 r 的球形头运动的声音，其声程差为 $r(\theta+\sin\theta)$（θ 为弧度）。所以，高频情形下的 ITD 接近于 $r(\theta+\sin\theta)/c$，其中 c 为声速。然而，对于低频，ITD 更接近于 $3r\sin\theta/c$，在小角度时比高频 ITD 高出约 50%；这些不同延迟间的频率转换是渐进的，人类头部的频率转换在 400~2000Hz 之间（Kuhn，1977）。对于低频，最大 ITD 接近 1ms；它对应半周期的频率与 Rayleigh 计算的 640Hz 非常接近。

声频谱与 ILD - 频率模式含有仰角及前后线索的信息编码，因为它们受声波与地板、躯干、肩膀、耳廓和头部形状等相互作用的影响。有关声音在头部和耳朵周围传播的声学研究及建模已开展了很好的工作（Wenzel et al.，1993；Duda et al.，1999）。声传播几乎是完全线性的，因此可采用头相关传递函数（Head-Related Transfer Function，HRTF）进行描述。无论声波从哪个方向接近听者，都有相应的左右耳滤波器或传递函数。

图 22-5 和图 22-6 展示了头部相关冲激响应（Head-Related Impulse Responses，HRIR，是头相关传递函数 HRTF 的简捷表征），对应于声源绕过头部的两条不同路径；数据来自 Algazi 等人（2001b）。远近耳之间的 ITD 是图像中所呈现的主要内容，但许多细微线索也非常清晰。如图 22-7 所示，中平面上的 HRIR 与 HRTF 都没有耳间差异，但仰角的单耳线索却非常强烈。通常，这类线索可望用于协助解决围绕混淆锥（cone of confusion，具有相同 ITD 的一组方向）仰角的角度问题。

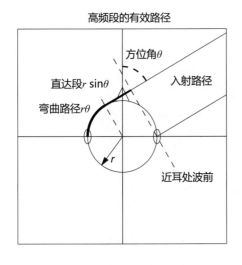
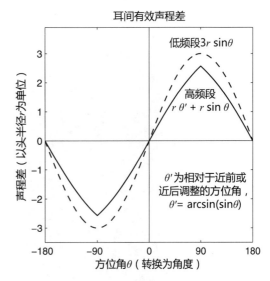

图 22-4 高频声音围绕头部的最短传播路径。在水平面中，对于由方位角 θ 入射的声音，其到远耳的额外声程为 $r\theta + r\sin\theta$（如图所示，采用调整后的方位角，使其在耳间极性系统中小于 90 度）。由于衍射效应，低频声音延迟比这里给出的估计要大一些；小角度情形下约大 50%（Kuhn，1977）。左侧所示的入射角度处在 +60 度混淆锥上，如图 22-3 所示

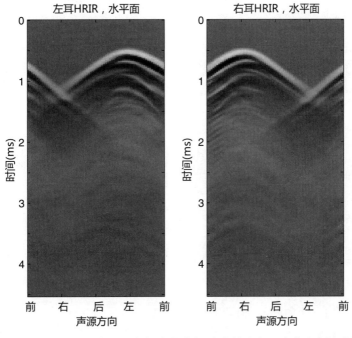

图 22-5 对于水平面各方向的声音，虚拟头的头相关冲激响应。冲激响应被映射为灰度级，以声音脉冲到达头部前不久的任意时刻为起点，自上而下予以显示。x 轴表示声源的方位角。当声音来自右侧时，可以看到声音绕过头的前部及后部，各自分别到达了左耳；对于左侧声音及右耳，情况类似。对于来自中间方位角（非 90 度的倍数）的声音，耳廓回声的差异，在图顶部的脊线上会有所体现，会对区分前后有帮助

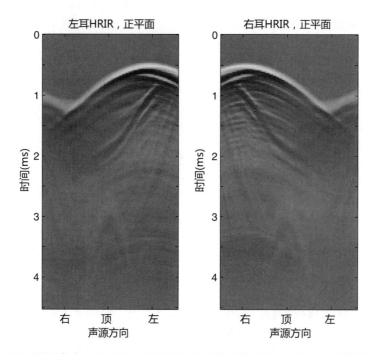

图 22-6 对于正平面各方向的声音，虚拟头的头相关冲激响应。x 轴表示声源的角度，从一侧的低处，越过头顶，到另一侧低处。中间附近在 1~2ms 范围内出现的陡峭模式，代表肩部反射波的抵达，主要出现在同侧耳朵，比主波抵达延迟了约 1ms（Brown and Duda，1998）

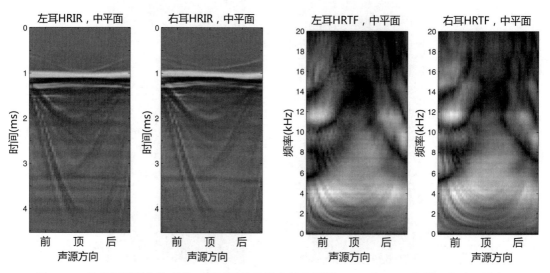

图 22-7 对于中平面上的声音，两只耳朵的反应基本相同；ITD 与 ILD 为零，表示正前方、正上方或正后方的声音，但缺少仰角的耳间线索。头相关冲激响应 HRIR（左图）和头相关传递函数 HRTF（右图）确实显现了明显的仰角关联性，但其线索本质上是单耳的，而非耳间差异。声谱在 5kHz 以上有显著的陷波（白色区域，因为我们通常将较大值绘制为较暗）来自耳廓衍射，4kHz 以下的波纹来自躯干（胸部、肩部和背部）的回声。二者都提供了有效的仰角线索（Algazi et al.，2001a），且二者都可通过时间或频谱模式得以检测。这些数据来自一个真实的人，而非虚拟头，这就是为什么两只耳朵信号不完全相同的原因

Kulkarni 和 Colburn（1998）研究了受试在中平面内对于真实空间声音和合成空间声音的区分能力，使用的是受试自己的和平滑后的 HRTF。他们发现，HRTF 滤波中适度的频谱细节（例如，仅使用32阶倒频谱系数对 HRTF 建模）便足以使合成声音与真实声音难以区分。Baumgartner 等人（2014）对围绕混淆锥（"矢状面"）定位所需的特定频谱特征进行了建模，报告了"正频谱梯度"，即频谱从低频至高频急剧增加，这项工作为人类心理物理数据建模提供了一个良好的开端。

22.4 耳间差异的神经提取

Jeffress（1948）曾提出有关大脑如何检测和投射 ITD 的设想，如图 2-1 所示。而比这早40年，Bowlker（1908）就提出了一个类似的想法：

> 为了解释该区域内存在声音的可移动图像，我们可以假设，从每只耳朵传递的声音脉冲到达大脑或听觉装置某些特定部位需要一定的时间，且脉冲相汇的部位是引起声像感觉的汇聚点。

在脑干中，传自双耳的信号在最先汇集的部位进行比较，此处便是哺乳动物的橄榄复合体（OC）。内侧上橄榄（MSO）通过符合检测提取 ITD，采用的是 Bowlker 与 Jeffress 所描述的方式，而外侧上橄榄（Lateral Superior Olive，LSO）提取 ILD，则是通过对一侧的激励输入进行响应，且激励输入足够强能够抵消另一侧的抑制输入。OC 的其他部分，斜方体外侧核（Lateral Nuclei of Trapezoid Body，LNTB）与斜方体内侧核（Medial Nuclei of Trapezoid Body，MNTB）也参与其中。MNTB 向 LSO 提供抑制输入；而 LNTB 有可能提供了有助于实现优先效应的次要抑制（Yin，1994）；参见 22.7 节。OC 和 CN 的基本回路如图 22-8 所示。

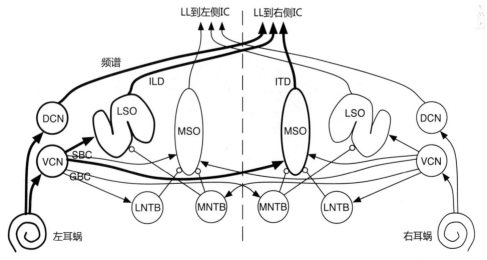

图 22-8　从耳蜗开始的双耳上升回路，途径听神经、蜗腹侧核（VCN）与蜗背侧核（DCN）及 OC。对应于左边声音的主要激励通路显示为粗线。左侧的声音主要激活左 LSO和右 MSO，两者都通过右外侧丘系（Lateral Lemniscus，LL）及其核向上投射到右侧的 IC。抑制性连接的末端标有小圆圈。DCN 被认为可向 IC 提供频谱线索，以帮助进行垂直定位。频谱、ILD 及 ITD 线索可能在 IC 中集成。这里，没有展示VCN 中的 AVCN、PVCN 区域划分；丛生细胞（SBC 与 GBC）主要位于 AVCN 中

近期，针对哺乳动物（Joris et al.，1998）和鸟类（Konishi，2003），对其中的双耳符合检测或互相关的神经回路知识进行了回顾与总结。在这两种情形下，发现其功能及组织在很大程度上与 Jeffress 预测相符。我们依靠大脑的双侧组织，在对侧完成了声音定位。也就是说，来自右侧的声音会引起左侧神经元的反应。这种定侧是通过相对恒定的延迟完成的，从左耳蜗到左侧 CN（鸟类则为巨细胞核（Nucleus Magnocellularis，NM）），再到位于左侧的 MSO（鸟类为层状核（Nucleus Laminaris，NL））的符合检测神经元，而从右侧 CN 穿过的纤维具有不同的轴突长度，从而在到达 MSO 中的突触点之前也会贡献一定程度的延迟。也就是说，这些变化是由对侧的较长延迟造成的，这样，当来自对侧耳朵的较早信号到达 MSO 细胞时，将与来自较晚到达同侧耳朵的声音引起的同侧信号进行符合比对。对于中线附近的信号，两个 MSO 之间的响应有些重叠。

在很大程度上，Jeffress 模型得到了证实。Yin 等人（1987）通过对猫 MSO 细胞的各种实验得出结论：

> 我们所有的研究结果都支持这个观点，即中央双耳神经元对两侧输入进行的操作与互相关非常相似。这些输入信号由外周听觉系统从实际声信号转换而来，而后这些转换信号被映射到互相关特性中。

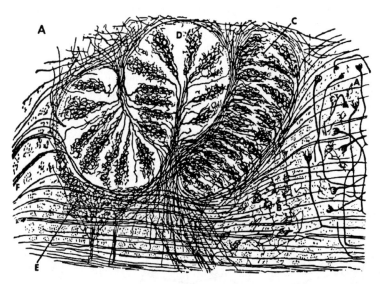

图 22-9   Cajal（1909）绘制的上橄榄复合体神经元概略图，展示了 S 形 LSO 和香肠形 MSO，周围有斜方体神经元

Yin 与 Chan（1990）证实了 MSO 中 ITD 的空间映射，并在高 CF 下调整到包络 ITD。Joris 等人（1998）对 CNS 回路做出评述：

> 在生理上，MSO 中的神经元对其传入信号中微秒级的差异都很敏感。这是哺乳动物 CNS 中为数不多的感知回路之一，对此可构建一强有力的功能假说，并对其生理特性的内在机制已有相对深入的了解。
>
> ……

正如 Hubel 与 Wiesel 的定向选择性模型为视觉研究提供了一个靶心一样，Jeffress 引入的简单模型也成了听觉研究的焦点，并引发了许多计算与实验研究，揭示了这种定性模型在神经科学中所具有的启发性价值。

尽管该模型很有用，且其机制和功能"也比较容易理解"，但细节不甚明了。MSO 神经元对来自两侧的一致性输入优先激发的确切机制尚不清楚。它可能涉及利用具有极速动作与恢复特性的受体通道，从两侧追加增大突触后电位（PostSynaptic Potential，PSP）。PSP 对来自一侧脉冲的响应不足以达到放电阈值，但若两个脉冲在时间上足够接近，将形成一个超阈值 PSP 并导致神经元放电。当输入为离散脉冲时，这种加法机制可有效充当乘法器。而后，MSO 符合检测神经元的激发被用作后续处理的输入，可能涉及跨频率通道累积及时间平滑。

鸟类与哺乳动物的 ITD 提取回路各自独立进化，Grothe（2003）对其间差异进行的分析表明，它们使用的回路有相当的不同，并采用了不同的抑制机制，这与 Jeffress 所假设的简单场景有所不同。他的结论是："在哺乳动物中，精细的时间超极化抑制是对符合检测神经元的时间灵敏度进行调节，将耳间时间差投射到相应的生理区间。相比之下，对鸟类符合检测器的抑制作用是去极化且完全无须时间信息，是另一种增益控制机制。"

MSO 神经元通常对单耳声音，即只对一只耳朵发出的声音，也有中等程度的灵敏度。其基本机制看起来可能无法区分左、右信号，但只需足够多的几近同时的输入便能触发单耳区分响应。还有一种可能，就是之前所提到的来自一侧的随机激发，可提供与来自另一侧单耳信号足够多的随机符合，也可用于解释单耳响应。在这方面，它与 Jeffress 回路中的乘法器或左右符合检测器非常不同。

在 LSO（鸟类为角状核（Nucleus Angularis，NA））中提取 ILD 的回路，由激励 - 抑制（Excitatory-Inhibitory，EI）神经元实施。神经元受到同侧信号的刺激，同时受到对侧信号的抑制，因此对具有足够 ILD 的同侧声音优先放电（与通常更喜欢对侧声音的 MSO 神经元不同）。LSO 神经元投射到对侧 IC，而 MSO 神经元投射到同侧 IC，这样，IC 神经元将 ITD 与 ILD 线索结合在了一起，且大多倾向于对侧声音方向。在同一侧也有从 LSO 到 IC 的抑制性投射，当 LSO 检测到有利于同侧的 ITD 时，这种投射倾向于抑制 IC 对对侧声音的响应。

根据 Joris 与 Yin（1995）的研究，LSO 通过其 EI 神经元不仅提取了声压差，还提取了包络时间差；Tollin 与 Yin（2005）的研究表明，LSO 在低频下对耳间相位差也很敏感。这些观察可用于解释：为什么 LSO 像 MSO 一样，可从蜗核中获得精确定时的输入。当来自同侧 CN 的激励输入，较来自对侧 CN 且经由 MNTB 的相应抑制输入更强或更早时，便会触发 LSO 神经元。因此，对于同侧声音，LSO 神经元趋向于更多的激发，而对对侧声音则倾向于较少激发。抑制是通过分流（shunting）实施的。也就是说，抑制输入有效地降低了激励增益，通过打开一条氯离子通道使 LSO 细胞的树突短路，从而减弱了兴奋性突触后信号（Zacksenhouse et al.，1998）。如果在抑制使细胞体发生短路之前有足够的激发到达细胞体，则细胞便会放电。所实现的效果比起采用激发与抑制的差分更为非线性。这种非线性对于实际建模是否有重大意义仍有待研究。

22.5　蜗核与斜方体的作用

MSO 和 LSO 通过 AVCN 中的球形丛细胞（Spherical Bushy Cell，SBC）与小球状丛生细胞（Globular Bushy Cell，GBC）获得输入。这些细胞专门汇聚来自听神经初级纤维的输入，并保持或增强波形的同步性，且对启动给予了恰当的强化。

在听神经到达 AVCN 后，其轴突通过 Held 端球（endbulbs of Held），这类哺乳动物体内最大的突触，与 SBC 连接。GBC 通过较小些但仍然很大的端球突触来接收输入。一些 GBC 投射到 MNTB，它们通过最终的大突触，即 Held 花萼（calyx of Held），连在一起。这些突触非常大，以杯状或花状（花萼）形态围绕目标（突触后）神经元细胞体，仅此类突触可适应典型的 MNTB 神经元。Held 端球倒不是特别的巨大，通常在每个目标 SBC 上配有两个。这些突触的大小正是其功能的线索：其速度很快。整个脑干中，精细定时信息的低延迟及低色散传输，正是由它们支撑的，如此才能比较双耳信号的相对到达时间。

根据刺激后时间直方图（PSTH）的形状，丛细胞通常被描述为"类初始型"。像听神经中的纤维一样，它们往往在音调爆发的启动时刻有很高的激发频度，然后迅速下降，并稳定在一个很低的水平。但这些丛细胞在细节上有所不同。它们与低频音调的相位同步性比初级型要好，几乎总能在一个非常窄的相位范围内激发；在足够高的声强下，丛细胞在音调爆发的启动时刻几乎肯定激发，之后在大约一毫秒之内可能不应（无法响应），导致 PSTH 出现"陷波"。这类陷波通常是在 GBC 中发现的，所以有时会将其描述为"陷波类初始型"，即使人们现在已经知道陷波的出现是与强度相关的。

GBC 投射到对侧 MNTB，后者再投射到该侧的 LSO，并向那里的 EI 细胞提供抑制输入。另一方面，SBC 通常不会在其 PSTH 中显示有陷波，这可能是因为它们在启动时刻没有这样的优先激发能力。它们为 MSO 提供激励输入用于时序比较。

回路可能是所有哺乳动物神经回路中时间要求最为严苛的。当接收到来自两根主纤维近乎一致的输入时，每个 SBC 往往都倾向于触发。这种非线性功能，属于单声道符合检测器，很可能是其策略的一部分，其中时序精确的脉冲作为输入输送给 MSO 中双耳符合检测器，而此处每个细胞仅从数个 SBC 轴突接收激励输入。尚不清楚为什么在向 LSO 提供抑制输入的途径中，在 MNTB 中使用这种快速 GBC 细胞类型和快速突触。

除音调爆发与噪声之外，这些细胞针对其他有意义信号的响应数据都不太多，但有证据表明，SBC 已经过了优化，其激发可精确同步到声音信号中有意义的事件。例如，最近一项关于宽带噪声的研究表明，与主纤维相比，丛细胞与包络特征的同步性更好，恰好与人们对单声道符合检测的期望一致（Louage et al., 2005）。据推测，如果声音刺激中事件类的偶发性异常结构越多，则与事件的同步将更加清晰，比如语音。也就是说，与音调和稳定噪声的分布相比，如果声音具有更长的长尾分布，则同步性更好。

当来自 AVCN 的 GBC 神经元越过中线投射到 MNTB 时，其他神经元则投射到同侧的 LNTB。从两侧的 SBC 中获取激励输入，会使得 MSO 原本简单的情况变得复杂，因此 MNTB 与 LNTB 都从各自同侧向 MSO 提供抑制输入（Grothe and Koch，2011）。结果是，MSO 从两侧获得了激励及抑制性输入。正如 Grothe 与 Koch（2011）所建议的那样，这种抑制动作非常快，可被视作基础性的时间比对机制的组成部分。也就是说，MSO 符合检测器可能会使用精确同步的抑制输入的早期到达（来自"陷波初始型"GBC 并经 MNTB 及 LNTB），约束 MSO 细胞仅针对激励输入（来自"初始型"SBC）的正确组合即刻产生敏锐的感知。根据该理论，可以无须 Jeffress 提出的轴突延迟线便可进行延迟调整（Grothe et al.，2010；Grothe and Koch，2011）。

快速抑制可以代替轴突延迟作为 ITD 调整的主要机制，对于这一观点，Joris 与 Yin（2007）表示反对。不管机制是什么，Jeffress 的基本观点，即 ITD 是从与双耳波形精确同步的信号中集中提取的，仍是基本模型。

进一步调整符合检测神经元，使其随输入强度与尖峰速率变化而频繁地激发，可通过适应过程来实现，其中或涉及了快速突触的可塑性，如在鸟类 NL 中的发现（Cook et al.，2003），或涉及来自下一层的抑制反馈，而这类反馈是多层神经处理的共同特征。这样的过程似乎可以在 AVCN 的丛细胞中进行，因此，对于低强度声音，到达 Held 端球的单个尖峰便足以触发该细胞，但高强度时，可能需要两个几乎重合的尖峰。

在机器模型中，由于我们通常将激发频度表示为时间函数，而不是针对动作电位一路建模，因此单声道符合检测可能是不需要的。但是，通过非线性扩展或峰值拾取以强调极端峰值，并与某些适调相结合，将信号保持在合理的范围内，会是功能层面上很好的等效。为了降低计算成本并保持良好分辨率，可能需要转换为双耳互相关的尖峰编码，在此情形下，问题的关键是在获得稀疏尖峰的同时，须保持不同耳朵（麦克风）信号间精确的对应关系。

小型哺乳动物的耳间传播延迟较小，与之相比，人类的 LSO 较 MSO 相对较小（Heffner and Masterton，1990）。Kulesza（2007）在人的 MSO 中发现了约 15 500 个神经元，而在 LSO 中则发现了 5600 个。ITD 是人类声音定侧的主要线索，但我们知道 ILD 也是重要线索，可在某种程度上与 ITD 相比较，因而在对人类空间听力建模时忽略 MNTB/LSO 路径可能是个错误。

22.6　双耳声反射与增益控制

中耳的两块小肌肉，即鼓膜张肌（tensor tympani）与镫骨肌（stapedius），会在声音响亮（约大于 40 宋）时，或预期发声时，产生反射性的收缩，以减少声音通过中耳向耳蜗传递能量。其中较大的鼓膜张肌，由 Pollak（1886）发现，而且"当只有一只耳朵听到声音时，另一侧的鼓膜张肌也会做出反应"（Barth，1887）。

较小的镫骨肌，可以更快地做出反应，在声音启动时即刻收缩，形成一种保护机制；如果声音强度稳定且不太高，它会很快再次放松。在蝙蝠回声定位时，镫骨肌在发出啁啾声时收缩得很紧，但几毫秒之后，当回声返回时便会放松，这种循环每秒可重复 100 次（Borg and Counter，1989）。

鼓膜张肌是由第五脑神经（即三叉神经）的下颌区支配的，主要通过咀嚼来激活，但也可由强声音激活。镫骨肌受第七脑神经分支（即面神经）的支配，且主要由发声来激活。这些通过咀嚼和发声的激活是双侧的，在两侧基本上相等。强声音的激活也是双侧的，但不是很对称。尽管对同侧声音的响应比对侧声音的响应要大一些（Møller，1962），但往往会发生跟随性收缩；这样可能会使声音的动态范围大大压缩，但不会同等压缩耳间强度差线索。类似地，来自双耳敏感的橄榄核复合体的传出，经由听神经（即第八脑神经），通过外毛细胞可降低灵敏度，倾向于维持双耳增益相等，并保持对耳间差异的灵敏度。这两类肌肉对增益有一定的频率相关性，会引起相移，因此使它们保持匹配有助于保持耳间相位与时间差异（Guinan，2010）。

肌肉控制的中耳效应之后是耳蜗力学及神经增益控制：LSO 的传出抑制内毛细胞，而 MSO 的传出抑制外毛细胞的增益。Brugge（1992）将对侧抑制效应解释为系统的一种自动调整，"一种可能的'双耳增益控制'机制，可在双耳阈值波动的情况下维持双耳之间灵敏度的平衡"。Darrow、Maison 及 Liberman（2006）发现，"侧橄榄耳蜗反馈维持了双耳神经性激励的平衡，这是空间声音精确定位所必需的。"Kim 等人（1995）对内侧传出也提出了类似的观点："或许平衡双耳中的耳蜗放大器增益是出于功能性原因，因而，大多数 MOC 神经元会表现出双耳促进和激励……同时一些 MOS 神经元会投射到两个耳蜗"。所以，当构建多麦克风通道增益控制机制时，如果想利用强度差异线索，类似地，我们应确保增益相互跟随，至少部分跟随。

22.7　优先效应

Wallach、Newman 与 Rosenzweig（1949）指出"……在混响房间内的定位既常见又有用。然而，如何做到仍是个问题"。优先效应（precedence effect）有时被称为第一波前定律（law of the first wavefront）或 Haas 效应（Haas effect），必定是解释这种能力的重要组成部分。我们根据声音启动时间及强度差异来感知声音的方向，而随后约 2～40ms 内的差异则被忽略，因为这些差异有可能被地板、墙壁等的回声"污染"。在进行对比时，第一波前会被"优先"。

回声 – 定位抑制与源 – 回声融合都被称为优先效应（Burkard et al.，2007）。Smithsonian 学会负责人 Joseph Henry（1851）曾报告过后一种效应，即回声会增强直达声，而不是一个可听辨的单独回声；他发现从声源背后墙壁的回声延迟大约需要 1/20～1/15s（50～67ms）才能产生独立的回声。对于短促声（"由乐器发出的突然破裂且没有明显延展的声音"），其回声延迟阈值略短；对于持续时间更长的声音，其阈值更长。

大约 100 年后，Helmut Haas（1951）发现，语音与回声的融合也发挥着作用，即使回声来自各个不同的方向，回声在距直达信号大约 10～40ms 的范围内仍能起作用。这一观察对扩音业务是福音，因为这意味着扬声器几乎可以放置在人群中的任何地方；只要插入音频延迟以使直达声能够在放大声音之前到达，听众就会听到声音来自正确方向（受 Haas 失效——后达声太大或净延迟在有效范围之外——的约束）。

在时间区间为单独回声无法分辨的范围内，Wallach 等人（1949）研究了不同方向的直达声与回声对声源方向感知的影响，并且创造了优先效应这一术语。他们利用二分呈现咔嚓声对（即通过耳机分别呈现给两只耳朵）的方法，研究了第一声咔嚓的耳间延迟在怎样的情形下会产生声源似乎居中的感知，并将第一声耳间延迟视作第二声耳间延迟和两次咔嚓声时间间隔的函数。结果显示，除非两声间隔非常短，否则第一声咔嚓中只需很小的耳间延迟，便可抵消第二声中相反的耳间延迟的影响。也就是说，除非两声间相差约在1ms之内，否则，第一声咔嚓可优先或有优先级决定方向。

优先效应的建模工作，通常是对Jeffress基本互相关模型进行改进，或者是对提供其输入的各级进行改进。有研究人员在处理定向问题时发现了一个有效措施，即在毛细胞中或是在为相关器提供输入信号的蜗核模型中加入快速启动强化（Hartung and Trahiotis，2001）。近期，在人类的心理声学数据中，发现咔嚓诱发的耳声发射与听觉脑干反应之间有很强的相关性，这表明在1~4ms区间内的回声抑制主要归因于耳蜗力学的非线性（Verhulst et al.，2013；Bianchi et al.，2013）。另有研究人员发现，在下丘中观察到的生理抑制作用取决于前导咔嚓声的ITD，这意味着它不可能来自相关器之前的处理层（Yin，1994）。

近期，Dietz等人（2013）在整个调制周期中采用500 Hz音调的幅度调制（AM）并进行耳间相移，调制范围为每秒4~64个调制峰值，结果显示，信号中对定侧感知影响最大的是上升部分，而不是峰值。从MSO与IC中双耳听神经元反应可以看到与这种心理声学效应的相关性。Dietz等人（2014）得出结论："对两个模型进行的数据对比表明，在AM周期上升期，对IPD的强调程度取决于双耳相互作用之前发生的适应过程"。

这个故事可能还没有结束，但至少我们有理由相信，在听神经响应中对启动上升期的强调，很可能是解决优先效应难题的一个关键。

22.8 模型实现

鉴于有这么多关于听觉脑干不同部分如何处理双耳信息的观点，而且相关的功能与机制还存在相当程度的不确定性，因此，如果想利用多麦克风提供的信号，我们仍然需要选择一个模型并加以实现。我们不一定非要限定于有两个麦克风并依照头型进行装配，但这确实是一个合理的方法。另有一种流行的多麦克风输入方法，就是在一个阵列中使用多只麦克风，并使用自适应波束操控将它们组合成一个单声道信号，从而为选定的源或方向提供良好的信扰比。这种方法在其他领域已进行了广泛探索，但却不是一种真正意义上的听觉方法，所以我们在这里集中讨论的就是只需要两个适度分开的麦克风就可以得到ITD线索的方法，还可能需要将麦克风安装在头型挡板上，便于得到一些ILD线索。

我们解决该问题的方式与处理单耳稳定听觉图像的方式类似：从一只耳朵提取稀疏的"触发"事件，使其与另一只耳朵的信号相关。由于双侧对称，我们在两个方向上都这样做。通常，声源一侧的耳朵将具有更清晰的信号，因而会有更好的条件识别所要触发的、关键的波前特征，以此与另一侧的信号相关。

关于双耳处理模型及其如何结合优先效应的研究已有很多综述（Stern and Trahiotis，1995；Colburn，1996；Clifton and Freyman，1997）。然而Litovsky等人（1999）指出，"目前还没有哪个模型能够提供令人满意的可用数据。此外，还没有哪个模型能够解释优先效应中的建立或消除等现象，这些现象被认为具有更多的认知特性"。我们希望，良好的启动强化耳蜗模型与良好的CN中的触发检测概念相结合，将为尚缺乏适用模型的工作提供一个起点。但是，根据众多详细分析（Hartmann，1997；Hafter，1997；Blauert，1997），仍然需要高层次的解释性的或反馈组件，来从各个方面解释优先效应。

22.9 耳间相干

为利用好 ITD 及 ILD 线索对时间进行有效处理，Faller 与 Merimaa（2004）建议采用耳间相干（interaural coherence）度量：在各个频带内，两只耳朵的信号"相似"的程度。Wilson 与 Darrell（2006）建议应将此方法予以泛化，以学习线索信号的动态权重。这些研究的背景分别是带有半波检测的线性 gammatone 滤波器组及频谱图，因而并未从更切实际的模型中受益，比如 CARFAC，其 AGC 与 IHC 部分自然地带有启动强化特性。

在实际双耳模型中引入耳间相干处理这一步骤，其信息是互补的还是冗余的，还有待观察。Zurek（1987）指出，启动与相干信息都需要："除了突发的启动，可能还需要耳间相干以引出优先效应。"然而，Zurek 与 Saberi（2003）随后利用相当简略、基于带通互相关函数的模型，仅使用启动强化，便获得了良好的建模结果，所处理对象为咔嚓声与爆破音。另外，Hummersone 等人（2010a）从他们的研究中得出结论："基于耳间相干模型在基线算法上产生的性能提升是最大的。"在他们的基线中，利用了线性听觉滤波器组，以及 Zurek（1987）基于包络的抑制处理，通过抑制后继信号以强化启动，后接 ITD 与 ILD 分析。但是，Hummersone 等人（2010b）在没有相干处理的情况下也取得了良好的结果，仅利用增强启动的减性抑制作为优先模型（Zurek 1987 年的模型），但需要将优先模型参数做声学环境适应。

因此，通过有效外周模型表征的相干加权，对于实际空间声音的处理可能会有所帮助。此类操作可能是由橄榄复合体中的复杂回路实施的。

22.10 双耳应用

近期，有许多团队通过参与 PASCAL CHiME 语音分离与识别竞赛（Barker et al.，2013）以及 REVERB 竞赛（Kinoshita et al.，2013）项目，对双麦克风较单麦克风的优势进行了探索与研究。尽管在这些工作中，有许多传统信号处理及统计技术得到改进及检验，但其中的大多数止步于对双耳听觉更深层次的应用，比如说未能触及我们所知的非常重要的优先效应。

Smith 与 Collins（2007）利用家用平板显示器上的一对麦克风，已证实了优先效应的效用。他们明确地测定了启动间隔，用于测量麦克风间的延迟时间并估算说话人的方位角。

Kaiser 与 David（1960）描述了一个早期的双耳机器听觉应用：

> ……双耳处理器导出一个临时信号，用于门控听觉输入。事实上，通过选通信号，保证了首选说话人语音包络主要部分的完整性，同时抑制了其他说话人发出的声音或背景噪声，前提是这些声音与首选语音不重叠。这种处理器的初步电路已经搭建并做了测试，其中的门控信号由互相关导出。在环境中分别设置 2、3 只麦克风，主观测量所得信噪比分别增加了 9dB、5dB。

如 23.2.3 节所述，在现代计算听觉场景分析系统中，这种用于源分离或增强的时域掩蔽方法已扩展到了时频掩蔽。Alinaghi 等人（2013）报告了最近被寄予厚望的一种方法，即利用耳间相干构建优先效应模型，以更好地估计时频掩码，进而用以增强混响中的语音。此类技术已应用于现代双耳助听器中，并将在 28.3 节进行讨论。

Palomäki、Brown 和 Wang（2004）展示了优先效应成功应用于双麦克风定向分离的一个示例。优先效应模型对启动后的信号实施了抑制，且是在信号传到交叉相关器的途中，所得到的相关系数峰值被用于时频掩蔽，从而提高了语音识别的正确率。Plinge、Hennecke 与 Fink（2010）提出了一个八麦克风圆形桌面阵列优先效应的简单用法。他们从位于上升期启动事件中检测出的尖峰，然后利用稀疏的尖峰相关系数计算时间偏移，结果显示：即使在混响环境中，这些偏移也能可靠地确定多个同时发声的说话人方位角。

使用多麦克风以及自下而上的处理不会是故事的终结。Blauert（1997）描绘了融合更高层次信息的双耳应用的广阔前景：

> 面对各种复杂任务，如果希望能够提供精良的双耳技术设备，毫无疑问，我们必须要将心理效应考虑进来。以一个用于工厂车间声音监听的双耳监测系统为例。当检测到异常情况时，这样的系统必须了解多种信号的关联及其含义，并且对特定信号必须给予选择性关注。针对音乐演奏空间声学品质的评估系统，必须根据演奏类型及意图实施检测，而且必须考虑由此引发的一系列不同的双耳信号色度的变化。甚至可能需要考虑当地听众或当地最有影响力的音乐评论家的品味。而对于智能双耳助听器来说，应该在某种程度上知道传入的声音信号哪些成分与其用户有关，例如，可以跟踪刚刚报出用户姓名的说话人。

听 觉 大 脑

……当人们同时讲话时，我们如何识别某人在说什么（鸡尾酒会问题）？执行这种操作的机器（滤波器）在设计时所依据的逻辑是什么？对心理产生影响的可能会有以下一些因素：（a）声音来自不同的方向；（b）唇读、手势及其他类似行为；（c）不同的说话噪音、平均音调、平均语速、男女等；（d）不同口音；（e）转换概率（主题、噪音动态、语法等）。

—— "基于单耳及双耳的语音识别实验"，Cherry（1953）

……针对声音中存在的抽象实体，听觉丘脑及皮层中的大部分神经元参与并实施了有效编码，但声音中大量存在的时频结构信息却并未包括在内，这表明这些神经元对声音中的抽象特征更为敏感。

—— "从时频特征到听觉实体编码的听觉抽象"，Chechik 与 Nelken（2012）

当大脑把实物、抽象实体或概念与声音相关联时，意味着大脑正在从声音中提取含义。但是这个过程不能像可训练分类器那样简单，因为大脑必须同时处理多个表征此类实体的输入，属典型的"鸡尾酒会"问题。因此，听觉大脑的关键功能是：分析听觉场景，共同决定要注意的声音片段及其所表征的内容。在哺乳动物大脑中，这一切是如何发生的，以及我们如何在机器中对其进行建模，仍然是听觉研究领域的关键问题。

听觉大脑的结构很复杂，分布在多个层次上，并与体感、视觉、运动和其他部分交织在一起。本章中，我们将共同研究听觉大脑的结构与功能，重点是如何从复杂的混合声音中提取所包含的意义。但更详细的功能及其在大脑结构中的配置，依然是推测成分居多。

23.1　场景分析：ASA 与 CASA

Al Bregman（1990）在其经典著作 1990 年出版的《听觉场景分析：声音的感知组织》中，对他以前所提到的听觉流分离（auditory stream segregation）进行了概括（Bregman and Campbell，1971）。听觉场景分析（ASA）思想和 Duda 与 Hart（1973）在《模式分类与场景分析》中引入的视觉场景分析概念非常相似：感觉系统如何从混乱场景中理解复杂输入，并提取对象、动作、来源等有意义的表述。如 Bregman 与 Pinker（1978）所说的：

> 我们认为，将声音信息解析成相干流的过程，类似于将视网膜信息解析成视觉中的"物体"，目前，针对这一过程的研究正在人工智能领域进行，并命名为"场景分析"。

通过计算算法将 ASA 机械化，被称为计算听觉场景分析（CASA）。场景理解的起源较早，但却是 Bregman 提出的 ASA 名称及概念促进了它的发展。在 Bregman 著作问世后不久，Beauvois 与 Meddis（1991）首次使用了计算听觉场景分析一词，至 1995 年，其缩写 CASA 被广泛使用。

ASA 的基础经常以 Gestaltist（一个心理学流派）的术语来描述：相似、兼容或似乎是"同命运"（common fate）的声音片段可能起源相同，因此应作为同一整体或同一流的一部分进行分析。Bregman 与他人试图利用实验厘清声音片段的哪些属性会使它们合流在一起，而不是彼此分流。诸如频率接近度、共同的启动与停止、相干调制以及谐波之类的属性，倾向于帮助混合声音的各部分结合在一起形成一个感知流。

Bregman 与 Pinker（1978）将"同命运"的想法归因于 Helmholtz（1878）的这段话：

> ……当我们听到一种音乐音调一段时间后再与第二种音调合并，然后第一种停止后第二种继续，这种时间顺序能帮助我们分离出声音。我们已经听过第一种自己单独的音乐音调，因此立即就能知道，我们必须把第一种音调从合并效果中扣除……但当复合音调开始出声时，其所有组成音调都以固定的比较强度出声；增大时，它们一般都均匀增大；停止时，所有组成音调同时停止。因此，通常没有机会分别聆听或独立聆听各组成音调。

将 ASA 转换为计算任务的关键，是决定使用哪种声音片段（不一定是 Helmholtz 的"组成音调"），如何提取这些片段，以及使用哪些特征、线索或规则将声音片段分组为流。受 Bregman ASA 以及可用信号表征的促动，已有许多方法可用于这些问题的解决。

近几十年，已有各种形式的稳定听觉图像（SAI）被广泛用作 CASA 的起始特征，许多研究小组参与其中（Lyon，1983；Weintraub，1984；Assmann and Summerfield，1990；Duda et al.，1990；Mellinger，1991；Meddis and Hewitt，1992；Ellis，1997；Cooke and Ellis，2001；Slaney，2005）。例如，针对多种调制合成元音的混合，Duda、Lyon 与 Slaney（1990）通过将听觉效果与听觉相关谱图（SAI 影像）中的视觉效果进行比较，研究了相关谱图及声音分离。他们的主要发现是，在没有调制的情况下，三个稳定元音的混合听起来和看起来都乱作一团，但是通过调制，如使基频移动或颤动，元音便可从听觉和视觉中"弹出"。经证实 SAI 是一种有效的表征形式，以此可观察到分音的共同调制，使得元音协调一致，并将其从混合音中区分出来，即便这些分音自身也无法辨识。究竟如何更好地分析 SAI，以利用此视觉感知，仍然是一个开放性问题。

机器听觉和听觉场景分析概念早已紧密地结合在一起，特别是通过 Bernard Mont-Reynaud 和他在斯坦福大学音乐与声学计算机研究中心（CCRMA）同事的著作。他的学生 David Mellinger（1991）将场景分析与意义提取以某种声源解释形式联系在一起："最终，听觉场景分析是指，从声音信号的接收，到声源形成，包括事件形成在内的整个过程。"这就是大脑的工作，也是我们希望机器能去做的。Mont-Reynaud（1992）针对 CCRMA 在机器听觉方面的研究所做的评述令人鼓舞，其重点是场景分析问题；同时还对他们在学术推广方面的工作表示赞赏——通过 CCRMA 听觉研讨会，他们所建立的学术思想已在各个相关领域的研究人员中得到推广。在过去的 20 年中，在 Malcolm Slaney 的领导下，CCRMA 这一传统一直延续到今天，在每周一次研讨会上，会对听觉研究的各个方面进行回顾，为机器听觉的发展做出了贡献。

Cooke 与 Ellis（2001）对这一领域的进展进行了总结，共同表达了对于机器听觉和听觉场景分析的关注；他们在各自机构推动着 CASA 研究的进步，使得机器听觉发展速度惊人，好的想法层出不穷，而主要应用是语音。

CASA 领域涉及广泛，已有多部该领域的著作面世（Rosenthal and Okuno，1998；Divenyi，2005；Wang and Brown，2006）。本章中，我们将仅做简要介绍。

23.2　注意力及流分离

人们很难对数个并发的语音流进行解码，但如果知道要关注哪个，就能够对并发流中的那个语音流进行更为可靠的解码。例如，如果三个语音源在空间上被方位角隔开，且知道要关注的方向，则关键字检测正确率就可以从接近三分之一（随机机会）提高到大于 90%（Kidd et al.，2005）。在双人说话任务中，如果二者基音或声道长度有差异，且知道要关注的人，则会对所注意句子中的单词检测产生类似的大的影响，有时效果比双耳 ITD 线索还要好（Darwin and Hukin，2000）。

如何对注意力进行建模，作为认知心理学领域的关键部分，这一问题早已与大脑模型以及视觉与听觉场景分析关联在了一起。事实上，Bregman 将其 ASA 方面的工作，归功于受到了 Ulric Neisser 注意力工作的重大影响。

Neisser（1967）描述了一种方法，涉及针对语音流的听觉注意力，以及采用合成–分析（analysis-by-synthesis）原理进行的预注意处理；并将此方法与 Broadbent（1958）注意力理论进行了对比，Broadbent 提出将无关部分滤除；还与 Treisman（1964）的方法进行了对比，Treisman 建议将无关或未被关注部分予以衰减（弱化），而非完全去除：

> 根据这个假设，之所以要优先"跟随"此对话而非彼对话，是因合成出的系列语言单元可与此对话相匹配。无关、未被关注的语音流既未被"过滤"亦未被"衰减"；它们只是无法从合成–分析中受益。其结果是，这些语音流只能通过被动机制进行分析，这一分析过程可称为"预关注工序"，可与视觉对应的级相类比。与参照的视觉相似，这些过程可确立定位，形成粗略的片段，并针对某些简单情况引导进行响应。但其细节处理能力十分有限。

这种合成–分析策略，从根本上是利用传入声音中可用于构建有意义解释的那部分特征，其余部分予以忽略，而非去除、衰减乃至为此建模。

Neisser 方法正是许多机器听觉系统正在做的，只是一般的做法是非显性的：将计算和建模工作放到所关注的高层级单元中，同时在所提取的特征中试着容纳其他非建模声音及其表征。而将此操作显性化可能是一个不错的思路。

23.2.1　合成–分析

在语音识别系统中，一般是通过搜索词网络中的最佳路径来找到词序列。在这类系统中，合成–分析策略可由波束搜索（beam search）来实现，其策略是，当路径扩展时，始终维系一宽度适中的选择波束，波束的选择项是围绕所构造消息的当前最佳假设。这样的系统自然会关注当前消息，而非完全搜索策略——让所有可能的消息持续竞争，直到需要输出最终结果。

这样，合成－分析法本质上是一种 CASA 基于特征的流分离方法的替代。为使其能够运作，在评估词网络中的词路径与输入声音特性的匹配程度时，需要允许并忽略输入中相当多的"额外"声音。

就我们的四层模型而言，Neisser 的策略是在第三层进行预注意特征提取，而听觉场景的合成－分析完全交由第四层负责。Bregman 的 ASA 摆脱了这一点，预先关注流的形成，更适合于第三层。Bregman 与 Campbell（1971）指出："本文所描述的流形成过程可能属于 Neisser 讨论的'预关注工序'类别。"简而言之，选择性注意力模型必须在两者之间进行选择：忽略额外的干扰声音，或将它们分开（通过过滤、衰减或流分配）。无论哪种方式，系统都需要"关注"像是想要听到的部分。

在机器听觉系统中，有可能要同时关注处理多个流。在这方面，机器在某些任务上超越人类的表现是有可能的。在一个受限的多说话人语音识别任务中，已有一种统计方法展示了超人的性能，其训练利用了特定人的语音（Kristjansson et al.，2006），只是这种方法不太可能像 CASA 那样得到推广。

注意力可通过辅助信息来引导，例如指示是听左边的说话人还是听右边的，或是听男声还是女声。或可进行更加动态的控制，利用最初发现的感兴趣声源的位置或身份的信息反馈，或是消息的初始部分解码的反馈。有时，注意力可能是被某个声源的"显著性"捕获的，这就是为什么我们将某些声音标以"吸引注意力"。根据应用的需要，需要使用不同的策略来控制注意力。如果可以分离出多个流，则可以在分流后进行分析，并依次关注各个流。在语音通信和识别等实时应用中，注意过程可能需要快速确定信号的哪些部分需要跟进，哪些可以忽略。例如，在一个双麦克风游戏控制器中，一个简单策略就是关注最接近设备"正前方"的说话人。

对于人类，注意力被认为是一个过程，涉及大脑皮层对丘脑的反馈，以控制选择感知输入哪些部分投射到大脑皮层，以及哪些部分受到抑制（King，1997；Suga et al.，2000；Yu et al.，2004）。这种抑制类似于 CASA 中时频掩蔽方法中的掩蔽增益（见 23.2.3 节），但调整上行信息的方式可能要比简单改变增益更为复杂。

除了掩蔽解释，皮层后向投射（甚至在皮层区域之间）提供了有关合成－分析法的另一种解释，正如 Daniel Kersten（2000）所做的说明：

> 有人认为，自然模式（包括图像）中各种不同场景引起的固有混淆，需要进行合成－分析，即通过生成模型对自上向下预测的输入进行测试。其中一种有关大脑皮层区域之间反向投射模式的解释经常被提及，就是这些连接使得尚未确认的高层假设能够以语言的早期层次形式表达出来。然后，可以在早期层级上，针对传入数据对这些表达进行测试。这样，便可操纵检查缓存中的特定领域模型与传入数据相符与否，而这种方法对于自下而上模型是困难的。

Mesgarani 与 Chang（2012）的研究表明，当人们聆听混合语音时，皮层神经元（在第二听觉皮层区域）的反应取决于人类的注意力状态。响应可以表征某人或另一人，具体取决于人类想要听的内容。这类皮层响应似乎取决于对内侧膝状体（MGB）的反馈，在该反馈中，可以使用诸如来自 IC 的音高映射图之类的线索来帮助系统选择对某说话人或他人更适合的特征。

23.2.2 "单纯试音"对比自上而下处理

Slaney（1998）对仅利用自下而上技术或单纯试音（pure audition）进行听觉场景分析，提出了批评且令人信服，同时也对将 CASA 典型目标设定为声音分离（sound separation）做出了批评（Slaney，2005）。正确的选择应该是声音理解（sound understanding），应该将自下而上的听觉数据与自上而下的意义解释联系起来。Barker、Cooke 与 Ellis（2000a）为探索实现这种联结的方法提供了一个很好的系统示例。在他们的系统中，采用一个或多个语音模型将声波信号解析为各个部分（相干的声源片段），并被表征在时频平面（频谱图）上。所用的片段有意尽可能简单：在时频平面上仅是一个个独立的小单元。为此，他们引入了时频掩膜的概念，即一个数值平面，用以指示时频平面的每个元素应被解释为目标信号还是背景的一部分。

Slaney 方法的独特之处在于可与前面简单提及的 Bregman 与 Neisser 相互对立的注意力方法相对比。Bregman 更多提倡自下而上流的形成，而 Neisser 的合成 – 分析从 Slaney 角度看是自上而下的。

23.2.3 时频掩蔽 ASA

ASA 本质上需要一种注意力机制，用以形成和跟踪流，并决定关注哪个流。在时频平面上，采用掩膜将声音片段分配给目标流（相对于其他流或噪声背景），已成为一种流行且有效的 CASA 方法。该方法灵活性很高，可将各种听觉表征与机器学习系统及应用联系起来。我（Lyon，1983）曾介绍在耳蜗谱图领域将掩蔽应用于声音分离的想法：

> 根据位置、方向解析，将每个通道的时变增益应用于输入耳蜗谱图，以产生表征不同声音流的输出耳蜗谱图。这些增益变化非常快，通常会在 0.5ms 之内对由不同声源启动引起的相关峰值位置变化做出反应。在极端情况下（局部高 SNR），局部声音片段可由零 / 单位增益"门控"到恰当的输出流。因此，与信号缓变最优谱修正技术不同，这个模型肯定会被视为非常典型的时域技术，因其同时利用了耳蜗的精细时间分辨率及频率分离特性。

二进制掩蔽或流分配成为分离并发语音的常用方法。在第一个单声道双人说话 CASA 系统中，Weintraub（1984）在较高层级上，以时频区域而非单个时频单元为单位，将声音片段分组并分配给流："一组对象是神经事件的集合（跨越频率及时间），具有相似的属性，可视为一个整体。它是声音表征的中间层次，对应于传入声音的自然片段，在频率 – 时间区域具有类似的特性。"Assmann 和 Summerfield（1990）基于听觉相关谱图（SAI）进行位置 – 时间分析，他们对两个基频不同的元音频谱进行了估计，但没有使用掩膜方法。后来，Meddis 和 Hewitt（1992）使用了一种二进制时频掩蔽方法来识别基频不同的并发元音。"……利用与决策有关的基频值，将选择性频率通道分离成相互排斥的两组通道，每个元音一组。"通过这种掩蔽方法，他们成功地使系统性能与人类表现更加接近，且随着基频间隔的增加，系统性能也随之改进。

Green、Cooke 与 Crawford（1995）对时频面二元掩蔽概念进行了评估，用于模拟

CASA 系统可能达到的性能，结果显示掩蔽的潜能是可以将噪声环境中的语音识别提高到距人类听力性能几 dB 以内。Hermansky、Tibrewala 与 Pavel（1996），Cooke、Morris 与 Green（1997），Drygajlo 与 El-Maliki（1998）以及 Hu 与 Wang（2001）的后续研究将该概念发展成为与谱减相关的实用方法（Boll，1979），应用背景为语音及说话人识别。Wang（2005）更进一步，提出要将二值掩模生成作为 ASA 的目标。

Kim、Lu、Hu 与 Loizou（2009）利用从噪声信号中估计的时频掩膜，实现了听力正常听众在噪声环境中语音清晰度的提高，这一进步令人振奋。只是他们的系统依赖于针对特定噪声类型及指定说话人的训练，因此还不是一个真正意义上的解决方案。Loizou 与 Kim（2011）继续分析了影响清晰度的错误类型，并为下一步此类系统的优化制定了令人备受鼓舞的目标，即针对正常听力受试，不仅要改善主观品质，同时也要使清晰度得到真正提高。他们的感知实验结果表明，仅就平方误差而言，过估信号频谱比欠估信号频谱更加有害。

Watts（2010）采用双耳（双麦克风）方案，在 PZFC 耳蜗模型输出范围内实施掩蔽，证实语音清晰度及平均意见得分（Mean Opinion Score，MOS）均有所提高。此掩蔽方法构成了 Audience 股份有限公司移动电话语音增强技术的基础。

针对方向分离的双耳信号掩膜估计，以及针对说话人基频分离的周期信号掩膜估计，都有较深入的研究。根据语音能量分布统计，甚至可以估计一掩膜，将语音清音片段从非语音干扰中分离出来；Hu 与 Wang（2008）的结论是："我们的系统可捕获大部分语音清音信号，而且带进的干扰也不多。"

当混合声音中大部分噪声被去除，且被保留部分中大多数为信号时，信噪比自然会有所提高。但是，设置为零的信号部分可能很重要；而且，预期信号被设置为不自然的静音，对清晰度造成的损害可能比掩蔽噪声所造成的损害还要大；因此，这种提高信噪比的方法，并不总能改善清晰度，或使分离声音听起来更自然。同时，所产生的声音频谱并不一定能符合语音识别系统的需求。总之，试图利用经清理的信号，此方法有缺陷；而作为替代方案，掩膜可解释为标示，用于指示擦除或丢弃数据——主要是噪声的时频单元。这种掩膜利用方法在噪声语音识别中得到了广泛的应用（Cooke et al.，1997；Barker et al.，2000b；Roman et al.，2003；Raj and Stern，2005）。

要确定每个时频元素是归属目标流更适合还是属于背景，需要训练一个相当复杂的分类器，有许多研究人员参与其中，而这一想法似乎源于 Seltzer 等人（2000）。DeLiang Wang 及其同事们对这种方法的局限性进行了探索，所利用的是理想二进制掩膜（Ideal Binary Mask，IBM）与理想比率掩膜（Ideal Ratio Mask，IRM），这两种掩膜对重构声音流信噪比进行了优化，其中的重构声音可通过在掩蔽后时频面上实施频谱图逆变换获得（Brungart et al.，2006；Srinivasan et al.，2006；Li and Wang，2009）。理想掩膜可由已明示的目标信号与计算得出，这些数据可由 Green 等人（1995）提出的"模拟器"生成；因此，可很容易构建一组训练数据，所训练的分类器可从混合声音信号中计算出理想掩膜的近似值。

每个时频元素（或频谱图像素）的掩膜值通常是单独计算的，可采用估计信号与噪声的强度比值，或采用更通用的分类器，该分类器可将任意长度的上下文作为输入（Wang et al.，2014）。例如，可基于对双耳听觉图像（交叉相关谱图）分析来估计掩膜，其中，可通过分析各自的侧向位置实现声源分离（Roman et al.，2003）；或者先搜索多声源的基音与声源方位的整体性最佳解析，从解析中选定某一声源，再评估其双耳与单耳相关特征的兼容度（Woodruff and Wang，2013）。

23.3   脑中的多级

在感觉器官与皮层之间，听神经系统较视觉系统拥有更多的中间站点；视网膜（retina）直接投射到丘脑（thalamus），而耳蜗的传出在 CN、OC、LL 及 IC 等多处都有中间处理过程。对此虽然已有大量研究，但针对其中一些级的计算目标或功能，所达成的共识仍然相对较少。我们期望这些通过丘脑投射到听觉皮层的声音的表征计算最终可用听觉图像概念来理解：将来自听神经的信号映射成更加类似于图像的东西，像是来自视觉神经，但却是从较低层级的时序结构相关性中提取的。

在哺乳动物的大脑中，中脑（midbrain）位于脑干的上部。脑干的下部是脑桥（pons）与延髓（medulla oblongata），是听神经进入 CN 的部位，也是 OC 的双耳中心之所在。在第 20 章至第 22 章中，我们对这些脑干区域的某些功能进行了讨论。在中脑和皮层（cortex）之间是丘脑，此结构具有许多感知和运动功能。皮质下（subcortical）区域的概略布局如图 23-1 所示。

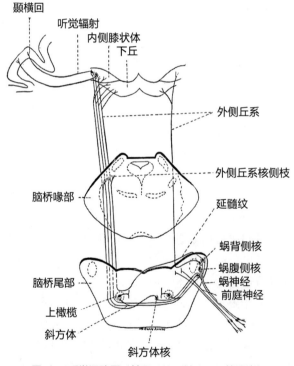

图 233. 听觉通路图（基于 Cajal 和 Kreidl 的研究）

图 23-1   听神经系统中的传入联结，由 M. E. Bakehouse 小姐为 Ranson（1920）所绘。下部区域标记为"脑桥尾部"，靠近延髓（脑干下部，听神经从蜗核处进入大脑）和脑桥（脑干中部）之间的边界。中脑的主要听觉区域，位于脑干上部的 IC，丘脑的主要听觉区域是 MGB。绘于一个世纪前的这张解剖图，整体上仍然是准确的，当然，从那以后，有关联结、功能和子区域方面的知识，我们已有相当的扩展。如图所示，主要的传入投射从耳蜗传到对侧大脑区域，左侧的声音在右侧进行处理，反之亦然

中脑 IC 与丘脑 MGB 是低层与皮层之间的主要听觉级。与听神经系统所有其他层次一样，在这些区域有互相匹配的左侧和右侧部分。也就是说，它们在中线两侧对称。在几个不同的层次上有交叉联结（连合）连接两侧。

虽然这些是上行听觉通路中的重要中心，但不容忽视的是，它们也有巨大的下行联结，特别是从皮层到膝状体。Suga 等人（2003）描述了这些离皮质（corticofugal）联结在学习方面的功能，即通过学习可使系统能够适应声音在行为学意义上的特性。

大脑的各个部分并未如我们所愿，可在逻辑上清晰地划分开来，而各个部分的命名也因此变得复杂起来。脑干、脑桥、中脑、丘脑及大脑皮层等部位并不是听觉所特有的，但经常出现在听觉文献中。其中与听觉有关的核可以用听觉中脑、底丘脑听觉核以及各种特定核的名称来描述。对于工程人员来说，很难将它们与功能模型联系起来。尽管如此，仍有许多相关知识会对我们研发听觉机器产生影响；这里我们所做的回顾与总结只涉及其中一小部分。

23.3.1 听觉图像在哪儿

如果皮层下听神经系统计算"类图像"的表征并投射到皮层，我们想知道这些图像位于何处，同时，我们也希望有办法来测量和刻画发生了什么，并将这些听觉图像"看着像"什么作为指标，用以评价声音"听着像"什么。倘若视觉神经系统作为听觉的类比是恰当的，则听觉图像很可能不是在丘脑中计算的。这是因为丘脑是从视网膜获取图像并作为输入的，然后将图像"中继"到皮层，并有可能借助某些机制将注意力集中于图像中让人感兴趣的部分。但如此一来，听觉图像很可能就不是在丘脑中计算的。因此，我们假设听觉图像的计算是在丘脑以下进行的。Kuwabara 和 Suga（1993）给出结论：（在回声蝙蝠中）"延迟线及振幅选择性是在丘脑底听觉核中产生的"。也就是说，他们在丘脑中发现的类似听觉图像的神经响应来自中脑，甚至更低层次。

不幸的是，要找到听觉图像一直很困难。要将任何听觉处理功能的条理都梳理清楚也一直很困难，如同我们无法用森林的功能揭示每棵树木的现象，所以这与听觉图像概念并不矛盾，它只是意味着还有工作要做。对于某个特定频率及重复频率组合，辨别与其响应匹配最佳的神经元可能尤其困难，在许多工作中，都是采用正弦幅度调制来搜索神经元，但这可能不是一个好办法，因为这类刺激会引起相当微弱的音高感知。

Bendor 与 Wang（2006）发现，Heschl 回（Heschl's gyrus，HG）外侧的神经元，位于初级听觉皮层边缘的一个次级皮层区域，会对特定音高做出响应，即使基音缺失；而音高显著性更高的信号，其响应也更为强烈，也就是说，这种信号会引发强烈的音高感知。其他研究表明 HG 参与了音高感知。Schneider 等人（2005）指出，在由音高感知偏好所区分的人群间，他们的 HG 显示出差异。Wong 等人（2008）发现对于更擅长理解音高语言的人群，他们左侧的 HG 更大。Foster 与 Zatorre（2010）发现，音乐家的这个区域在右侧更大。

Hall 与 Plack（2009）提出，响应音高的部位或许是在颞平面（HG 附近），但同时也质疑，通过反复纹波噪声（Iterated Ripple Noise，IRN）刺激发现的这些响应，还不能确认正是所找寻音高的谐振响应。如果这些响应中确实有一个是在皮层中的音高映射图，则应可将在较低层次计算出的听觉图像，通过跨位置通道进行汇总得出，如 21.11 节所示。

在大量脊椎动物（蝙蝠、青蛙和介于两者之间的动物）中，Simmons 与 Simmons（2011）

发现了常见的周期性音高提取中脑机制的证据。

23.3.2　CASA 在哪儿

在我们的四层模块化机器听觉系统模型（第 1 章）中，我们是在哪里执行 CASA 功能？也许在第三层级：从听觉图像中提取特征。但如果在较低层级进行事件分离，我们可以得到更好的听觉图像，因此我们或许可将 CASA 集成到听觉图像的形成过程中。

基于听觉图像进行 CASA 已有很长的历史，而在此项工作中更常见的是相关谱图（Slaney，2005），包括：我自己在双耳分离方面的工作（Lyon，1983），Weintraub 的双人声基音跟踪与分离（Weintraub，1984），Ellis 将纬线（weft）作为声音分析的原始材料（Ellis，1997），还有许多其他工作。另一方面，在时频面上或从 NAP（或耳蜗谱图）中分离声音也有很多工作（Barker et al.，2000b；Cooke and Ellis，2001）。

在所有这些方法中，都需要某种注意力机制来决定需要关注混合音中的哪一部分。这种注意力机制必须至少部分位于模型第四层或由其控制，第四层是最接近于应用的，而这里的应用意指确定训练系统去提取怎样的意义类型。

23.4　高层级听觉通路

大脑如何处理不同线索或声源特性，这一问题的回答仍属推测并存有争论。一种理论认为，物体识别（包括大小及信息）与物体定位有特别的功能通路：分别对应于"是什么"及"在何处"。另一种理论指出，当存在多个音源时，这种方法会引发难以克服的绑定问题（binding problem），即各音源的音高、音色及位置等线索分别位于各自的通路，并以某种方式绑定在一起；但这些音源的线索是相互依存的，无法分开处理（Bizley et al.，2009）。

在 CASA 方法中，需综合考虑音高及方位，以确定哪些声音片段要被保留或被抑制，这些线索需存放在同一个位置。同时，对于突然显现的声源，若需要系统做出快速定位反应，则最好使用专门的"在何处"通路，而不是被 CASA 缓慢的解析过程所耽误。这两种工作方式大脑都可以有，像猫头鹰利用专用大脑在黑暗中捕捉老鼠，或蝙蝠在黑暗中捕捉飞蛾，就是这样做的。

次级皮质区对声音的响应可能是"是什么"通路的一部分。在次级及后面的视觉区内，我们可能会发现祖母细胞（grandmother cell）响应的选择性非常强，只有当受试看到（或听到）祖母时，才会被激活，或做出类似的特定反应（Gross，2002）。众所周知，要确定这种细胞对什么刺激最敏感是非常困难的。当某个声音被发现是某个脑细胞所喜欢的，若用产生声音的参数来刻画该细胞的谐振响应，其结果可能会令人非常失望。例如，若以频谱 – 时间感受野刻画细胞特征，似乎会被转换到频谱 – 时间模式，而这些细胞真正关心的是抽象的语音特征，或危险迹象，或同类邻居，或其他由声音携带的"是什么"信息。

神经元所在意的是什么？对此进行解释所遇到的困难，可用于解释在分析听觉大脑方面，为什么有特殊听觉需求的动物（如猫头鹰、蝙蝠及鸣禽）有时能帮助研究人员取得更快的进展（Konishi，1991；Suga et al.，2000；Jarvis，2004）。丹尼（2007）解释说，对于蝙蝠，其生物声呐通常被认为是一种"在何处"部署，而听觉图像方法实际上适用于识别猎物的"是什么"：

它们形成的声音图像在品质上不同于光学图像，但它们是自动处理的，并提供尽可能详细的信息（但信息不同）。所形成的图像必须包含所感知的所有不同物体的形状，以便感知上相互区分，并且这些形状必须随每次脉冲进行更新，类似于计算机断层扫描。对半克的大脑来说，其表现相当不错。

大脑的功能组织还不甚清楚。虽然对听觉大脑的研究仍在继续，但将功能定位到结构的这类模型在构建机器听觉功能性系统方面非常有用。Watts（2012）提出了一个不同大脑区域的功能分配假设，如图23-2所示。

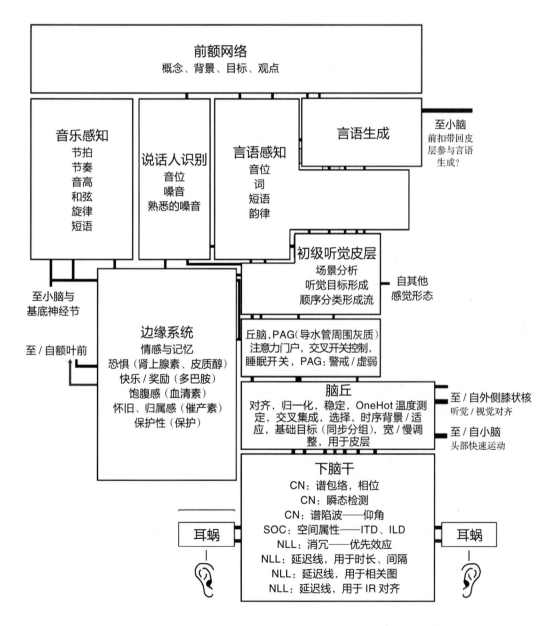

图 23-2　Watts（2012）提出的大脑功能框图展示了从功能到结构的分配假设［图 1（Watts, 2012）获 Springer 复制授权］

23.4.1　下丘

下丘（Inferior Colliculus，IC）已被设定了许多功能。但正如 Casseday 和 Covey（1996）指出的那样，"关于下丘功能，即使已进行了 30 多年的电生理学研究，仍缺乏概括性表述。"他们认为，在哺乳动物 IC 中，实施着各种具有重要行为学意义的检测、滤波、解调以及将快速时变输入转换为面向动作的慢速输出。"下丘中的神经元是滤波器，所针对的是需要立即应对的声音，如猎物、掠食者或同类物种发出的某些声音。"在这个意义上，下丘正在做的可能是"意义提取"，属于我们通常认定的高级别功能。或者，尤其是在高等动物中，也可能是在提取特征，即特定的听觉图像，是应皮层中极为精细的意义提取回路的需求而特制的。

Langner、Albert 与 Briede（2002）报道，在灰鼠的下丘中心核（Central nucleus of Inferior Colliculus，ICC）中，他们直接观察到频率与基音周期呈正交轴的映射图。Langner、Dinse 与 Godde（2009）展示了在猫初级听觉皮层上相应的映射图。至此，我们有理由认为，提取 Licklider 风格的听觉图像可能是 IC 的功能之一。然而，具体细节仍不清楚，这些观察结果尚未得到充分证实或完善。

23.4.2　内侧膝状体

在视觉神经系统中，视神经连接到丘脑的外侧膝状体（Lateral Geniculate Body，LGB），一般称为外侧膝状核（Lateral Geniculate Nucleus，LGN），这是一条在生理及逻辑上与通过内侧膝状体（Medial Geniculate Body，MGB）的听觉联结并行的通路。所以我们可以推测，在视觉及听觉系统中，这些相邻的丘脑"中继站"具有相似或类似的功能。果然，当雪貂的视觉神经被强行连接到 MGB 而非 LGN 时，在通常归为听觉皮层的部位，就诱发了视觉空间映射图（Roe et al.，1990）。调整后的皮层甚至发育出或多或少正常视觉定向选择模块（Sharma et al.，2000），这表明较高层级的皮层结构在很大程度上是可以互换的。

实施注意力调节被认为是丘脑感知区域的一项功能。根据 Dong 与 Atick（1995）的观点，其中还可能进行了一些时序去相关处理，以使向皮层传递信号更加有效，他们认为注意力增益控制机制受到可变带通滤波器的影响，而滤波器可同时降低时序相关性（通过抑制缓慢波动）及噪声（通过抑制快速波动）。他们的线性化理论与视觉信息时序感受野的测量结果非常匹配，实验中激励信号为正弦时序调制信号，由 LGN 神经元中继到初级视觉皮层，在此进行响应测试。在听觉处理方面，这种滤波可能与 5.9 节中讨论的 RASTA 滤波器相类似，但具有自适应参数。

MGB 的腹侧、背侧及内侧，或亚核，具有多种不同的细胞响应类型，以及数个不同的频率轴或音调拓扑维度。它们似乎对各种双耳及单耳线索进行编码，但很难找到一致的映射维度（耳蜗位置除外）。这些区域有着各种不同的联结和形式，包括来自其他感官的输入以及部分层状结构。

Chowdhury 和 Suga（2000）描述了初级听觉皮层中频率映射图，其可塑性是利用离皮层反馈（从皮层向外）至 MGB 进行介导的。尤其是对于回声定位蝙蝠，这种机制使蝙蝠能够调整皮层处理，使其突出生物声呐发声频率，并相应地调整回声延迟时间映射图。蝙蝠回声延迟辨别与其他哺乳动物的音高辨别可能是等效的，或至少是类似的，两者本质上都是类似的自相关过程。MGB 参与了这些映射图的调整，但是实际计算可能位于较低层级，比如 IC。

虽然 LGN 中的视觉信息处理模型和 MGB 中的听觉信息处理模型有些原始，但在这一级，在传导至皮层之间，我们至少有了一个可用的概念模型，用作图像或听觉图像的预处理器。听觉图像的初始产物可能在脑干的 MGB 以下层级，而视觉系统中没有对应的图像。

23.4.3　听觉皮层

初级听觉皮层和下听觉区一样，是依音调拓扑组织构成的；也就是说，它的一个维度带有与耳蜗位置对应的"最佳频率"。然而，皮层神经元大多对纯音并无反应，因此对其响应的研究需采用更"有意义"的激励，包括语音及各种调制信号。而为刻画神经元典型特征，所采用的是可引起响应的时频模式，即频谱 – 时间感受野（Spectro-Temporal Receptive Field，STRF）。但最新研究表明，神经元真正关心的，远比 STRF 所显现的更为复杂。

对于癫痫患者，会将电极阵列暂时布置在患者大脑表面，在等待癫痫信息的同时，可对他们的言语感知进行研究。基于估计的 STRF，研究人员利用次级区域（如颞上回）皮层神经元的记录，可重建出看起来合理的语音频谱图（Pasley et al.，2012），这与在雪貂脑中所做的工作很类似（Mesgarani et al.，2008）。随后的研究表明，在双人交谈的刺激条件下，有可能重建出交谈者的频谱图（Mesgarani and Chang，2012）；这说明，要么低层次特征已被分离，要么所拾取的神经信号依照已解出的语音单元被编码成某种解释，而不是刺激特征表征自身。最近，Mesgarani 等人（2014）工作揭示，位于次级皮层区域的这些响应特性与抽象的语音特征之间紧密对应。

这些研究提供了某些层级上语音相关的皮层表征线索。有一类似想法的探索是在动物体内进行的，Chechik 等人（2006）利用动物行为学相关信号（猫听鸟叫），研究大脑对信号的反应；他们发现在大脑更高层级中信息减少了，或是线索"漏斗化"了；Chechik 与 Nelken（2012）进一步展示，在更高层级（丘脑和初级听觉皮层）中，响应更多地指向与行为学相关的抽象类别，而不是声音的时频特征。

从声音中提取的抽象分类信息，已显示甚至会影响视觉皮层中对有关图像的响应（Vetter et al.，2014）。因此，我们认为皮层是在提取意义，而不仅是在表征声音的物理特征。

23.4.4　下行通路

从皮层到丘脑的强烈反馈可能与动态注意力有关，且可能与丘脑这一层级甚至更低层级的预注意训练有关。Suga（2008）描述了后者的功能类型："离皮质系统具有多种功能。其中最重要的功能之一是，为皮层信号处理，对皮质下听觉信号处理进行提升和调整（重组）。"

Winer（2006）更加详尽地描绘了我们在试图理解下行通路时所面临的复杂性：

> 这些都是大脑中最大的通路，与听觉及非听觉丘脑、中脑和髓质区域有下行联结。因此，听觉离皮质的影响可直接到达皮层突触前的部位，且远离皮层，如在外周橄榄可能有离心作用（centrifugal role）的区域；影响还会抵达蜗核，可能会对听觉中较早的中枢事件造成影响。所影响的其他目标还包括纹状体（可能的运动前功能）、杏仁核和中央灰质（可能有边缘及激励作用）以及桥核（用于小脑前控制）。听觉离皮质轴突的大小、特异性、层状起源及形态多样性与其他并行下行系统中各种功能角色的解释是一致的。

在我们的机器听觉模型中，对于这类反馈的利用，有多种可能的应对手段：作为对注意力的短时调制，作为反向传播训练路径去优化低层次特征的提取，甚至可能更多。

23.5 展望

对 IC 及 MGB 的功能我们还缺乏更具体的刻画，但我们认为正是在这些大脑区域内进行着听觉图像形成和特征提取，并对特征进行过滤以引起注意，支持且受控于听觉皮层的高级处理过程以完成意义提取。对于各个领域的工作，还有许多更具体的建议（Watts，2012），但对于完善机器模型，还未形成一种公认的体系结构。在等待进展的同时，我们可将这些领域的各种功能置于 CASA 体系之下。

从 Colin Cherry 于 1953 年发表的"鸡尾酒会效果"论文，到利用多种双耳及单耳线索以增强感兴趣信号并抑制干扰的现代系统，作为 ASA "计算机器"版的 CASA 一直在稳步发展。针对复杂多源声音处理，CASA 研究与心理及生理研究持续紧密结合，必将产生更佳的机器听觉，同时加深对人类听觉的理解。

在相对较高的层级，CASA 功能的发展速度预期将非常快，因此，对于当前技术现状，我们就不必再做详细总结。我们相信，将掩蔽技术与听觉图像表征等更好地结合在一起，应有巨大的潜力。我们希望本书中所讲授的低层级系统，对于这类进步会起到积极的促进作用。

机器学习及应用

第五部分致敬：Max Mathews

谨以此献给并纪念计算机音乐之父 Max Vernon Mathews（1926—2011）。Max 数十年来一直专注于计算机在听觉和音乐分析、合成和演奏中的应用。早在 20 世纪 50 年代末，他就在贝尔实验室开展计算机语音、音乐和听觉方面的工作（Mathews，1959，1961，1963）。而我本人有机会结识 Max 则是在斯坦福大学音乐和声学计算机研究中心（CCRMA），他在那里工作多年。2010 年，当我在斯坦福教授"人与机器听觉"课程（Psych 303，和意识、大脑与计算中心合作）时，Max 每周都来听课，每次他都是借助登山棍爬到三楼。他邀请我到他的实验室，并向我解释了他用于音乐合成的"耦合式"滤波器；我后来将其作为各种耳蜗滤波器模型数字化实现的基础，因此它在本书的前几部分占据了显著位置。

在本部分，我们将讨论机器听觉系统简要框架顶部的两个层面：经训练可用于机器听觉应用的系统类型，以及如何将特征提取成适合的形式，作为这些系统输入。我们还将讨论几个应用示例，包括已经发表的研究以及其他一些调研内容。

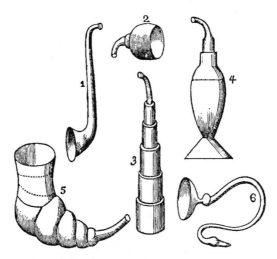

图   机器听觉概念的早期应用是不断改进的助听器。这些改进的助听喇叭（Turnbull，1887）
      正是今日极其先进的助听器的前身

机器学习神经网络

就像生物新皮层，数字新皮层习得一项新技能仍需反复训练，但是一旦某一新皮层习得了某项技能，马上就可与所有其他数字新皮层共享。我们每个人都可以在云端拥有自己私有的新皮层扩展器，就像今天我们拥有自己私有的个人数据存储器一样。

——《如何创造思维》，Ray Kurzweil（2012）

24.1　向数据学习

我们的大脑可通过传递到听神经的模式解读世界，这种能力可经过学习得以培养，同样，机器可利用听觉模型提取声音表征并从中提取其意义，这种能力也可通过学习得到培养。

机器学习的输入称为数据，具有多种形式。当有监督学习时，训练数据包含声音及其所对应信息的答案，机器通过学习获得对应关系的模型，之后可针对新的声音数据给出正确的预测结果。如果我们有大量的声音数据，但不包含解读其含义的答案，我们还可利用无监督学习对数据进行建模，学习如何生成其紧凑的、有意义的表述及预测。

本章将重点关注有监督学习及人工神经网络（Artificial Neural Network，ANN），或简称神经网络。作为源自大脑工作原理的通用技术，神经网络及其衍生被广泛应用于分类问题和回归问题，前者的目标是类别决策，后者的目标是输入数据的连续函数。我们给出的示例将集中于分类问题。

在机器学习（Machine Learning，ML）领域，人们很早就发现，通过学习从训练集中获得的几近完全正确的结果，对于有监督学习却并非一个保险的目标。即使一个系统对全部训练数据都能做到正确拟合，却仍有可能无法泛化到新的测试数据。因此，拥有独立的测试集，且从训练数据中学习到的模型可很好地泛化到这些独立的测试数据变得尤为重要。此外，从诸多所试验的系统及参数中，根据测试数据选择最好的一组也是不可靠的，因为优化过程中已经用到了这些数据。出于这方面的原因，产生了许多用于 ML 系统的训练、评估和优化过程的常规策略。对于这方面问题，本章不会涉及，但对于训练和泛化问题，我们将采用示例予以直接展示，其中的训练 / 测试数据做 50/50 划分。

24.2　感知机

感知机（perceptron）发明于 20 世纪 50 年代（Rosenblatt，1957），是用于模式分类的学习机器的原型，也是神经网络中第一个可大范围训练的计算架构。目前，感知机的基本结构仍是许多机器学习系统的核心部分（Collobert and Bengio，2004），尽管已在许多方面做了扩展以至于有时变得面目全非。

最初的简单感知机或单层感知机（Single-Layer Perceptron，SLP），当输入也算作一层时也称为双层感知机，对于它所学习的任何问题，不过是从输入特征向量到预测目标的线性映射。简化为其线性版本，只是一矩阵乘法：

$$y = Wx$$

其中，x 为特征值或测量值的列向量，表示机器的输入，用于表述所分析的问题；y 是标量或列向量，表示机器训练需提供的答案；W 是将 x 映射到 y 且维度恰当的矩阵。输出 y 或其每个维度（非标量时），通常会利用阈值比较进行决策，或利用其极性符号，例如，正号表示"是"，负号表示"否"；阈值处理使感知机非线性化，使其可充当决策机或分类器，后面我们将予以讨论。

矩阵 W 中的值被称为权重（weight），因为每个输出是通过矩阵乘法得到的输入加权和。权重是学习的真正所在——基于一组训练数据利用训练算法对权重进行调整以给出正确答案。权重矩阵的概念来源于生物大脑中神经元之间不同的突触强度。

图 24-1 展示了一个具有三维输入特征和二维输出节点的感知机。双输出感知机等价于具有相同输入集但权重相互独立的一对输出感知机。权重矩阵的维度为 4×2，这是由于对三维输入扩充了一维常数 1，且针对每个输出 y_k 对应地乘以一偏置参数 w_{k0}。

人们可能会认为感知机过于简单而无法解决所有问题。事实上，Minsky 和 Papert（1969）证明感知机甚至无法习得一些非常简单的输入 – 输出映射，由此使该领域倒退了十多年。然而，克服这些局限性实际上是非常容易的，当人们意识到之后，在 20 世纪八九十年代，神经网络迎来了其鼎盛时期。最近，ML 方法变得更加形式化和理论化，但在许多情况下，无论人们承认与否，这些方法仍然是围绕类感知机运作进行构建的。

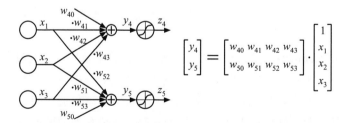

图 24-1　三输入两输出单层感知机的信号流程图，带有阈值调整及矩阵 – 向量乘法的线性运算。每个线性组合 y_j 是输入向量与权重矩阵中某一行的点积：$y_j = \sum_i w_{ji} x_i$（其中 $x_0 = 1$，用以通过 w_{j0} 进行阈值调整）。非线性部分是可选的，此处采用了 S 形（sigmoid）非线性。左边的空心圆是输入单元，有时也可以是另一感知机的输出

24.3 训练阶段

训练感知机的方法有很多种。最简单的方法可能是使用大家熟知的线性最小二乘法计

算矩阵 *W*，以使输入 *x* 映射到输出 *y* 的均方误差最小化。如果我们的训练目标是类别，我们首先须将分类目标转换为数值，例如，一类表示为 +1，另一类则表示为 –1。如果我们真正关心的是分类准确性，最小二乘可能并不是特别精准的优化目标，但往往足够好用。

对于大规模学习，则可能意味着数千维特征和数百万训练样本（或是可从中提取无限有效训练数据的数据池），但仍可通过构建最小二乘问题进行训练，因为线性最小二乘技术只需输入和输出值乘积的二次和，这些乘积可通过遍历训练样本获得（或遍历一个训练样本的大型有限子集）。对于大型和非线性问题，另有一种方法是进行在线训练，即依次依据每个训练样本对权重矩阵 *W* 进行增量修正，以使每个样本可得到更好的输出结果。

通常，我们采用随机梯度下降法（stochastic gradient descent），针对一个或一批训练样本进行估计，在训练参数（权重）空间中沿着估计的方向移动，使能量函数或其他类似的系统误差量减少。随机梯度下降法出现于 20 世纪 60 年代，最初应用于线性网络的训练，例如针对自适应滤波器的 Widrow-Hoff 最小均方（Least Mean Square，LMS）方法（Widrow and Hoff，1960），目前已经扩展到各种非线性学习机器的训练。

神经网络问题示例

请思考如下问题示例：我们希望将说话人分类为男、女两类，基于单元音发音，仅使用第一、第二共振峰频率（F_1 和 F_2）。实验数据采用采自北德州说话人的元音数据在线数据库（Assmann and Katz，2000）。

说话人包含 10 名成年男性和 10 名成年女性，发音内容为 12 个不同元音，提取的特征为 F_1、F_2 各自初始值与终止值间的平均值，共两维特征，分类目标为两类（1 比特）。我们构建了训练集和测试集：训练集由 5 位男性和 5 位女性发音构成，平均每个元音重复 10 次，共形成 1200 条发音样本；测试集由剩余 10 位说话人构成，规模与训练集相当。

首先，我们训练一个简单的感知机：输入为 F_1、F_2 及一个常量，输出为一个节点，负责分类决策，三个连接权重为待训练项。由此产生的决策边界必然是 F_1-F_2 空间中的一条直线，如图 24-2 所示。

显然，在 F_1-F_2 空间中部有很多混淆点。这是由于男性的声道比女性长，因此其共振峰频率比女性低，但有些元音的 F_1 和 F_2 也比其他元音低，所以特征空间中部有男女样本点的混淆簇产生。如果我们增加基频（F_0）作为特征，问题将变得相对容易，因为仅依靠基频就可以有超过 95% 的准确度区分男性和女性。这里使用 F_1-F_2 作为示例，是因为该问题中的不可分离性有助于说明机器学习中存在的某些问题。Turner 等人（2009）曾对共振峰频率、元音类型、说话人性别、声道长度和基频之间的关系进行了更深入的讨论。

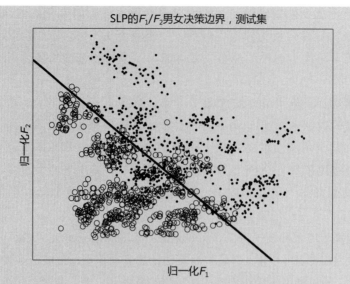

图 24-2   特征空间映射图展示了基于 F_1–F_2 数据判别说话人性别的单层感知机（Single-Layer
Perceptron，SLP）的决策边界。图中显示的为测试集的数据点，其中男性用圆圈
表示，女性用点表示（相应的训练集点图如图 24-6 所示）。在决策边界附近，产
生了许多分类错误：1200 条测试样本共产生 267 个错误。该感知机在训练集上也
产生了 298 个错误。由此可见，前两个共振峰频率显然不足以区分男女说话人

MATLAB 的快速线性训练

在 MATLAB 中，如果训练用输入和目标已经分别汇集到矩阵 x 和目标 targets，
每个训练样本存于同一列，则线性感知机的训练只有一行语句：

```
W = x \ targets;  % Least-squares training
y = W * x;  % y should now be close to targets
```

如果存在一个矩阵可将所有输入准确地映射到所有目标，那么训练就可以找到该矩
阵，此时 y 等于 targets。更一般地，MATLAB 的矩阵除法运算将找到一个近似解，可
将 x 映射成 y 并位于 targets 附近，从而最大限度地减少 y 相对于 targets 的总平方
误差。当然，在 MATLAB 以外的系统中，这种最小二乘问题的计算公式也很容易建立和
求解。

这种最小二乘训练很适合回归问题：习得一个函数，据此可将输入值近似地映射到目
标值。但感知机及其训练算法实际上是为分类而设计的，其目标是最小化分类错误次数，
而不是平方误差的和。不管是用于回归还是分类，我们通常会在感知机中使用非线性，这
样训练就不那么容易了。也就是说，我们最小化的损失函数可能不再是感知机线性操作总
的平方误差，因此需要找到一种不同的方法将损失最小化。

24.4   非线性输出

如上所述，线性感知机的输出通常通过与阈值对比进而转换为硬判决。如果感知机被用

作分类器，则目标是使其线性输出高于阈值（或高于零）的部分归为一类，而低于阈值的部分归为另一类。输出目标通常表示为 0 和 1，或 −1 和 +1。符号函数 sgn(y) 为非线性函数，可根据其符号将 y 映射到 −1 或 +1。最小化相对于这些目标的均方误差等价于最小化分类错误的占比，但由于非线性，线性最小二乘技术不适于求解此问题。

在感知机研究初始阶段，Rosenblatt 提出了感知机训练算法，即针对训练集中遇到的分类错误对权重矩阵进行增量修正。如果训练模式是线性可分的，即存在一个超平面可将每个样本点准确地分到各自类，则算法能够保证收敛到一个权重矩阵且实现无差错分类。针对单输出感知机（多输出感知机可视为多个单输出感知机的并联），输出值和训练目标可定义为 −1 或 +1，感知机的训练规则非常简单：对于输出值不等于目标的任何输入模式，修改每个权重以使输出朝正确方向移动。

在训练的第 n 步，若 sgn($\boldsymbol{Wx}$) $\neq t$，则

$$w_j(n+1) = w_j(n) + tx_j$$

否则，即为输出已经正确，权重保持不变：

$$w_j(n+1) = w_j(n)$$

在这个感知机规则（perceptron rule）中，输入 x_j 与目标 t 的乘积被用于实现权重向正确方向更新；如果目标为正，输入也为正，那么权重更新也为正，这意味着对于这种模式，输出更有可能为正。更新的大小与输入值成正比，因此最大的变化将发生在受加权和影响最大的地方。

根据该规则中的泛化要求，相对于权重值，其权重更新须保持较小，通常可借助学习率来实施。当数据不是线性可分时，感知机性能会随着训练而振荡；但是随着学习率的下降，可使度量错误分类点与决策超平面距离的损失函数最小化，且权重收敛（Kashyap，1970）。

另有一些泛化，则常将指示改变权重方向的目标值 t 替换为乘一比例因子的预测误差，即目标值与实际输出值之差，有时还用附加因子以指定改变的方向和数量。例如，用于线性感知机（自适应线性网络，或简称 adaline）的 Widrow-Hoff LMS 规则，当学习速率为 η，输出误差为 $t - y_j$ 时：

$$w_j(n+1) = w_j(n) + \eta(t - y_j)x_j$$

在线性感知机的输出端通常使用其他非线性函数替代硬判决（sgn）函数，例如对数几率函数（logistic function）：

$$\text{logistic}(y) = \frac{1}{1 + \exp(-y)}$$

将 y 映射到 0～1 之间，其结果可理解为概率——例如，某类给定模式的估计概率，即所谓的后验概率。如果输出被理解为概率，那么对数几率函数的输入 y，就是与该概率相关联的可能性的对数，有时也称为 logit。因此，这种非线性可用于表示概率模型，其中的可能性对数是输入的线性函数。

通过在 LMS 训练规则中加入附加因子，可很容易地在输出位置进行非线性可微的在线随机梯度下降训练，稍后我们将在多层感知机（Multi-Layer Perceptron，MLP）训练部分予以介绍。

双曲正切（tanh）函数与对数几率函数关系密切，有时也用它替换对数几率函数。tanh

关于 0 对称，值域从 −1 到 1，并且在原点处斜率为 1。虽然 logistic 和 tanh 在功能上完全等价，但 tanh 的输出以 0 为中心，已有研究表明它可以使 MLP 的训练收敛更快（Orr and Müller，1998）。

这些非线性函数和其他 S 形曲线（sigmoid）函数还具有这样的特性：通过放大权重，可使其输出接近原始感知机所采用的硬判决非线性。因此，这些函数可以拟合任何不可微的硬判决非线性函数；不同的是，它们具有更多的功能，比如用于估计概率。

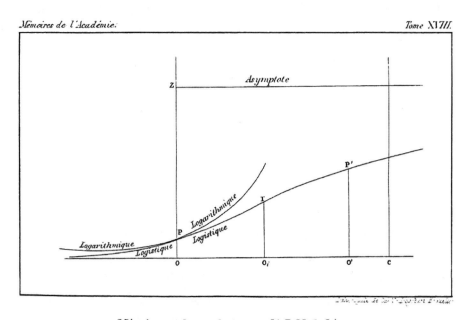

图 24-3   对数（logistique）函数在统计学和人工神经网络中发挥着重要作用，它最初是作为人口增长函数被提出的（Verhulst，1845），图中展现了当指数增长接近一区域的承载能力时，如何能够得到缓解

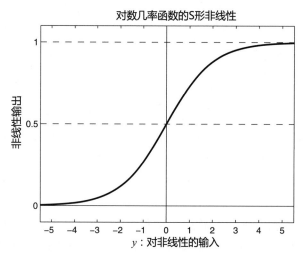

图 24-4   一个常用的感知机非线性输出函数——对数几率函数，可将任意值映射到 0～1 之间

24.5　输入中的非线性

　　增强单层感知机性能的一个有效方法，是以现有输入非线性组合的方式为其提供更多的输入特征。Tom Cover（1965）指出，"对于复杂模式分类问题，非线性地投射到高维空间比在低维空间更容易实施线性划分，前提是空间是非密集的。"

　　例如，如果我们提供输入特征的所有二次乘性组合（平方以及交叉乘积），那么感知机的决策边界（在高维特征空间中的超平面）则对应于原始特征空间中的任意二次边界（比如椭圆）。在我们的二维示例中，原始特征 F_1 和 F_2 通过 F_1^2、F_2^2 和 F_1F_2 得到增强，使得结果略有改进，如图 24-5 所示。随着维度的增加，附加特征的数量呈二次增长。

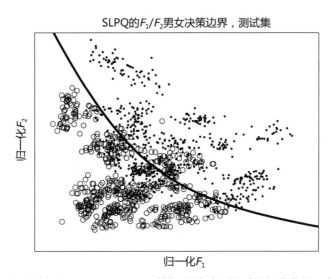

图 24-5　特征空间映射图展示了基于 F_1–F_2 数据对说话人性别进行分类的二次输入单层感知机（SLPQ）的决策边界，输入特征向量用三个二次项维度（两个平方项和一个交叉项）进行增强。输入层的非线性起到改善作用，但效果有限；测试集的分类错误从图 24-2 的 267 减少至 247

　　这种方法的优点是感知机本身仍是线性的，可用简单的线性最小二乘矩阵方法进行训练。缺点是输入的维数可能非常高，增加了权重训练、存储和应用的成本。

　　通过原始特征的非线性函数可导出无限多的新特征，但这不意味着我们应该这样做。在赋予感知机分离训练样本的能力同时，通常会导致分类器对于训练样本的过拟合，从而难以适用于新的测试数据。构建一个分类器将含噪数据正确地分成两类被认为是不适定（ill-posed）问题。该问题可通过其他训练方法得到解决，比如正则化（regularize）。正如 Poggio，Torre 和 Koch（1985）所说，"我们将任何使不适定问题适定的方法称为正则化。"特别地，正则化所鼓励的简单近似解，往往可以得出唯一最优解。对于对输入空间进行扩展的线性分类器，正则化最小二乘法（regularized least squares）简单易行且其有效性常被证实（Rifkin and Lippert，2007），尽管它更适合于回归而非分类问题。有关正则化的更多细节，可参阅24.9 节，其中包括基于两个共振峰频率生成八次输入项的示例。

24.6   多感知层

如果将感知机的输出作为输入提供给另一感知机，则所得到的系统称为双层感知机。更一般地，层的数量可以超过两个。只要不包含反馈环路，感知机的互联就可称为多层感知机（MultiLayer Perceptron，MLP）。

如果每层感知机都是线性的，那么 MLP 也是线性的，此时，其性能不比单层线性感知机更强。但随着感知机非线性输出层的叠加，MLP 变得异常强大，当给定足够的层数、每层足够的维度时，可习得类间非常复杂的决策边界。

对数几率函数和双曲正切函数是 MLP 传统使用的非线性函数，部分原因是由此可形成梯度下降训练算法的一种简便实现——称为误差反向传播（error back-propagation）或反向传播（backpropagation）算法。近期，半波整流或正值非线性也已广泛用于深度（很多层）网络，其中的非线性神经元被称为整流线性单元（Rectified Linear Unit，ReLU）。

24.7   神经单元与神经网络

在低于层和矩阵的层级上，我们看到的是神经元（neuron）或网络单元（unit）。每个单元对其输入和权重执行加权和操作，然后，若是一般的非线性单元，则对加权和实施特定的非线性映射。

原始感知机的单元具有硬阈值输出，与已知的 McCulloch–Pitts 神经元模型或阈值逻辑元件相同，若输入加权和高于或低于阈值，输出逻辑值则为真或假，或者 1 或 0。

而 MLP 中神经单元常替代为对数几率函数非线性。这是由于训练多层网络的反向传播算法要求该非线性可导，反向传播使用的是微分学中的链式法则，因此阈值函数不适用于 MLP。

由这些单元构成的网络可包含从任意单元输出到其他任意单元输入的任意联结。这些网络可表示为有向图，其中节点指代神经元，边用于表示输出到输入的联结。对于简单多层感知机，不包含任何循环，则称之为定向无环图（directed acyclic graph）。如果该图包含循环，则称之为循环网络，网络中的单元不能分层排列，且无法从输入一遍通过这些单元就可计算输出。循环网络超出了我们这里要讨论的范围，但是对于学习特征空间动态轨迹的系统非常有用，比如用于学习语音或音乐中的序列。

单元的输出通常称为激活（activation），非线性函数亦称为激活函数（activation function）。输入也常被表示为单元激活，这有助于保持评估及训练算法实施的一致性，以便将所有输入、隐含和输出的激活以统一形式存储，例如存储于单个数组中，并通过单元编号进行索引。

取决于输出表达的需要，有时输出层单元可省略激活函数，此时最终层是线性的。而我们这里假设所有隐含层和输出层单元统一都为非线性。

多层感知机示例

如果我们采用功能更强的神经网络，一个具有两个隐含层的 MLP，每个隐含层具有 6 个神经元，那么我们将得到一个分类器，可更好地将训练数据分离至特征空间中的男女区域，如图 24-6 所示。该图展示了 MLP 从训练数据中学习复杂决策边界的能力。除此之外，它还展示了过拟合问题：在测试集上进行测试时，所产生的错误比简单线性感知机更多！

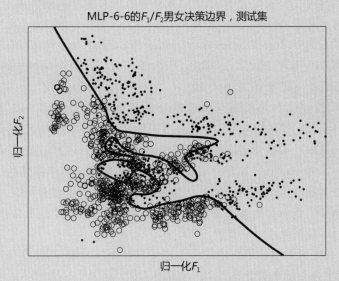

图 24-6　一个"过于强大"的多层感知机 MLP 决策边界映射图，该 MLP 双隐层节点为
　　　　　6-6，基于 F_1-F_2 数据对说话人性别进行分类。使用了与图 24-2（其中显示的为
　　　　　测试数据点）相同的符号，用以显示训练集的数据点。复杂的决策边界很好地
　　　　　将训练集中的说话人分为男性和女性，在训练集上只出现 186 个错误。但是它
　　　　　在测试集上产生 290 个错误，比简单的线性感知机更差

　　机器学习中有一个关键问题，就是如何在系统对训练数据的建模能力与非过拟合泛
化的必要性之间找到一个平衡。一种方法是使用刚好满足需求的训练权重或建模能力，
图 24-7 所示的网络就是该方法的一个示例：使用的网络仅有一个包含 5 个神经元的隐含
层，在测试集上产生的错误要少于更大或更小的网络。

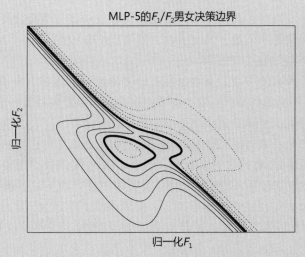

图 24-7　一个更小的 MLP（单隐层 5 节点）的决策边界映射图，基于 F_1-F_2 数据对说话
　　　　　人性别进行分类，并以 10% 的步长显示所估计类别概率的轮廓。该网络在测试
　　　　　集上只产生 214 个错误

24.8 误差反向传播训练

20 世纪六七十年代，人们在不同领域就发现了反向传播学习规则并有论文发表，但是直到很久以后它才真正影响到人工神经网络（ANN）领域。Rumelhart 及其同事在 20 世纪 80 年代所做的推广工作（Rumelhart et al.，1986；Rumelhart and McClelland，1987），使得 MLP 应用获得成功并呈爆炸式增长，同时还引发了与人工神经网络相关的其他变化形式的激增。

反向传播可用作在线学习规则，如同 Rosenblatt 的感知机规则，以及 Widrow 和 Hoff 的 LMS 规则。这些训练规则的工作原理或是基于每个训练样本对权重进行微小的更新，以减少针对该样本的错误；或是利用成批训练样本累积变化，并以较低的频度进行更新。局部微小更新或累积批次更新的预期结果，都是随着权重的变化，训练群体的平均误差将减少。即便是在很多我们未能深入了解的情形下，这些规则运行确实也非常鲁棒，尽管有时收敛需要非常慢的学习速度。然而，当系统是非线性时，虽然它们的误差减小并趋于收敛，也不一定能收敛到最小的可能误差或全局最优。

与 LMS 一样，反向传播训练算法对每个权重只是简单地做更新，更新量为权重对损失函数（诸如平方误差和）的导数并乘以一个比例。

从输出层开始，对于以 j 为索引的每个单元，我们定义一个微分灵敏度 d_j，与相对于该单元激活 z_j 误差平方和的导数成比例。在输出层，这些灵敏度与输出激活相对于目标的误差成正比：

$$d_j = z_j - t_j$$

其中 t_j 是单元 j 的目标，z_j 是其激活输出。接下来我们可以得到输出误差相对于非线性层的输入 y_j 的导数。对于对数几率函数，由于其特殊的函数形式，该导数为：

$$\frac{\partial d_j}{\partial y_j} = \frac{\partial z_j}{\partial y_j} = z_j(1 - z_j)$$

这个简单的因子 $z_j(1-z_j)$，及其计算的简便性，导致对数几率函数及其相关的 tanh 函数广受欢迎。相对于对数几率函数，tanh 函数，其极值由 0 和 1 变为 -1 和 1，其导数具有同样简单的形式：与两个极值距离的乘积 $(z_j+1)(1-z_j)$。

根据非线性层输入 y_j 的导数，从输出层开始将导数反向传播，可很容易得到总平方误差相对于权重以及低层激活的导数。这些细节在很多书籍以及各种流行语言的开源代码中均有介绍（Haykin，1994；Krogh，2008）。

综上，针对每个训练样本，使用前向遍历所有单元以找到它们的激活，然后后向遍历所有单元以找到它们的增量并更新权重。通常，非线性函数使用查表的方法，每个神经单元查找一次，然后只需每个权重的少量乘法和加法。所有这些操作重复进行，不仅针对每个训练样本，而是更为常规地针对同一训练集上的几个或多个训练轮次（epoch），在每个轮次采用不同的随机次序，并且学习率逐渐降低。最终，权重趋于收敛到局部最优。

随机增量更新往往导致权重振荡，使其从而偏离局部最优，因此有时使用"动量"项来平滑权重。典型的反向传播训练中的动量特征只针对每个权值施加一阶低通滤波。或者，采用批处理对权重进行更新以减少噪声；还可以使用较低的学习率，将批处理中的所有更新相加，其效果类似于随时间逐渐更新的平滑滤波。当网络对一个批次中的所有训练样本（或所有训练样本，或一随机子集，或规模固定的一组样本）进行评估时，反向传播的权重更新计算需要一些中间缓存。当批次和网络不太大时，为每个训练样本存储所有激活是可行的。MATLAB 中的函数 bbackprop（Dale Patterson 的"每轮反向传播训练"）以这种方式对每个轮次执行批处理。在这里的示例中，我们对其进行了修改，使其支持随机子集和学习率下降，这有助于更好地搜索权重空间并找到一个更好的局部最优。通常情况下，对 1200 个样本运行 30 000 轮次需要不到一分钟的时间，在每个轮次中随机选择大约一半的样本。

24.9 代价函数与正则化

神经网络的权重训练通常对应于模型代价函数（cost function）的优化方法。例如，在基于输入线性组合的预测模型中，线性最小二乘法将线性方程组求解对应于由输出平方误差和构成的代价函数的最小化。此外，还可以尝试不同方法近似地优化相同的代价函数，例如在线随机梯度下降算法。Adaline 训练（Widrow and Hoff，1960）也是随机梯度下降算法的一种。

上述最小二乘的代价函数不包含来自模型的直接损失项——权重，因此权重容易变得非常大。常用的正则化策略是基于权重值添加一个损失项。如果我们引入一个与权重平方和成比例的损失（或惩罚）项，那么优化问题又将转换为线性最小二乘问题，并且又能采用简单的批量或在线训练方法。与非正则化情况相比，所得的权重将变小，输出层的误差将变大，其折中取决于正则项在代价函数中的比例。这种方法被称为 L2 正则化（因为包括了基于参数 L2 范数的损失），通过保持较小的权重值，该方法可有效地避免对训练数据的过拟合。

正则化最小二乘法（Regularized Least Squares，RLS）就包含了上述 L2 权重损失（Rifkin and Lippert，2007）。它为单层分类器提供了一种高效的批量权重计算方法，可视作对之前给出的最小二乘权重单行计算式的泛化。在基于反向传播的 MLP 训练中，L2 正则化通常被并入权重衰减方法：权重更新逐渐趋向于零，并与每个权重的大小成比例。

对于我们的分类问题，使用 L2 正则化训练的分类器比示例中非正则化的性能要好得多。无论我们将 MLP 还是 RLS 与多项式或其他非线性输入空间扩展一起使用，结果都是类似的：测试集上的误差为 206～218，远远好于没有正则化的 290 个误差。

另一常用的损失项是权重的绝对值之和，即 L1 正则化。与 L2 正则化相比，其训练算法并未变得简单，但它倾向于将小的权重推向零，同时允许一些非常大的权重存在。由此产生的权重矩阵往往是稀疏的，因为只有少量的非零系数。

如果稀疏权重矩阵确实可有效地表征其底层特质，例如大多数输入对输出没有预测价值，这种情形下，L1 正则化可能就是一种很好的鲁棒建模方法。关乎预期的这种概念即为在统计学中正式定义的模型参数的先验分布。从神经网络过渡到统计学习理论，大部分都是关于如何处理这种先验分布——通过使之更符合预期，获得可用于生成更鲁棒系统和模型的训练算法。反过来，统计学习理论的结果有时会通过代价函数的修正重新融合到神经网络范式中。

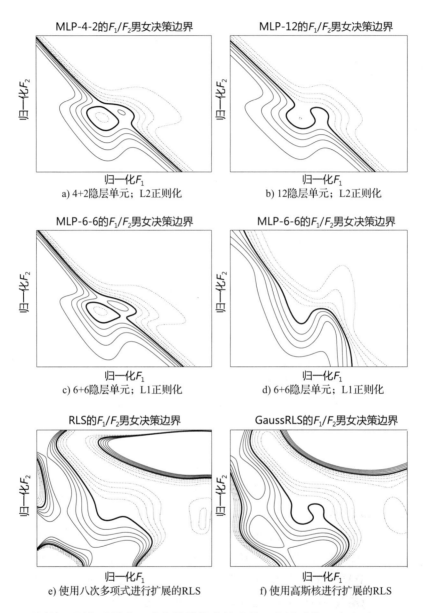

图 24-8　不同神经网络及最小二乘分类器的决策边界，在测试集上产生了 206～218 个错误。子图 a 和 b 是用 L2 正则化（权重衰减）训练的双隐层网络和单隐层网络。子图 c 和 d 具有相同的双隐层结构，采用 L1 正则化训练，但训练起始点随机；在这两种情况下，更多权重趋于零，使得网络趋近于子图 a 的结构，即在第一层中只有 4 个活动单元，第二层中只有 2 个活动单元。子图 e 和 f 是较新的正则化最小二乘法 RLS 的示例，所处理的数据来自经非线性扩展且变得巨大的输入空间，其中子图 e 使用了多项式扩展，子图 f 使用了高斯核。为收容图 24-6 所示的训练异常点，RLS 方法形成了额外的决策区域

24.10　多类分类器

当要对输入进行多类分类，而非单个二元决策时，有多种方法可以利用。我们可以利用多输出神经网络，通过训练有效逼近输入数据分属每个类别的概率（包括先验概率的影响，视训练情况而定）（Gish，1990）。除了不能共享内部结构，多输出网络与一组彼此独立的分类器，比如由一对全（one-versus-all）或类别对背景（class-versus-background）这类二元分类器组成的分类器组，几乎是一样的。在很多问题上，这种方法已被证明与其他更为复杂的方法同样有效（Rifkin 和 Klautau，2004）。参见图 24-10 一个 12 类元音分类器的示例，它使用两个隐含层，每个隐含层有 12 个单元，采用 L2 正则化反向传播训练。

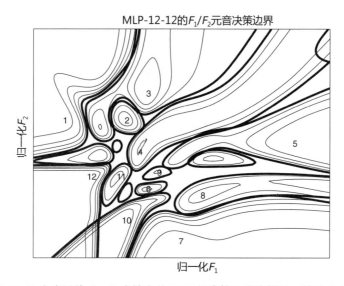

图 24-9　具有 12+12 个隐层单元、12 个输出的 MLP 的决策边界映射图，利用 F_1-F_2 数据对性别混合训练集进行元音类别分类。2、6、9 和 12 号元音各有两个区域，但各自只有一个区域被标出。图中显示了概率为 50%、60%、70%、80% 和 90% 的轮廓线，其中 50% 的轮廓线颜色更深。概率估计不受限于概率和为 1，在没有训练数据的区域，它们加起来经常大于 1，如轮廓交叉部分所示。在测试集上首选元音分类准确率约为 50%

有时，多分类网络训练采用与原始感知机类似的策略：仅当训练样本分类错误时（或仅在正确输出没有超出所有其他输出一定余量时）才实施权重更新。或者，还可使用普通的回归式反向传播训练，将正确类别的输出推向 1，而其他类的输出推向 –1（使用 tanh 函数时）。这些方法没有看起来那么不同，因为带有足够余量的正确分类将把正确和错误的类别输出推到接近于 sigmoid 输出数值的极值附近，而此时导数将小到不足以引起权重的任何微小变化。当利用网络估计后验概率，而不是做类别判决时，某些训练策略调整可能会发挥作用，例如与向正确的正的目标更新相比，向负的目标更新可采用更低的比率（Yaeger et al.，1998）。

在估计类别概率时，向训练中加入"负"样本也能发挥作用，即添加不属于任何类或属于隐式"空"类的样本。在元音分类任务中，负训练样本可能是来自非元音或噪声的样本。如果没有这类样本可用，还可以依据特征值分布范围或均匀分布合成负样本，这样也可能有效，正如我们在图 24-11 中所做的那样。如此可将与元音相关的区域缩小，使其存有足够多的正样本，并从中去除空背景。

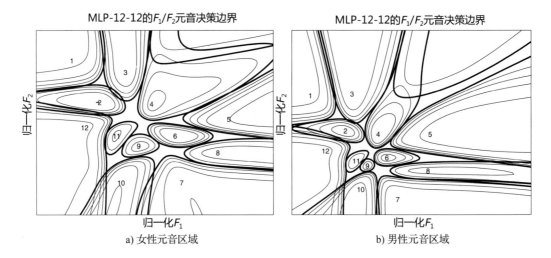

图 24-10　基于三维特征（F_1、F_2 和说话人性别）进行 12 个元音分类的神经网络的决策边界图；左边是女性，性别输入为低值，右边为男性，性别输入为高值。通过引入额外的输入信息，元音可区分性更高，首选准确率从大约 1/2 上升至大约 2/3。引入连续的基频作为输入同样有效，因为它与说话人的声道长度相关，与性别的作用类似，只是这样的三维特征空间难以用图予以展示

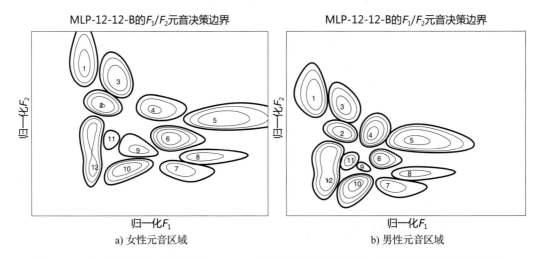

图 24-11　决策边界图，其他与图 24-10 一样，除了网络训练时加入了合成的负样本训练点，这些点均匀分布在 F_1-F_2 平面上，对于所有元音其概率均较低，以表示属于非元音或空类。经如此操作，元音类别估计概率相加一般要小于 1，尤其是在没有元音训练点的区域。7、8 号元音与英语单词 hawd 和 hod 中的元音相对应，它们非常容易混淆，美式英语中常常不做区分，即使是在北德州也是如此，因此它们的分布有重叠，而正确估计概率不会超过 0.7。9 号元音对应单词 herd，在 F_1-F_2 空间中也非常容易混淆，尤其是与对应单词 hood 的 11 号元音相混淆，因为 r 音主要依靠较低的第三共振峰来表达

24.11　神经网络的成功与失败

长期以来，凡是涉及权重矩阵训练的系统都被称为神经网络。近年来，这种情况在

发生变化，随着更严格的统计学基础被纳入，神经网络领域逐渐变成统计学习（statistical learning）或统计机器学习（statistical ML）的领域。

我们对感知机和神经网络的处理已是机械式的，而非理论化的。事实证明，即便如此，它们已被广泛引入并应用于各个领域，并经常获得很好的效果。但是此类方法的局限性和失败案例也时常遇见。为了避免这些问题，以及更大限度地利用神经网络及其他 ML 方法，在统计学基础上建立一个更加理论化的处理方法将会是非常有益的。

在二十世纪八九十年代，有许多神经网络应用成功及失败案例的报道，以及对这些结果进行分析的二次文献。例如，有一项研究（Paliwal and Kumar, 2009）分析了数十项应用，将神经网络与更传统的统计方法进行了比较，结果发现神经网络通常效果更好，但统计方法往往没有像神经网络那样经过严格的"调试"。还有一项更为理论化的研究（Frasconi et al., 1997），试图探明并理解哪种方法在什么条件下可以更加有效。近年来，有许多研究集中于 ML 和经典统计建模方法的本质等价性。而专注于这种联系的研究已催生了更多新的或改进的 ML 方法。

还有一些 ML 系统，如支持向量机（Support-Vector Machines，SVM）（Cortes and Vapnik，1995），在某种程度上与简单感知机在本质上是相同的，均为可训练的线性分类器。但它们在概念的基础和权重训练算法方面却完全不同。已经证实，在许多问题上鲁棒的方法（例如SVM），通常是那些可转换为凸优化问题解的方法，因而它们的训练算法可保证收敛到全局最优（Sra et al., 2011）。近期，在超大规模（大量的训练样本和高维度）训练中，涌现了一系列新的、高效的方法，而随机梯度下降法也再次被证实是有效的，而且它比利用全部训练数据解决全局最优问题更为实用（Bottou and Bousquet, 2008）。

24.12　统计学习理论

在统计学习方法中，训练数据被视为待建模的随机变量的样本。而在神经网络中，权重矩阵则可视为这种统计模型的参数。人们已经在不同层次上对神经网络及其他 ML 结构与统计学习理论的关联性进行了研究（Evgeniou et al., 2000；Dunne，2007）。

统计方法往往分为两个主要阵营：频率主义（frequentist）与贝叶斯主义（Bayesian）（尽管也有人认为所有方法实际上都是贝叶斯的，只是缺少有效的先验）。概略而言，频率（或最大似然）方法是试图找到对于数据最有可能的模型，而贝叶斯方法是在给定数据和模型参数先验分布的情况下找到最可能的模型。当有足够的训练数据，且假定的先验分布合理，这两种方法将给出相似的结果。然而，当训练数据稀缺时，贝叶斯方法可更好地将数据信息与先验信息相结合。即使是极其少量的先验知识，如系数应该有多大，也足以通过自动评估可用训练数据量，使结果得以改进。

最大似然估计（Maximum-Likelihood Estimation，MLE）的频率方法很容易转化为代价函数最小化问题。在许多情况下，可向代价函数添加正则项以修补 MLE 方法，使之等价于贝叶斯方法，其中正则化惩罚与先验的对数成比例。而贝叶斯主义者还认为，缺省正则项大致等同于在参数上采用均匀的先验分布。在统计回归文献中，L2 正则化最小二乘回归被称作岭回归（ridge regression），而 L1 正则化最小二乘回归则被称为套索（lasso）或套索回归（lasso regression）。

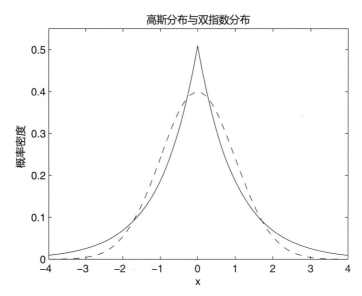

图 24-12　高斯（虚曲线）和双指数（实曲线）先验分布图，分别对应于使用 L2 和 L1 正则，
　　　　　且参数方差均为 1。与高斯分布相比，双指数分布在零点处数值更大，零点附近
　　　　　的数值更小，而远离零点的数值更大

　　当有大量训练数据时，这两种方法倾向于给出类似的结果，但这并不能使我们免于维数
灾难。当数据维度高时，要学习的参数数量也非常大，MLE 方法所需的训练数据量可能是
巨大的。比如在我们要面对的机器听觉问题领域，输入数据可能是类似于 100×100（10 000
维）的听觉图像。我们可在贝叶斯方法中采用稀疏性假设或者具有零点尖峰和长尾的先验分
布，或者可在代价函数优化方法中添加 L1 正则项，从而实现从有限训练数据中鲁棒地估计
大量参数。目前许多大规模 ML 应用都利用了这样的稀疏正则化技术。如果训练数据丰富，
或者需要更高的训练效率，则通常选择更简单的 L2 正则。

　　统计学习理论中有一普适结论，那就是"没有免费的午餐"，即没有哪个单一学习或建
模方法在所有问题上都适用，而且当你对数据的属性一无所知时，使用什么方法建模并不十
分重要（Duda et al.，2001）。也就是说，你所拥有的任何 ML 工具都可能"足够好用"，除
非你对数据和问题有更多的了解，否则可能无法对其进行改进。为了获得更好的结果，你需
要研究数据，并基于对数据的观察选择融入了合理先验的模型。

24.13　总结与观点

　　神经网络，特别是由反向传播训练的 MLP，为机器学习提供了一种普遍且强大的机制。
有着两到三层训练权重和 sigmoid 非线性的网络往往效果很好，经训练便可形成输入模式到
期望输出的且由训练集所确定的非线性映射。训练至收敛是缓慢的，且常会出现针对训练数
据的过度拟合，因此须引入或发展其他技巧、技术及变化形式，以获得更好的泛化能力并减
少训练时间（Orr and Müller，1998）。目前工作中所应用的深层网络，有着四层或更多层可
训练权重，常采用其他非线性激活函数并获得了极大的成功，如整流线性（半波整流）单元
（ReLU）（Glorot et al.，2011）。

MLP 尤其适用于由维度固定的单一输入模式所表征的分类问题，对于时间轨迹或可变维度的结构化描述这类问题则不适用。例如，MLP 在字符分类方面已非常成功，像对光学扫描、手写字母或数字的处理，能够将这些字符分离出来。OCR 和手写识别系统通常以神经网络分类器为核心，但围绕它也扩展了其他模块，用于输入的切分、更替分段的处理或结合语言模型等（Yaeger et al.，1998）。类似地，在机器听觉应用中，MLP 可能是一个好的分类器，但在分类之前可能还需要附加模块，以展现相应的模式——用于表征输入音频中所关注的部分，而为完成后续任务也会有类似需求。对于某些任务，我们可以简化为单模式问题：比如整个声音文件（例如，记录鸟儿婉转歌唱的录音）可以由一个模式来概括，并由一个可训练的分类器直接给出答案：像歌唱中的风格、情绪或种类等。

尽管 MLP 取得了成功，但仍存在着难点和局限性，例如很难从多层网络的较低层中抽取输入数据中的有用特征。目前，比较有意思的替代方案包括具有大规模随机性或结构化输入空间的单层网络，如支持向量机（SVM）（Cortes and Vapnik，1995），以及多层"深度"网络，其低层可在大数据集上自下而上进行无监督学习，替代了通过反向传播从训练目标中学习（Hinton et al.，2006）。

目前，还有许多其他 ML 方法可用于听觉问题。有些可理解为神经网络的变体，而另一些看起来则非常不一样，无论底层的统计模型是否相似。

特征空间

我们的感觉只是客观诱因在我们器官中产生的影响；这些影响如何精确地表达，主要取决于对客观诱因做出反应的装置类型。那么，这些感觉的特质又可以提供给我们什么信息，让我们了解产生这些特质的外部诱因及影响的特性呢？事实是：我们的感觉仅是关于这些特性的符号，而非图像。作为图像，人们期望它与其所描绘的物体在某些方面相似；例如，对于雕塑，人们期待形似，对于素描期待视角相似，对于油画则期待色彩相似。而对符号来说，它不需要与其所代表物体有任何相似。它们之间唯一的联系是，在相同条件下出现的同一物体，必然唤起相同的符号；而不同符号通常表示不同的诱因或影响。

—— "感知的真相"，Hermann Helmholtz（1878）

与其用单一神经网络函数表示从输入变量集到输出变量集的整体变换，不如将映射分解为初始的预处理阶段，其次是参数化神经网络本身……使用预处理通常可极大提高模式识别系统的性能，之所以会这样，其原因可能是多方面的。

——《模式识别神经网络》，C. M. Bishop（1995）

无论是在听觉还是在其他方面，机器学习应用的成功，通常取决于表示其输入特征的选择正确与否。

特征提取一般是降维。在声音波形的采样中，以数据向量空间概念来说，每个采样点即是一个维度。采用频谱描述声音片段，可能将该维度的数目从几千维降至一百维甚至更低。更进一步地，将大部分信息折叠成相关性较低的几个维度，是语音和音乐表征以及图像压缩的常用方法（Wintz，1972）。例如，如 5.7 节所述的，将 mel 频谱转换为 MFCC 的变换，可将维度从 40 维降至 12 维。

而另一方面，有些特征提取技术会导致维度增加。例如将 SAI 帧视作描述声音片段的特征向量，维度通常是增加的：从几百维（每 SAI 帧的波形样本点）升至几万维（每 SAI 帧的像素点）。因此，对于许多机器学习系统，SAI 并非最好的输入表征。更好的一种方式是，将其近似为机器视觉系统的运动图像输入：仍需对其进行一到两层的特征提取，所获得的特征可使学习系统的处理更为有效。

在某些情况下，我们使用非常高维的特征空间直接作为学习系统的输入。而在稀疏特征空间中，维度虽然众多，但只有很少的非零分量。在这样的系统中，特征提取通常会引入维度扩展。

25.1　特征工程

特征工程（feature engineering）概念的提出，是为了描述表征设计的过程，尤其是针对某一应用领域的表征（Yu et al.，2010），或是作为分类学习系统的输入。特征工程常常是构建一个好的系统的关键。整个机器听觉前端，包含耳蜗模型和听觉图像的形成，可被视作声音处理的特征工程。或者可认为这些前端级产生了输入，就像听觉皮层从中脑提取特征一样，我们需要从中提取面向应用的更有效的特征。

在另一方面，特征工程有时会被机器学习专家诟病，他们认为，一个好的学习系统应该能够处理任何可用的原始数据，而且和精心设计的特征或表征一样有效，因此，特征工程工作可能是不必要的（Hamel and Eck，2010；Humphrey et al.，2012）。然而，更加规则化或自动化的特征提取技术看上去很有吸引力，但不一定会比某些好的特征工程有效。正如 Turian 等人（2009）所说：

> 与手工特征工程相比，改进的模型之所以吸引人，是因为它们不再只针对特定任务……利用 logistic 回归模型，添加二次滤波器，几乎能达到手工特征工程一样的效果。

特征工程可被视作向领域专家获取知识的一种方式。从这方面来看，相比于知识工程中传统的人工智能方法，特征工程可能更高效、更成功，前者主要以规则的形式，试图更精确地获取知识（Sebastiani，2002）。作为机器听觉工程人员，我们的工作是设计声音表征，将其映射成为更适合机器学习系统的形式，用于实现我们预期的应用。特征工程不需要解决具体问题——它只需要建立一个有效的接口，连接起我们对于听觉的了解以及我们对于能够解决该问题的学习系统的了解。

例如，我们在第 27 章介绍的色度谱图（chromagram）和区间谱图（intervalgram），是从第 21 章所介绍的基音谱图（pitchogram）中提取的，其流程如图 25-1 所示。设计这些特征表征，旨在利用我们对音乐音高在旋律中所起作用的了解，用以实现基于旋律的歌曲匹配；为此，设计了一个专用学习系统，采用近似 – 最近邻搜索（approximate-nearest-neighbor search），基于局部敏感哈希（locality-sensitive-hash）进行索引（Indyk and Motwani，1998）。

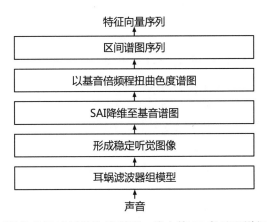

图 25-1　用于旋律匹配的多级特征提取流程图，将在第 27 章予以详细阐述，可与图 1-5 中四层模型的前三层相对应。此外，不排除以下可能性，当针对应用进行端到端优化时，此图中的一些步骤也可被推至图 1-5 中的最上层，即机器学习系统层

另一个事例是鬣狗的笑声分析。Mathevon 等人（2010）使用了 13 维手工设计的特征，包括基频的均值、最大值、最小值和变化系数，以及时长，还有若干关于频谱形状和变化的测量值。这些声学特征可提供有关动物性别、年龄、地位和性格的诸多信息。但是一个更高维、更"原始"的特征能否更有效？如果不进行实验很难做出回答；当可用训练数据相对较少的情况下，人们可能更倾向于选择手工设计的特征。或者，引入一个设计得当的正则化策略，可能会使原始特征表现更好，即使是在数据有限的情况下。

25.2　深度网络自动特征优化

近年来，多层非线性人工神经网络的再度兴起提示人们，利用这类网络替代传统特征提取过程应该是个不错的选择。由于这类网络每层的操作包括对输入的线性组合，随后是非线性压缩以及降维"池化"或者各种累积，因此这类网络层可实现与典型手工特征提取层相同的功能，不同的是，神经网络层的线性组合权重针对数据进行了优化。Humphrey 等人（2012）提出，在音乐信息检索领域，用于节拍及速度跟踪、旋律匹配等任务的常用特征，可转换为深度网络的形式，因此可以预见，深度网络学习系统可为此类任务发掘出相同或更好的特征。

一些自动特征学习方法，采用傅里叶功率谱作为声音的原始表征（Hamel and Eck，2010；Sainath et al.，2013），有些甚至采用波形作为原始输入（Hoshen et al.，2015；Palaz et al.，2015）。当给定足够训练数据时，这些系统均表现良好，但需要对网络结构进行一些人工设置，比如对数层或其他压缩层等。本质上，它们仍属于基于滤波器组的音频分析器，但采用反向传播来调整滤波器组参数。

对于如何在图 1-5 的四层模型结构中应用可训练网络，存在多种可能。最简单的可能是与模块所述功能一致，在第三层（依赖于应用的特征提取）进行适度的工程特征提取，而将学习保持在第四层（通过机器学习进行意义提取）。或者，如果我们想根据问题的训练集告诉我们的信息来优化这些层，则可以将学习降至第三层，甚至第二层（脑干层——抽取稳定的听觉图像）。

让这样一深层网络来学习 SAI 的结构，可能会比较困难且代价高昂，但或许值得一试。能否自动发现真实信号中的统计规律，得到与听觉系统在低层产生的声音表征同样好、甚至更好的特征，是一个令人感兴趣的问题，目前正在采用稀疏编码技术（Smith and Lewicki，2006；Karklin et al.，2012）或其他方法进行探索。

Humphrey 和 Bello（2012）发现，不同于针对特定和弦的特征工程，利用深层网络，仅以频谱图作为输入，就能在和弦识别任务上取得最优的性能。另一方面，他们还发现，为解决变调不变性和增益不变性的识别，通过音乐信号知识生成扩展训练数据，可以取得更好的泛化能力和更高的测试准确率。这就从根本上打消了这样的念头：无须工程领域知识，学习系统也能表现良好。

最近一项研究比较了不同的声学场景分类方法（Barchiesi et al.，2015），其中表现最好的系统采用了递归量化分析（Recurrence Quantification Analysis，RQA）特征，该特征是基于 MFCC 序列进行提取（Roma et al.，2013）。RQA 时间模式特征最初是被用于心电图的表征及对比（Zbilut and Webber，2006）。时间模式这种复杂的非线性特征显然捕捉到了其他系统中深层网络无法单独习得的知识。

25.3 带通功率与二次特征

通常，我们对声音进行各种带通滤波转换，然后采用包络或短时功率对其进行表征，这种方法与我们称为二次特征的一般方法有密切联系。

在波形层级，输入信号的线性函数，比如带通滤波器，其输出的功率（均值平方平滑或累积）属于二次特征。此外，二次特征还包括输入特征维度间乘积的平滑，比如自相关系数，即不同时延波形样本间乘积的平滑。由于功率谱是自相关函数的傅里叶变换，也就是说，两类特征空间之间存在线性关系，因此这两类二次特征是等价的。在二次特征空间，我们可以引入输入的其他非线性组合，例如由触发式时序积分生成的稳定听觉图像中的点，可视为输入信号与非线性稀疏触发信号之间的二次相关性，如第 21 章所述。与线性特征一样，二次特征通常也要经过整流；这一额外的非线性打破了不同二次特征集间（如频谱与自相关系数）的等价性。

已经有各种机器学习技术被用于直接学习波形滤波器，以获取关于声音的信息（Lee et al.，2000；Smith and Lewicki，2006；Jaitly and Hinton，2011）。这些技术通常产生类似于或至少接近于耳蜗滤波器的带通滤波器。它们通常仅关注功率或振幅，而忽略相位，来学习二次特征。某些情况下，它们还学习双带通滤波器，使之作为语音模式经训练与元音相匹配（Jaitly and Hinton，2011）。在所有这些方法中，滤波器学习依赖于某种非线性，不一定是二次的，对其输出进行整流，或基于功率最高的输出进行稀疏化。

尽管利用机器学习来设计波形滤波器这一想法已经证明是可行的，但其真正强大之处在于，它可以应用于听觉表征层级结构中的更高层，用作 SAI 及其上层的计算，并用于更普遍的输入空间，包含视觉（Rust et al.，2005）和文本（Turian et al.，2009）。

Andén 和 Mallat（2011，2014）描述了一种用于带通二次特征提取的级联结构，采用了小波变换并带有功率检测及累积，或使用小波模算子。Poggio 及其合作者提出了用于视觉目标分类的神经网络结构，就其线性层和池化操作而言，它与前者是类似的（Riesenhuber and Poggio，2000；Serre et al.，2005；Bouvrie et al.，2009）。使用二次特征或池化（本质上是比平方更高的指数运算的平均），这两种情况均是在大尺度上对结构进行表征，具有某种程度的位置不变性，同时仍保留对局部模式的可选择性。

25.4 耳蜗滤波器组输出的二次特征

McDermott 和 Simoncelli（2011）研究了一种用于表征"声音纹理"的二次特征提取系统。首先是一组较传统的耳蜗滤波器组，其输出表征每个频率通道上对时间的压缩包络，之后在每个通道上使用另一滤波器组进行二次分析，用以分析调制。他们提取的特征主要是这些输出乘积的时间平均值，包括：每个调制频率通道的方差，同一耳蜗频率通道上不同调制频率间的互相关，以及针对同一给定调制频率不同耳蜗频率通道间的互相关。此外，还包括原始耳蜗频率通道的方差，还有些其他阶矩。使用 32 个耳蜗通道，每个又包含 20 个调制通道，他们总共计算了 1515 个统计量，其中 90% 以上是耳蜗滤波器组输出的二次特征（其他是耳蜗通道输出的第一、第三和第四阶矩）。还可以计算更多的二次特征，但是这些已足以刻画他们所研究的大部分纹理差异（尽管这些特征对于谐波和节奏特性的刻画仍不够好）。

针对我们的 SAI，如果使用 21.3 节的相关方法，可使用耳蜗滤波器组输出的二次特征来计算 SAI 中的每个点。与 McDermott 和 Simoncelli（2011）的方法相比，尽管 SAI 与调制滤波器组的输出在概念上存在等价（自相关分析通过傅里叶变换与功率谱分析相关），但二者仍存在重要差异。其中最重要的，就是在耳蜗滤波器组与第二层分析器间的接口中存在带宽差异。对于 SAI，我们保持与听神经信号一致的精细时间结构（半波整流信号的带宽超过 1kHz），而在基于包络的模型中，由于包络是通过 Hilbert 变换计算所得，带宽只能限制在滤波器通道带宽附近。此外，它们在时间与频率分析的有效分辨率、输出维度以及使用何种阶次的二次特征方面也存在差异。使用 SAI 时，我们常计算一个总的 SAI 或时延边缘统计，与那些不擅长表示基频和谐波特性的纹理特征相比，它在这些方面非常出色。或许这些方法可以结合在一起，从而将 McDermott 和 Simoncelli（2011）的发现扩展到更广泛的声音类别。

既然耳蜗中的带通滤波和整流，以及脑干中听觉图像形成的触发式时序积分，可被解释为两层的二次 / 池化特征提取，那么考虑对后续几层使用相同类型的操作也是合理的，可用于提取声音纹理、音高、速度、节奏或针对某个应用所需的任何特征。当该应用所需特征未知时，我们可考虑使用机器学习技术在相同框架中自动发现有效特征。

听觉与视觉神经系统中的这些特征也被称为刺激能量特征（Rajan and Bialek，2013）。

25.5　特征提取中的非线性与增益控制

Kayser 等人（2003）为得到自然视觉刺激特征的稳定表征，通过实验以期习得合适的神经网络非线性，他们发现许多神经元的非线性集中于二次或能量检测函数。而针对高斯噪声的训练却没能得到类似的非线性；或许图像特征或声音特征的非高斯分布可以解释这种非线性处理的合理性。

Wang 和 Shamma（1994）提出了一种基于前馈除法归一化（一种增益控制形式）的听觉特征提取系统，与 Heeger（1991，1992）在视觉上提出的方法类似。他们指出，"在大多数感觉系统的早期阶段，常见的操作序列是在多尺度变换后接非线性压缩"，在耳蜗模型中，该压缩是基于功率谱估计进行增益控制实现的，其范围较信号归一化更宽广。Schwartz 和 Simoncelli（2001）对这一概念进行了发展及抽象，提出了基于邻域整流线性特征滤波器（例如视觉中的定向边缘滤波器或听觉中的波形滤波器）的归一化增益：

我们利用一组线性滤波器对信号进行了初步分解。然后对各滤波器响应进行整流，并除以相邻滤波器整流响应的加权和。我们发现，这种分解的参数针对自然图像或声音一般集合的统计特性得到了优化，很好地刻画了初级视觉皮层或听神经中典型神经元的非线性响应特性。这些结果表明，感觉神经元的非线性响应特性对于生物学实现不是偶然所得，而是有着重要的功能作用。

他们在这项工作中使用了平方律整流器，之后又使用了半波整流器（Wainwright，Schwartz and Simoncelli，2002）。随后，Atencio 等人（2008）发现，将两种整流器类型组合，可更好地对神经响应（至少在听觉皮层）进行建模，其中应用了向第一及第二个最优滤波器（"最大信息维度"（Maximally Informative Dimension，MID））收敛处理这一过程，每个维度获得各自的非线性，以拟合神经响应。在时频域中，第一个 MID 通常会收敛于类似半波的非线性，而第二个 MID 为逼近给定的神经元，常收敛于类似平方的非线性。两种非线性都是饱和的，这可能是非线性所固有的，或是受除法归一化或其他抑制或 AGC 效应影响。在较低级别上，他们发现单独一个 MID 或一个尖峰触发均值，与半波整流一起即可充分表征神经响应。

也可能是特征检测器之间在各层级上进行侧向抑制或竞争，导致了饱和、动态范围压缩，以及锐化——在极端情况下，甚至可能是"赢者通吃"效应。侧向抑制可能是造成 MID 中某些饱和现象的原因。

无论是学习还是构造特征检测滤波器及非线性，这些研究均引发并强化了这一观点：某种整流和增益控制是有效的，而静态二次非线性可能过于简单。这些准则或许可应用于多级处理；我们已经将其引入耳蜗模型。

25.6　神经启发特征提取

Kouh 和 Poggio（2008）认为，单一类别的标准神经算子足以实现大脑皮层中发现的大多数响应，这些响应常用于大脑模型中的特征提取，包括来自除法抑制（增益控制）的 S 形响应，与特定输入匹配的调制高斯型响应、最大池化或赢者通吃响应等。由于这些操作可与神经回路相对应，因此视觉目标识别与其他皮质功能模型可随着对皮质结构和功能的理解同步得以演进。

在初级视皮层（V1），"复杂细胞"通常针对定向或运动模式予以响应，具有空间频率偏好及强烈的定向偏好，但对相位不具备敏感性。这些响应通常由"能量模型"进行建模，即不同相位滤波器的二次特征之和，或是小范围池化的滤波器最大响应。第二及其他视觉区域的后续响应，使用类似的结构进行建模，并可调整至更复杂的视觉模式或目标组件。到目前为止，在听觉系统中，我们对皮质功能的了解及其相应的模型都相当浅薄。但是，基于视觉系统的进展，如果我们能提出正确的声音刺激，来揭示听觉"复杂细胞"在几个层级上的偏好，我们就有希望取得进步。在语音、音乐和环境声的任务中，依靠机器学习系统自动习得的特征，或许可为这些实验中使用何种听觉原始材料指明方向。

25.7　稀疏化和赢者通吃特征

稀疏向量是大多数分量等于零的向量。这种向量通过只记录非零元素的位置和值来实现高效表征。针对这些表征进行的操作也是非常高效的，如 26.2.1 节所述。稀疏的对立面是密集；密集向量大部分是非零元素。稀疏化是将密集向量转换为一个稀疏近似的操作，通常采用加性模型，找到核或字典元素的稀疏组合，这些组合相加可很好地逼近输入信号（Smith and Lewicki，2006；Karklin et al.，2012）。

在极端情况下，密集向量可被稀疏化为其最大元素。此操作称为赢者通吃（Winner-Take-All，WTA）编码。编码可以只是最大元素的索引，或包括元素的值。

在早期仿生视觉设备中，我完成了一个赢者通吃系统，在其反馈处置中，利用仿感光细胞之间的侧向抑制，为光电鼠标实现了一个模式传感器（Lyon，1981，2014）：

> 我们希望能够以一个可靠的方式获得所感兴趣的数字位图图像。一种方法是在细胞之间实施某种"抑制"，以便在一些细胞输出变高之后，其他所有细胞都保持在低位，此后，图像便是稳定的。这与大多数生物视觉系统中视网膜的侧向抑制有些相似（Békésy，1967）。在产生感觉图像方面，它产生了理想的效果，几乎与光强无关。

Lazzaro 等人（1989）开发了一种模拟 VLSI 电路，用于凸显最大输入，并使其他元素接近于零。该电路本质上是对输入求指数，然后进行归一化。相同的方法已由 Bridle（1990）引入并发展成神经网络常用的输出层：softmax。 这些方法使硬性 WTA 在高尺度因子时接近指数。

WTA 编码有许多变体和改编版本，所有这些都依赖于一项观察——密集向量的大部分信息常存在于少数几个较大元素中。例如，在时域波形中，一组稀疏的启动事件便包含了关于音高和节奏的大部分信息。除了我们在稳定听觉图像中的应用，这些特征也被视作对音乐进行更高层级分析的步骤之一（Bello et al.，2005；Collins，2005）。启动事件的检测通常通过对经预处理时间波形进行类似 WTA 的峰值提取实现。

最近，Yagnik 等人（2011）将 WTA 用作向量间的近似秩距离，并基于这类秩距离构建局部敏感哈希编码，用于查找近似最近邻。还有技术对原始密集向量中大量或随机维度子集内最高元素的索引进行编码。研究表明，这些技术在视觉（Dean et al.，2013）以及其他应用领域非常有效。

这种从密集向量创建编码或"词"的 WTA 方法，与基于向量量化（VQ）从原始维度的子集或其变换中生成大量码本中的码字索引密切相关，如 26.1.3 节的做法。WTA 方法主要基于最大维数定义其量化区域，从而更关注异常值，而不像 L2 方法那样假设一个高斯分布。

25.8　哪种方法会胜出

特征提取或构造特征空间的方法有很多，本章仅能触及其表面。对于任意给定的应用和学习系统，无论采取什么方法，我们都希望看到精心设计的特征与自动学习的特征之间持续的角力。很难看出，在这一系列备选方案中，有哪一方能够支配另一方。若配备较多训练资源，可更多地支持学习特征；而当数据不足时，则需要更细致的特征工程。

声音搜索

这项任务的目标是从大规模图片集中检出与查询词相关的图片。从用户角度来看，这类问题的解决非常有吸引力，因为大多数人已习惯于通过文本查询更加高效地访问大规模文本语料库，并希望图片搜索也能提供类似的接口。

——"基于区分性核的文本查询图像排序模型"，Grangier and Bengio（2008）

本章改编自 Richard F. Lyon，Martin Rehn，Samy Bengio，Thomas C. Walters 和 Gal Chechik 的 "基于听觉稀疏编码表征的声音搜索与排序"（Lyon et al，2010b）。

我们首次发表的机器听觉方法大规模应用是一声音搜索系统（Lyon et al.，2010b），直接基于 Grangier 和 Bengio（2008）的 PAMIR 图像搜索系统构建。这些系统均属于"基于文本查询的文档排序与搜索"，只不过分别针对图像与声音文档。

在语音与音乐的识别与搜索方面，我们已付出相当多的努力，但对于日常生活中人们及机器可能遇到的各类声音却鲜有研究。这些声音涵盖了各种物体、动作、事件与交流：从发自动物和人类的自然声音，到如今环境中各式各样的人造声音。

构建能够应对多种声音处理和分类的人工系统，面临两项重大挑战。首先，需要具备高效算法，用于对大量不同声音类别进行分类或排序。机器学习领域的最新进展，特别是大规模计算方法的发展（Bottou et al.，2007），为这项任务提供了若干有效算法。其次，或许也更具挑战性，我们需要找到一种声音表征方法，用于获取人类区分、识别不同声音的全部听觉特征，从而使机器有可能具备同样的能力。不幸的是，对于如何表征自然界中遇到的大量声音，目前我们的理解仍非常有限。

为评估与比较听觉表征，我们利用了一项实际任务，该任务是针对给定查询文本，基于内容对声音文档进行排序和搜索。在此项应用中，用户输入待搜索查询文本，系统返回的是一组声音文档列表，并按与查询文本的相关性进行排序。例如，用户键入"dog"，将搜到一组有序文件，其中排在前面的文件应包含狗叫声。重要的是，对声音文档的排序仅基于声音内容：搜索时不使用文本注释或其他元数据。然而，在训练时，需要使用一组标注过的声音文档（带有文本标签的声音文件），使系统学习如何将狗叫声的声学特征与文本标签"dog"匹配，并类似地实现大量声音与其相关的查询文本的匹配。通过这种方式，可利用较小标注集实现针对更大未标注集进行基于内容的搜索。

之前一些研究已解决了基于内容的声音搜索问题，主要集中于任务中的机器学习和信息搜索方面，并使用标准的声学表征（Whitman and Rifkin，2002；Slaney，2002；Barrington et al.，2007；Turnbull et al.，2008；Chechik et al.，2008）。这里，我们将专注与其互补的问题，即利用给定的学习算法，找到声音的有效表征。

本研究将对基于哺乳动物听觉系统模型的声音表征进行专门评估，我们推测在搜索任务中这种表征要优于传统的短时谱表征。与很多常用表征不同，该听觉表征强调精细时序关系而非频谱分析。我们发现，这种听觉表征要优于标准的 MFCC 特征。以下各节将就该听觉表征及其学习方法、实验及结果进行阐释。

26.1 声音建模

我们认为，声音搜索需要一个涵盖音高、响度以及音色等多方面信息的特征空间。有关音色的统计特征空间研究表明，mel 倒谱域可以很好地表征音色（Terasawa et al.，2006）；其他研究则倾向于从频谱中提取更为复杂的频谱动态特征（Shamma，2003）。Dinther 和 Patterson（2006）采用基于听觉图像的表征，用于区分与说话人及乐器尺寸相关的不同属性——节拍速率和谐振音阶，此处将谐振音阶视为音色的一个属性。在这里，我们没有使用先前针对语音和音乐所优化的特征空间，而是采用听觉图像模型作为通用的声音特征。

我们将重点关注一类已在第 21 章描述过的基于稳定听觉图像稀疏编码的表征，并将这些表征与 MFCC 进行比较，如 5.7 节所述。之所以使用听觉模型，是由于根据观察，听觉系统对识别许多声音都非常有效，这可部分归因于听觉处理早期阶段所提取的声学特征。

提取特征过程分为 4 步，如图 26-1 所示：（1）具有半波整流输出的非线性级联滤波器组；（2）频闪时序积分，产生稳定听觉图像（SAI）；（3）SAI 分割块的稀疏编码；（4）汇集所有帧特征以整体性表征一个声音文档。

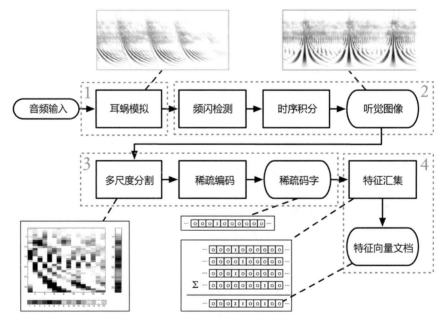

图 26-1 使用听觉前端从"声音文档"生成稀疏编码码字，分 4 个步骤：（1）耳蜗模拟；（2）稳定听觉图像生成；（3）多尺度分割块稀疏编码；（4）汇集生成整个声音文档的"特征袋"表示。此处第 3、4 步对应于我们的四层系统结构中的特征提取层。从第 4 层（基于 PAMIR 的学习和搜索系统）角度来看，整张示意图展示了一个为刻画声音文档提供抽象稀疏特征的系统前端

处理的前两步，滤波器组和听觉图像形成，在听觉生理学和心理声学领域根深蒂固（Lyon，1990；Popper and Fay，1992；Patterson，2000）。它们对应于图 1-5 中我们的通用四层系统结构的前两层。第 3 步，稀疏编码，与神经编码的一些属性相符（Olshausen and Field，2004），并具有显著的计算优势，从而使我们能够实现大规模模型训练。第 4 步采用"特征袋"方法，这在机器视觉和信息搜索中很常见。本节剩余部分将对这两步进行详细介绍。后两步共同构成了四层系统模型的第 3 层——特征提取。系统第 4 层是 PAMIR 机器学习模型，使用这些特征进行训练从而完成特定任务。

26.1.1 耳蜗模型滤波器组

第一个处理步骤是受耳蜗动力学启发的级联滤波器组，称为零极点滤波器级联（PZFC）（Lyon，1998）。它与 CARFAC 模型非常相似，均使用级联，并产生一组带通滤波的半波整流输出信号，但它属于较早期的建模。不同之处在于：

1. 与第 13 章中的 PZFC 听觉滤波器模型一样，滤波器级具有可移动的极点，但是零点固定，这与零极点一起移动的 CARFAC 有所不同。

2. 该实现使用图 8-19 中直接型数字滤波器级，而非耦合型滤波器，因而利用 AGC 更新滤波器阻尼需重新计算更多的系数。

3. 输出整流是一简单的半波整流器，没有明确的 IHC 或 OHC 模型。

与 CARFAC 一样，本项目中的 PZFC 使用四级耦合 AGC 反馈来控制极点阻尼。

26.1.2 基于频闪时序积分的稳定听觉图像

第二个处理步骤，频闪时序积分（Strobed Temporal Integration，STI），是基于人类在声音感知中使用的精细时间结构模型实现，而非单纯基于已知的听觉系统生理学知识（Patterson and Holdsworth.，1996）。此步骤使用频闪时序积分"稳定"信号，类似于示波器中从行进中的时域波形生成稳定图像的触发机制。

该处理生成一系列二维实数值数据帧，就像 SAI 帧的"电影"。如第 21 章所述，每帧坐标的纵轴为耳蜗通道编号，横轴为相对于所辨识的频闪时间的延迟。

此处使用的 SAI 在时间轴中心的时延为 0，且在 ±26.6ms 处截止，表示信号每秒重复超过 38 次，接近于人类音高感知的最低限（最大周期）。

随着时延扩展至 26.6ms，重复率高于 38Hz 的声音将在图像中表现为稳定的垂直隆起——这一设置非常接近人类音高感知的极限。

26.1.3 SAI 的稀疏编码

第三个处理步骤，是将各 SAI 帧的内容转换为稀疏编码，以捕获常见的局部模式。稀疏编码最早流行于对神经感觉系统的刻画（Olshausen and Field，2004），通常为高维向量 $a \in R^d$，其中大部分为零，仅有 n 个非零项，而 $n \ll d$。因此，它提供了一高效的表征，可抽取数据中的复杂结构，同时确保计算效率。

在之前的工作中（Chechik et al.，2008），我们对使用密集特征和稀疏特征的声音排序系统进行了比较。我们发现，使用稀疏表示可获得与密集特征相当的搜索准确率（检出声音相对于查询的比率），但训练时间要较后者少得多。比如，对包含 3431 个文件的数据集进行训练仅需 3 小时，而训练混合高斯模型则需 960 小时（40 天）。之所以计算效率会提升（下文会进行讨论），要归因于我们选择的学习方法，其计算复杂度取决于非零值的数量 n，而非全部维度 d。基于这些结果，后续实验将仅采用声学特征的稀疏编码。

稀疏编码基于对 SAI 集合中典型模式的识别，并利用其中所含模式的直方图对帧序列进行表示。该直方图通常是稀疏的，因为每个声音通常只包含相对少量的模式。这种模式袋（bag-of-patterns）的表征类似于文本文档的词袋（bag-of-words）表征，或机器视觉中有时使用的视觉词袋（bag-of-visual-terms）表征。然而，不同于机器视觉问题中图像具有一定程度的位移不变性（一幅图像的不同部分可具有相似模式），SAI 是由频率和时延进行索引的，这就导致 SAI 中不同位置对应于不同的听觉对象。为了处理该问题，我们在 SAI 的不同区域搜索更为局部的模式，而非对整个 SAI 帧搜索全局模式。具体而言，稀疏编码包含两个子步骤：首先，在全部 SAI 帧上定义一组相互交叠的矩形块；其次，对每个矩形块内的局部区域各自进行稀疏编码。

针对矩形局部块的选择，我们对若干种方法进行了系统实验，并在声音排序任务中对每种方法的准确率进行了评估，具体如下文所述。我们还对几种以密集方式表示矩形内容的方法进行了测试。这些矩形选择过程的细节将在下一节介绍。

在第二个子步骤中，我们使用稀疏编码表征 SAI 矩形区域的全部向量。我们测试了两种稀疏编码方法：向量量化（Vector Quantization，VQ）（Gersho and Gray，1992）和匹配追踪（Matching Pursuit，MP）（Bergeaud and Mallat，1995；Mallat and Zhang，1993）。在 VQ 中，密集特征向量由码本中最接近的向量近似（欧氏距离）。一旦选中最佳匹配，密集表示即可被编码为稀疏码向量，其长度等于码本大小，除所选择的码字的索引位置为 1，其余元素均为 0。

在 MP 中，将每个向量（表征 SAI 的矩形块或方块）投影至码本向量，选择最大投影，将该投影的符号标量值加至稀疏向量表示（适当的索引位置），并从原始向量中减去投影向量值，生成残差向量。然后重复该过程，直至最大投影幅值小于给定阈值。对于 MP 和 VQ，为表示 SAI 中每个特定位置的矩形，我们为其特别学习了单独的码本。码本通过利用数据中全部矩形集并使用标准 k-means 算法习得。该方法产生了一个针对 VQ 定制的码本，但同时也适用于 MP。我们测试了不同的码本大小（每个矩形中 k-means 的聚类数或模式数），如表 26-1 所示。

表 26-1   SAI 实验参数设置

参数设置	最小方块	方块数	各方块均值	VQ/MP	方块分割
"基线"默认值	32×16	49	256	VQ	向上
码本尺寸	32×16	49	4, 16, 64, 256, 512, 1 024, 2 048, 3 000, 4 000, 6 000, 8 000	VQ	向上
匹配追踪	32×16	49	4, 16, 64, 256, 1 024, 2 048, 3 000	MP	向上
方块尺寸（向下）	16×8 32×16 64×32	1, 8, 33, 44, 66, 8, 12, 20, 24, 1, 2, 3, 4, 5, 6	256	VQ	向下
方块尺寸（向上）	16×8 32×16 64×32	32, 54, 72, 90, 108, 5, 14, 28, 35, 42, 2, 4, 6, 10, 12	256	VQ	向上

当每个矩形都转换为稀疏编码（使用 VQ 或 MP）后，这些编码拼接成一个超高维稀疏编码向量，表示整个 SAI 帧。当使用默认参数集进行向量量化时，每个矩形的码本大小均为 256，共 49 个矩形，从而得到长度为 $49 \times 256 = 12\,544$ 的特征向量，其中有 49 个非零项。

对每一帧来说，这个大部分为零的特征向量，可被视为该帧中特征出现频次的直方图，只在少数位置取值为 1（使用 VQ）或幅值系数（使用 MP）。为表征整个声音文件，我们将各帧稀疏向量直方图组合成一帧统一的直方图，等效于将所有帧的特征向量相加。该直方图描述了每个抽象特征在声音文件中出现的频次，在很大程度上仍是稀疏的，它将作为声音文件的表征传交给下节将介绍的学习系统。

本节描述的过程涉及多个参数。在实验部分，我们对这些参数进行调整并测试其对声音排序准确率的影响。更多细节见 26.4 节。

26.1.4　矩形选择

为利用稀疏编码对 SAI 进行表征，我们首先定义了一组覆盖 SAI 的局部矩形块。这些矩形块用于标识 SAI 的局部模式，它们有着不同尺寸，以便从多个尺度获取信息。该方法是基于图像搜索方法构建的，采用多尺度局部模式作为图像特征向量。

我们试验了多种局部矩形选择方案，具体方法是定义一系列尺寸连续翻倍的矩形。例如，设定大小为 16×32 的基线矩形，然后将每个维度乘以 2 的幂，直至升至 SAI 帧的最大尺寸。

在各组实验中，我们对切块步骤的细节进行调整，采用“向上”或“向下”方式，这取决于是从小矩形开始然后进行倍增操作（向上），还是从全尺寸的矩形开始接着做减半操作（向下）。我们使用尺寸为 16×32 的矩形作为基线，每个维度乘以 2 的幂，“向上”直至与 SAI 帧最大尺寸相符。我们还尝试了改变矩形的基本尺寸，从 8×16 和 32×64 开始。我们还通过限制每个维度的倍增次数来限制尺寸的数量。该限制用于排除听觉图像帧中大部分区域包含的全局特征。在“向下”的系列实验中，我们则是从与 SAI 帧等尺寸的矩形开始，通过将水平维和垂直维重复减半进行向下操作。听觉图像中过于局部的特征也被排除，且取决于何时停止重复减半。完整的实验参数集如表 26-1 所示。

码本大小固定为 256，由于所使用的矩形块数量可变化，相应的特征尺寸总数也会不同。

给定一组矩形之后，我们将对每个矩形创建密集特征。首先，矩形内的图像被下采样（通过区域平均）直至最小框的大小（默认参数为 16×32）。该尺度变换实现了以更粗的分辨率对大矩形的刻画。为进一步降低数据维度，我们计算了矩阵的水平和垂直边缘统计（矩形中每列与每行的均值），并将得到的两个向量拼接得到该矩形的单一实值向量。在默认情况下，该方法将为每个矩形生成一个具有 $16 + 32 = 48$ 个元素的密集特征向量。

这种多尺度特征提取方法，作为建立稀疏特征的一步，将超高维的 SAI 空间缩小为一组不同尺度下的低维局部特征。不同的方块大小和形状，既可以提取大尺度图像结构（对应于基音和时间相干性），又可以提取微观结构（对应于每个脉冲之后的谐振）。宽的框可以提取长时时间模式；而较小的高度又将这些时间模式特征限制为局部频率区域，并提取局部频谱形状。同样，高的框可以提取全局频谱形状；而较小的宽度又包含了具有该频谱模式的不同尺度的时间模式。中间的尺寸和形状可以获取各种各样的局部特征，使得即使存在多个声音，某些特征对应于 SAI 的特定区域，这些区域由某种声音主导，因而仍具有可识别的模式。每个框内边缘统计的使用将维度降低至后续稀疏编码可利用的水平，同时保留了诸多关于频谱和时序结构的重要信息；然而，即使进行了该步降维，对于稀疏编码提取器来说，维度仍然相当高，例如使用默认参数时维度是 48。

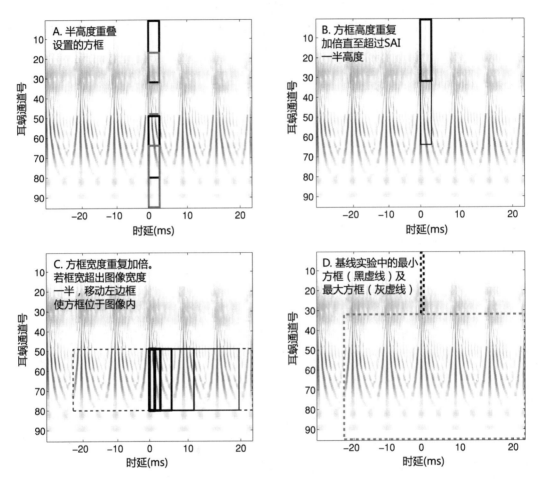

图 26-2　在 SAI 中定义一组局部矩形区域：将矩形设置为不同大小，以获取多尺度模式。
在我们使用的默认参数集中，最小矩形时延维度为 16 个样本、高为 32 个通道，
最大则是 1024 个样本乘以 64 个通道

26.2　给定文本查询的声音排序

给定文本查询的声音排序可以应用于电影音轨中声音文件或特定时刻的搜索。例如，在一段关于雨林的视频中，用户可能对猴子的叫声感兴趣，或者希望定位到一段包含玻璃破碎声这一特定场景的视频。类似的任务是"通过描述查询音乐"，即对声音文档与单词之间的关系进行学习的（Whitman and Rifkin，2002）。

我们分两步进行排序任务。第 1 步，按照上文所述过程，将声音文档表示为稀疏向量。第 2 步，训练一个机器学习系统，利用所提取特征对文档进行排序。

在先前的研究中（Chechik et al.，2008），我们评估了第二步中所采用的不同的机器学习方法，而第一步则使用标准的 MFCC 特征。我们评估的方法有高斯混合模型（Gaussian Mixture Model，GMM）、支持向量机（SVM）和用于图像搜索的消极 – 积极模型（Passive-Aggressive Model for Image Retrieval，PAMIR）。虽然三个模型在排序任务中都取得了相似的准确率，但 PAMIR 明显更快，且是唯一能够有效扩展到大数据集的模型。因此，它更适合处理大规模声音数据集，例如索引万维网上的海量声音文档。出于该原因，在本研究中，我们使用 PAMIR 方法作为学习算法。本节剩余部分将对 PAMIR 学习算法进行介绍（Grangier and Bengio，2008），从原本在图像中的应用迁移至声音领域。

声音文档的 PAMIR

由稀疏向量 $q \in \mathbb{R}^{d_q}$ 表示查询文本，其中 d_q 是可能用于查询的单词数量（查询词汇表大小）。对于一组声音文档 $A \subset \mathbb{R}^{d_a}$，其中每个声音文档表示为特征向量 $a \in \mathbb{R}^{d_a}$，d_a 为声音特征向量的维度。设 $R(q) \subset A$ 是 A 中与查询 q 相关的声音文档的集合。排序系统提供评分函数 $S(q, a)$，从而在给定任意查询 q 时，对所有文档 $a \in A$ 进行排序。理想的评分函数将把文档 $a \in A$ 中与 q 相关的排在不相关的前面：

$$S(q, a^+) > S(q, a^-) \quad \forall\, a^+ \in R(q),\ a^- \in \bar{R}(q)$$

其中 $\bar{R}(q)$ 是与 q 无关的声音文档集。

PAMIR 使用双线性参数得分：

$$S_W(q, a) = q^{\mathrm{T}} W a$$

其中 $W \in \mathbb{R}^{d_q \times d_a}$ 是训练后的权重矩阵。矩阵 W 可看作从声音特征到查询词的线性映射。乘积 Wa 可被看作声音文档 a 的"词袋"表述，该词袋表述与查询词 q 的点积即为得分。

我们使用 Crammer 等人（2006）提出的一种基于消极 – 积极（Passive–Aggressive，PA）的算法学习矩阵 W，并受 Joachims（2002）的 ranking-SVM 训练算法的启发，采用一种变体——三元组 (q_i, a_i^+, a_i^-)，每组由查询文本和两个声音文档组成：一个与查询相关，$a_i^+ \in R(q_i)$；另一个则不相关，$a_i^- \in \bar{R}(q_i)$。

每个这样的三元组的学习目标是调整评分函数的参数 W，使得相关文档得分比不相关文档更大，且具有一定冗余：

$$S_W(q_i,\ a_i^+) > S_W(q_i,\ a_i^-) + 1 \quad \forall\, (q_i, a_i^+, a_i^-)$$

为了以"软冗余"方式上实现该目标（Cortes and Vapnik，1995），我们定义了合页损失函数，并对所有训练三元组求和：

$$L_{\mathbf{W}} = \sum_{(q_i, a_i^+, a_i^-)} l_W(q_i, a_i^+, a_i^-)$$

$$l_W(q_i, a_i^+, a_i^-) = \max\left(0,\, 1 + S_W(q_i, a_i^-) - S_W(q_i, a_i^+)\right)$$

L_W 针对一组集合进行求和，该集合通常很大以至于很难被枚举，但我们可使用在线学习算法，随机生成训练三元组，使其收敛至最小值。首先将 W 初始化为 0，然后进行一系列优化迭代。在每次训练迭代 i 中，随机选择一个三元组 (q_i, a_i^+, a_i^-)，并求解以下凸优化问题：

$$W_i = \underset{W}{\arg\min}\left\{\frac{1}{2}\|W - W_{i-1}\|^2 + Cl_W(q_i, a_i^+, a_i^-)\right\}$$

其中，平方 Frobenius 范数$\|\cdot\|^2$是矩阵系数的平方和。在每次迭代 i 中，W_i 的优化既需要保持与上一组参数 W_{i-1} 接近，又需要最小化当前三元组 $l_W(q_i, a_i^+, a_i^-)$ 的损失。积极参数 C 控制这种权衡。

该方程可以解析求解，并得到简单高效的参数更新规则（Grangier and Bengio，2008）。为简化求导，将查询向量 q_i 视作一个集合（大部分为 0，用 1 指代查询词），将声音文档特征向量视作一个袋子（大部分为 0，用整数表示每种特征出现的次数）。更新规则对任意向量均相同，比如单位归一化声音特征向量，是对不同长度的袋子进行归一化的有效方法。

训练算法大部分时间都用于分数评估。矩阵乘法 $q^{\mathrm{T}}Wa$ 则非常简单快速。由于 q 是一个稀疏列向量，$q^{\mathrm{T}}W$ 提取出与查询项相关的 W 中的行。然后将那些行与 a^{T} 的点积相加。当 a 稀疏时，这些点积计算用时很短。在每一次训练迭代 i 中，我们首先使用前一次迭代的权重矩阵，基于该快速计算方式，计算每个训练三元组的损失：

$$\begin{aligned}l_i = l_W(q_i, a_i^+, a_i^-) &= \max(0, 1 - q_i^{\mathrm{T}}W_{i-1}a_i^+ + q_i^{\mathrm{T}}W_{i-1}a_i^-)\\&= \max(0, 1 - (q_i^{\mathrm{T}}W_{i-1})(a_i^+ - a_i^-))\end{aligned}$$

这种损失的计算涉及查询项所在行与两个声音特征向量（或其差值）的点积。当矩阵 W 部分训练时，大部分三元组具有零损失，因此不进行更新。所以即使分数评估速度很快，大部分工作仍用于寻找具有正向损失的三元组，用于积极推动学习，反之则是消极地不作任何改变。

如果损失为正，则我们沿着差向量 $(a_i^+ - a_i^-)^{\mathrm{T}}$ 的方向更新相关的权重矩阵行，因为这是每个矩阵变化导致损失下降最大的方向：

$$\begin{aligned}V_i &= q_i(a_i^+ - a_i^-)^{\mathrm{T}}\\W_i &= W_{i-1} + \tau_i V_i\end{aligned}$$

其中 τ_i 是本次迭代的更新速率，$q_i(a_i^+ - a_i^-)^{\mathrm{T}}$ 是外积，提取出与查询项相关的差异行并放入 V_i。例如，查询项"dog"对应的行被更新，从而更好地匹配与狗的声音相关的音频特征，且区别于得分过高但不相关声音的音频特征。

步骤 i 的更新速率由矩阵的 argmin 转交由更新速率的 argmin 进行确定，利用关系式 $\|W - W_{i-1}\|^2 = \tau^2\|V_i\|^2$，以及合页损失的定义：

$$\begin{aligned}\tau_i &= \underset{\tau}{\arg\min}\left\{\frac{1}{2}\tau^2\|V_i\|^2 + C\max(0, l_i - \tau\|V_i\|^2)\right\}\\&= \min\left\{C, \frac{l_i}{\|V_i\|^2}\right\}\end{aligned}$$

该速率或有足够的变化，使得损失趋向于零，或受限于积极参数 C 而仅有部分更新。

对于查询项非对应的行，不进行任何操作；同样，对于声音特征袋中没有计数的列也不进行操作。因此，即使 W 有数百万个元素，更新也进行得非常迅速。更新的开销几乎就是损失评估，但一旦模型部分收敛，更新的频率就会明显降低。然而在开始阶段，当矩阵以近乎全零点初始化时，每个三元组的损失接近 +1，因此在初始学习阶段有更多的更新。对于归一化的声音特征向量，每次更新将针对查询中出现的每个词从损失中减去 C（因为如果 $\|a_i^+\|^2 =$

$\|a_i^-\|^2 = 1$，并且查询项很少，则 $\|V_i\|^2$ 通常为 1）。因此，如果 $C = 0.1$，则每个查询项需要迭代 10 次，便可到达损失为 0，从而省去大量更新。经历了这一相当快速的开始阶段，合页损失函数开始重点针对易混淆对，进行更具区分性的训练。

与 SVM（Cortes and Vapnik，1995）一样，权重行通过积累与 $a_i^+ - a_i^-$ 成比例的变化，逐渐被构造为训练特征向量的线性组合。所使用的向量是具有正损耗的三元组向量（或在训练过程中某些阶段曾经具有正损耗）。如果使用权重衰减（每隔一段时间将 W 乘以 $1 - \in$，$\in$ 值较小），则最早使用的向量将被淘汰，并且权重行将收敛为支持向量的线性组合，这些支持向量有时会造成正损失。如果不使用权重衰减，那么我们定义的优化问题就不会对大的权重进行惩罚；学习过程没有做到尽可能正则化，所得到模型的泛化性就可能不好。

超参数 C 通过交叉验证进行设置。关于终止准则，通常的做法是在独立验证集上连续跟踪已训练模型的性能，并在此性能不再提高时终止训练。早期的终止是一种正则化，有助于防止模型矩阵 W 过拟合于训练集。除此之外，还可以添加其他的正则化策略。例如，可使用 L_1 权重收缩，由此得到副产品——W 稀疏化，有时对训练会有所帮助（Duchi et al.，2008；Shen and Dietterich，2009）。然而，如果在每个训练步骤中都进行蛮力 L_1 权重收缩，代价可能会很大，但也存在一些确切地或近似地对其进行加速的有效方法（Koh et al.，2007；van den Berg and Friedlander，2008；Duchi et al.，2008）。

三元组的采样可以高效地完成。首先制作与每个查询文本相关的声音文档列表。给定一个查询文本，在所有相关文档中完成统一采样。为了采样不相关的声音文档 a^-，从所有声音文档集合中重复采样，直至找到与给定查询不相关的声音文档。由于对于任何查询，数据集中的不相关文档明显多于相关文档，因此通常在第一次查找时就会找到不相关的声音文档。

26.3 实验

本节将对排序任务中的表征进行评估。我们采用覆盖各种声音的大规模音频录音数据集，对比稀疏编码的 SAI 和稀疏编码的 MFCC 特征。接下来将对数据集和实验设置进行介绍。

26.3.1 数据集

我们从不同渠道收集了共 8638 条音效数据（其中 3855 条来自商用音效，4783 条来自各种网站）。大部分声音只包含一种"听觉对象"，表示某种声音类别的"原型"样本。时长多为几秒钟，也有少数长达数分钟。

通过人工听音和手动键入标签的方式，我们对所有音效进行了人工标注。通过这种方式，对已有标签（比如来自 www.findsounds.com 的声音）进行了扩展，对其他来源的无标声音进行了标注。由于标注时会显示原始文件名，原作者对音效的描述会影响标注决策。为此，我们对标签所用词项做了限定，并为每个文件增加了更高级别的标签。比如，被标记为"rain""thunder"和"wind"的文件，同时也会添加"ambient"和"nature"的标签；带有"cat""dog"和"monkey"标签的文件也会被添加"mammal"和"animal"的标签。通过引入标签空间结构，这些更高级别的词项可以辅助搜索。基于 Porter 英语词根提取器，我们对所有词项提取词根。在取词根之后，共获得 3268 个独立标签词汇。每个声音文件平均有 3.2 个标签。

26.3.2   实验设置

我们使用三折交叉验证来评估所得排序器的性能。具体而言，将音频文档集分为三等份，选择其中两份用作训练，剩余一份作为测试。重复该过程，直至全部文档均进行了性能评估。我们剔除了训练集和测试集中少于 5 个文档的查询，如果相对应的文档不包含其他标签，则该文档也会被剔除。

我们还使用二级交叉验证来确定超参数的值，包含积极参数 C 和训练迭代次数。一般而言，C 不高时性能会较好，而较低的 C 值则需要更长的训练时间。最终，我们选择 $C = 0.1$，这一设定在其他应用中也表现良好（Grangier and Bengio，2008），迭代次数为 10M。系统对这些参数的值不是非常敏感。

我们使用测试集中每个查询排名前 k 的音频文档准确率来量化所学模型的排序质量。

26.3.3   稀疏编码参数

将 SAI 帧转换为稀疏编码的过程，存在几个可变参数。我们定义了一组默认参数，然后改变其中的一个或几个进行实验。

参数默认将 SAI 切割成矩形，从最小尺寸（16 延迟，32 个通道）开始，总共得到 49 个矩形。每个矩形将减少至 48 个边缘统计值，并进一步映射至大小为 256 的码本，最终特征尺寸为 $49 \times 256 = 12\,544$，如 26.1.3 节中所述。

以默认设置实验作为基线，我们对几个参数进行了系统性变动，以研究它们对检索准确率的影响。首先我们对稀疏分割的矩形集进行调整，并对矩形数量进行限制，从小变大（"向上"），或者反之（"向下"）；又进一步改变了稀疏编码（VQ 和 MP）中的码本大小。

26.3.4   与 MFCC 对比

我们使用 MFCC 及其一阶、二阶时间差分作为每帧特征（"delta"以及"delta-delta"MFCC，语音识别常用特征），并通过在 MFCC 全向量上应用 VQ 或 MP，将这些密集特征转换为稀疏编码。基于对语音优化的配置，我们对 MFCC 参数进行设置，并进一步系统性变动了 MFCC 的三个参数：倒谱系数数量（用于语音时通常为 13）、用于每帧频谱分析的 Hamming 窗长度（通常为 25ms），以及用于稀疏编码的码本数量。最终，使用码本大小为 5000、40 ms 帧长以及 40 维倒谱系数获得了最优性能（见 26.4 节）。与语音中常用的 MFCC 特征相比，此配置对应于更高的频率分辨率。

26.4   结果

除了上面提到的阻尼参数，我们还测试了 SAI 特征提取过程中各种参数对测试集准确率的影响。图 26-3 绘制了所有实验中 top-1 声音文件的准确率与稀疏特征向量长度的关系。每组实验对应于其特有符号标记。比如，星号显示了当均值数量（码本大小）变化时实验准确率的变化。不同星号间其他参数不变，均设置为 26.1.3 节定义的默认参数。

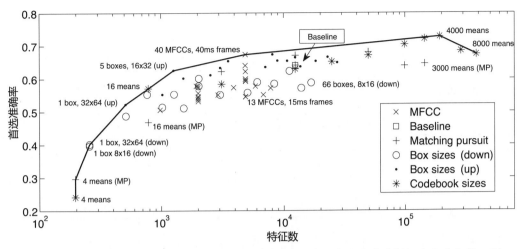

图 26-3 不同特征数量下各实验的 top-1 声音排序准确率。每个点旁边标记有实验名称。不同的实验组用不同符号标示。每个特征数量对应的性能最佳点用实线连接

值得注意的是，性能在特征数量很大时（约 10^5，每个码本采用 4000 个码字，共 49 个码本）达到饱和，进一步增加码本大小，性能反而下降。最佳参数配置时，top-1 声音文件达到 73% 的准确率，明显优于 MFCC 的最佳结果（67%），检索错误相对降低了 18%（从 33% 降至 27%）。SAI 特征对于其他所有 k 值也都能获得较好的 top-k 准确率，即使准确率相对提升较低（表 26-2）。需要强调的是，我们发现的参数（以及通用听觉模型体系结构）并不能保证是“最优的”，进一步的改进可能会继续提高检索准确率。

表 26-2 最佳配置时 SAI 和 MFCC 的 top-k 误差比较（误差定义为 1− 准确率）

top-k	SAI	MFCC	误差率降低	top-k	SAI	MFCC	误差率降低
1	27	33	18%	10	72	74	3%
2	39	44	12%	20	81	84	4%
5	60	62	4%				

表 26-3 展示了三个查询示例，分别基于最佳 SAI 和 MFCC 特征训练的系统，且返回排名前 5 的测试声音文档。尽管这三个查询是一个非常小的数据样本，但仍能显示出两个系统均具有很好的性能，它们通常会返回正确的文档，或者至少与预期答案相差不远。比如，基于 SAI 的系统为查询“gulp”返回标为“water-dripping”的文档，虽然是错误的，但相差并不太远。类似地，基于 MFCC 的系统为查询“applause-audience”返回文档“45-Crowd-Applause”，尽管它并没有标注与该查询相关。

表 26-3 基于 SAI 与 MFCC 特征的查询系统返回的排名前 5 的文档

查询	SAI 文件（标记）	MFCC 文件（标记）
tarzan	Tarzan-2(tarzan,yell) tarzan2(tarzan,yell) 203(tarzan) wolf(mammal,wolves,wolf) morse(mors,code)	TARZAN(tarzan,yell) 175orgs(steam,whistle) mosquito-2(mosquito) evil-witch-laugh(witch,laugh,evil) Man-Screams(horror,scream,man)

（续）

查询	SAI 文件（标记）	MFCC 文件（标记）
	27-Applause-from-audience	26-Applause-from-audience
applause audience	30-Applause-from-audience golf50(golf) firecracker 53-ApplauseLargeAudienceSFX	phaser1(trek,phaser,star) fanfare2(fanfar,trumpet) 45-Crowd-Applause(crowd,applause) golf50
gulp	tite-flamn(hit,drum,roll) water-dripping(water,drip) Monster-growling (horror, monster, growl) Pouring(pour,soda)	GULPS(gulp,drink) drink(gulp,drink) california-myotis-search(blip) jaguar-1(bigcat,jaguar,mammal)

我们基于文本标签进行性能评估，而文本标签通常并不规范且不完备。特别是人们可能采用不同词项描述非常相似的概念，且同一个声音可以从不同方面来描述。比如，一首乐曲可以描述为演奏乐器（"piano"），或者它所传达的情绪（"soothing"），或者这首乐曲的名称。这种多标签问题在基于内容的检索中很常见，在图像搜索引擎中也存在。这通常会对搜索项的准确率或相关性产生不利影响。

表 26-4 列出了一些查询，这些查询经常会引起系统"混淆"，致使检索出带有其他标签的声音。我们计算了每个查询对 q_1 和 q_2 的混淆度，只统计标记实则为 q_2，但并未列入 q_2 查询 top-k，反而出现在 q_1 查询 top-k 中的音频文件数。比如，有 7 个声音文件被标记为"evil laugh"，但是并未出现在查询为"evil laugh"的 top-k 文档中，但却在"laugh"查询中排名很靠前。

表 26-4　错误分析。一个查询可能反复与另一个查询混淆，这里列出了混淆次数超过 7 次的真实标签与混淆标签对

查询，标记		SAI+MFCC 错误	查询，标记		SAI+MFCC 错误
clock-tick	cuckoo	8	laugh witch	laugh	7
door knock	door	8	bell-bicycle	bell	7
evil laugh	laugh	7	bee-insect	insect	7

从表中可以看出，这些重复性"错误"通常是由标注不一致性导致的：当查询 evil laugh 时，检索到标记为 laugh 的声音，尽管这也是一种相关的匹配，系统却将其视为错误。总之，我们发现混淆的查询通常与声音标签具有语义相似性，因此排序系统的错误实际反映出声音文件标注不完备或不一致的问题。这也显示出基于内容的声音排序的优势：即使文本标签不完整或者有错误，甚至可能存在恶意干扰，也可识别出相关的声音。

在每组实验内部，系统性能随着总特征维度增加呈单调递增趋势，矩形尺寸"向上"变化要略好于"向下"变化。虽然这一定程度可以证明更细的尺度更有效，但是我们之后发现了更好的解释：大于最小尺寸的矩形受到代码错误（code bug）的影响，以至于它们不能被正确的SAI 重采样——它们被"折叠"至时延为 0，以致丢失时延边缘统计，从而使矩形只保留了局部频谱形状信息。因此，以上实验均没有利用到时延大于 16 个样本的时间结构，很多根本没有利用到时序结构。如果能对较大的矩形进行正确的缩小，上述很多实验可能会表现更好。

26.5　结论与下一步工作

本研究表明，不同于语音和音乐，在涉及大量音频和标签的任务中，听觉特征与稀疏编码结合可以得到良好的效果。PAMIR 是一种有效的机器学习方法，可用于研究稀疏声音特征表征的各种变化。

上述发现支持了我们的假设：通过模拟耳蜗功能，并将其输出处的精细时间结构转换为稳定听觉图像，这样构造的机器听觉前端可有效表征一般的声音。我们将听觉模型的输出转换为超高维的稀疏编码，并利用学习算法得到了最具区分性的特征。

我们使用的听觉模型表征与文本文档搜索中常见的"词袋"方法类似，没有考虑长时时序关系。SAI 特征使用一个短时窗，最大方块约 50ms（实际使用的矩形块小于 1ms），这与带有双重差分的 MFCC 的时间窗长相当，但要略小一些。长的相关特征可能会有利于声音搜索，但如何估计与使用这类长相关，仍是一个有意义的研究方向。

由于我们的系统目前只利用了来自短时窗的特征，因此，我们计划下一步将利用较长的时间窗，以引入更多的声音动态特性，我们或许会利用模式袋（bag-of-patterns）方式表征更多的时序背景，或采用其他方法。

在后续研究中，我们发现，当所排序声音带有背景干扰音时，MFCC 与听觉特征之间的差距会更加显著（Lyon et al.，2011）。

音乐旋律匹配

如果我声称几乎找到了正确的道路，而且是从人们所反对的对立面中找到的，我希望这些批评者们能够见谅。至于我的协和理论，我必须声明，它仅是针对所观测事实的系统化总结（耳蜗功能除外，而且它可能只是一个完全不需要的假设）。但我认为，把协和理论作为音乐理论的必要基础是错误的，这一观点我相信已在书中表达得足够清楚了。音乐根本性的基础是旋律。

——《音调的感觉》，Hermann Ludwig F. Helmholtz（1870）

本章借鉴了 Thomas C. Walters、David A. Ross 和 Richard F. Lyon 2012 年论文"区间谱图：一种用于大规模旋律识别的音频特征"中的素材（Walters et al.，2013）。

本章中，我们将对一个音乐检索系统进行回顾，其中采用新的色度（chroma）表征用以描述短音频的旋律内容，该色度表征被称为"区间谱图"，是音乐片段中音程局部模式的汇总。而色度，我们在 4.7 节将其解释为某一八度中的音高。区间谱图的基础是取自基音图谱的色度表征，或是稳定听觉图像的时序轮廓。基于局部参考进行的"软"音高变换，可使每帧区间谱图的局部音调不变。一段音乐的区间谱图可利用多个重叠窗生成。这些区间谱图的集合构成了同一旋律跨音乐库检索系统的基础。参照音段与歌曲数据库的比较，利用的是与动态规划类似的方法，并完成了系统性能评估。在该数据集上，基于区间谱图系统的首次测试获得了 53.8% 的准确率（仅考虑排名 top-1 的歌曲），准确率－召回率曲线显示，在中等召回率时，系统有着非常高的准确率，这表明区间谱图对于从数据集中检出较易匹配的翻唱歌曲这类任务完全胜任，且具有较高的鲁棒性。区间谱图被设计成支持局部敏感哈希，这样针对每个区间谱图特征进行的索引查找，检出匹配项的概率适中，检出错误相对较少。利用这种索引方法，可对大型参考数据库在实施更细致匹配（如以前的内容识别系统）之前实现快速剪枝。

我们的目标是解决大规模翻唱歌曲的检测问题。具体而言，当给定一段音频，我们希望从规模可能超大的参考数据集中识别出旋律表征相同的另一段音频。尽管我们的方法是针对大规模问题的，但我们仍在小规模问题上应用新的表征，以便和他人结果进行比较。

同一旋律的演奏可能存在许多差异。表演者演唱或演奏某段旋律时，可能会以不同的速度、音调或乐器进行演绎。然而，一般来说，这些表演上的变化，对于人类识别出其中相同的旋律或音符模式并不会产生妨碍。因此，针对一给定音乐片段的表演，面对乐器、音调和速度的变化，我们希望找到一种尽可能保持不变的表征方式。

Serrà Julià（2011）对旋律识别领域已有的工作进行了全面总结，并将音乐作品版本识别系统创建所涉及的问题分解为若干步骤。为完成音乐片段从音频信号到相似性的度量，要经历的过程包括：

- ❏ 特征提取
- ❏ 音调不变性（针对变调的不变性）
- ❏ 速度不变性（针对更快或更慢的演奏的不变性）
- ❏ 结构不变性（针对一段音乐长时结构变化的不变性）
- ❏ 相似性计算

这里，我们将重点放在前三个步骤：信号的音频特征提取，音乐演奏的旋律音高偏移（局部和全局）的不变性问题和速度变化的不变性问题。

针对第一阶段，我们提出了一个系统，用于从音频信号生成基音表征，使用 SAI 替代更典型的基于频谱图的方法。音调不变性是在局部（每个特征）而非全局（每首歌）实现。各个区间谱图做了音调相对于参考色度向量的归一化，但不能保证参考色度向量在连续特征之间是相同的。这种局部音高不变性具备一个特性，可以在处理某些低质表演时，持续跟踪如歌手在歌唱过程中逐渐改变的音调。同时还确保了特征的流式计算，而无须等待一首歌的音频全部处理完才做变调处理。还有其他方法可用于这一问题的解决，包括变调不变性变换（Marolt，2008），使用所有可能的变调（Ellis and Cotton，2007），或找到并利用一个符号系统构建最佳变调的时间函数（Tsai et al.，2008）。最后，利用可变长时段对局部结构和长期结构进行汇总，借此实现速度不变性。这种方法与其他系统（Ellis and Cotton，2007；Marolt，2008）不同，后者利用显式节拍跟踪实现速度不变性。

通过与哈希技术结合，这些特征可用于大型检索系统（Baluja and Covell，2008），在本研究中，我们使用欧氏距离来评估它们的基线性能。动态规划对齐被用以查找待检测歌曲与参考歌曲距离映射图的最小代价路径；采用局部代价，对合理时长的优选路径求平均，以计算检测－参考对的相似性得分。

我们采用一个公开数据集（Ellis and Cotton，2007）实施对区间谱图（使用基于 SAI 的色度和基于频谱图的色度）性能的评估。该数据集共包含 160 首歌曲，分为 80 对，每对拥有一个共同的基础曲谱。该集合中没有明确的"翻唱"和"原唱"的概念，只是对给定作品随机设定为"A"版本和"B"版本。这是一个小型语料库，一些研究人员利用该数据集进行了音频特征设计与性能评测。Ellis 和 Cotton（2007）发布了 LabROSA 参加 2006 和 2007 年度音乐信息检索评估交流（Music Information Retrieval Evaluation eXchange，MIREX）竞赛时的性能，以绝对分类正确率计；后来，Ravuri 和 Ellis（2010）等人对该结果进行了扩展，给出了多个系统的检测误差折中曲线。

由于我们的最终目标是在大规模系统中使用区间谱图，因此有必要简要梳理一下这种系统的需求。为了对大型参考数据集中的翻唱歌曲执行完全自动化的检测，需要调整系统，使其在每个参考上都有极低的误中率。对于这样一个系统，我们不需要高的绝对召回率，而是在极低误报阈值条件下找到一个可能的最佳召回率。这类系统曾用于近似精准匹配的内容识别（Baluja and Covell，2008）。区间谱图的开发与测试均在一个类似规模的基于索引的后端数据库进行，但无法提供大型可访问数据集用于性能的公开评测。很难估计此类未建档数据集的召回情况，但即使错误匹配率调低至 1%，系统仍能识别出大量的翻唱。

27.1   算法

27.1.1   SAI

SAI，在第 21 章做过详细介绍，是听觉滤波器组输出的类似于相关谱图的表征。其实现过程，使用了 64 通道零极点滤波器级联（Lyon et al.，2010b；Lyon，2011a）。对滤波器组的输出进行半波整流，然后是"频闪检测"过程。在此过程中，对每个通道中波形的较大峰值进行识别。然后，对每个整流带通波形与其自身的稀疏化形式取互相关，该稀疏化形式除在所识别出的频闪点之外，其余位置均为零。这种"频闪时序积分"过程（Patterson et al.，1992；Walters，2011），非常类似于在每个通道中执行自相关，但由于频闪信号中点的稀疏性而使计算量大幅下降。图 27-1 显示了歌唱音符的波形（上栏）和稳定听觉图像（中栏）。从一系列垂直脊中可以看出声音中的音高，其滞后对应于波形的重复周期的倍数，共振峰结构在每个大脉冲之后的水平共振模式中可以看出。

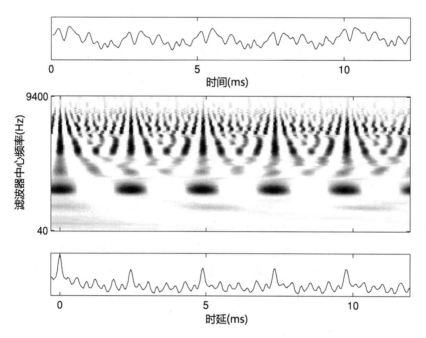

图 27-1   人声演唱某个音符的波形（上栏）、SAI（中栏）和 SAI 时序轮廓（下栏）

27.1.2   听觉图像的色度

为了从 SAI 生成色度表征，首先通过在频率维度上求和来计算"时序轮廓"；这将得到一个单一向量，其值对应于波形中不同时延的时序重复模式的强度。时序轮廓给出了一种输入波形的时间间隔表征，与强时序重复率或可能的音高相关联。这种 SAI 时序轮廓高度模拟了人的音高感知（Ives and Patterson，2008）；例如，在某种刺激缺少基频分量时，频谱图中在人类感知到的音高频率处可能没有能量，但是时序轮廓将在与缺失的音高相关联的时间间隔处显示峰值。

　　图 27-1 最下栏显示了一个歌唱元音 SAI 的时序轮廓。从滞后的一系列强峰值处可以得到音高，对应于波形节拍速率的整数倍。图 27-2 给出了一系列按时间堆叠的时序轮廓图，即"基音谱图"，该图描绘了一段前景具有强烈歌唱声的音乐。黑色区域对应于与信号中强重复率相关联的时延，通过与音符相对应的水平条纹序列可以看出旋律的演变；例如，在这段剪辑的第一秒内有四个强音符，接着是大约一秒的中断，其间有些较弱的音符启动。

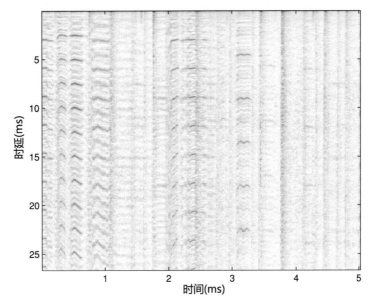

图 27-2　多个 SAI 时序轮廓按时间堆叠而成的基音谱图。纵轴为听觉图像的时延轴。黑色突起与信号中的强重复频率相关联

　　之后将对时序轮廓进行处理，将滞后值映射为一组离散子段中的音高色度，从而得到色度向量表征，也称为"音高类轮廓"（Pitch Class Profile，PCP）（Serrà Julià，2011）。与其他系统通过频谱切片生成色度向量不同，我们使用的是时间轮廓切片。在我们的标准实现中，每八度使用 32 个音高段。由于在表演过程中，表演者可能失调或逐渐变调，这里使用的是比西方音阶标准 12 半音更多的分段，可使最终特征能够精确地跟踪录音中的音高；它还能够更精确地跟踪音高摆动、颤音和其他非量化的音高变化。此外，对最终表征的维数使用 2 的整数次幂可方便地使用小波分解进行哈希处理，具体将在下面讨论。色度分段分配通过加权矩阵完成，该加权矩阵与时序轮廓相乘，将各样本从时序轮廓的时延维映射至色度分段。加权矩阵可将线性时间间隔轴映射至扭曲的对数音高轴，并提供色度分段间的平滑过渡。图 27-3 给出了一个加权矩阵的示例。图 27-4 显示了图 27-2 中同一音乐片段的色度向量。

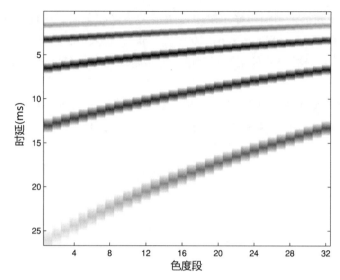

图 27-3　从 SAI 的时延轴映射到 32 个色度段的加权矩阵

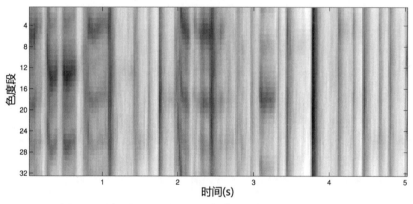

图 27-4　由图 27-2 所示的基音谱图向量生成的色度向量

27.1.3　频谱图的色度

除了上述基于 SAI 的色度表示外，我们还测试了更典型的基于频谱图的色度表示，同样作为区间谱图的基础。在该示例中，我们使用 covers80 数据集（Ellis and Cotton，2007）通过 chromagram_E 函数生成色度向量，并对步长做了修改，以 50 次 / 秒的速率生成色度向量，为与上述基于 SAI 的特征兼容，每八度分为 32 个音高分段。该函数使用高斯加权函数将 FFT 频段映射至色度，并使用高斯加权函数对整个频谱进行加权，以强调音乐音高中中间区域的八度。

27.1.4　区间谱图的生成

色度向量流以 50 次 / 秒的速率生成。基于该色度谱图，以大约 4 次 / 秒的速率构造一个区间谱图流。该区间谱图构成色度与时间偏移量的二维特征；经过精确设计，时间偏移轴可以是非线性的。

对于区间谱图中的每个时间偏移分段，各组色度向量一起取平均，以汇总中心参考时间前后的不同时间窗中的色度。通常需要几个连续的音符才能有效识别旋律结构，且对于任何给定旋律，音符流都可在一定速度范围内播放。为兼顾旋律中的短时与长时结构，使用可变长时间平均过程来提供局部旋律结构的细粒度视图，同时给出较长时间尺度的粗略视图。小的绝对时间偏移使用窄的时间段宽，而较大的绝对时间偏移使用较大的段宽；这种非线性时间拉伸一定程度内有助于适应速度变化。图 27-5 显示了如何对色度向量进行平均，以生成区间谱图。

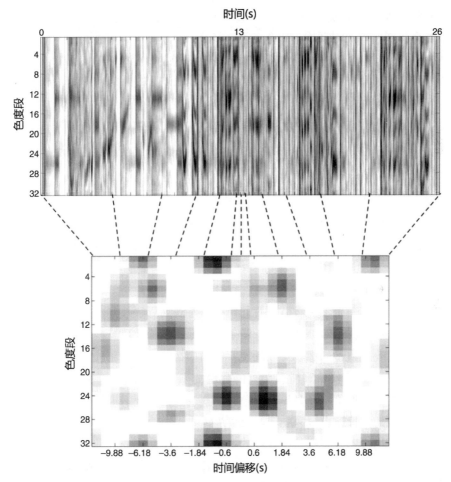

图 27-5　区间谱图由色度谱图生成，利用可变宽时间分段，以及与参考色度向量的互相关对单个区间谱图内的色度进行归一化

在下面的示例中，段宽从区间谱图的中心开始增加，并且正比于正向和反向指数之和 $w_b = f(w_f^p + w_f^{-p})$，其中 p 为介于 $0\sim15$ 的整数（对于正段），以及介于 $-15\sim0$ 间的整数（对于负段），f 是中心段宽度的一半，w_f 是宽度因子，决定段宽的增长速率，是距区间谱图中心距离的函数。

在最佳性能实现中，区间谱图的时间轴具有 32 个分段。区间谱图时间轴中心的两个切片平均每段具有 18 个色度向量（360ms），向远离区间谱图中心前向和后向移动，更外侧的时间分段覆盖的时间尺度更长。最外侧时间分段色度向量的平均数量增加至 99（1.98s），最终每个区间谱图的总时间跨度为 26s。

"参考"色度向量也是由传入的色度向量流产生的，其速率与区间谱图相同，利用三角窗对 9 个相邻色度向量进行平均计算得到。其时序中心对应于区间谱图的时序中心。为实现局部音高不变性，依次将该参考向量与周围每个区间谱图分段进行互相关。这种互相关过程实现了周围色度向量到参考色度向量中主要音高或音高集的"软"归一化。若给定参考色度向量中是单个音高峰，则该过程显然对应于所有色度向量相对于该单个音高峰的简单移位。在参考色度向量中存在多个强峰的情况下，该过程则对应于同时移动到多个参考音高，然后基于各个音高强度进行加权平均。这个过程会导致一个模糊的、更加混淆的区间表示，但重要的是，在任何点都不会对旋律的"正确"音高做硬判决。在每个阶段做"软"判决意味着在构建系统时不需要启发式或调整参数。采样标准参数时，区间谱图为 32×32 像素的特征向量，以每个向量 240ms 的速度生成，且跨越 26.4s 的窗长。由于区间谱图相互交叠生成，因此可以采用不同的音高参考切片，其中一些生成了清晰的区间谱图，而另一些则生成了模糊的区间谱图。

27.1.5　相似性评分

动态规划是将两个音频表征对齐的标准方法，并且已被许多学者应用于版本识别；Serrà Julià（2011）列举了一些有代表性的实施样例。为比较来自两个录音的特征集，需使用某种距离度量，比如欧氏距离、相关性或在特征局部敏感哈希上的汉明距离，将检测录音与参考录音间的每个特征向量进行比较。这种比较会产生一个距离矩阵，其中检测样本位于一个轴，而参考样本位于另一个轴。然后，我们使用动态规划算法找到通过该矩阵的最小代价路径，该算法会跳过不良匹配对。从对应于两条录音起始点的角落开始，路径在水平和垂直维度上通过向前跳转一定数量的像素得以延展。任意一特定跳转的总代价是即将跳至的两个样本的相似性、跳转方向的代价和跳转距离的代价的函数。如果二者精确地按时间对齐，那么通过距离矩阵的最小代价路径是沿主对角线的直线。由于我们期望检测项和参考项大致对齐，因此对角跳转的代价被设置为小于非对角跳转的代价。

在算法中，我们可以设置样本中允许的最小和最大跳转步长，并约束与主对角线的最大和最小偏差，去查找与不匹配区间谱图交错出现且分布非常稀疏的相似区间谱图。当跳转步长最小为 3、最大为 4，且代价因子等于跳转维度上的长度，系统表现良好（这样，若参考项移动 3 步、检测项移动 4 步，即使参考项历时较短，其检测代价与（4，4）跳转还是相同的，而沿着对角线（3，3）和（4，4）的跳转可以任意混入代价路径而不影响得分，只要能够找到足够好的匹配对）。这些长度和非对角跳转的惩罚代价，以及长跳转超出短跳转的代价差异，皆设为算法的参数。图 27-6 展示了检测 – 参考对的距离矩阵。

在下一节中，我们将结合上面描述的动态规划算法，测试原始区间谱图在查寻翻唱歌曲相似性方面的性能。

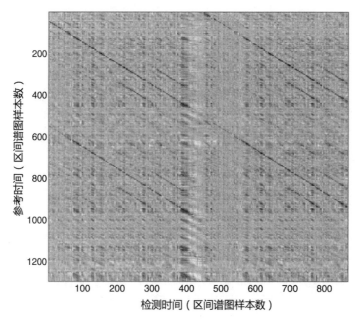

图 27-6　基础旋律相同的一对歌曲的距离矩阵示例。较暗的像素表示区间谱图匹配紧密的区域

27.2　实验

针对上文所述的基于区间谱图的相似性评分系统，我们利用 cover80 数据集对其性能进行测试，通过对所有查询歌曲计算其相对于所有参考歌曲的距离矩阵，然后统计正确参考歌曲与查询歌曲具有最高相似度得分（top-1）的百分比。

基于表 27-1 中列出的参数，由 SAI 通过计算得到区间谱图，然后根据上文介绍的动态规划方法进行检测－参考对的评分。图 27-7 显示了每个检测项与所有参考轨迹进行比较的分数矩阵。像素越暗表示得分越高，越亮则表示得分越低。黑色叉号表示对于某给定检测项，该参考项具有最高相似性。在 covers80 数据集的 80 个检测歌曲中，有 43 个正确地与它们相应的参考歌曲匹配，即整个数据集的得分为 53.8%。与之相比，Ellis 和 Cotton（2007）在 MIREX'06 比赛的得分为 42.5%，在 MIREX'07 比赛中得分为 67.5%（后者的优势是使用了 covers80 作为开发集，因此不具备直接可比性）。

表 27-1　用于翻唱歌曲匹配的最佳区间谱图参数

参　数	数　值	参　数	数　值
色度谱图步长（ms）	20	区间谱图步长（ms）	240
每倍频程色度分段	32	参考色度向量宽度（色度向量）	4
区间谱图总宽度（s）	26.44		

除了基于 SAI 的色度特征之外，我们还基于频谱图计算了数据集中所有歌曲的色度特征。这些特征也使用 32 个色度分段，并以 50 帧 / 秒的速度计算，从而方便直接替换基于 SAI 的特征。通过这些特征以及表 27-1 中的参数计算得到区间谱图。

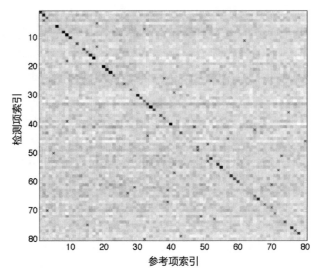

图 27-7   数据集中全部检测项与参考项对比得分矩阵。像素越暗代表得分越高，即更有可
          能匹配。黑色叉号标出了每个检测项的最佳匹配参考项

　　为生成数据集的检测误差折中曲线，我们对图 27-7 的得分矩阵进行动态阈值处理，以
确定给定阈值水平下的真 / 假匹配的数量。将结果与 covers80 数据集提供的参考系统进行比
较，如 Ellis 和 Cotton（2007）所述，该系统与 LabROSA 向 MIREX ' 06 竞赛提交的系统相
同。图 27-8 绘制了他们的 MIREX'06 参赛系统以及我们基于区间谱图的系统的准确率 – 召
回率曲线，包括 SAI 和频谱图的色度特征。通过与 Ravuri 和 Ellis（2010）提供的曲线比较，
基于区间谱图的系统性能始终介于 LabROSA 2006 和 2007 系统的性能之间。

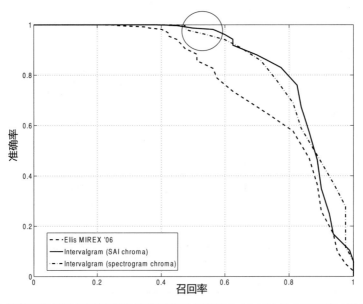

图 27-8   本章所述的基于区间谱图的旋律匹配系统以及 LabROSA 的 MIREX'06 系统（Ellis and
          Cotton，2007）的准确率 – 召回率曲线。准确率等于 1 减去与翻唱歌曲误匹配的概率，
          而召回率是翻唱歌曲识别正确的概率。在圆圈圈出的高准确率区域，召回率接近 50%
          且准确率为 95% 以上，此时基于 SAI 的特征较基于频谱图的特征，误匹配降低了一半

值得注意的是不同特征在高准确率下的性能。基于 SAI 的区间谱图在 99% 的准确率下可以达到 47.5% 的召回，而 Ellis 的 MIREX'06 系统在 99% 的准确率下召回为 35%。这些初步结果表明，区间谱图对干扰具有良好的鲁棒性。而下面即将讨论的是，区间谱图还非常适合与哈希技术结合对更大的内部数据集进行实验。

27.3　讨论

我们介绍了一种新的基于色度的特征来描述音乐旋律，它不需要节拍跟踪或对变调不变性进行穷举搜索，并且在标准数据集上展现出良好的基线性能。然而，我们还希望区间谱图表征能够适用于大规模、高鲁棒的翻唱歌曲检测系统。下面我们将就区间谱图在这类系统中的应用方法进行讨论。

27.3.1　SAI 和基于频谱图的色度

利用 SAI 的时序轮廓生成的区间谱图与利用基于频谱图的色度特征生成的区间谱图之间，性能没有明显差异。然而，在准确率 – 召回率曲线的不同区域仍存在一些细微差别。在高准确率区，两种形式的色度特征具有相似的召回；随着准确率下降，基于 SAI 的特征有着稍高的召回率，但随着准确率继续下降至曲线末端，趋势反转。这意味着将基于 SAI 和基于频谱图的色度作为特征融合在一起，可能会对系统有所帮助。有证据表明，SAI 的时序轮廓对于音高模糊的刺激可能是鲁棒的（Ives and Patherson，2008），但该结果可能不适用于针对音乐的检测。

另一个与我们大约同时提出的色度谱谱特征（Müller and Ewert，2010）基于更窄带的频谱分析和倒谱倒滤波，据说在旋律匹配任务上表现良好。

27.3.2　规模扩展

为了在大型内容数据库上进行旋律识别，有必要找到一种更便宜、更有效的方法将检测歌曲与大量参考歌曲进行匹配。对于检测歌曲，针对所有可能的参考歌曲都计算全距离映射图属于蛮力做法，其计算量等于检测数量和参考数量的乘积；因此，若有一种系统能以更小计算量为给定检测歌曲在所有参考中找到一组匹配段将具有极大的价值。Bertin-Mahieux 和 Ellis（2011）提出了一个以哈希色度标记为键值的数据库线性时间查找系统。他们的系统展示了大规模翻唱歌曲检测可能的方法及希望，但其公开的性能数据并不是针对实际可用系统。虽然标记或"兴趣点"检测在噪声环境中音频精确匹配方面极为成功（Wang，2003），但这些应用的有效性很大程度上归因于频谱图中强峰位置的强不变性。对于翻唱版本识别，音乐表演在时间和音高上的可变性，意味着仅描述兴趣点的小星座（即兴趣点位置的模式），必然不如描述长时跨度下更完整的特征更具区分性。考虑到这一点，我们将对用于索引 / 检索完整区间谱图的紧凑哈希的生成进行探索。

27.3.3　区间谱图的哈希

利用之前介绍的过程，以每 240ms 一个的速率从信号中生成 32 × 32 像素的区间谱图。

为了在大型数据库中有效地发现旋律的不同表演版本，必须能够高效地查找并找出潜在匹配的区间谱图的序列。已有学者对在长时尺度特征上使用局部敏感哈希（Locality-Sensitive Hashing，LSH）技术在音乐信息检索中的应用进行过研究，并发现它对于大型数据集是有效的（Casey et al.，2008a）。基于 LSH 的各种技术可用于生成一组紧凑哈希，该哈希是区间谱图的汇总，并可作为键值在键 – 值查找系统中查找可能的匹配。

Baluja 和 Covell（2008）基于哈希频谱图，提出了一种结合小波分析和最小哈希的小图像摘要技术，有效实现了精确的音频匹配。类似的小波分解系统曾被应用于图像分析（Jacobs et al.，1995）。Baluja 和 Covell（2008）提出的系统已被用于生成区间谱图的紧凑局部敏感哈希。使用 Haar 核将 32×32 区间谱图分解为一组小波系数，且保留幅度最大的 t 个小波系数。如果 t 被设置为远小于图像的像素总数，那么区间谱图最显著的结构将得以保留，同时一些细节会被损失。

与精确匹配的音频识别相比，该系统更具有挑战性，因为单个哈希码噪声更大，可区分性更低。索引阶段为获得合理的召回，必然会引入许多误匹配，因此在决定是否存在匹配之前，仍有许多（至少是数百万规模的参考集中的数千个）潜在匹配需要做更细致的打分。

27.4 总结与结论

对于旋律识别任务，区间谱图是与音高偏移无关的特征。与其他旋律识别特征一样，它基于色度特征，但在我们的工作中，色度表征是从 SAI 的时序轮廓而不是从频谱图得到。为实现音高偏移不变性，各个区间谱图相对于参考色度向量移位，但不使用全局位移不变性。最后，为实现一定程度上的速度不变性，使用可变宽时间偏移段来获取局部和长期特征。

在本研究中，为测试区间谱图的性能，采用了动态规划技术，从翻唱歌曲与数据集中所有参照比较的众多相似性矩阵中找出代价最小的路径。通过动态规划对齐和评分，区间谱图取得了 top-1 为 53.8% 的准确率。这一性能及其相关的准确率 – 召回率曲线介于 Ellis 2006 和 Ellis 2007 MIREX 比赛系统的性能之间（后者使用了 covers80 数据集作为开发集）。

区间谱图已被证实是一个很有潜力的旋律识别特征。它具有准确率高、误报率低等特点。此外，该算法相当简单，完全前馈，不需要节拍跟踪或全局统计计算。这意味着它可以以流形方式运行，只需缓冲足够的数据，以便在生成区间谱图流之前产出第一帧区间谱图即可。该特性使之可以适用于逐例查询这类应用，因为对于这类应用来说，绝对延迟是一重要因素。

当与局部敏感哈希技术（如小波分解 + 最小哈希）结合使用时，区间谱图表征可以轻松应对大规模应用。这种高准确率使该方法能够以较低的误报率查询非常大的音乐数据库。

其他应用

近年来，听觉外周计算模型已成为听觉与语音研究的重要组成部分。这正体现了计算机与计算模型的重要性，在现象极为复杂的听觉领域，借助此灵活高效的研究工具可开展各类实验。对于听觉研究，无论是系统性的基本认识，还是有关细节的零散知识，都可利用功能模型进行重建与测试。

——"语音处理听觉模型"，Matti Karjalainen（1987）

在之前章节，我们介绍了若干具体应用示例，用以说明听觉图像前端与高层级应用系统相连接的一些方法。在本章，我们将极为概要地介绍一些领域，听觉模型前端已在其中得到应用并显现出优势，最后对有待进一步发展的领域做出展望。

28.1 听觉生理学与心理声学

正如本章开头引用 Karjalainen 所建议的，听觉生理学与心理物理学问题，如第 4 章中所介绍的那些问题，可借助计算模型得到最有效的解决。对于将声音视作傅里叶频谱这类简单模型，曾在历史上发挥过重要作用，但如今遇到了障碍，由其产生的问题只能放在更加逼真的模型中加以解决。随着这些现象，通过采用日益精细的听觉生理模型，特别是带有耳蜗功能的模型，得到更为深入的分析研究，对于诸多心理声学效应，如响度、掩蔽、音高、音色等细节的理解，这方面的进展逐渐显现。

有一个示例是研究听觉滤波器模型用于解析共时掩蔽的，如第 13 章的讨论。早期的听觉滤波器模型所利用的是功能简单的带通概念（矩形、高斯及简单谐振滤波器）。后来的模型结合了更加精确、灵活的滤波器形状描述以及强度相关的参数变化。最近我们发现，由主动波传播概念导出的滤波器模型能够以更少的可调参数更好地拟合数据（Lyon，2011b，a）。在这个意义上，利用更多的生理学知识，可更好地解释心理物理学，并可使这两类模型都得到加强。

作为分析工具，稳定听觉图像有望应用于一系列心理声学现象的可视化，这些现象，如21.6 节中所描述的时间不对称渐增阻尼效应，在时域或频域中难以完全解释。还可用于生理学模型的有效呈现，例如，用于展示双耳、单耳神经处理中所设想的不同层级的映射图。因此，将这些低层次机器听觉融合叠加，可使其在听神经系统研究中不断得到推广，以探明心理声学实验中各类刺激的意义。例如，稳定听觉图像已用于研究大脑中音高及旋律的表征（Griffths et al.，2001；Patterson et al.，2002）。

28.2 音频编码与压缩

数字娱乐音频的存储通常采用专用压缩或编码算法，这些算法在追求数据量最小化的同时，还要保持所产生的失真不可察觉。MPEG（MP3）及杜比 AC-3 压缩系统特别有意思的点在于，其中的解码器是标准化的，但让编码器自由决定失真的大小。特别地，编码器所结合的掩蔽用心理声学模型是可选择的，交由设计者自行决定，然后由模型帮助决定如何将信息分配到每个分析帧的不同频带，比如选择每个频带的量化步长。这种方法由 Johnston（1988）提出。

这些系统通常采用分析 / 合成滤波器组，具有临界采样特性，即滤波器组输出的样本刚好匹配原始波形样本的数量；还具有近似"完美重构"特性，即对样本进行滤波而累加的结果则是对原始波形极佳的无混叠近似（Todd et al., 1994；Painter and Spanias, 2000）。由压缩造成的"损失"仅来自样本的量化，且每个量化误差引发的后果只是在解码声音中添加一个小的"闪烁"，一个加窗正弦波。这些误差在时间与频率上被合理定位，而心理声学掩蔽模型能够合理地预测出与这些闪烁掩蔽阈值相关的相应位置。因此，如果这里的失真是由感知表征的，更好的心理声学模型通过失真折中，便可产生更好的速率，这也就是将其称为感知编码器的原因。

对于感知解码器，更好的耳蜗模型有可能带来更有效的掩蔽模型，因而针对给定的品质要求，无论是现有的还是新的编码标准，都能得到更高效的压缩。

在音频制作中，还有其他辅助功能可从心理声学模型中受益。例如，在音频隐写技术中，可通过添加低强度编码波形，嵌入诸如权限管理信息之类的元数据；借助听觉模型，可将编码波形调整到刚好低于掩蔽阈值，使之不可听见，且针对高质量压缩系统可能添加的各种扭曲，能够保持信息的鲁棒性（Boney et al., 1996）。

耳蜗模型有时直接用于音频编码，而不仅仅是"侧面"地用于估计失真掩蔽。在这种应用中，需要与分析算法匹配的反转或再合成算法。已有研究人员研究出针对音频编码及相关应用的耳蜗模型反转算法（Irino and Kawahara, 1993；Slaney et al., 1994；Hukin and Damper, 1989；Yang et al., 1992；Kubin and Kleijn, 1999）。

28.3 助听器与人工耳蜗

在电话发明之前，Alexander Graham Bell 从事为聋人研发助听器的工作。他研发了一款简单的听力计，用以评估听力受损程度，并利用电传导进行声音实验，结果就发明了使他闻名于世的电话。一开始，他几乎没有任何电子方面的知识或经验，但他认真听取了 Joseph Henry 的建议："去学吧！"（Casson, 1910）。Bell 从科学及工程的角度针对人与机器听觉进行研究，取得了令人瞩目的技术进步。

面向听障人士的应用技术已成为听力研究发展的重要推动力量。从早期的被动式助听喇叭，到 20 世纪 40 年代的自给式电子管助听器，已发展到现代的微型高增益助听器。现代助听器可判断需关注的信号，且可针对患者特定听力缺陷进行补偿然后放送，现已在多个方向取得显著进展。

在 20 世纪 60 年代前，常见的听力缺陷是传导性听力损失：由于无法通过外耳或中耳有效传递声音能量，结果是没有足够的能量被传递到耳蜗。对于这个缺陷，一个简单放大器就可解决问题。然而自此以后，至少在发达国家，由于中耳手术的普及，传导性听力损失问题大部分得以解决。大部分仍需助听器治疗的患者，通常是感知神经性听力损失（Levitt，2004）：能量能够进入耳蜗，但耳蜗运行不正常。

这类听力问题很早就已发现（Fowler，1936），其中大多数伴有一种新的扭曲：有限的动态范围，称为响度异常增长或响度重振。当输入声音强度仅在中度范围内变化，例如 SPL 50～80dB，感知神经性耳聋患者就可能经历从非常安静到非常响亮的整个响度范围。问题出在耳蜗主动压缩无法正常工作，其结果似乎是输入声强范围被扩大了。正如 Villchur (1973) 所描述的，"患有重振病症的听力损失患者，感觉听到的声音就像是通过音量扩音器后，接着就是衰减器，扩音比率及衰减通常与频率有关"。用放大处理这类听力损失能让患者听到微弱的声音，但对于中度及响亮的声音会感觉到音量过大。

因此，对于原发于耳蜗的感知神经性听力损失（主要由外毛细胞功能部分丧失引起），其助听器的总体目标就转为去弥补信号相关的耳蜗损失。弱的声音比强的声音需要更大的增益，以便将真实环境中宽的动态范围的声音压缩到受损耳蜗能够解析的狭窄范围。受损耳蜗通常更接近于"被动"式响应，由于外毛细胞受损，导致其，至少在某些频段内，正常的主动与压缩增益功能大为降低。因此，各式各样的压缩式助听器最终成为常见形式。

早期压缩式助听器通常会将放大与限制相结合，所提供的高增益必定要经过最大舒适输出强度的调适。对于中等响度的声音仍不能令人满意，常造成令人不悦的扭曲或高声级下净响度的损失。后期人们发现，采用可软调适、类 AGC 压缩的助听器，其效果更为令人满意，并可适用不同类型的听力损失（Killion and Fikret-Pasa，1993）。

为解决频率相关性，有人提出了多频带压缩（Villchur，1973）。只需两个波段，对应于正常的低频听力和受损的高频听力这一典型模式，就比单频道系统有了显著改善。单频道系统也可设计成与频率相关，如由 Killion 和 Villchur（1993）提出的低电平三倍增（Treble-Increases-at-Low-Level，TILL）处理方案。

20 世纪 80 年代至 90 年代，助听器的发展非常成功，其部分原因是采用了一个设计原则，即如果通过助听器听到的声音，对于听力正常的人是糟糕的，对于听力受损的患者则可能就不是一个好方案。Villchur（1973）提出了在掩蔽噪声下对正常听力受试进行助听器处理测试的想法，原因在于，利用掩蔽阈值及掩蔽响度增长，可有效模拟重振听力损失。他发现：

> 对于真实耳聋，语音可能与模拟条件下的声音相同或不同，但对于具有等价听觉特性的聋人受试，相同的语音成分在放大后仍保持在阈值以下。因此，可以合理地推测，对于这类受试，放大的、未经处理的语音可懂度至少会像正常人那样差。本实验的结果表明，对于重振聋人受试，将弱的语音声学成分放大到可听见的程度，而又不使高振幅成分达到令人不舒服的响度，是必需的，虽然这对于可清晰地辨识语音还不是一个充分条件。

Villchur（1974）通过改进信号处理技术，实现了正常受试对听力障碍更精准的模拟。基于这方面的工作，对于如何更好地设计助听器，他得出一个结论："在用于重振补偿的助听器设计中，将压缩及压缩后两部分做均衡处理所带来的好处，可能远大于将每个过程各自有限的收益累加起来。"

这种方法导致其他一些实验人员只关注他们自己的助听器处理信号，并专注于"高保真"助听器，以避免当时助听器中常见的各种扭曲。Killion 和 Tillman（1982）提出"任何高保真助听器的基本构件都是放大器 – 换能器 – 耦合的组合，不能听出声音品质有所降低，需能再现高保真声音，且由听力正常的人做出评判"。Killion（1997）后来对这种方法进展缓慢进行了总结：

> 前段时间，由于助听器中的失真、窄带宽、不规则响应及不适当地调整（或利用）频率响应，太多的语音信息被混淆或漏掉，以至于在噪声中几乎无法听见语音……到 20 世纪 90 年代，我们取得了一定的进展，对于听力受损患者，若佩戴合适的助听器，在噪声中的听力会得到改善；在低声级噪声中，有时会提高 5~10dB，甚至在高声级噪声中的表现也不差。

到 20 世纪 90 年代，效果良好的助听器要么使用宽带压缩（Killion 的 K-Amp 技术），要么使用多频带压缩（ReSound 助听器），尽管在 20 世纪 70 及 80 年代，有许多研究报告了这些策略的混合成果。正如 Plomp（1988）指出的，许多早期尝试的问题在于，过于着力于将信号拉回正常水平，在时间上调整增益过快，或在不同频道上增益调整过于独立，造成时间及频率维度上重要的对比都被大大地削弱了。

Killion 与 Villchur（1993）最终展示了一项实验结果，在噪声环境中，听力受损患者佩戴经调适的高保真压缩助听器，语音清晰度获得了净增长。他们在报告中指出，双耳助听器信噪比阈值改善了 3~9dB，虽然在高声级下，与线性峰值削波助听器相比是净损失。伴随着这种噪声容限度的提高，是主观质量及舒适度的大幅提升。因此，这种助听器实际使用会非常多，特别是在嘈杂环境中，之前设置为大音量的助听器，声音质量特别差，用户一般只能将助听器摘下或关闭。

在助听器领域，用于多频带压缩的频带数量一直是争论的焦点。用两个频带很容易地就显示出了优势，但更多频带意味着更大难度。问题的原因部分在于，各频带压缩通常仅与其自身能量相关，而不会耦合到相邻频带。Schneider 与 Brennan（1997）指出，"某一频带的压缩可由该频带信号强度控制……多通道压缩方案在本质上倾向于输出'平坦化'的信号频谱。这种过度平坦化之所以存在，是因为还没有一种耳蜗模型可有效处理通道间的耦合。"

还有很多人将多频带表达为各频带独立压缩。在某种程度上，将压缩分成若干级而并非所有级都设成通道独立，或频谱形状不同的基函数（主分量或低阶多项式）压缩不同的量（Levitt，2004），均可缓解独立通道增益频谱平坦化问题。在 20 世纪 80 年代后期，有一种设计模式，在每个通道内将慢变的宽带 AGC 与欠激进的音节 – 时间 – 尺度压缩相结合，在取得正向研究结果之后获得了成功（Levitt，2004）。这种多时间常数方法类似于我们的耳蜗 AGC 建模方法。CARFAC 模型中最快的 AGC 时间尺度可能不适合于助听器，因为它们捕捉的是听力受损患者内毛细胞仍在运作的效果。增加一长时宽带 AGC，用于中耳反射性增益调节建模，应是有益的。

Asano 等人（1991）提出了解决这一问题的另一种方法：对多频带进行分析，然后利用分析结果设计一个补偿滤波器，其响应在时频域均平稳变化。这里的响度补偿由输入信号分析数字助听器（Compensating Loudness by Analyzing Input-signal Digital Hearing Aid, CLAIDHA）算法实施，随后由正常听众结合听力损伤模拟器进行评估，发现其性能优于更为传统的多频带压缩滤波器组助听器（Chung et al., 1996）。

Yund 和 Buckles（1995）指出，使用更多压缩频带一般不会带来损害，但是多于 8 个频带也没有什么帮助；他们推测，由 White（1986）提出的"交叉耦合"类压缩，可能会通过增强频带间对比度而带来帮助。Kates（1993b）也提出了类似的观点，并展示了如何依据声音调整助听器增益 – 频率曲线，实现针对正常耳蜗所预期响应的"最佳"再映射，其中采用了一个简化耳蜗模型，每个频道通过高低半个八度间所有频道的耦合，实施增益控制。这些建议实质上是将耳蜗建模的概念（沿用我们 CARFAC 模型中耦合 AGC 的技术路线）应用于助听器：为耳蜗已蜕变为被动式的患者，恢复正常的频率相关非线性压缩。

Schneider 与 Brennan（1997）朝更多耦合方向又迈进一步，将独立通道增益控制与整体增益控制相结合，但这种折中保留了通道间的对比度，因此不再与通道划分频率相关。Hamacher 等人（2005）称其为助听器方向最新技术。直到最近，研究人员才开发出将通道与心理物理上真实多频带压缩相耦合的助听策略，这种压缩据称结合了频率交叉抑制效应（Rasetshwane et al., 2014）。

经适调的多频带压缩助听器，其性能绝不应该比线性放大助听器或频带较少的助听器差，如若这些简单助听器是最适配的，多频带的性能也应可以调到与之较为接近；然而仍不时有报告称多频带助听器性能更差（Kates，2010）。经精准调适及跨通道耦合，这种异常至少应可修复。

Irino 与 Patterson（2006b）介绍了高效分析 – 合成滤波器组，该滤波器组基于 gamma-chirp 并结合"速动强度控制电路"，可用于助听器及其他应用。我们的 CARFAC 也可实现类似的增益及频率快速调整，且具有适当的耦合，尽管我们还未设计出优良的再合成滤波器结构。

现代助听器有时会利用更高层级的机器听觉功能，如与自适应频率相关增益概率相结合，用于识别、放大感兴趣的信号，同时抑制噪声。Kollmeier 等人（1993）将多频带压缩与双耳处理相结合，将正前方的声音增强并抑制其他方向的声音，包括混响。这种组合策略本质上属 CASA 方法（参见第 23 章），使大多数听力损失患者的语音清晰度得到了实质性提高。Wittkop 等人（1997）将这些策略与以下算法相结合，即基于语音音节调制模式及基频模式，更为可靠地决定声音所要放大的部分。他们推测"对于未来'智能'数字助听器，这些算法组合看起来很有前景"。Rohdenburg 等人（2008）将双耳方法扩展到助听器领域，使其能够自动关注不同方向的声音。他们配置了 6 只麦克风以获得更佳选择性。最近有报告，在嘈杂的声音混合环境中，利用由单耳信号估计的时频掩码，可使听力损失患者清晰度增益得到显著改善（Healy et al., 2013）；图 28-1 展示了他们基于耳蜗模型滤波器组的系统。

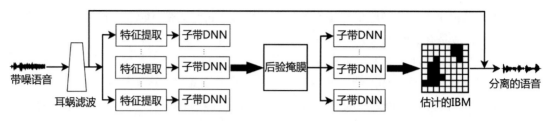

语音分离系统示意图。DNN = deep neural network, IBM = ideal binary mask

> 图 28-1　Healy 等人（2013）的助听器体系结构，采用了耳蜗滤波器组及二进制掩蔽，在嘈杂环境中，听力损失受试展示出清晰度净改善［图 1（Healy et al., 2013），获 AIP Publishing 复制授权］

如今已很难确切知道每种助听器中都使用了哪些技术，但是大多数助听器制造商都会声称，在他们高端数字产品中具有各种定向、语音增强及降噪等特性。

Levitt（2007）介绍了一些思想是如何引入数字助听器的，其中大部分来自助听器行业之外的工作：

> 值得注意的是，在助听器领域引领实施数字技术的 Nicolet、AT&T/ReSound 和 3M 并不是传统的助听器公司，而是些大的、富有创新研发历史的工业公司。同时这些公司还引进了新的思想与方法，并持续发挥着其行业影响力。

Edwards（2007）提醒我们，听力研究不一定非要与其他领域的工作保持一致，比如那些专门从事语音及音乐方面的工作：

> 大多数音频行业都有其特定类型的声音需要处理。电信行业通常在高信噪比下处理语音；音乐行业只处理语音及乐器，且通常被分成单独轨道；电话会议行业只处理存在于会议室中的声音，例如语音与空调噪声。
>
> 然而，助听器必须能够处理所有可能出现的声音，要求其失真不可察觉、感知品质优良，适合佩戴者全天收听。换句话说，它们必须能够处理各种声音，以及所有可能组合中的每一种声音。

还有一种助听器技术有时也会采用，就是降低频率，特别是针对听力图倾斜极为严重这类听力损失情形（McDermott, 2011）。对于低频段（比如，上限至 1.5kHz）以常规方式进行压缩放大，而高频段沿频率轴实施压缩（比如，将两个倍频程从 1.5kHz～6kHz 映射到 1.5kHz～3kHz 一个倍频程，从而受试可听到的频率范围扩大了约一个倍频程）。另一种方式是将高频转换并叠加到某些低频段。由于这两种方法都是高度非线性的，因此，如果无法解决声音的自然度，则需解决声音的可懂度。

人工耳蜗是另一类型助听器。它们所做的不是向带有某种缺陷耳蜗提供放大的振动，而是通过电极阵列向螺旋神经节上的初级听神经元提供电刺激，这些电极被放置在"否则就失能"的耳蜗中。设置足够多的电极，分布到耳蜗内足够宽的范围，控制电极间的相互作用，都是非常具有挑战的，而最终的结论，刺激神经的方式不可能完全模拟实际的功能耳蜗。然而，这些植入式刺激器通常基于耳蜗模型类滤波器组，并结合了针对语音辨识与强化的预处理器，而且人们确实学会了将这类信号解析为语音。但是，对于音乐收听来说，远不如语音令人满意，却也正在取得进展；节奏感知良好，但旋律与音色感知不好，这表明需要更好的时空线索模式（McDermott，2004；Loizou，2006）。

有趣的是，早期人工耳蜗仅有单个通道，因而失去了频率 - 位置映射线索，但对某些受试其效果相当不错。正如 Loizou（1998）所指出的，"考虑到所接收频谱信息是有限的，为何这些单通道患者能够表现得如此出色，仍然是一未解之谜。"在单通道设备中利用时序结构进行编码，时有成功并令人向往，但是，尽管多次尝试，在多通道植入物中却始终无法予以完全复制。从理论上，通过植入物传递的时空模式可能无法逼近蜗核所期望的模式。

由于精细时间结构在植入物中似乎大多无效，因此对于听力正常的受试，有时使用带通噪声调制进行模拟，如使用噪声激励声码器。这样，研究人员就可以了解植入处理器传递信息的有效性。最近，Li 等人（2013）利用正常听力受试进行声码器模拟，其结果显示性能获得了改进；对于人工耳蜗植入受试，在旋律识别方面至少获得了部分改进，实验中他们采用了单边带谐波编码器（harmonic-single-sideband-encoder）策略，其中应用了一些同步及其他效应，以传递旋律及谐波关系。

即使我们可将合理信号成功传递给听神经，无论是通过常规助听器还是通过人工耳蜗，还会面临其他听力缺陷提出的挑战。一般地，听神经以外的损害被称为听觉加工障碍（Auditory Processing Disorder，APD）（Levitt et al.，2012）。APD 与其他听力问题一样，倾向于随年龄增长而加重，统计结果显示 APD 与其他听力损失测量值部分相关 (Aydelott et al.，2010)。对于大脑听觉处理以及如何出错，如果我们了解的越多，就越能调试出合适的声音以便更容易处理（Kricos，2006），也就能更好地训练患者解决其听力问题（Pichora-Fuller and Levitt，2012）。

我在助听器领域的朋友，Harry Levitt、Hugh McDermott、James Kates 及 Tao Zhang，对于这个部分内容给予了慷慨反馈与评论。尽管如此，我在这里还是提出了自己的见解，并在某些方面与他们有所不同。

28.4 声音可视化

利用声音图像，尤其是语音的图像，作为听力障碍人士听力辅助及其他用途已经有很长历史。声波记振仪（phonautograph）与感压焰（manometric flame）（参见图 28-2）是 Alexander Graham Bell 以及其他一些学者试验过的装置，用于声音波形的跟踪或可视化，而聋人可尝试将自己声音与之相匹配。他写道："如果我们能够找到每个声音确定的形状，这对聋哑人教学将是多么大的帮助啊！"（Bruce，1990；Lepore，2002）。这些尝试大多不受聋人群体的欢迎，因为贝尔和其他人本质上是要试图消除手语文化，而让他们与听说文化相适应。但这些尝试不成功也有技术方面的原因：在根本上，很难能从波形中获得声音更多信息。

频谱图，由 Steinberg 与 French（1946）提出并经由 Potter 等人（1947）推广，是一个很大的改进，但仍很难阅读与理解，且其实时显示也不太实用。另一方面，稳定听觉图像是"电影"表征，适合作为视觉输入，从而更有可能应用于声音的可视化。

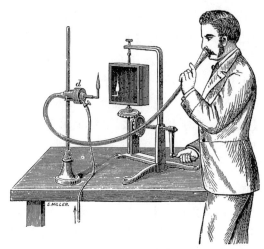

图 432. König 利用感压焰展示元音音质的装置

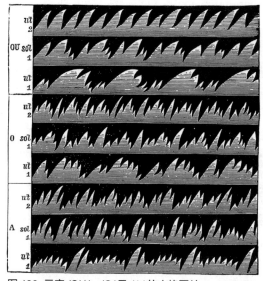

图 433. 元音 /OU/、/O/ 及 /A/ 的火焰图片—— König

图 28-2   Rudolf König 的感压焰是 Alexander Graham Bell 用来显示声音波形的装置之一。
旋转的四面镜将声音诱发的快速火焰调制转换为时空模式，但不稳定。这些图片
来自 McKendrick（1889），展示了实验者如何使用该装置，而镜中出现的火焰模
式，对应于几个稳定元音的响应，每个元音都有几个不同的音高

　　一个好的声音可视化器有很多潜在的用途。尽管声音可视化可能永远无法提供像手语那
样好的沟通渠道，但作为声音接入的补充通道，还有许多其他理由可解释为什么聋人、听障
人士或人工耳蜗植入者有可能从中受益，且不仅局限于语音。针对语音的情形，SAI 可能是
唇读的一个极好补充，因为在 SAI 中显示的音高及发音信息，属"发音方式"信息，是对
来自唇部观察所得到的、大多为"发音部位"信息的很好补充。Upton（1968）提出了一个
简单的装在眼镜上的唇读视觉补充，而补充内容基于发音方式，采用声音分析逻辑驱动 5 盏
灯，分别指示 5 种类型：浊音、清擦音、清塞音、浊擦音、浊塞音。
　　对于非语音声音，SAI 显示可能非常适用于向聋人发出警告，针对如门铃、警报、敲门、

犬吠、嘎吱、破碎、音乐以及其他无数种声音，这些声音负载着与附近环境中正在发生事情有关的有用信息，或是他们正在观看的节目中的声音。Ho-Ching 等人（2003）报告，利用频谱图显示"我们的受试能够发现其中的一些声音，包括语音、移动电话、椅子移动、打字、鼠标移动、翻页、纸张沙沙作响、进入办公室人的脚步声，以及大学卡车在外面几次掉头"。在 SAI 显示中，许多这样的声音可更容易地与语音区分，也可彼此区分。Matthews 等人（2005）提到，对于能够在显示器中看到许多其他类型声音，聋人用户感到非常高兴。

对于听力正常的用户来说，好的语音显示也有用处。例如，针对二语学习、口音矫正、歌唱嗓音训练等，SAI 或耳蜗谱图 / 基音谱图显示会是一种好用的工具，用户可用来将他们自己的声音（包括音高轮廓）与教师的相比较。对于许多类型的声音比较来说，耳朵本身可能就是更好的工具，但语音比较可能会令人困惑：当目标语言或口音的音位或韵律与用户母语或口音的音位或韵律不同时，用户很难客观地比较这类声音。在计算机辅助语言学习（Computer-Assisted Language Learning，CALL）或计算机辅助发音训练（Computer-Assisted Pronunciation Training，CAPT）中已经大量使用语音显示（通常基于频谱图），但频谱图远不是这些应用目的的最佳表征。利用基音谱图对听觉频谱图进行增强，可能是朝正确方向迈出的一步。而使用音高轮廓显示，已被证实对于日语英语学习者是有用的（Hirata，2004）。

当然，不是所有说话人都用同样的声音说同样的话。好的视觉表征有一个关键，即不应该使不同音高、不同声道长度的说话人看起来太不同，就像频谱图常显示的那样。在某种程度上，SAI 的位置维度以对数尺度映射频率，而 SAI 或基音谱图的时延轴以对数映射基音周期，元音模式将随着这些说话人特性的变化而主要在二维中移动。Patterson 等人（2007）对这种"尺度 – 移位协变"，及其他基于 SAI 的语音归一化表征，进行了探索。

28.5 诊断

声音还可用于问题诊断，如医学、机械等领域。虽然没有特别理由认为人类听觉是一个理想模型，可分析出声音特征以便对问题进行诊断分类，但有许多人类听觉特性可在这些方面提供帮助。声音时谱结构的稳定表征，如 SAI，可捕获许多相关信息，并构成学习系统好的输入。

医生凭借听力进行诊断有着悠久的历史，他们称之为听诊（auscultation），这是由听诊器发明者 René-Théophile-Hyacinthe Laënnec（1819）命名的术语。Leatham（1951）提出利用心音图（phonocardiogram）进行主动脉瓣狭窄诊断。从那时起，人们已发明了许多技术，用来帮助对各种条件下的心音录音进行自动解释。Rangayyan 与 Lehner（1986）在其技术调查报告中指出，"心音信号所蕴含的信息远超人耳听辨，或是当前所实践的对纸上记录信号进行视检，所能得到的信息量"。到目前为止，大多数探索方法中还没有引入听觉概念，Sung 等人（2013）提出了一种用于分析某些类型的心脏杂音的听觉模型方法。他们采用了基于线性 gammatone 滤波器组的"耳蜗频谱图"及"时序相关谱图"（但其相关谱图是基于滤波器组输出的希尔伯特包络得到的，因而无法利用或表征更为精细的时序结构，而 SAI 模型效果可能更好）。

在所有这些方法中，有一个非常重要的事实必须予以考虑，即心音的相关频率范围略低于人类听力的正常范围。在这种低频范围，有时医生难以进行有效听诊，因而机器技术可能会是有益的补充。就个人而言，我的一位朋友刚刚接受了动脉导管未闭（Patent Ductus Arteriosus，PDA）心脏手术，这种疾病一般形成于婴儿期，但 56 年来一直未被确诊，尽管其症状包括典型的 PDA "机械杂音"，如图 28-3 所示。

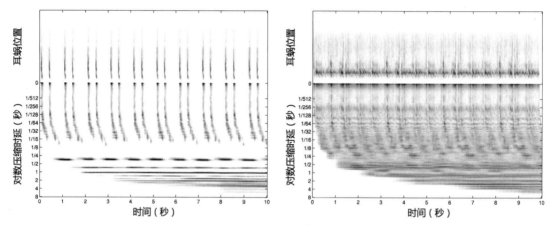

图 28-3　用第 21 章的耳蜗谱图 / 对数 – 延迟基音谱图表示的心音图，左侧为正常干净的低频 "lub-dub" 心音，右侧为 PDA 的心音。PDA 患者的心脏有持续的杂音，或 "机械杂音" ——其实质是受压血液经由不该存在的开口喷射所产生的调制噪声。其他心脏问题表现为更细微的声学特征

汽车技师也常利用声音诊断，正如我们许多人从 NPR 电台 "谈车论道"（Car Talk）节目 "挺杆兄弟喊哩咔嚓"（Click and Clack the Tappet Brothers）所听过的。Yadav 与 Kalra（2010）利用频谱图及神经网络实现了对混杂在其他发动机噪声中挺杆咔嚓声的诊断。Liu 等人（2011）将稀疏编码方法与机械故障诊断联系起来，用以模拟熟练技师凭借听力对他们熟悉的机器时所体现出的卓越才能。在这类工作中，更好的听觉模型应能发挥更大的作用。

高于人类听力范围的频率在检测与诊断中也很有用。例如，超声波气体泄漏检测器可发现 20kHz～60kHz 范围内的信号（Naranjo and Baliga，2009）。听觉技术能否在这些信号中发现更为显著的特征，以帮助更好地对其进行分类，会是非常有趣的研究课题。

28.6　语音与说话人识别

自动语音识别（Automatic Speech Recognition，ASR）领域或许是机器听觉方向最大的应用领域。正如第 5 章中所指出的，有许多听觉模型的想法被纳入这一领域，但近几十年来，受关注更多的是些高层级的问题，而不是如何最为有效地表征输入的声音。说话人辨识与确认一直是语音领域一个较小但又很重要的部分。由于说话人在基频上差别很大，在 ASR 中通常被忽略的基频维度，在说话人识别中利用的机会会稍微多些。

早期的机器听觉研究（包括我自己）大部分是在 ASR 背景下进行的。在第 5 章中，我们汇总一些在语音领域中使用的声音表征。由于在 ASR 以及在应用于 ASR 的机器听觉方面，有大量的文献，且本书相关部分也已做过讨论，在此，对于该领域我们便不做更多讨论。

随着网络化移动及可穿戴设备的大量涌现，ASR 技术正成为一种广泛应用且非常有效

的技术。通过更好的声音表征实现对 ASR 的改进，包括空间 / 双耳处理且更多利用基频，可能会越来越有价值。因此，我们希望 ASR 仍将是机器听觉应用的重要工作领域。

28.7　音乐信息检索

与语音一样，音乐是机器听觉的一个古老而重要的应用领域，也是早期实施机器听觉研究的重要背景之一，例如在斯坦福的 CRMA（Mont-Reynaud，1992）。从那时起，音乐信息检索（Music Information Retrieval，MIR）就成了音乐自身的一个大研究领域。

现代推荐与检索系统中所利用的大部分不是来自声音，而是来自元数据及用户行为数据，被称为协同过滤。例如，Netflix 电影推荐就是基于用户行为，而非基于电影内容。但基于内容的方法仍很重要，还有许多地方需要改进。内容分析或声音意义提取（尤其是对于还没有很多用户体验历史的新音乐、新视频等）以及其他应用程序（如我们在第 26 章中描述的声音检索或声音查询任务）都是有用的。Casey 等人（2008b）这样描述"基于内容的音乐信息检索"：

> 除了基于元数据的系统，音乐内容信息也可用于帮助用户查找音乐。基于内容的音乐描述可辨别用户在找什么，即使用户也不知道他具体在找什么。例如，由 Wang（2006）描述的 Shazam 系统（shazam.com），可从在舞厅或拥挤的酒吧里由手机获取的样本确认特定的唱片，并将艺术家的名字、专辑及曲目标题一并告知，连同附近可购买此唱片的地址信息，或用于直接在线购买及下载的链接。只有旋律但没有其他信息的用户，则可转向在线音乐服务 Nayio（nayio.com），该服务允许用户哼唱一段旋律，然后进行作品辨识查询。

Sukthankar、Ke 与 Hoiem（2006）展示了如何将计算机视觉技术（如人脸检测系统）进行扩展调整，以识别、定位声音对象，并从声音中提取语义关系，以应用于 MIR。Weston、Bengio 和 Hamel（2011）还描述了一种基于声音和多重语义关系的方法：

> 音乐预测任务包括预测给定歌曲或音频片段的标签，预测艺术家的姓名；或给定歌曲、片段、艺术家姓名或标签，然后预测相关歌曲。也就是说，我们对数据库中不同音乐概念间所有的语义关系感兴趣。

然而，这些语义关系没有进行显性的或单独的处理，而是描述了一个大型系统，其中音频特征与语义特征都映射到维度适中的嵌入空间中的点，并经联合训练以支持所有预测任务。

当然，如果音频特征能够切实帮助确定声音中音乐相关方面所需的信息，包括旋律、和声、音调、速度、节奏、主 / 副歌结构、人声、乐器以及有关艺术家及表演者更详细或细节性的特性，则这类系统的性能将会更好。目前关于 MIR 系统的大多数工作仍然使用相当乏力的表征，如 MFCC 或频谱图，但通过强大的嵌入表征及其他现代机器学习技术，应能充分利用更多的信息，比如来自第 21 章中所示的对数 - 延迟 SAI 及基音谱图。第 27 章中所描述的旋律匹配系统是我们在 MIR 中使用听觉模型的第一个示例。

28.8　安全、监视与报警

防盗警报器探测玻璃破碎声；枪声定位系统凭借尖锐声音事件间的时间差来确定声源；隐藏式麦克风与窃听器侦听密谋策划（以及许多其他更为无辜的事件！）。但这些系统设计所针对的罕见异常问题事件只是冰山一角。从长远来看，利用听觉机器进行更常规的音频监控，我希望能够看到其中更为巨大的实用价值：监控我的家、我的车、我的办公室或工厂，或许还有我的宠物；并当有事需要注意时，或当院子里听到一只稀有鸟儿鸣叫时，能够提醒我。

当然，任何声音监控的尝试都会引发很大的隐私问题，而且我也并不假装知道这些问题如何解决。研究这类问题中的某些人，尤其是相机领域的人，是乐观的。Brin（1998）写道，一个透明社会（transparent society）是普遍信息记录与获取的结果。Mann 等人（2003）创造了逆监视（sousveillance）这一术语，意指由我们大家实施的民主化逆向监视（democratized inverse surveillance）。当然，我们可以选择在自己家里捕捉、分析或记录声音；或者，我们也可以选择不这样做。

我们在文本查询中用于声音检索的特征，如第 26 章所描述的，还应该支持其他方向的应用：对声音进行分类标注。这些系统有一个重要特性，就是在部署后能够持续学习，从而能够对部署地点的声音特性进行学习、分类，其中的大部分被忽略，对于未知的声音会突显出来以待进一步研究。表示未识别声音的特征可能会被发送到中央服务器，并查看在其他环境中这些声音是否已知。专门为鸟鸣、发动机噪声等提供服务可能是有价值的。

28.9　日志、总结与索引

对录音音轨进行分析与注释，与监视问题非常类似，只是不需要实时操作。如果有人已经制作了一段录音，并上传到 YouTube 等公共网站，那么在分析时就不会有隐私问题了。对更为私人性录音（如会议）的类似分析，则会带来较多的隐私问题，但有时对这些录音进行分析与注释，也是适当的，且是有价值的。

对于现有的声音库，其录音内容通常没有恰当的描述。若能对声音库进行批量注释、总结与索引，将会是非常有价值的。当录音中包含语音时，语音内容当然是有价值的，但其他声音对于识别与索引也同样重要。即使是简单的注释，比如标记声音特性发生改变的边界，或大音量，或兴趣事件所在的位置，对于任何想了解录音片段所处位置的人来说，都是有价值的。

Clarkson 等人（1998）早期曾对来自可穿戴计算机音频进行过分析，"通过应用程序及用户界面的音频获知周边环境信息……识别特定的听觉事件，如说话的人、汽车、关门，以及听觉场景，如办公室、超市或繁忙的街道"。Ellis 和 Lee（2004）持续录制了个人录音，并对分割、可视化、浏览及注释方法进行了研究。他们还提出了一个加扰方法，使得从录音中恢复语音变得非常困难或不可能，但仍允许对不同地点进行分类，并允许其他数据组织功能。Reynolds 与 Torres-Carrasquillo（2005）对长时录音进行分割、聚类、索引，以及何人何时讲话的标识方法，进行了回顾。其中一重要步骤是要确定哪部分是语音，这个问题被称为语音激活检测（Voice Activity Detection，VAD）（Lee and Ellis，2006）。Truong 与 Hayes（2009）对工作场所、教育及个人终身录音技术，以及调查应用工具与访问方法，进行了研究。对于所有这些系统的改进，基于听觉的声音表征有可能会发挥重要作用。

28.10 结束语

在近期出现的机器听觉应用中，我最喜欢的是咖啡烘焙自动控制（Wilson，2014）：

> 第一次开裂在音质上类似于爆米花爆出的声音，而第二次开裂听起来更像是牛奶中倒入了早餐谷物脆米片。第一次开裂与第二次开裂之间附加音质听觉差异是：第一次更响亮且频率更低，并且在开裂和声中，个别第二次开裂比第一次开裂出现得更频繁。本工作旨在量化这些影响，作为开发自动声学烘焙监测技术的初步尝试。

这项技术应该也可应用于爆米花的声学监控。

我希望本书的每位读者都能想出一个自己的应用，并切实着手实施。有些应该会很有价值（商业上或社交上），有些可能是非常有趣。我希望，我所提供的底层级的仿生声音分析层，以及如何在高层级构造应用程序的思想与示例，能够帮助读者实际搭建出一些有趣的、有价值的应用系统。

中英文术语对照表

3-dB bandwidth　3dB 带宽

A

AC coupled　交流耦合

acausal system　非因果系统

ACF（AutoCorrelation Function）　自相关函数

acoustic approaches　声学方法

acoustic frequency scale　声学频率尺度

acoustic phonetics　声学语音学

acoustic siren　声学报警器

acoustic startle reflex　听觉惊吓反射

acoustic stria　听纹

action potential　动作电位

active traveling-wave　主动行波

active undamping　主动式负阻尼

adaline　自适应线性网络

address-event representation　地址事件表征

AER（Address-Event Representation）　地址事件表征

afferent　传入

AGC（Automatic Gain Control）　自动增益控制

aliasing　混叠

all-pole filter　全极点滤波器

all-pole filter cascade　全极点滤波器级联

all-pole gammatone filter　全极点 gammatone 滤波器

all-pole model　全极点模型

alveolar　齿龈

AM（Amplitude-Modulation）　调幅

amplifier　放大器

amplitude frequency response　幅频响应

AN（Auditory Nerve）　听神经

analog VLSI cochlear model　模拟 VLSI 耳蜗模型

ANN（Artificial Neural Network）　人工神经网络

anteroventral cochlear nucleus　蜗前腹侧核

antiresonance　反共振

APD（Auditory Processing Disorder）　听觉加工障碍

apex　蜗顶

APFC　全极点滤波器级联

APGF（All-Pole Gammatone Filter）　全极点 gammatone 滤波器

AR（AutoRegressive）　自回归

articulatory features　发音特征

artificial neural network　人工神经网络

ASA（Auditory Scene Analysis）　听觉场景分析

ASR（Automatic Speech Recognition）　自动语音识别

asymmetric notched noise　非对称陷波噪声，非对称切迹噪声

asymmetric resonator　非对称谐振器

asymmetry　非对称性

asymptotic phase and magnitude plots　渐近相幅图

audio amplifier　音频放大器

Auditory and Visual Space Perception　听觉与视觉空间感知

auditory correlogram　听觉相关谱图

auditory cortex　听觉皮层

auditory evoked potentials　听觉诱发电位

auditory filter model　听觉滤波器模型

auditory frequency scale　听觉频率尺度

auditory image　听觉图像

auditory image theory　听觉图像原理

auditory nerve　听神经

auditory nervous system　听神经系统

auditory processing disorder　听觉加工障碍

auditory scene analysis　听觉场景分析

auditory stream segregation　听觉流分离

auditory streams　听觉流

auscultation　听诊

autocorrelation function　自相关函数

automatic gain control　自动增益控制

automatic speech recognition 自动语音识别

autoregressive model 自回归模型

AVCN（AnteroVentral Cochlear Nucleus） 蜗前腹侧核

B

backpropagation 反向传播

backward masking 后向掩蔽

bag of patterns 模式袋

balanced line 平衡线

bandpass filter 带通滤波器

bandwidth 带宽

bandwidth variation with gain 带宽随增益变化

base 基数

basilar membrane 基底膜

Battle of the Currents 电流之战

Bayesian 贝叶斯主义

beam search 波束搜索

Bessel function Bessel 函数

bifurcation 分叉

bilateral Laplace transform 双边 Laplace 变换

binary logarithm 二进制对数

binaural auditory system 双耳听觉系统

binaural beats 双耳节拍

binaural hearing 双耳听觉

binaural spatial processing 双耳空间处理

binaural spatialization 双耳空间定位

binaural stabilized auditory image 双耳固化听觉图像

binding problem 绑定问题

Bionics 仿生学

BM（Basilar Membrane） 基底膜

Bode plot Bode 图，波特图

bony shelf 骨架

bony snail 骨蜗牛

BPF（BandPass Filter） 带通滤波器

BPNL（BandPass NonLinear） 带通非线性

brainstem 脑干

break frequency 拐点频率

buffer amplifier 缓冲放大器

bushy cell 丛细胞

Butterworth lowpass filter Butterworth 低通滤波器

C

CA（Cochlear Amplifier） 耳蜗放大器

calyx of Held Held 花萼

canonical 规范

capacitance 电容

capacitor 电容器

CAR（Cascade of Asymmetric Resonator） 非对称谐振器级联

carboplatin 卡铂（药物）

CARFAC（Cascade of Asymmetric Resonators with Fast-Acting Compression） 非对称速动压缩谐振器级联

carrier 载波

CASA（Computational Auditory Scene Analysis） 计算听觉场景分析

cascade connection 级联

cascade filterbank 级联滤波器组

cascade of asymmetric resonators 非对称谐振器级联

cascade of asymmetric resonators with fast-acting compression 速动压缩非对称谐振器级联

Cauchy–Lorentz distribution Cauchy–Lorentz 分布

causal central limit theorem 因果中心极限定理

causality 因果性

CDT（Cubic Difference Tone） 立方畸变音

center frequency 中心频率

central nervous system 中枢神经系统

central nucleus of inferior colliculus 下丘中心核

cepstral analysis 倒谱分析

cepstral smoothing 倒谱平滑

cepstrogram 倒谱图

cepstrum 倒谱

CF（Characteristic Frequency） 特征频率

channel of a filterbank 滤波器组通道

characteristic frequency 特征频率

characteristic function 特征方程

chirp 啁啾

chopper cell 斩波细胞

chroma 色度

chromagram 色度谱图

Churcher–King equal-loudness contours Churcher–King 等响度轮廓线

cilia 纤毛

classification 分类

CN（Cochlear Nucleus） 蜗核

CNS（Central Nervous System） 中枢神经系统

coarticulation   协同发音

cochleagram   耳蜗谱图

cochlear duct   蜗管

cochlear nucleus   蜗核

cochlear partition   耳蜗隔膜

cochlear place map   耳蜗位置图

cochlium   螺旋展线

cocktail party problem   鸡尾酒会问题

coefficients   系数

coincident poles   重极点

collaborative filtering   协同过滤

comb filter   梳状滤波器

combination tone   组合音调

common fate   同命运

common logarithm   常用对数

communication satellites   通信卫星

compensating loudnes   响度补偿

complete basis   完备基

complete characterization   完整表征

complex exponential   复指数

complex frequency   复频率

complex gain factor   复增益因子

complex gammatone filter   复 gammatone 滤波器

complex logarithm   复对数

complex numbers   复数

complex pole   复极点

complex wave   复波

complex wavenumber   复波数

complex-conjugate operator   复共轭算子

complex-conjugate symmetry   复共轭对称性

compliance   柔度

compression   压缩

compressive input–output curve   输入输出压缩曲线

compressive input–output function   输入输出压缩函数

compressive nonlinear system   非线性压缩系统

compressive nonlinearity   非线性压缩

computational auditory scene analysis   计算听觉场景分析

computational hearing   计算听觉

Computer as a Communication Device   通信设备计算机

computer hearing   计算机听觉

computer vision   计算机视觉

conditionally stable   条件稳定

conductive hearing loss   传导性听力损失

cone of confusion   混淆锥

consonance   协和音

consonant musical interval   协和音程

constant-Q filterbank   恒 Q 滤波器组

convergent evolution   趋同进化

convolution   卷积

convolution integral   卷积积分

convolution operator   卷积运算符

convolution theorem   卷积定理

corner frequency   拐点频率

correlogram   相关谱图

cortex   皮层

cortical frequency map   皮层频率映射图

corticofugal connections   离皮质联结

cosine transform   余弦变换

cost function   代价函数

coupled AGC   耦合 AGC

coupled automatic gain control   耦合自动增益控制

coupled time-harmonic transmission line equations   时间谐波耦合传输线方程

coupled-form   耦合型

coupled-form filter   耦合型滤波器

coupled-form stage   耦合型级

critical band   临界频带

critical bandwidth   临界带宽

critical-oscillator   临界振荡器

cross-frequency suppression   频率交叉抑制

CT（Combination Tone）   组合音调

cubic difference tone   三阶差分音

cubic distortion tone   立方畸变音

cubic nonlinearity   立方非线性

D

damping factor   阻尼因子

damping-control mechanism   阻尼控制机制

DAPGF（Differentiated All-Pole Gammatone Filter）   差分全极点 gammatone 滤波器

DC gain   直流增益

DCN（Dorsal Cochlear Nucleus）   背侧蜗核

decay rate   衰减率

decibel   分贝

decimation   抽取

deep network   深度网络

deep-water waves　深水波

dehydrated cats　脱水猫

delay line　延迟线

delta function　delta 函数

depolarization　去极化

dereverberation　去混响

detection nonlinearity　非线性检测

dichotic pitch　二分音高

difference equation　差分方程

difference limen　差异阈值

differential transmission line　差分传输线

diffusion　扩散

digital filter　数字滤波器

digital outer hair cell　数字外毛细胞

DIHC（Digital Inner Hair Cell）数字内毛细胞

dimensionality reduction　降维

diminishing return　递减返回

Dirac delta function　Dirac delta 函数

discrete-time system　离散时间系统

dispersion relation　色散关系

dissonance　不协和

distance matrix　距离矩阵

distributed bandpass nonlinearity　分布式带通非线性

distributed system　分布式系统

dithering　抖动

doctrine of specific nerve energies　特定神经能量学说

DOHC（Digital Outer Hair Cell）数字外毛细胞

Dolby AC-3compression　杜比 AC-3 压缩

dorsal cochlear nucleus　背侧蜗核

duplex theory　双重理论

duplex theory of binaural localization　双耳定位双重理论

duplex theory of pitch perception　音高感知双重理论

dynamic range　动态范围

E

ear trumpet　助听喇叭

echolocation　回声定位

efferent　传出

efferent feedback　传出反馈

EI（Excitatory–Inhibitory）兴奋抑制

eigenfunction　本征函数

electric wave filter　电波滤波器

electrical filter　电气滤波器

electrical system　电气系统

electronic filter　电子滤波器

emergent behavior　偶发行为

emergent property　偶发特性

ENB（Equivalent Noise Bandwidth）等效噪声带度

endbulbs of Held　Held 终球

endocochlear potential　耳蜗内电位

endolymph　内淋巴液

energy decay　能量衰减

energy-detection approach　能量检测方法

envelope　包络

EP（Endocochlear Potential）耳蜗内电位

epochs　轮次

equal-loudness contours　等响曲线

equivalent noise bandwidth　等效噪声带宽

equivalent rectangular bandwidth　等效矩形带宽

equivalent rectangular bandwidth scale　等效矩形带宽尺度

ERB（Equivalent Rectangular Bandwidth）等效噪声带宽

ERB scale　等效矩形带宽尺度

error back-propagation　误差反向传播

essential nonlinearity　基本非线性

Euler's formula　欧拉公式

even-order　偶数阶

excitatory response　兴奋反应

expansive nonlinearity　非线性扩展

exponential　指数

exponential distribution　指数分布

F

FAC（Fast-Acting Compression）速动压缩

fast Fourier transform　快速傅里叶变换

fast-acting compression　速动压缩

feature engineering　特征工程

feature extraction　特征提取

Fechner's law　Fechner 定律

feedback control system　反馈控制系统

fenestra ovalis　卵圆窗

fenestra rotunda　圆形窗

fenestra tympani　鼓膜窗

fenestra vestibule　卵圆窗前庭

FFT（Fast Fourier Transform）快速傅里叶变换

filter cascade   滤波器级联

filter stage   滤波器级

filterbank   滤波器组

filter-cascade approach   滤波器级联方法

filter-cascade family   滤波器级联族系

filter-cascade model   滤波器级联模型

fine temporal structure   精细时序结构

fine time structure   精细时间结构

finite impulse response   有限冲激响应

FIR（Finite Impulse Response）   有限冲激响应

first-order filter   一阶滤波器

first-order Volterra kernel   一阶 Volterra 核

fish hearing   鱼类听觉

flatness factor   平坦因子

Fletcher–Munson equal-loudness contours   Fletcher–Munson 等响曲线

Fletcher–Munson hypothesis   Fletcher–Munson 假设

flicker   切换

fluid mass   流体质量

formant   共振峰

Fourier analyzer   傅里叶分析

Fourier spectrum   傅里叶频谱

Fourier transform   傅里叶变换

framework   架构，框架

frequency   频率

frequency resolution   频率分辨率

frequency response   频率响应

frequency theory   频率理论

frequency-domain view   频域视角

frequency-place map   频率 – 位置图

frequency-threshold curve   频率 – 阈值曲线

frequentist   频率主义

FTC（Frequency Threshold Curve）   频率 – 阈值曲线

full width at half maximum   半高带宽

full-wave rectification   全波整流

furosemide   呋塞米（药物）

fusiform cell   梭形细胞

FWHM（Full Width at Half Maximum）   半高宽

G

gain adjustment   增益调节

gamma distribution   gamma 分布

gammachirp filter   gammachirp 滤波器

gammatone family   gammatone 族系

gammatone filter   gammatone 滤波器

Gaussian distribution   高斯分布

Gaussian filter   高斯滤波器

GBC（Globular Bushy Cell）   小球状丛细胞

GCF（GammaChirp Filter）   gammachirp 滤波器

generalized autocorrelation   广义自相关

generating function   生成函数

glide   滑音

globular bushy cell   小球状丛细胞

glottal excitation   声门激励

glottal pulse   声门脉冲

glottal rate   声门速率

glottis   声门

GMM（Gaussian Mixture Model）   高斯混合模型

grandmother cells   祖母细胞

Gray's Anatomy   Gray 解剖

Greenwood map   Greenwood 图

group delay   群延迟

group velocity   群速度

grouping   分类

GTF（GammaTone Filter）   gammatone 滤波器

H

Haas breakdown   Haas 失效

Haas effect   Haas 效应

half-power bandwidth   半功率带宽

half-wave rectification   半波整流

half-wave rectifier   半波整流器

Hamming window   Hamming 窗

harmonic sound   谐波声音

harmonic-single-sideband encoder   单边带谐波编码器

head-related impulse response   头相关冲激响应

head-related transfer function   头相关传递函数

hearing aid   助听器

helicotrema   蜗孔

Helmholtz resonators   Helmholtz 谐振器

high-Q resonance approximation   高 Q 谐振近似

Hilbert transform   Hilbert 变换

homogeneous solution   齐次解

homomorphic signal processing   同态信号处理

homomorphism   同态

Hopf bifurcation   Hopf 分叉

Hopf oscillator   Hopt 振荡器

HRIR（Head-Related Impulse Responses）   头相关

冲激响应

HRTF（Head-Related Transfer Function）　头相关传递函数

Huggins pitch　Huggins 音高

HWR（Half-Wave Rectifier）　半波整流器

hydrodynamic wave　流体波

hydromechanical filtering　流体力学滤波

hyperbolic tangent　双曲正切

hyperbolic-cosine　双曲余弦

hyperpolarization　超极化

I

i.i.d.（independent identically distributed）　独立同分布随机变量

IBM（Ideal Binary Mask）　理想二进制掩膜

IC（Inferior Colliculus）　下丘

ICC（Central nucleus of Inferior Colliculus）　下丘中心核

ideal binary mask　理想二进制掩膜

ideal observer　理想观察者

ideal ratio mask　理想比率掩膜

IF filter　中频滤波器

IHC（Inner Hair Cell）　内毛细胞

IID（Interaural Intensity Difference）　耳间强度差

IIR（Infinite Impulse Response）　无限冲激响应

ILD（Interaural Level Difference）　耳间声强差

ill-posed problem　不适定问题

imaginary-part operator　虚部运算符

impulse invariance　冲激不变性

impulse response　冲激响应

incomplete gamma functions　非完整 gamma 函数

incus　砧骨

independent identically distributed random variables　独立同分布随机变量

inductor　电感

inferior colliculus　下丘

infinite-impulse-response filter　无限冲激响应滤波器

inharmonic partial　非谐波分音

inhibition　抑制

inner hair cell　内毛细胞

input-output level curve　输入输出曲线

instantaneous frequencies　瞬时频率

instantaneous input-output function　瞬时输入输出函数

integrator　积分器

intensity level　强度级

interaural coherence　耳间相干

interaural level difference　耳间声强差

interaural phase difference　耳间相位差

interaural time difference　耳间时间差

interaural-polar coordinate system　耳间极坐标系

interclick interval　峰间间隔

intermediate frequency　中频

intermediate-frequency filter　中频滤波器

intermodulation product frequencies　互调分量频率

Internet　互联网

interval histogram　区间直方图

intervalgram　区间谱图

IPD　Interaural Phase Difference　耳间相位差

ipsilateral　同侧

IRM　Ideal Ratio Mask　理想比率掩膜

IRN　Iterated Rippled Noise　迭代波纹噪声

iso-frequency curve　等频曲线

isofrequency unit　等频单元

iso-intensity curve　等强曲线

iso-level curve　等强度曲线

iso-response curve　等响应曲线

ITD（Interaural Time Difference）　耳间时间差

J

jnd（just-noticeable difference）　最小可觉差

just tuning　纯调音

just-noticeable difference　最小可觉差

kanamycin　卡那霉素（药物）

K

Karhunen-Loève transform　KL 变换

key invariance　音调不变性

Kirchhoff's current law　Kirchhoff 电流定律

KLT（Karhunen-Loève Transform）　KT 变换

kurtosis　峰度

L

labial　唇音

laboratory instrument computer　实验室仪器计算机

ladder filter　梯形滤波器

Laplace transform　拉普拉斯变换

large-signal linear limit　大信号线性极限

lasso regression　套索回归

lateral geniculate body　外侧膝状体

lateral geniculate nucleus　外侧膝状核

lateral inhibition   侧向抑制

lateral inhibitory connection   侧向抑制连接

lateral lemniscus   外侧丘系

lateral line system   侧线系统

lateral nucleus of the trapezoid body   斜方体外侧核

lateral olivo-cochlear   侧橄榄蜗

lateral superior olive   外侧上橄榄

lateral suppression   侧向抑制

law of the first wavefront   第一波前定律

least mean square   最小均方

level   能级

LG method（Liouville-Green method）   LG 方法

LGB（Lateral Geniculate Body）   外侧膝状体

LGN（Lateral Geniculate Nucleus）   外侧膝状核

Licklider's duplex theory   Licklider 双重理论

liftered mel spectrogram   倒滤 mel 频谱图

liftered spectrogram   倒滤频谱图

LINC（Laboratory INstrument Computer）   实验室仪器计算机

linear mechanical system   线性力学系统

linear predictive coding   线性预测编码

linear superposition   线性叠加

linear systems theory   线性系统原理

linear time-invariant system   线性时不变系统

Liouville-Green method   Liouville-Green 模型

live cochlea   活体耳蜗

LL（Lateral Lemniscus）   外侧丘系

LMS（Least Mean Square）   最小均方

LNL（Linear-Nonlinear-Linear）   线 - 非 - 线

LNTB（Lateral Nuclei of Trapezoid Body）   斜方体外侧核

LOC（Lateral Olivo-Cochlear）   侧橄榄蜗

local gain control   局部增益控制

locality-sensitive hash   局部敏感哈希

log base   对数基数

logarithm   对数

logistic function   对数几率函数

logit   对数几率

long-term adaptation   长时自适应

long-wave region   长波区

Lorentzian function   Lorentzian 函数

loss function   损失函数

lossless medium   无损介质

loudness level   响度级

loudness recruitment   响度重振

low harmonics   低次谐波

low-bit-rate communication of speech   低比特率语音通信

lowpass filter   低通滤波器

LPC（Linear Predictive Coding）   线性预测编码

LPF（LowPass Filter）   低通滤波器

LSH（Locality-Sensitive Hashing）   局部敏感哈希

LSO（Lateral Superior Olive）   外侧上橄榄

LTI（Linear Time-Invariant）   线性时不变

lumped element   集总元件

machine hearing   机器听觉

machine hearing applications   机器听觉应用

machine hearing field   机器听觉领域

M

machine learning   机器学习

machine vision   机器视觉

magnitude frequency response   幅频响应

malleus   锤骨

Man-Computer Symbiosis   人机共生

manner of articulation   发音方式

manometric flame   感压焰

masking   掩蔽

mass-spring system   质量弹簧系统

matched Z transform method   匹配 Z 变换方法

matching pursuit   匹配追踪

maximally informative dimension   最大信息维度

McGurk effect   McGurk 效应

mean opinion score   平均意见得分

mean-rate threshold   平均速率阈值

mean-response threshold   平均响应阈值

mechanical system   力学系统

mechano-electrical transducer   机电传导器

Meddis hair cell model   Meddis 毛细胞模型

medial geniculate body   内侧膝状体

medial nucleus of the trapezoid body   斜方体内侧核

medial superior olive   内侧上橄榄

medulla oblongata   延髓

mel cepstrogram   mel 倒谱图

mel scale   mel 尺度

mel spectrogram   mel 频谱图

mel-frequency cepstral coefficients   mel 频率倒谱系数

mel-frequency cepstrum　mel 频率倒谱

melody　旋律

mel-scale log spectrum　mel 尺度对数谱

memory　记忆

memoryless compressive nonlinearities　无记忆非线性压缩

memoryless nonlinearity　无记忆非线性

mercury delay line　水银延迟线

MET（Mechano-Electrical Transducer）　机电传导器

MFCC（Mel-Frequency Cepstral Coefficients）mel 频率倒谱系数

MGB（Medial Geniculate Body）　内侧膝状体

micromechanics　微观力学

MID（Maximally Informative Dimensions）　最大信息维度

midbrain　中脑

minimum phase　最小相位

minimum-radius parameter　最小半径参数

MIR（Music Information Retrieval）　音乐信息检索

missing data　丢弃数据

ML（Machine Learning）　机器学习

MLE（Maximum-Likelihood Estimation）　最大似然估计

MLP（Multi-Layer Perceptron）　多层感知机

MNTB（Medial Nuclei of Trapezoid Body）　斜方体内侧核

MOC（Medial Olivo-Cochlear）　内侧橄榄蜗

mode lock　模式锁定

mode-coupling Liouville-Green approximation　模式耦合 Liouville-Green 近似

modulating the damping　阻尼调节

moment-generating function　矩生成函数

momentum　动量

MOS（Mean Opinion Score）　平均意见得分

Mössbauer technique　Mössbauer 技术

motor protein　马达蛋白

moving average　移动平均

moving target indicator　运动目标指示器

moving-average filter　移动平均滤波器

MP（Matching Pursuit）　匹配追踪

MP3 compression　MP3 压缩

MSO（Medial Superior Olive）　内侧上橄榄

multiband compression　多频带压缩

multilayer perceptron　多层感知机

multipolar cell　多极细胞

musical interval　音程

N

NA（Nucleus Angularis）　角状核

NAP（Neural Activity Pattern）　神经活动模式

narrowband spectrogram　窄带频谱图

natural frequency　固有频率

natural logarithm　自然对数

negative binomial distribution　负二项分布

negative frequency　负频率

neocortex　新皮层

neural network　神经网络

neuromimetic　神经模拟

neuromorphic　神经形态学

neurotransmitter　神经递质

NL（Nucleus Laminaris）　层状核

NLF（NonLinear Function）　非线性函数

NM（Nucleus Magnocellularis）　巨细胞核

noise power spectral density　噪声功率谱密度

nonlinear basilar membrane response　非线性基底膜响应

nonlinear cascade filterbank　非线性级联滤波器组

nonlinear damping　非线性阻尼

nonlinear filter system　非线性滤波器系统

nonlinear filter-cascade model　非线性滤波器级联模型

nonlinear function　非线性函数

nonlinear system　非线性系统

nonlinear-oscillator hair-cell model　毛细胞非线性振荡器模型

nonlinear-system characterizations　非线性系统特征

nonrecursive filter　非递归滤波器

notch　陷波

notched noise　陷波噪声

nucleus angularis　角状核

nucleus laminaris　层状核

nucleus magnocellularis　巨细胞核

Nyquist criterion　Nyquist 准则

Nyquist frequency　Nyquist 频率

Nyquist rate　Nyquist 采样率

Nyquist-Shannon sampling theorem　Nyquist-Shannon 采样原理

O

OC（Olivary Complex）　橄榄复合体

octave 倍频程，八度

octopus cell 章鱼细胞

odd-order 奇数

OHC（Outer Hair Cell） 外毛细胞

Ohm's law 欧姆定律

olivary complex 橄榄复合体

olivocochlear bundle 橄榄蜗束

one-pole complex system 单极点复系统

one-third-octave filterbank 1/3 倍频程滤波器组

one-zero gammatone filter 单零点 gammatone 滤波器

online training 在线训练

onset detection 启动检测

onset response 启动响应

onset-trigger event 启动触发事件

open-source software 开源软件

operational calculus 运算符演算

operator 运算符

operator notation 运算符表示法

organ of Corti Corti 器

orthonormal basis 正交基

ossicles 听小骨

otoacoustic emission 耳声发射

outer hair cell 外毛细胞

output level 输出强度

overcomplete basis 超完备基

OZGF（One-Zero Gammatone Filter） 单零点 gammatone 滤波器

P

PA Passive-Aggressive 消极 – 积极

pairs of sinusoids 正弦波对

PAMIR（Passive-APggressive Model for Image Retrieval） 图像搜索消极 – 积极模型

parallel combination of filter 并联组合滤波器

parallel connection 并联连接

parallel filterbank 并联滤波器组

parallel-of-cascades filter 级联并联滤波器

parametric linear system 参数化线性系统

part tones 分音调

partials 分音

Pascal distribution Pascal 分布

passband 通带

patent ductus arteriosus 动脉导管未闭

Pattern Classification 模式分类

pauser cell 暂停型细胞

pauser response 暂停型响应

PCA（Principal Components Analysis） 主成分分析

PCP（Pitch Class Profile） 音高类轮廓

PDA（Patent Ductus Arteriosus） 动脉导管未闭

PDF（Probability Density Function） 概率密度函数

peak frequency 峰值频率

peak gain 峰值增益

peak shape 峰形

peak width 峰值宽度

Pearson distribution Pearson 分布

pendulum 摆锤

perceptron 感知机

perceptron rule 感知机规则

perceptual coder 感知编码器

perceptual linear prediction 感知线性预测

perfect fifth 精准五度音程

perfect fourth 精准四度音程

perilymph 外淋巴液

period histogram 周期直方图

periodic limit cycle 周期性极限环

periodicity analysis 周期性分析

periodicity pitch 周期音高

periodicity theory 周期理论

phalangeal cells 指细胞

phase 相位

phase delay 相位延迟

phase difference 相位差分

phase frequency response 相频响应

phase shift 相移

phase velocity 相速度

phon 方

phonation 发声

phonautograph 声波记振仪

phoneme 音位

phonocardiogram 心音图

physiological elements 生理要素

piano keyboard 钢琴键盘

pillar cells 柱细胞

pitch 音高，基音，基频

pitch chroma 音高色度

pitch class 音高等级

pitch height 音高高度

pitch map 音高映射图

pitch of the residue　残差音高

pitch perception　音高感知

pitchogram　基音谱图

pivot of phase　相位反转

place of articulation　发音部位

place theory　位置理论

place theory of sound localization　声定位位置理论

plane wave　平面波

PLP Perceptual Linear Prediction　感知线性预测

Poincaré-Andronov-Hopf bifurcation　Poincaré-Andronov-Hopf 分叉

point nonlinearity　点非线性

poised at a bifurcation　位于分叉处

pole radius　极点半径

poles　极点

poles and zeros　零极点

pole-zero filter cascade　零极点滤波器级联

pole-zero mapping method　零极点映射方法

pole-zero plot　零极点图

pons　脑桥

pooling operator　池化操作

posteroventral cochlear nucleus　蜗后腹侧核

post-stimulus-time histogram　激励后时间直方图

power frequency response　功率频率响应

power law　幂律

power spectrum　功率谱

power-law function　幂律函数

precedence effect　优先效应

precision　准确率

precision-recall curve　准确率 – 召回率曲线

primal sketch　原始概略图

primary-like　类初级型

principal components analysis　主成分分析

prior distribution　先验分布

probability density function　概率密度函数

probability generating function　概率生成函数

probability mass function　概率质量函数

PSF（Perceptual Spectral Flux）　感知频谱通量

PSP（PostSynaptic Potential）　突触后电位

PST（Post-Stimulus-Time）　刺激后时间

PSTH（Post-Stimulus-Time Histogram）　刺激后时间直方图

pure audition　单纯试音

PVCN（PosteroVentral Cochlear Nucleus）　蜗后腹侧核

pyramidal cell　锥体细胞

PZFC（Pole-Zero Filter Cascade）零极点滤波器级联

Q

Q of a filter　滤波器 Q 值

QDT（Quadratic Difference Tone）　二阶差分音

quadratic difference tone　二阶差分音

quadratic distortion tone　平方畸变音

quadratic features　二次特征

quadratic formula　二次公式

quadratic nonlinearity　二次非线性

quality factor　品质因子

quantization error　量化误差

quasi-linear filter　准线性滤波器

quefrency　倒频

R

raised cosine　升余弦

ranking　排序

rapid adaptation　快速自适应

rapid and short-term adaptation　快速短时自适应

RASTA（RelAtive SpecTrAl）　相对谱

rate-place spectral representation　速率 – 位置频谱表征

rational function　有理函数

rational transfer function　有理传递函数

rational-function sigmoid　有理函数 S 形

Rayleigh oscillator　Rayleigh 振荡器

Rayleigh's duplex theory　Rayleigh 双重理论

Rayleigh-Van der Pol oscillator　Rayleigh-Van der Pol 振荡器

RC filter　RC 滤波器

RC lowpass　RC 低通

RC smoothing circuit　RC 平滑电路

RC time constant　RC 时间常数

reactive element　电抗元件

real gammatone filter　实 gammatone 滤波器

real sinusoid　实正弦

real system　实系统

real-part operator　实部运算符

receptor potential　受体电位

rectified linear unit　整流线性单元

rectifying inner hair cell　内毛细胞整流

rectifying nonlinear function　整流非线性函数

recurrence quantification analysis　递归量化分析

recurrence relation　递归关系

recursive filter　递归滤波器

regression　回归

regularization　正则化

regularized least squares　正则化最小二乘法

Reissner's membrane　Reissner 膜

relative spectral processing　相对谱处理

relative undamping　相对负阻尼

ReLU（Rectified Linear Unit）　整流线性单元

repeated excitation　重复激励

reservoirs　储存

residue pitch　残差音高

resistance　电阻

resistive voltage divider　电阻分压器

resistor　电阻器

resonance　谐振

resonance theory　谐振理论

resonance-place theory　谐振 – 位置理论

resonant filter　谐振滤波器

resonant system　谐振系统

resonator　谐振器

response of a nonlinear system　非线性系统响应

response threshold　响应阈值

reticular lamina　网状层

retrieval　检索

revcor（reverse correlation）　逆相关

revcor function　逆相关函数

reverse correlation　逆相关

ridge regression　岭回归

ringing　振荡

ringing frequency　振荡频率

S

RL（Reticular Lamina）　网状层

RLS　正则化最小二乘法

Robinson-Dadson equal-loudness contours　Robinson-Dadson 等响曲线

robustness　鲁棒性

rods of Corti　Corti 柱细胞

roex（rounded exponential）　圆滑指数

roex family　圆滑指数族

root pitch　根音高

roots　根

roots of the denominator　分母的根

roughness　粗糙度

round window　圆窗膜

rounded exponential family　圆滑指数族

s plane　s 平面，拉普拉斯平面

SACG（Summary AutoCorreloGram）　汇总自相关谱图

SAI（Stabilized Auditory Image）　稳定听觉图像

sampled complex exponential　采样复指数

samples　样本

sampling and aliasing　采样与混叠

sampling theorem　采样定理

saturating function　饱和函数

SBC（Spherical Bushy Cell）　球形丛生细胞

scala height　蜗阶高度

scala media　中阶

scala tympani　鼓阶

scala vestibuli　前庭阶

scalae　蜗阶

scale-space analysis　尺度空间分析

scene analysis　场景分析

Schroeder-Hall hair cell model　Schroeder-Hall 毛细胞模型

scores matrix　得分矩阵

second dimension of the cortical sheet　皮层第二维度

second-filter　第二滤波器

second-order digital filter　二阶数字滤波器

second-order filter　二阶滤波器

second-order section　二阶节

second-order Volterra kernel　二阶 Volterra 核

semitone　半音

sensorineural hearing loss　感知神经性听力损失

series impedance　串联阻抗

shallow-water gravity waves　浅水重力波

shape parameter　形状参数

sharpness-enhancing　锐度增强

shear motion　剪切运动

shift invariance　位移不变性

shifting property　位移性质

shock absorber　减震器

short circuit　短路

short-term adaptation　短时自适应

short-term power spectrum　短时功率谱

short-time autocorrelation function　短时自相关函数

short-time Fourier transform　短时傅里叶变换

short-time power　短时功率谱

short-time segment　短时段

short-time spectral representation　短时频谱表征

short-wave region　短波区域

shunt admittance　并联导纳

shunt impedance　并联阻抗

sigmoid　S形

signal-flow diagram　信号流程图

sine wave　正弦波

sine-wave speech　正弦波语音

single-ended line　单端线路

single-layer perceptron　单层感知机

single-tuned resonator　单调谐谐振器

sketch　概略图，概略

skew　倾斜度

skirt of a bandpass filter　带通滤波器裙边

SLP（Single-Layer Perceptron）　单层感知机

small-signal linear limit　弱信号线性极限

smoothing　平滑

smoothing filter　平滑滤波器

software implementation　软件实现

sone　宋

sound effects　音效

sound pressure level　声压级

sound separation　声音分离

sound understanding　声音理解

source-filter model　源－滤波器模型

space vector　空间向量

space-time pattern　时空模式

space-time pattern theory　时空模式理论

sparse coding　稀疏编码

sparse feature　稀疏特征

sparse weights　稀疏权重

spatial frequency　空间频率

spatial gradient　空间梯度

spatial smoothing　空间平滑

spatial spreading　空间扩散

spectral estimation　谱估计

spectral fine structure　频谱精细结构

spectral tilt　谱倾斜度

spectrogram　频谱图

spectrum analyzers　谱分析

spherical bushy cell　球形丛细胞

spike timing pattern　尖峰时序模式

spike-timing model　尖峰时序模型

spiral ganglion　螺旋神经节

spiral ligament　螺旋韧带

SPL（Sound Pressure Level）　声压级

square-law detector　平方律检测器

square-law rectifier　平方律整流器

stability　稳定性

stability condition　稳定条件

stability of zero crossings　过零稳定性

stabilization　稳定

stabilized auditory image　稳定听觉图像

stabilized logarithm　固定对数

stabilized power law　固定幂律

stable system　稳定系统

STACF（Short-Time AutoCorrelation Function）　短时自相关函数

standing wave　驻波

stapedius　镫骨肌

stapes　镫骨

state　状态

state variable　状态变量

stateless element　无状态元件

statistical learning　统计学习

stellate cell　星状细胞

stereocilium　静纤毛

Stevens power law　Stevens幂律

STFT（Short-Time Fourier Transform）　短时傅里叶变换

STI（Strobed Temporal Integration）　频闪时序积分

stimulus-energy features　激励能量特征

stochastic gradient descent　随机梯度下降法

stochastic resonance　随机共振

stopband　阻带

straight-through path　直通路径

streams　流

STRF（Spectro-Temporal Receptive Field）　频谱－时序感受野

stria vascularis　血管纹

strobed temporal integration　频闪时序积分

structure invariance　结构不变性

Student's t-distribution　学生t分布

supervised learning　有监督学习

support-vector machines　支持向量机

suppression   抑制

suppression areas   抑制区域

suppressor tone   抑制音调

SVM（Support-Vector Machines）   支持向量机

syllabic-time-scale compression   音节时间尺度压缩

syllable   音节

synchrony suppression   同步抑制

T

tanh   双曲正切

Taylor series   Taylor 级数

tectorial membrane   盖膜

telegrapher's equations   电报员方程

telephone theory   电话理论

tempo invariance   节奏不变性

temporal theory   时序理论

tensor tympani   鼓膜张肌

thalamus   丘脑

Theorica Musice   音乐理论

thermal agitation   热扰动

third-order distortion product   三阶畸变音

threshold   阈值

timbre   音色

time constant   时间常数

time invariance   时间不变性

time pattern theory   时间模式理论

time resolution   时间分辨率

tip link   触点联结

TM   Tectorial Membrane   盖膜

tonality   色调

tone chroma   音调色度

tone color   调色

Tonempfindungen   音调感知

tonotopic   音调拓扑

tonotopic organization   音调拓扑组构

transfer function   传递函数

transistor   晶体管

transmission line   传输线

transmission-line model   传输线模型

transposition   变调

transversal filter   横向滤波器

transverse cut   横切

traveling wave   行波

traveling wave delay   行波延迟

traveling-wave tube   行波管

triangular filter   三角形滤波器

trigger event   触发事件

triggered temporal integration   触发式时序积分

triplex theory   三元理论

TTI（Triggered Temporal Integration）   触发式时序积分

TTS（Temporary Threshold Shift）   临时阈值偏移

tuning fork   音叉

two-alternative forced-choice experiment   强制二选一实验

two-layer perceptron   双层感知机

two-pole-two-zero filter   双零双极点滤波器

two-tone suppression   双音调抑制

two-voice pitch tracking   双人声基音跟踪

tympanum   鼓膜

U

uniform medium   均匀介质

unit advance   单位超前

unit delay   单位延迟

unit impulse   单位冲激

unity gain   单位增益

universal resonance approximation   通用谐振近似

universal resonance curve   通用谐振曲线

unstable system   非稳定系统

unsupervised learning   无监督学习

V

VAD   Voice Activity Detection   语音激活检测

Van der Pol oscillator   Van der Pol 振荡器

Van der Pol resonator   Van der Pol 谐振器

variable-gain amplifier   可变增益放大器

variance   方差

VCN（Ventral Cochlear Nucleus）   腹侧蜗核

vector quantization   向量量化

velar   舌根音

ventral cochlear nucleus   腹侧蜗核

vertical cell   垂直细胞

virtual pitch   虚音高

Vision   视觉

vocal tract   声道

voice activity detection   语音激活检测

volley principle   迸发原则

volley theory   迸发理论

voltage divider   分压器

Volterra kernel   Volterra 核
Volterra series   Volterra 级数
vowel   元音
VQ（Vector Quantization） 向量量化

W

wave digital filter   波数字滤波器
wave propagation   波传播
wave vector   波向量
waveform   波形
waveform event   波形事件
wavefront plane   波前平面
wavelength   波长
wavelet modulus operator   小波模算子
wavenumber   波数
Weber fraction   Weber 分数
Weber's law   Weber 定律
Weber-Fechner psychophysical law   Weber-
 Fechner 心理物理定律

wefts   纬线
weight decay   权重衰减
Wentzel-Kramers-Brillouin method   Wentzel-
 Kramers-Brillouin 方法
whispered speech   耳语
white noise   白噪声
wideband spectrogram   宽带谱
Wiener series   Wiener 级数
windowed segment   加窗段
windowing   加窗
Winnie-the-Pooh   小熊维尼
WKB method（Wentzel-Kramers-Brillouin method）
 Wentzel-Kramers-Brillouin 方法
WTA（Winner-Take-All） 赢者通吃

Z

Z transform   Z 变换
zero-crossing times   过零时刻
zeros   零点

推荐阅读

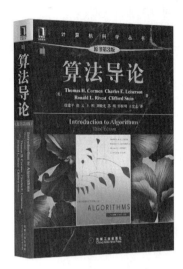

算法导论（原书第3版）

作者：Thomas H. Cormen 等
ISBN：978-7-111-40701-0 定价：128.00元

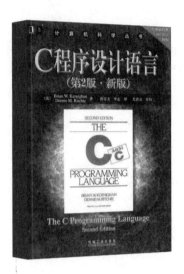

C程序设计语言（第2版·新版）

作者：Brian W. Kernighan 等
ISBN：978-7-111-12806-0 定价：30.00元

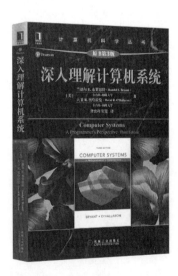

深入理解计算机系统（原书第3版）

作者：Randal E. Bryant 等
ISBN：978-7-111-54493-7 定价：139.00元

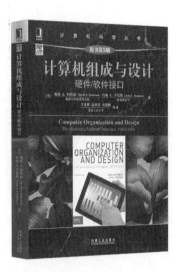

计算机组成与设计：硬件/软件接口（原书第5版）

作者：David Patterson 等
ISBN：978-7-111-50482-5 定价：99.00元